COGNITIVE THERAPY OF PERSONALITY DISORDERS

改訂第2版
パーソナリティ障害の
認知療法
全訳版

A・T・ベック／A・フリーマン／D・D・デイビス 他著
井上和臣／友竹正人 監訳
井﨑ゆみ子／岩重達也／河瀬雅紀／武久美奈子／谷口隆英／南川節子 訳

岩崎学術出版社

Cognitive Therapy of Personality Disorders 2nd edition
by Aaron T. Beck, Arthur Freeman, Denise D. Davis, and Associates
Copyright © 2004 the Guilford Press
A Division of Guilford Publications, Inc.
Published by arrangement with Guilford Publications, Inc., New York
through Tuttle-Mori Agency, Inc.

序　文

　Aaron T. Beck と彼の同僚たちが『うつ病の認知療法』を出版してから 20 年以上が経ち，認知療法は急激な発展を遂げた。認知療法はうつ病に対する治療から発展し始めたが，その後，不安障害やパニック障害，摂食障害，物質依存，そして，精神病性の思考障害に至るまで，臨床で治療する機会の多い様々な疾患の治療に応用されるようになった。そして，多くの研究で，幅広い精神障害に対して認知療法が有効であることが実証されてきた。認知療法はあらゆる患者の治療に応用されているだけでなく，子どもや思春期，老年期の患者の治療にも用いられるようになっており，外来治療や入院治療，そして，夫婦間の問題の治療，集団療法，家族に対する介入などでも幅広く用いられている。

　認知療法家の治療技術が洗練されるにつれて，パーソナリティ障害患者の治療への関心が高まり，治療技術も進歩してきた。この本の初版は，パーソナリティ障害の認知療法について解説した最初の本であった。今回の第 2 版は，治療はとても無理だとみなされているパーソナリティ障害の患者を，効果的に治療するための認知療法の治療技術の最近の発展について解説したものである。

　認知療法には世界中の治療者が関心をもっており，南極大陸をのぞく世界中で認知療法センター（あるいは研究グループ）が作られている。Prochaska と Norcross は『サイコセラピー体系』（第 5 版）（2003）の中で次のようなことを述べている。

　　おそらく，認知療法の将来についての最も確実な予測は，認知療法が発展し続けるだろうということである。認知行動療法あるいは Beck の認知療法は，現代において最も発展が速く，研究に裏づけられた治療法である。認知療法が現在これほど注目されている理由は明白である。認知療法は分かりやすくマニュアル化されており治療期間が比較的短いこと，そして，薬物療法とも併用でき，問題解決志向のアプローチである点が評価されているのである。言うなれば，仮に私たちがあらゆるサイコセラピーのなかからいずれかを選んで，それに対してお金を支払わなければならないとするな

ら，向こう 5 年間は Beck の認知療法をお勧めするだろう（p.369）。

1973 年以来，治療者の間で認知療法への関心が 600％も増大したと言われている（Norcross, Prochaska, & Gallagher, 1989）。

　今回の改訂が行われたのは，ペンシルベニア大学認知療法センターでトレーニングを受けた治療者や，彼らからトレーニングを受けた人たちのニーズがあったからである。この本の内容は，Beck たちが長年行ってきたケース検討会やセミナーの経験から導き出されたものである。私たちが自分たちの経験から得られた理解を共有できるような 1 冊の本を書こうと決めた時，1 人か 2 人の執筆者が，あらゆるタイプのパーソナリティ障害の治療について専門的なことを書くことは不可能だということが分かった。そういう訳で，私たちは認知療法センターでトレーニングを受けた優れた治療者に共同で本を執筆してもらえるように依頼し，各自が自分の専門としている分野を執筆したのである。私たちは本文の中に異なった（あるいは余計な）説明が繰り返されないように配慮した。説明は統一されており，一貫していることが重要であるため，私たちはすべての執筆者がこの本全体を共同で執筆したという体裁をとった。

　それぞれの執筆者が，自分の担当箇所について責任をもって執筆し，最初の原稿を作った。その後，その原稿は仲間に回覧されて，より一貫した内容になるようにチェックを受け，執筆者に返却されて適切に修正された。最終的に出来上がった原稿を執筆者の 1 人が内容をチェックし，文体や言葉遣いが統一されるように校正した。この本は複数の執筆者による共同作品であるが，一人ひとりが本の内容に責任をもっているのである。しかし，どの章を誰が中心となって執筆したかについては，以下に述べるとおりである。この第 2 版を企画した Denise D. Davis が最終的な原稿のチェックを行い，内容に一貫性をもたせる作業を行った。

　第 2 版の作成が必要であった理由を考えてみると，多くの理由が思い当たる。まず最初に，初版が出てからの 14 年間で，パーソナリティ障害の認知療法は大きく発展した。パーソナリティ障害の治療は非常に骨の折れる仕事であるが，同時に取り組む価値のあるものであり，パーソナリティ障害の治療に取り組むことによって，私たちは認知療法家として成長してきたのである。多くの新しいエビデンスが得られた。初版の作成にかかわった執筆者のうちの何人かは，初版の内容にこの 10 年間の経験から得られた成果を加えるための準備が整っ

ていた。私たちはまた，近年，この領域に多くの貢献をしてきた数名の新しい専門家に執筆を依頼することができた。彼らによって，最新の技術が加えられ，その結果，初版の内容がより洗練されたのである。最後に，私たちはパーソナリティ障害の認知療法におけるアセスメントと感情の役割，そして，治療関係についてさらに検討し，独自の考えを示そうと考えた。

　私たちは，この本を2つのセクションに分けた。最初のセクションでは，歴史的，理論的，そして治療的な部分を概説した。次の臨床応用のセクションでは，特定のパーソナリティ障害の治療について詳細に述べた。臨床応用のセクションは，『精神障害の診断・統計マニュアル－第Ⅳ版・修正版（Diagnostic and Statistical Manual of Mental Disorders, Fourth Edition, Text Revision; DSM-Ⅳ-TR）』（アメリカ精神医学会，2000年）の3つのクラスターに従って配列された。クラスターAは，「奇妙で風変わりな」パーソナリティ特徴を有し，妄想性パーソナリティ障害，統合失調質パーソナリティ障害，統合失調型パーソナリティ障害が含まれる。クラスターBには，反社会性パーソナリティ障害，境界性パーソナリティ障害，演技性パーソナリティ障害，自己愛性パーソナリティ障害が含まれ，「大げさで，感情的で，気まぐれな」パーソナリティ特徴を有する。クラスターCは，「心配性で，怖がりな」パーソナリティ特徴を有し，依存性パーソナリティ障害，回避性パーソナリティ障害，強迫性パーソナリティ障害が含まれる。DSM-Ⅳ-TRではパーソナリティ障害のリストから外され今後の研究が待たれるいくつかの新しいカテゴリーといっしょにされてしまったが，熟慮した結果，この第2版では，受動攻撃性パーソナリティ障害を入れた。私たちは，受動攻撃性パーソナリティ障害あるいは拒絶性パーソナリティ障害の概念は，臨床的に妥当なものだと考えている。さらに，私たちの研究はこの障害と関連した特異的な非機能的信念を明らかにした。

　第Ⅰ部は，Aaron T. Beck, Arthur Freeman, Andrew Butler, Denise D. Davis, James Pretzerによって最初の原稿が書かれた。第1章では，まず，FreemanとPretzerがパーソナリティ障害の患者を紹介する際の問題や，診断についての一般的な問題と，認知行動療法による治療について概説している。スキーマ定式化の概念とその行動に及ぼす影響に関する議論によって，読者はそれ以後の章で展開される重要な事柄を学ぶことができる。さらにこの章では，パーソナリティ障害の認知行動療法について，これまで行われてきた臨床研究についても解説している。

第2章では，Beckがどのようにしてパーソナリティが形成され，その人の人生で適応的に働いているのかを解説している。Beckは発達的な視点から説明を始め，特有のスキーマがどのように様々なパーソナリティ障害を形成しているかを詳しく述べている。そして，各々のパーソナリティ障害の基礎にある信念や態度といっしょに，適応のための基本的な方略について概説している。次いで，情報処理の仕方と情報を歪める独特の様式が，強度や活性の程度，誘発される状況を含めたスキーマの特徴と結びつけられている。各パーソナリティ障害では，特定の信念と方略が優勢になっており，それぞれに特有のプロフィールを形成している。Beckはそれぞれのパーソナリティ障害において過度に発達していたり，あるいは十分に発達していなかったりする方略を同定している。Beckは，それらの方略は，発達上の様々な体験から引き出された代償的方法であると仮定している。自己や他者についての見方，中核的信念，条件的信念，代償的方略を含めた認知的な概略を示すことによって，Beckはパーソナリティ障害に認知行動療法的介入の余地があることを示した。

第3章では，Andrew Butlerがパーソナリティ障害のアセスメントについて論じている。その中には，複雑な精神病理を理解する際につきものの概念的，方法論的，方略的な問題が含まれている。近年開発されたパーソナリティと信念に関する質問票（Personality Belief Questionnaire）の解説がなされ，パーソナリティの病理を認知的に測定する方法が論じられている。第4章では，BeckとFreemanがパーソナリティ障害の認知療法の基本原理について概説している。まず患者の自動思考を検討することによって，中核的信念を推測することが可能である。過去の外傷的な体験をイメージしてよみがえらせることによって，治療者は中核的信念を活性化することができる。そうするとその信念は，治療的な文脈で取り扱うことが可能になるのである。この章では，ケースの概念化に特に重点を置いて，基本的な認知療法のやり方を解説している。共同治療，誘導による発見，そして転移と逆転移の重要性について論じている。この章では，信念を修正するための認知行動療法のテクニックの概略について述べている。

第I部の最後の章である第5章は，パーソナリティ障害を治療する際の治療関係に対する認知的アプローチを強調するために，新たに加えられた章である。治療関係が上手くいかない様々な理由について検討したBeckとFreemanの以前の著作を踏まえ，Denise Davisは文化的な背景とマネージド・ケアにつ

いての検討をさらに付け加えている。さらに，彼女はパーソナリティ障害の患者を治療する際に，対人関係の問題を幅広く議論し，認知療法の視点からみた転移と逆転移の概念について説明を加えた。この章は，患者と治療者の双方に対して，認知療法的アプローチを行うための特有の方法を解説している。感情と対人関係の問題に対する認知療法的介入の全体像は，第Ⅱ部のパーソナリティ障害についての各章における治療関係や共同的治療に関する議論によって，補足的に説明されている。

　第Ⅱ部の各パーソナリティ障害についての章では，臨床的文脈においてみられる特徴や様式をさらに詳しく解説し，各パーソナリティ障害の歴史的な展望について総括している。主要な研究と実証的なデータについても言及し，鑑別診断の問題についても論じている。そして，それぞれの執筆者が認知療法的な視点から各パーソナリティ障害を説明するための特有の概念化を提供し，パーソナリティ障害の患者をどのように治療していくのかということについて，解説している。共同治療の関係に影響を与えている特有の信念と方略，そして，そのような問題を解決する方法が，共同治療を推し進めるための戦略に関するセクションでさらに詳しく述べられ，特有の介入法についても盛りだくさんに詳細な解説がなされている。最後に，治療の進歩を維持するためのいくつかの提案が行われている。それぞれの執筆者が同じようなアウトラインに従いながらも，認知療法を適用するための多くのアイデアが各章に含まれている。

　第6章は旧版の執筆者である James Pretzer によって改訂された。妄想性パーソナリティ障害の問題について論じたこの章から，臨床応用についての第Ⅱ部が始まっている。妄想性パーソナリティ障害はこれまでほとんど研究されてこなかったが，対人関係における著しい疑い深さということ以外にも，いくつかの特有の問題を呈している。統合失調質パーソナリティ障害と統合失調型パーソナリティ障害は，新しく作られた第7章において，Anthony Morrison と Julia Renton によって，詳細に解説されている。彼らはこの2つのパーソナリティ障害を区別し，社会適応における奇妙で風変わりな特徴の形成に寄与している思考や信念を臨床的に治療するための，そして，通常は治療のレールに乗りにくいこれらのパーソナリティ障害をもつ患者を共同治療に参画させるための，実証的かつ実践的な提案を行っている。大げさで，感情的，そして気まぐれであると形容されるクラスターBのパーソナリティ障害の解説は，第8章の反社会性パーソナリティ障害から始められている。この章は Davis の初

版を Arthur Freeman と Denise Davis が改訂する形で作成されている。この章では，回避傾向や操作的傾向のある患者に，どのように治療的に向き合うかということと，限界設定，ホームワークの用い方，そして，実用的なスキルを教えるやり方といった特有の問題を詳しく解説している。

境界性パーソナリティ障害に関する新しい章である第9章は，Arnoud Arntz によって書かれ，この10年間の実証的そして理論的な発展が概説されている。境界性パーソナリティ障害の精神病理を治療する際の問題が，スキーマを修正するための認知療法的アプローチを用いて，適切に解説されている。Barbara Fleming は初版の演技性パーソナリティ障害の章を改訂し，第10章を書き上げた。この新しい章では，男女差別主義がこの障害に及ぼす影響についても興味深く解説されている。彼女は認知療法の用語を用いてこの障害を概念化しなおし，この障害が持つ大げさで過度な感情反応に取り組むための治療手順を解説している。Denise Davis は自己愛性パーソナリティ障害に関する初版を改訂し，自己愛の問題を認知療法的に理解する視点を提供し，第11章を書き上げた。この難しい障害に取り組み，現在活性化している信念の中で修正できそうなものに焦点を当てる方法とともに，主要な信念と前提が正確に概説されている。

第12章からは，心配性で怖がりと形容されるクラスターCについて解説されている。Barbara Fleming がまず初版の依存性パーソナリティ障害に関する章を改訂して，第12章を書き上げた。能力や見捨てられること，そして，自立と関連した依存性パーソナリティ障害患者の信念が，より適応的で自立した技能の発達を促進するための様々な方法によって取り扱われている。治療者のフラストレーションは，Fleming が取り扱っている重要な問題である。というのは，依存性パーソナリティ障害の患者は，治療者との依存的な関係を維持しようとして，表面的には治療に前向きであり，治療者の言うことをよく聞く傾向があるからである。この章では，患者の依存性を見立て，それに取り組む方法が詳しく解説されている。Christine A. Padesky と Judith S. Beck は共同で回避性パーソナリティ障害についての第13章を書き上げた。自己非難や拒絶に対する恐れ，不快な感情や出会いに耐えられないという信念に関するテーマについて，この2人の執筆者は，自分たちの専門技術を適用する方法を発展させた。初版と同様に，不安に対する治療やスキル・トレーニングの必要性が強調されている。ケースは，詳細な図を用いながら，可能な介入について

の説明を含め，より詳細に解説されている。

　第14章は，Karen M. Simon が強迫性パーソナリティ障害に関する初版の章を改訂して書き上げた。強迫性パーソナリティ障害は，実行力の高さや感情コントロール，自己に厳しい態度，ねばり強さ，信頼性の高さ，礼儀正しさといった特徴により，社会的に高く評価されやすいところがあるが，Simon はこのような特徴がいかにして非機能的な融通のなさ，完璧主義，考え過ぎ，教条主義，優柔不断といった不適応的な状態を招くかということを説明している。この章では，うつや性的な問題，心身の問題について取り上げられている。今回新しく加わってくれた Gina Fusco は，第15章で受動攻撃性（拒絶性）パーソナリティ障害について書いてくれた。この章では，まだ議論の余地のある受動攻撃性パーソナリティ障害という概念を歴史的に総括し，この障害の根源的な問題であり適応を悪くしている両価性の問題，依存性の問題，そして自己主張の拙劣さといった問題に焦点を絞って論じている。ケースの記述を通して Fusco は，治療の行き詰まりを解決し，発展的な変化へと向かわせるための認知療法的アプローチについて，十分な解説を行っている。

　最後に第16章で，James Pretzer がパーソナリティ障害の治療における認知療法的アプローチの将来について展望し，重要な問題について総括的に論じている。

謝　辞

　1冊の本を出版する際には，5つの重要なポイントがある。まず第1に，本のコンセプトを最初に考え，そして，それを発展させていく際のスリルと興奮が挙げられる。この初期の段階では，様々なアイデアが提出され，改良を加えられ，修正され，棄却され，再検討され，改訂される。私たちの仕事はいつもそうなのだが，初版もこの改訂版も，臨床的な必要性と科学的な好奇心から始まった。私たちのセンターで働く治療者はすべて，パーソナリティ障害患者の治療に深くかかわっていた。この本を書くことを思いついたのも，Aaron T. Beck の主催で毎週行われている臨床セミナーの経験からである。本を作るアイデアが出来上がり，ペンシルベニア大学とアメリカ合衆国内の様々な認知療法センターの仲間の力と臨床経験が求められた。ここに感謝の意を表したい。彼らの多くが共同執筆者として加わってくれ，初版と第2版の内容に大きな影響を与えてくれた。彼らの卓越した才能と臨床における慧眼は，この本に特別な輝きを与えてくれた。

　第2の重要なポイントとしては，改訂版を作るにあたって，どの程度の内容改訂を行うかを決定することである。この改訂作業のプロセスを決定するまでに，出版社と執筆者の間で相当な議論が行われた。第2版を作製することを決めた時，最終的に出来上がったものがタイムリーなものとなり，内容に統一性を持たせるようにするために，全体の作業を管理する人を決めることにした。

　第3の重要なポイントは，原稿をとりまとめて，内容を点検することである。様々なアイデアは具体的なものとなり，内容に加えられた。内容を整える作業がこの時点で行われた。Denise D. Davis は第2版の全体の作業を管理し，すべての原稿の内容をチェックし，内容を整えて編集作業を行い，磨きをかけて完成させた。

　第4の重要なポイントは，最初の原稿が出版社に送られた時である。ギルフォード・プレスの編集長である Seymour Weingarten は，長年にわたり認知療法関係の書籍を担当していた（20年前に『うつ病の認知療法』が出版されたの

謝辞 xi

は，彼の賢明さと先見の明による）。彼のサポートと励ましによって，初版もこの第2版も最後まで仕上げることができた。第2版が完成するまでには，ギルフォード・プレスのCarolyn Graham，Craig Thomas，そして，スタッフの皆から，絶え間のないサポートをいただいた。

現代のテクノロジーを駆使することによって，最終的な原稿を作り上げる段階では，それほど技術的なサポートを必要としなかったが，私たちはこの本が完成するまでサポートしてくれた多くの方々に感謝の意を表したい。

認知療法は，最初はあまり注目されなかったが，その後，急速に発展し，世界中に広まった。私はこの『パーソナリティ障害の認知療法』の第2版を格別誇りに思っている。なぜなら，この第2版は，私の同僚たち（もちろんその中には私の娘，Judithも含まれている）の中でも最も優れた人たちと，共同で作成されたものだからである。私はこの本の作成に関係したすべての方々に感謝の意を表したい。とりわけ，Denise DavisとArt Freemanには感謝したい。彼らのおかげでこの改訂が実現したのである。

—Aaron T. Beck

1977年に，私はペンシルベニア大学の認知療法センターで働き始め，そこからTim Beckとの四半世紀に及ぶ付き合いが始まった。このことは，個人的にもそして職業的にも，私の人生におけるターニング・ポイントとなった。それ以来，Timは私の同僚であり，相談相手であり，友人であり続け，私をサポートしてくれ，様々な助言をしてくれた。Denise Davisはこの20年間で最も高い評価を受けた仲間である。彼女はまた私の友人でもあり，協力者でもあった。私の妻，Sharonはあらゆる意味で私の人生のパートナーである。彼女の愛と創造性，そして思いやりによって，私は助けられ，エネルギーがわくのである。

—Arthur Freeman

Tim BeckとArt Freemanは何年にもわたって認知療法の発展を支え，指導力を発揮し続けてきた。私はTimとArtの友情と，いつも寛大に接してくれたことに感謝したいと思っている。彼らの信頼は本当に貴重な贈り物である。この第2版に貢献してくれた方々は皆，素晴らしい才能にあふれ，何度も繰り

返された修正依頼に応じてくれた。私はこの改訂作業から多くのことを学ぶことができたことに感謝している。私は，いつも喜びと時間を与えてくれ，今回の仕事ができるようにサポートしてくれた私の人生における協力者 Charles Sharbel にも感謝したい。

—Denise D. Davis

　最後に，何年にもわたっていっしょに治療に取り組んでくれて，苦しみを分かち合った私たちの患者さんたちに感謝したい。彼らの苦しみを知り，何とかしたいと思ったことが，認知療法の理論と技術を発展させたいという気持ちを私たちに呼び起こしたのである。患者さんからは多くのことを学んだ。私たちといっしょに治療に取り組んでくれた患者さんたちが，より実りある人生を送っていることを願っている。

　この本の第5のポイントであり，そして最終の段階は出版である。それまでのプロセスを考えると，この最後の段階では難しいことは何もない。今やこの第2版は，読者や仕事仲間の手にするところとなった。私たちはこの本が治療者の皆さんの参考になり，患者さんとの治療に役立つことを願っている。

Aaron T. Beck
Arthur Freeman
Denise D. Davis

目　次

序　文　iii
謝　辞　x

第Ⅰ部　歴史，理論，研究

第1章　パーソナリティ障害の認知療法：概観 …………………… 3
はじめに　3
1．パーソナリティ障害に対する認知行動的アプローチ　3
2．臨床研究と実験研究　9
3．臨床実践にとっての意味　17

第2章　パーソナリティ障害の理論 ……………………………… 19
はじめに　19
1．対人的方略の進化　21
2．遺伝的なものと対人的なものの相互作用　25
3．非機能的信念の起源　27
4．情報処理とパーソナリティ　28
5．スキーマの特徴　30
6．パーソナリティにおける情動の役割　32
7．認識から行動へ　33
8．内的制御系　34
9．第Ⅱ軸障害への移行　36
10．認知的変換　37
11．認知プロフィール　39
12．発達しすぎた様式と未発達の様式　40
13．特異的な認知プロフィール　43
14．思考様式　54
特徴の総括　55

第3章　パーソナリティ障害のアセスメント …………………………………… 60
　　　はじめに　60
　　　1．概念的・方法論的な問題　60
　　　2．アセスメントの方法　64
　　　3．パーソナリティの病理の認知的測定　69
　　　結　語　79

第4章　一般原則と特殊な技法 ………………………………………………… 81
　　　はじめに　81
　　　1．ケースの概念化　82
　　　2．スキーマの同定　85
　　　3．基礎にある目標の明確化　87
　　　4．治療者-患者関係の強調　88
　　　5．専門的な技法　89
　　　6．認知的戦略と技法　91
　　　7．行動的技法　103
　　　8．児童期の経験の再体験　104
　　　9．イメージの活用　105

第5章　パーソナリティ障害の認知療法における治療関係 ……… 109
　　　1．対人関係を拡大する　109
　　　2．非共同的な関係　111
　　　3．非共同性を概念化によって理解する　112
　　　4．治療関係における感情：転移と逆転移の認知的概念化　129
　　　要　約　133

第Ⅱ部　臨床応用
第6章　妄想性パーソナリティ障害 …………………………………………… 137
　　　はじめに　137
　　　1．歴史的視点　138
　　　2．研究と経験的事実　140

3．鑑別診断　*141*
　　4．概念化　*143*
　　5．治　療　*148*
　　6．進歩の維持　*162*
　　結　語　*163*

第7章　統合失調質パーソナリティ障害と
　　　　統合失調型パーソナリティ障害 …………………………………*165*
　　■統合失調質パーソナリティ障害　*165*
　　1．歴史的視点　*166*
　　2．研究と経験的事実　*168*
　　3．鑑別診断　*168*
　　4．概念化　*169*
　　5．治　療　*171*
　　6．進歩の維持　*177*
　　■統合失調型パーソナリティ障害　*180*
　　1．研究と経験的事実　*181*
　　2．鑑別診断　*182*
　　3．概念化　*182*
　　4．治　療　*184*
　　5．進歩の維持　*191*
　　結　語　*192*

第8章　反社会性パーソナリティ障害 ………………………………………*193*
　　はじめに　*193*
　　1．歴史的視点　*194*
　　2．研究と経験的事実　*195*
　　3．鑑別診断　*196*
　　4．概念化　*199*
　　5．治　療　*200*
　　6．進歩の維持　*222*

　　　　結　語　*223*

第9章　境界性パーソナリティ障害 ……………………………………*224*
　　　　はじめに　*224*
　　　　1．歴史的視点　*226*
　　　　2．研究と経験的事実　*227*
　　　　3．鑑別診断　*235*
　　　　4．概念化　*237*
　　　　5．治　療　*241*
　　　　6．進歩の維持　*258*
　　　　結　語　*259*

第10章　演技性パーソナリティ障害 ……………………………………*261*
　　　　はじめに　*261*
　　　　1．歴史的視点　*262*
　　　　2．研究と経験的事実　*263*
　　　　3．鑑別診断　*265*
　　　　4．概念化　*270*
　　　　5．治　療　*274*
　　　　6．進歩の維持　*288*
　　　　結　語　*291*

第11章　自己愛性パーソナリティ障害 …………………………………*292*
　　　　はじめに　*292*
　　　　1．歴史的視点　*294*
　　　　2．研究と経験的事実　*296*
　　　　3．鑑別診断　*298*
　　　　4．概念化　*299*
　　　　5．治　療　*311*
　　　　6．進歩の維持　*324*
　　　　結　語　*325*

第12章　依存性パーソナリティ障害 ……………………………………*326*

　　　　　はじめに　*326*
　　　　　1．歴史的視点　*328*
　　　　　2．研究と経験的事実　*329*
　　　　　3．鑑別診断　*331*
　　　　　4．概念化　*334*
　　　　　5．治　療　*336*
　　　　　6．進歩の維持　*352*
　　　　　結　語　*355*

第13章　回避性パーソナリティ障害 ……………………………………*356*
　　　　　はじめに　*356*
　　　　　1．歴史的視点　*357*
　　　　　2．研究と経験的事実　*358*
　　　　　3．鑑別診断　*359*
　　　　　4．概念化　*361*
　　　　　5．治　療　*369*
　　　　　6．進歩の維持　*385*
　　　　　結　語　*388*

第14章　強迫性パーソナリティ障害 ……………………………………*389*
　　　　　はじめに　*389*
　　　　　1．歴史的視点　*391*
　　　　　2．研究と経験的事実　*394*
　　　　　3．鑑別診断　*396*
　　　　　4．概念化　*399*
　　　　　5．治　療　*402*
　　　　　6．進歩の維持　*413*
　　　　　結　語　*414*

第15章　受動攻撃性パーソナリティ障害
　　　　　（拒絶性パーソナリティ障害） ………………………………*415*
　　　　　はじめに　*415*

　　　　1．歴史的視点　　*419*
　　　　2．研究と経験的事実　　*421*
　　　　3．鑑別診断　　*423*
　　　　4．概念化　　*425*
　　　　5．治　療　　*429*
　　　　6．進歩の維持　　*439*
　　　　結　語　　*439*
第16章　将来の統合と展望……………………………………*440*
　　　はじめに　　*440*
　　　　1．アセスメント　　*441*
　　　　2．臨床的な問題　　*441*
　　　　結　語　　*449*

参考文献　　*450*
監訳者あとがき　　*471*
索　引　　*475*

第Ⅰ部

歴史，理論，研究

第1章 パーソナリティ障害の認知療法：概観

はじめに

　精神療法の歴史が記録されるようになって以来，様々なパーソナリティの障害をもつ患者の治療が臨床文献のなかで論議されてきた。Freud の古典的な症例であるアンナ・O（Breuer & Freud, 1893-1895/1955）やねずみ男（Freud, 1909/1955）は，現在の診断基準を用いるなら，パーソナリティ障害と改めて診断できるだろう。アメリカ精神医学会の最初の診断マニュアル『精神障害の診断・統計マニュアル–第Ⅰ版（Diagnostic and Statistical Manual of Mental Disorders, First Edition; DSM-I）』（1952）が作られてから現在の版である DSM-Ⅳ-TR（アメリカ精神医学会, 2000）に至るまでに，この重篤で慢性的な病態を理解するための定義と条件は，しだいに拡大し改良されてきた。パーソナリティ障害の精神療法的治療に関する一般的な文献は，比較的近年になって現れ，急速に増加している。パーソナリティ障害に対する治療文献における主たる理論的方向づけは，最近まで，精神分析的なものであった（Chatham, 1985; Goldstein, 1985; Horowitz, 1977; Kernberg, 1975, 1984; Lion, 1981; Masterson, 1985; Reid, 1981; Saul & Warner, 1982; Waldinger & Gunderson, 1987）。

1. パーソナリティ障害に対する認知行動的アプローチ

　比較的最近になって，行動療法家（Linehan, 1987a, 1993; Linehan, Armstrong, Suarez, Allmon, & Heard, 1991）と認知行動療法家（Fleming & Pretzer, 1990; Freeman, Pretzer, Fleming, & Simon, 1990; McGinn & Young, 1996; Pretzer & Beck, 1996）は，パーソナリティ障害に対する認知行動的治療法を概念化し，発展させてきた。認知的アプローチは，感情障害の治療に導入された当初は Adler, Horney, Sullivan, Frankl の業績に端を発

する「自我分析家」の考えに依拠していた。その治療上の新機軸は，精神分析家から急進的なものとみなされたが，最初期の認知療法は多くの点で「洞察療法」であった。つまり，治療は，外に現れた患者の「パーソナリティ」の改変を目的とし，主に内省的な技法を用いていたのである（Beck, 1967; Ellis, 1962）。Beck, Ellis, そして彼らの同僚たちは，構造化された実生活でのホームワークを含む広範な行動療法的技法を初めて用いるようになった。彼らは症状に対してはもちろんのこと，認知的「スキーマ」や支配的な信念についても，認知的・行動的技法が影響を与える点を一貫して強調してきた。スキーマは，日常生活や特別な偶発的出来事の焦点，方向，質を導くための教示を与えている。

　認知療法の理論家も精神分析家も，パーソナリティ障害の治療では普通「中核的」な問題を同定・修正することがより生産的であるという考え方に，概念的には同意している。この中核的構造の性質をどうみるかという点で，2つの学派は異なっている。精神分析学派は，こうした構造が無意識的なものであり，患者にとって容易にとらえられるものではないと考えている。認知療法では，この過程の産物はたいてい意識されたものの領域に存在しており（Ingram & Hollon, 1986），特別な戦略を用いるなら，さらにより多くのものが意識にもたらされると考えられている。非機能的な感情や行為は，（認知療法理論に基づけば）偏った判断を一貫してもたらし，同時にある種の状況下で往々にして認知の誤りを生じさせるような一定のスキーマの機能に主に依拠している。認知療法モデルの基本的前提は，成人の場合，欲動や反応の偏倚ではなく，帰属における偏倚が非機能的感情や行為の主要な原因である，というものである（Hollon, Kendall, & Lumry, 1986; Zwemer & Deffenbacher, 1984）。成人において典型的にみられる認知と感情の関係様式に相当する形で，児童の場合にも，臨床的に重要な認知様式がその精神病理と関連していることが明らかにされている（Quay, Routh, & Shapiro, 1987; Ward, Friedlander, & Silverman, 1987）。さらに，効果的な認知療法は，児童の場合も成人の場合も，同じような経過をたどることが知られている（DiGiuseppe, 1989）。

　患者がパーソナリティの問題を主訴に受診することはまれである。むしろ，抑うつや不安あるいは外的な状況の困難さが患者を否応なく治療に向かわせる。パーソナリティ障害の患者は対人場面で生じる困難を，自分の行動や働きかけからは独立したものと考えていることが多い。彼らは他人や，もう少し大きく

言えば,「組織」によって犠牲を強いられているという表現をよくする。どのようにして自分は今ある自分になったのか,自分自身の問題にどのくらい自分が関与しているのか,どうすれば変わることができるのかということについて,患者はほとんど考えようとしない。中には,自分の問題がもつ自滅的要素（たとえば,過度の依存性,抑制,過剰な回避）に十分気づいている患者がいる。ところが,彼らもパーソナリティの側面には気づかず,自分が変わろうという気を起こすことの重要性が分からずにいる。

　第Ⅱ軸の問題を疑わせる徴候には,次のようなものがある。

　① 患者をよく知る人が「彼（彼女）は小さい頃からそんなことをいつもやっていました」と語ったり,あるいは患者自身が「私はいつもこうでした」と語る。
　② 患者が治療に従わない。もちろん治療への非協力は,多くの問題で,様々な理由によって起こるが,それが現にいつまでも続いている場合には,第Ⅱ軸の問題がないかどうかを精査する必要がある。
　③ 特別な理由もなく治療が突然中断してしまったように思われる場合がある。このような患者を治療する臨床家はしばしば,患者が不安や抑うつという問題を軽減させるのを手助けすることはできるが,その後の治療は,パーソナリティ障害のために妨害されることになる。
　④ 患者は自分の行動が他者に及ぼす影響について,まったく気づいていないように思われる。彼らは他者の反応については話すが,自分が行ったかもしれない挑発行為や非機能的な行動については語ることができない。
　⑤ 患者は変化することについての関心や意思について話し,「口では」治療の諸課題に前向きであるが,治療者と同意した行為を最後までやりとげることはない。変化の意義は認識できているが,患者は現実的な変化を上手に回避している。
　⑥ パーソナリティの問題が,患者にとっては自然なものとして受容されているようにみえる。患者は問題を「自己」の基本的な側面であるととらえ,「これが私なんです。これがこれまでの私の在りようです。他の在り方など想像することすらできません」などと言い張る。

　治療者が第Ⅱ軸障害の証拠と考える行為が,患者にとってはこれまでの数多

くの生活場面において,機能的であったのかもしれない。しかし,ある場面では機能的であったとしても,他の領域で大きな個人的犠牲を払っている場合もある。たとえば,完璧主義のあるコンピュータ・プログラマーは,仕事場では大変勤勉であったが,仕事からはほとんど満足を得ていなかった。彼女は仕事の仕上がりが遅いため,職場でプレッシャーを感じていた。自分の「基準」に合う仕事をしようとして,夜遅くまで,週末も働くので,他の人からすっかり孤立してしまっていた。彼女の強迫的なパーソナリティ傾向は,学校では賞賛されてきた。教師は最高の成績をつけて,最も注目してくれたし,彼女の手際の良い完璧さに裏打ちされた際立った学業成績に対して,賞をたくさん与えてくれた。強迫性および依存性パーソナリティ障害と診断された別の患者の66歳の退役軍人は,「私の生涯で最良の時は,軍隊にいた時でした。何を着るべきか,何をなすべきか,どこに行くべきか,何を食べるべきか,と思い煩う必要がなかったのです」と語っていた。規則がもつ方向性と命令に対する従順さが,彼の兵役での成功をもたらしたが,一方で,市民生活に適応することを困難にしたのである。

　パーソナリティ障害患者の問題がもつ慢性的な性質と,孤立や他者への依存,周囲の賞賛に関連して支払ってきた代価を考えた時,なぜ非機能的行動が維持されているかが問われなければならない。そうした行動は,職場で,学校で,あるいは個人の生活や家庭生活の中で,困難をもたらす可能性がある。時には,その行動が社会によって強化されることもある(たとえば,「いつも最善を尽くすべし」といった格言)。多くの場合,強制的なスキーマは,それが間違っていることを患者が「分かる」ようになっても,変化しにくいものである。非機能的スキーマの強力な支配力を説明するには,2つの要因が非常に重要なように思われる。第1に,DiGiuseppe (1986) が指摘しているように,正確な場合もある仮説から馴染みの少ない仮説に至る「パラダイム変換」を行う際に,人々(科学的志向をもつ治療者を含む)が出会う困難が,いくらかは問題の原因となっているのかもしれない。第2に,Freeman (1987; Freeman & Leaf, 1989) が示しているように,人生の様々な困難に対処する長期的な能力を制限したり損なうような,基本的には偏っているスキーマに順応してしまい,そこから短期的な利益を引き出す方法を人はしばしば発見するというものである。パラダイム変換に関して,DiGiuseppe (1989) は,ある特定のスキーマがもたらす様々な誤りを例示し,その偏った影響が患者の生活の重要な領域に及ん

でいることが明らかになるようにする治療方法を推奨している。さらに、偏りのない別の考え方の効果を、繰り返し詳細に説明する必要がある。

　第2の問題はそれほど扱いやすくはない。たとえば、患者の生活が不安を代償できるような形になっている場合、変化するためには、患者はその不安に直面し、それまでの適応の仕方を変えなければならない。概して、こうした態度を受け入れることは、非常に困難である。たとえば、先に述べた強迫的なコンピュータ・プログラマーの例を考えてみよう。この患者の病歴と一般的な生活適応様式からは、ミスを犯す危険があるホームワークや単に課題を適切に実行するだけのホームワークであっても、彼女がそれを求めたり取り入れたりすることなど期待できないだろう。患者が治療上の課題に取り組む前に、おそらく治療者は、治療目標や治療過程、治療の手順に関する彼女の最初の期待をもう一度見直し、比較的迅速に実用的な治療効果が得られるように援助し、さらに相互の信頼と敬意を伴う共同的な治療関係を形成するように努めなければならないだろう。

　不幸な生活史が、偏ったスキーマのもつ強制的な性質と、パーソナリティ障害の発展に影響していることがある。Zimmerman, Pfohl, Stangl と Coryell (1985) の報告した資料の中に、そうした例がある。彼らは、DSM-Ⅲの第Ⅰ軸障害である急性うつ病エピソードのために入院した女性例について研究した。否定的ライフ・イベントあるいは心理社会的ストレス（第Ⅳ軸）の強度の違いに基づいて、対象を3つの群に分けたところ、3群間でうつ症状の評価スケールにおいて差異を認めなかった。受診時の症状は同じであるにもかかわらず、他の重症度指標と治療の困難度は3群間で有意に異なっていた。研究期間中に患者の30％に自殺企図があり、自殺企図率は高ストレス群では、低ストレス群の4倍の高さであった。パーソナリティ障害は、高ストレス群の84.2％、中等度ストレス群の48.1％に認められ、低ストレス群ではわずかに28.6％に認められただけであった。この所見は次のように解釈された。否定的ライフ・イベントの多さはパーソナリティ障害と症例の重症度に関連していて、少なくともある程度は、イベントの持続性とそれに対する患者の反応に起因している。もしある人の人生において否定的ライフ・イベントが異常に多く起こったとすると、自己と世界と未来に対する悲観的な偏見が生まれやすくなる。反対に、ストレス因を上手に逃れたり、避けたりしている人は、比較的安全な自分の世界に住むことになり、**臨床的に明瞭となるようなパーソナリティ障害の生じる**

割合は，極めて低くなるだろう。

　ある時点での認知療法の有効性は，治療目標についての患者の期待が，治療者のそれとどの程度一致するかによって異なってくる（Martin, Martin, & Slemon, 1987）。いかなる医療場面でもそうであるように（Like & Zyzanski, 1987），相互の信頼と患者の要望を治療者が認識していることが重要である（Wright & Davis, 1994）。目標設定を共同で行うところが，認知療法全般の最も重要な特徴の1つである（Beck, Rush, Shaw,& Emery, 1979; Freeman et al.,1990）。パーソナリティ障害患者を治療するに当たって，最も考慮すべき重点項目の1つが，患者の同一性と自己意識に挑戦する治療過程によって引き起こされる不安を，予め想定しておくことである。患者のスキーマ構造は，実りがなく孤独なものであるが，変化は新しい地域や見知らぬ土地に患者を導くことを意味している。彼らは，単に1つの行動連鎖を変えたり1つのとらえ方の枠組みを改めたりすることではなく，自分が何者であるかということを様々な文脈の中で長年にわたって定義してきたやり方を，放棄するように求められるのである。このことによって不安が惹起されるだろうということを認識しておくことが決定的に重要であり，患者と治療者の双方がその可能性を評価しておかなければならない。この事態に対処するために，治療者が，穏やかに自信をもって保証する態度をとることも含め（第5章を参照），各種の不安管理法を組み込むことができるだろう（たとえば，Beck & Emery, with Greenberg, 1985）。

　パーソナリティ障害患者の治療を効果的に行う際に必要となる戦略は，3重のアプローチとして概念化できる。厳密に認知的アプローチをとって，患者をその歪みから論理的に切り離そうとすると上手くいかないだろう。治療セッションの中で，患者を幻想や想起から脱反応することも，それ自体が成功しないだろう。温かく支持的でいつでも利用可能な関係を患者との間に構築することも，非機能的スキーマのもつ行動的，認知的，感情的要素を変換するためには十分ではない。私たちはこれらの3つの領域（認知的，行動的，感情的）を取り扱うことが必須であると確信しており，3つの要素（認知的，表出的，関係的）を治療で用いている。

2. 臨床研究と実験研究

　本書の初版が出版された時，パーソナリティ障害における認知の役割とパーソナリティ障害の治療法としての認知療法の有効性に関する研究は，まだ初期段階にあった。パーソナリティ障害の認知療法についての臨床報告は多数あったが，実証的研究はきわめて限られた数しかなかった。この間の数年で，状況はかなり改善した。依然としてよりいっそうの実証的研究が必要ではあるが，パーソナリティ障害の認知的概念化とパーソナリティ障害患者の治療法としての認知療法の有効性に関する実証的研究は，かなりの数に上っている。

1）パーソナリティ障害の認知的概念化の妥当性

　パーソナリティ障害の認知的概念化は近年の所産なので，その妥当性についての研究報告はこれまでのところごく限られている。初期の 2 つの研究は，非機能的認知とパーソナリティ障害との全般的関連性を検討したものである。O'Leary ら（1991）は境界性パーソナリティ障害の非機能的信念と前提について検討した。非機能的信念の全般的水準を測定したところ，境界性パーソナリティ障害の患者は正常対照群に比べて，有意に高いスコアを示した。しかも，そのスコアは，これまで報告されたすべての診断群の中で最も高いものの 1 つであった。さらに，そのスコアは，併存する大うつ病の有無，大うつ病の既往歴，臨床状態とは関連していなかった。別の研究で，Gasperini ら（1989）は，気分障害，パーソナリティ障害，自動思考質問票（Automatic Thoughts Questionnaire），自己制御スケジュール（Self Control Schedule）の関連を因子分析によって調べた。自動思考質問票と自己制御スケジュールの因子分析から得られた第 1 因子は，「クラスター B」のパーソナリティ障害（自己愛性，演技性，境界性，反社会性）の存在を反映したのに対し，第 2 因子は「クラスター C」のパーソナリティ障害（強迫性，依存性，回避性，受動攻撃性）の存在を反映していた。「クラスター A」のパーソナリティ障害（妄想性，統合失調質，統合失調型）は因子分析から得られたどの因子とも関連しなかったが，この研究の対象はほとんど「クラスター A」の診断を受けておらず，この点だけからも容易に関連性の欠如を説明できるだろう。初期のこれらの 2 つの研究はともに，非機能的認知がパーソナリティ障害において役割を果たしている

表1.1 パーソナリティ障害の認知行動療法の有効性

パーソナリティ障害	対照群を置かない臨床報告	単一症例デザインの研究	パーソナリティ障害が治療効果に及ぼす影響に関する研究	比較対照研究
反社会性	+	−	+	a
回避性	+	+	±	±
境界性	±	−	+	±
依存性	+	+	+	
演技性	+		−	
自己愛性	+	+		
強迫性	+	−		
妄想性	+	+		
受動攻撃性	+		+	
統合失調質	+			
統合失調型				

注）+，認知行動的介入が有効であった；—，認知行動的介入が有効ではなかった；±，混合した結果。a 介入前に患者がうつ状態であった場合にのみ反社会性パーソナリティ障害患者に認知行動的介入が有効であった。

という一般的な仮定を支持するものである。しかし，本書で提示される概念化との関連は限定的でしかない。その理由は，今日の研究者たちが仮定している非機能的認知とパーソナリティ障害の特異的関連性を，彼らが検討しなかったからである。

最近の研究は，それぞれのパーソナリティ障害において役割を果たすと想定されてきた一連の信念（Beck, Freeman,& Associates,1990; Freeman et al., 1990）と診断の状態について，その関係を検証してきた。Arntz, Dietzel と Dreessen（1999）は，パーソナリティ障害と信念に関する質問票（Personality Disorder Beliefs Questionnaire）の下位尺度で，境界性パーソナリティ障害の信念の特徴を含むと考えられたものが，実際に境界性パーソナリティ障害の患者とクラスターCのパーソナリティ障害の患者を識別することを見出した。Beckら（2001）は類似の尺度であるパーソナリティと信念に関する質問票（Personality Belief Questionnaire）を用いたが，これは，DSM-Ⅲの9つのパーソナリティ障害のそれぞれについて，役割を果たしている信念を査定できるように編まれた9つの下位尺度を含んでいる。回避性，依存性，強迫性，自己愛性，妄想性パーソナリティ障害について言えば，それらのパーソナリティ障害をもつ人は，それらの障害で役割を果たしていると仮定された信念を有し

ており，さらにパーソナリティ障害をもたない精神科の患者と比べ，当該の下位尺度において有意に高いスコアを示すことを彼らは見出した。他のパーソナリティ障害は，対象が欠落したために，この研究では検討されなかった。このような知見は，非機能的信念が認知理論と対応する形でパーソナリティ障害と関連するという仮説を支持するものであるが，原因に関する結論やパーソナリティ障害をもつ人たちの治療として認知療法が有効であるという結論を下す根拠は提示していない。

2) パーソナリティ障害の認知療法の有効性

認知療法は，広範な第Ⅰ軸障害に対する効果的な治療法であることが明らかになっている。しかし，パーソナリティ障害患者を治療する認知的・行動的アプローチの有効性に関する研究はずっと限られている。**表 1.1** は，パーソナリティ障害を有すると診断された人たちに対する認知的・行動的介入の有効性について，利用可能なエビデンスを概観したものである。この表から直ちに明らかになることは，パーソナリティ障害の治療として認知行動療法が有効であると主張されているものの，対照群を置いていない臨床報告が多いということである。しかし，こうした主張を裏付けるような対照群を置く転帰研究はほとんどなく，実証研究を超えて理論と実践が急速に拡大することに危惧をいだく人もいる（Dobson & Pusch, 1993）。幸いにも，現在の臨床実践を実証的に支持するものを，私たちは少しはもっているのである。

（1）併存するパーソナリティ障害が第Ⅰ軸障害の治療に及ぼす影響

多くのパーソナリティ障害患者は，第Ⅰ軸障害の治療を求めて受診するのであり，第Ⅱ軸障害に対する治療にとくに関心があるわけではない。第Ⅱ軸障害を取り扱わずに，第Ⅰ軸の問題を治療することが意味をもつだろうか？　パーソナリティ障害を併せもつ患者の第Ⅰ軸障害に対する認知行動療法の有効性は，すでにかなり研究されている。多くの研究が，第Ⅱ軸障害が存在すると治療の効果が大きく低下する可能性を見出している。たとえば，Turner（1987）によると，パーソナリティ障害のない社交恐怖の患者は，社交恐怖に対する 15 週間に及ぶ集団療法を受けた後で著しく改善し，その治療効果は 1 年後の追跡調査の時点でも維持されていた。しかし，社交恐怖に加えてパーソナリティ障害と診断された患者は，治療終了時にも 1 年後の追跡調査時にも，ほとんど，

あるいはまったく改善を示さなかった。同様に，MavissakalianとHamman（1987）が明らかにしたのは，パーソナリティ障害の特徴が低いと判定された広場恐怖の症例の75％が，広場恐怖に対する時間限定型の行動的および薬理学的治療に良好に反応したのに対し，パーソナリティ障害の特徴が高いと判定された症例の場合は，わずか25％しかこの治療に反応しなかったということである。他の研究では，第Ⅰ軸障害の問題に加えてパーソナリティ障害を有する症例は，認知行動療法に反応するが，効果の発現が遅くなることが見出された（Marchand, Goyer, Dupuis & Mainguy, 1998）。

　しかし，併存するパーソナリティ障害が第Ⅰ軸障害の治療に与える影響は，さらに複雑であることを示す研究が他にもある。パーソナリティ障害の診断があっても，転帰に影響しない（Dreesen, Arntz, Luttels, & Sallaerts, 1994），あるいはパーソナリティ障害の診断を有する症例は受診時の症状が重度であるが，治療には同じように良く反応する（Mersch, Jansen, & Arntz, 1995）という研究結果もいくつか存在する。別の研究で判明したことは，パーソナリティ障害の診断が転帰に影響するのは，ある条件下においてであり（Fahy, Eisler, & Russel, 1993; Felske, Perry, Chambless, Renneberg, & Goldstein, 1996; Hardy et al., 1995），パーソナリティ障害の患者は，治療を早期に中断する傾向があるものの，治療を続けた場合には効果的に治療される可能性があり（Persons, Burns, & Perloff, 1988; Sanderson, Beck, & McGinn, 1994），あるパーソナリティ障害では不良な転帰が予測され，別のパーソナリティ障害ではそうではない（Neziroglu, McKay, Todaro, & Yaryura-Tobias, 1996）ということである。Kuyken, Kurzer, DeRubeis, BeckとBrown（2001）は，転帰に影響するのはパーソナリティ障害の存在それ自体ではなく，不適応的な回避と妄想的信念の存在が，不良な治療転帰を予測することを見出した。

　興味深いことに，第Ⅰ軸障害に焦点を絞った治療が，併存する第Ⅱ軸障害にも好ましい効果を与えうるというエビデンスを提供する研究がいくつかある。たとえば，MavissakalianとHamman（1987）は広場恐怖の治療研究で，治療前にたった1つのパーソナリティ障害の診断基準だけを満たしていた7症例のうちの4例が，治療後にはもはやパーソナリティ障害の診断を満たさなくなったことを見出した。これに対し，2つ以上のパーソナリティ障害を有すると診断された症例では，同様の改善を示さなかった。

　以上の研究結果から，第Ⅱ軸障害が併存する時の第Ⅰ軸障害に対する認知行

動療法は,無効なこともあれば,有効なこともあり,第Ⅱ軸障害の改善までもが得られる場合もあるということになる。第Ⅰ軸障害の治療が奏効するかどうかを決定する要因に関しては,ほとんど何も分かっていない。パーソナリティ障害を併せもつ患者の,第Ⅰ軸障害に対する認知行動療法の有効性を検討した研究がかかえる重大な限界の1つは,研究で用いられた治療法が,概してパーソナリティ障害の存在を考慮に入れていなかった点である。そのため,パーソナリティ障害の存在を念頭においで作成された治療計画であれば,効果が増すことになるのだろうかという疑問が,答えが出されないまま残されている。

(2) 第Ⅱ軸障害の認知行動療法に関する非対照研究

多くの研究が,パーソナリティ障害をもつ患者の認知行動療法にとくに着目して行われてきた。TurkatとMaisto (1985) は,パーソナリティ障害に対する個人認知行動療法の有効性を検証するために,一連の単一症例法を用いた。彼らの研究から,パーソナリティ障害の患者の何人かは,効果的に治療できるというエビデンスが得られた。しかし,彼らも,研究の対象となった多くの症例で治療に成功しなかった。

最近のある研究 (Nelson-Gray, Johnson, Foyle, Daniel, & Harmon, 1996) では,Beckら (1990) が提唱した介入方法の効果を,反復測定による一連の単一症例法を用いて検証しようとした。この研究の対象となった9症例は,大うつ病性障害とともに1つないしそれ以上のパーソナリティ障害の併存があると診断された。各例について,治療前,治療後,そして治療終了後3カ月の追跡時に,うつ病の程度と主たるパーソナリティ障害に関して診断基準の項目をいくつ満たすかが評価された。12週間の治療後,その3カ月後の追跡調査を終えた8例中6例においてうつ病の程度が有意に減じ,2例でパーソナリティ障害の症候に有意な改善が認められ,2例ではどちらについても改善がなく,4例では混合した結果であった。彼らも述べているように,12週間の治療は,Beckら (1990) が多くのパーソナリティ障害患者に必要と考えている治療期間より,ずいぶん短いものである。

最後に,Springer, Lohr, BuchtelとSilk (1995) の報告では,短期集団認知行動療法が,各種のパーソナリティ障害を有する入院患者に有意な改善をもたらし,境界性パーソナリティ障害の患者を対象とした二次解析でも,同様の結果が得られた。さらに,患者らは,集団での経験が病院外での生活に役立っ

ていると評価していた。

(3) 第Ⅱ軸障害の認知行動療法に関する公式な転帰研究

少なくとも3つのパーソナリティ障害が対照群を置いた転帰研究の対象となっている。Woody, McLellan, Luborsky と O'Brien (1985) は，メサドン維持プログラムを受けているアヘン嗜癖者の治療研究において，DSM-III の大うつ病と反社会性パーソナリティ障害の両方の診断基準を満たす対象が，認知療法と Luborsky (Luborsky, McLellan, Woody, O'Brien, & Auerbach, 1985) が体系化した支持的・表出的精神療法の両方に良く反応したことを見出した。対象者は，精神症状，薬物使用，就労，違法行為を含む22の評価尺度のうちの11の尺度において，統計学的に有意な改善を示した。反社会性パーソナリティ障害の基準を満たすが大うつ病の基準は満たしていない対象者は，ほとんど治療に反応せず，22の尺度のうちの3つの尺度でしか改善を示さなかった。この結果は7カ月後の追跡時にも維持されていた。反社会性パーソナリティ障害と診断されなかった対象は，社会病質者よりは治療に良く反応したが，非社会病質者と比べ，抑うつ的な社会病質者はごくわずかに反応が悪かっただけであった。しかし，非抑うつ的な社会病質者はずっと反応が悪かった。

回避性パーソナリティ障害の治療に関する初期の研究では，短期の社会生活技能訓練と，認知的介入を併用した社会生活技能訓練は，対人交流の頻度を増大させ社交不安を軽減する上で，同じように効果的であったことが報告されている（Greenberg & Stravynski, 1985; Stravynski, Marks, & Yule, 1982）。当初，この研究で用いられた2つの治療法が同等であったことは，認知的介入に「価値がないこと」を示すものと考えられた（Stravynski et al., 1982）。しかし，2つの治療がともに効果的であったこと，治療はすべて（主要な研究者でもあった）1人の治療者により提供されたこと，数ある認知的介入の中のたった1つの方法（不合理な信念を論駁すること）しか用いられていないことに留意すべきである。後続の研究において，Greenberg と Stravynski (1985) は，馬鹿にされることに対する回避傾向のある患者の多くで，恐怖のために早期の治療脱落が起こったようだと報告し，患者の認知の関連部分を修正する介入を付加することにより，介入の効果がかなり上がるかもしれないということを示唆した。比較的最近の転帰研究（Felske et al., 1996）により，回避性パーソナリティ障害の患者は，曝露法を基礎にした認知行動療法アプローチによって，

有意に改善することが明らかになった。しかし，これらの患者は，回避性パーソナリティ障害の診断基準を満たさない社交恐怖の患者よりも，障害の程度が重篤であった。治療期間を通じて改善を示したとはいえ，回避性パーソナリティ障害の患者は，同じ治療を受けた社交恐怖の患者よりも重症のまま経過した。彼らは，併存するうつ病の存在が，この治療への限定的な反応の一部を説明できるかもしれないということを示唆した。

　弁証法的行動療法は，Linehan ら（Linehan, 1987a, 1987b, 1993）が，境界性パーソナリティ障害の1つの治療法として特別に開発した認知行動療法アプローチである。これは弁証法的唯物論および仏教に由来する概念と認知行動的観点とを併せたアプローチである。結果として生まれたのは，いくぶん複雑な理論枠と，現代的な認知行動的，問題解決的な治療アプローチである。この治療は，共同作業，技能訓練，随伴性の明確化と管理とを重視し，境界性パーソナリティ障害の患者を治療する上で重要だと信じられている問題に対応すべく組み立てられた多くの特徴を含んでいる（この治療法の内容の詳細については，Linehan, 1993 を参照）。

　一連の論文（Linehan et al., 1991; Linehan, Heard, & Armstrong, 1993; Linehan, Tutek, & Heard, 1992）において，Linehan らは慢性的に自殺関連行動を示す境界例を対象に，地域精神保健体制での「通常の治療」を比較対照として，弁証法的行動療法の効果を報告してきた。1年間の治療の後，弁証法的行動療法による治療を受けた患者群は「通常の治療」を受けた患者群よりも脱落率が有意に低く，自傷行為も有意に少なくなっていることが明らかになった（Linehan et al., 1991）。また，弁証法的行動療法による治療群は，対人的・社会的な適応，怒り，仕事の遂行，不安を伴う思考の反芻に関する複数の尺度において，有意に良好なスコアを示していた（Linehan et al., 1992）。しかし，両群とも抑うつやその他の症状の全般的な改善はごくわずかであり，この領域については，有意な差異を認めなかった（Linehan et al., 1991）。弁証法的行動療法による治療群は，1年間の追跡期間中ずっと，有意に高い全般的機能を呈していた。追跡調査の最初の6カ月間は，自殺関連行動と怒りが少なく，自己評価による社会適応度が高かった。後半の6カ月間は，入院日数が少なく，他者評価による社会適応が良好であった。

　境界性パーソナリティ障害の診断基準を満たすだけでなく慢性的に自殺関連行動をも示す患者は複数回の精神科入院歴があり，精神症状のために就労を維

持できないという点を考慮すると，このような知見は大きな励みとなるものである。パーソナリティ障害の診断基準を満たしても自殺関連行動を示さず，入院することもまれで，生産的な就労維持が可能な多くの人と比べて，対象となった患者は明らかに重篤であった。

(4) 他の治療法との比較

パーソナリティ障害患者の治療に関して，認知療法と他の治療法を比較した研究はごく限られている。反社会性パーソナリティ障害を併存する／併存しないヘロイン依存患者の治療に関する研究で，Woodyら（1985）は，治療開始時に抑うつ的であった反社会的な患者に対し，認知療法と支持的・表出的精神療法はともに有効であったが，抑うつ的でなかった反社会的な患者については，どちらも無効であることを見出した。大規模な多施設転帰研究において，国立精神保健研究所のうつ病治療共同プログラムは，パーソナリティ障害患者に対して，有意ではないものの，認知療法は他の治療法を超える利点をもつ傾向があることを示した。パーソナリティ障害の患者は他の患者よりも，認知療法による治療でわずかに上手くいったが，対人関係療法と薬物療法では，他の患者と比べて上手くいかなかった（Shea et al., 1990）。しかし，この傾向は統計学的に有意ではなかった。パニック障害に対する治療を比較した小規模な研究（Black, Monahan, Wesner, Gabel, & Bowers, 1996）によって，認知療法は，向精神薬（フルボキサミン）やプラセボのいずれよりも，パーソナリティ障害の特徴に関する自己評価尺度のスコアを大きく減少させることが明らかになった。最後に，Hardyら（1995）によると，クラスターBのパーソナリティ障害患者は，認知療法よりも対人関係療法で治療された場合に，有意に不良な転帰を示した（クラスターAやクラスターCのパーソナリティ障害は評価されなかった）。これらの4件の研究は私たちに勇気を与えるものだが，もちろん，パーソナリティ障害の患者に対して，認知療法が他の治療とどう違うのかについての結論を導く十分な根拠を与えるものではない。

3) パーソナリティ障害が「現実の」臨床実践に与える影響

臨床実践では，共通の診断を有する患者からなる均質な集団に対しても，多くの治療者は標準的な治療方法を適用してはいない。むしろ，臨床家は多様な患者に出会い，個別の治療法を採用している。「現実世界」という条件下での

認知療法の有効性に関する研究は，パーソナリティ障害と診断された患者に対する認知療法の臨床的な利用に，重要な支持を与えている。Persons ら (1988) は個人開業の場でうつ病に対する認知療法を受けた患者について，興味深い実証的研究を行った。対象は，Burns 博士あるいは Persons 博士の個人開業先に治療を求めてきた 70 名の連続症例であった。2 人とも教育と広範な出版活動を行ってきた誰もが認める認知療法家であり，この研究では，彼らは自分たちの普段のやり方で認知療法を実施した。つまり，治療は期限を定めずに，標準的というよりは個別的に行われ，必要に応じて薬物療法や入院治療も行われた。

　研究の主要な焦点は，うつ病の認知療法における脱落や治療転帰の予測因子を同定することにあった。しかし，私たちの目的にとって興味深いことは，対象患者の 54.3% が DSM-III のパーソナリティ障害の診断基準を満たしていたことと，早期の治療終結と治療転帰の両者を予測できる可能性のある要因として，パーソナリティ障害の診断の有無が検討されたことである。研究者たちが明らかにしたことは，パーソナリティ障害を有する患者は，パーソナリティ障害を伴わない患者に比べ，有意に早期に治療脱落がみられやすいこと，しかし，パーソナリティ障害と診断された患者でも，治療を最後まで継続できた場合にはかなりの改善を示したこと，であった。事実，パーソナリティ障害を有しても治療を続けた患者は，パーソナリティ障害をもたない患者と比べても，改善度に関して有意な差異がみられなかったのである。同様の知見は，全般性不安障害の認知療法に関する Sanderson ら (1994) の研究によっても報告されている。パーソナリティ障害を併存する対象は，脱落が起こりやすかったが，最小限の治療であっても，それを完結することができた患者については，治療は効果的であり，不安と抑うつがともに軽減された。

3. 臨床実践にとっての意味

　過去 20 年間のパーソナリティ障害の認知療法に関する理論と実践は，実証的研究をしのぐ勢いで発展してきた（Dobson & Pusch, 1993）。この乖離は合理的な懸念をいだく根拠となるが，より多くの実証的研究が完結されるまで理論的・臨床的活動を停止するということはほとんど不可能なことである。実地の臨床家は，多くの外来場面で出会う患者の 50% に認められる障害に対する

治療を拒むことはまず不可能であるという点で，困難な状況に直面している。幸いなことに，認知行動療法がパーソナリティ障害の患者に有効であることを示すエビデンスはますます増加している。以後の各章で示されるように，パーソナリティ障害に対するこの治療戦略の発展と妥当性の実証は，認知療法の最前線に位置するものである。

第2章 パーソナリティ障害の理論

はじめに

　どのような障害に対する認知療法も，障害の概念化と，その概念化を個々の具体例の特徴に適合させることに基づいて行われる。本章では，パーソナリティ障害に関する全般的な理論を，その起源，進展，パーソナリティ機能という広範な文脈の中で提示する。この概説の主要な力点は，第1に，パーソナリティ過程が適応という作業の中でどのように形成され作動しているかに置かれている。パーソナリティ障害に関する私たちの理論の概要を提示するに先立って，私たちのパーソナリティ概念を展望し，その後，これをパーソナリティの障害と関連づけることにする。

　まず，私たちのパーソナリティ様式の原型が，系統発生的遺産からどのように導かれうるかについて，推測的な説明をすることから議論を始める。生存と生殖を促進する遺伝的に規定された「方略」は，おそらく自然淘汰による恩恵をこうむっているのだろう。そうした原始的方略からの派生物は，不安障害やうつ病などの症状症候群と，依存性パーソナリティ障害などのパーソナリティ障害において，極端な形で観察される。

　進化に基礎をおく方略の議論に続いて，情動過程を含む情報処理が，こうした方略の作動にどのように先行しているかを次に考察することにする。つまり，ある状況の要求する事柄を評価することが，適応的（あるいは不適応的）な方略に先行したり，そうした方略の引き金になったりする。ある状況がどのように評価されるかは，少なくとも部分的には，関連する基礎的信念に依拠している。こうした信念は，入力情報を選択・統合する「スキーマ」と呼ばれる多少とも安定した構造の中に埋め込まれている。心的連鎖過程は，次に評価から情動と動因の覚醒へ，そして最終的には関連する方略の選択と実行にまで進展する。私たちは，認知と情動と動因という諸過程が依拠する基本構造（スキーマ）を，パーソナリティの基本単位と考えている。

「依存的」,「引きこもりがち」,「傲慢な」,「外向的」などという言葉で形容されるパーソナリティの「特性」は,この基本構造の明瞭な表現として概念化されるだろう。認知的構造は,出来事に意味を付与することによって,パーソナリティ特性の属性とされている顕在行動(方略)に終る連鎖反応を開始する。したがって,私たちが通常パーソナリティ特性や素質(「正直な」,「内気な」,「社交的な」)に帰している行動様式とは,生来の性向と環境の影響との相互作用から発展した対人的方略のことである。

パーソナリティの動因理論で基本的欲動とされている依存性とか自律性という属性は,基本的なスキーマの集合体の機能とみなすことができるだろう。行動や機能という観点からは,こうした属性を「基本的方略」と名づけてもよいだろう。その特異的な機能は,たとえば,依存性パーソナリティ障害や統合失調質パーソナリティ障害でみられる顕在行動様式のいくつかにおいて,誇張された形で観察されるだろう。

次に,スキーマ(および様態)の活性化とその行動上の表現というテーマに議論が移ることになる。パーソナリティ理論の基礎づけをした後,スキーマと精神病理との関連性について展望する。非機能的スキーマの著しい活性化が,うつ病などのいわゆる第Ⅰ軸障害の核心に存在している。情報処理,回想,予測などの機能において,個別特異的で非機能的なスキーマが,現実志向的で適応的なスキーマに取って代わってしまう。たとえば,うつ病の場合,自己否定という主題を中心として組織化された様態が優勢になる。不安障害においては,個人的な危険という様態が過活動となる。パニック障害では,切迫する破局に関連した様態が動員される。

パーソナリティ障害にみられる典型的な非機能的信念や不適応的方略のために,患者はその認知的脆弱性に影響する生活体験に対して脆くなってしまう。つまり,依存性パーソナリティ障害は,愛情と援助の喪失に対する敏感さによって特徴づけられ,自己愛性パーソナリティ障害は,自尊心に対する外傷という特徴をもち,演技性パーソナリティ障害は,他人を操作して注意や支持を得ることにおける失敗という特徴がある。認知的脆弱性は,極端かつ強固で命令的な信念を基礎としている。私たちの考えでは,このような非機能的信念は,個人の遺伝的傾向と,他者や特別な外傷的出来事から受ける悪影響への曝露との相互作用の結果として生じてきたのである。

1. 対人的方略の進化

　私たちのパーソナリティ概念は，思考・感情・行為様式を形成する上で，進化の歴史が果たした役割を考慮に入れている。もし行動生物学的方略との関連可能性を念頭において，態度，感情，行動を検討するならば，私たちはパーソナリティの構造，機能，過程をよりいっそう理解できるようになる。

　ヒト以外の動物で観察される行動の多くは，一般に，「プログラムされた」ものと考えられている。基礎的過程はプログラムされていて，それが顕在行動として表現される。こうしたプログラムは，多くの場合，遺伝的に規定された構造と経験との相互作用に基づいて作られる。同様の形成過程がヒトにおいても生じていると仮定してよいだろう（Gilbert, 1989）。長期的な認知—情動—動因プログラムが，私たちの自動的過程，すなわち私たちが出来事をどう解釈するか，何を感じるか，いかにして行動したくなるのか，ということに影響を与えている，と考えることは合理的である。認知的処理過程，情動，覚醒度，動因に関連するプログラムは，それによって生命が維持され生殖が促進された結果，進化したのかもしれない。

　おそらく自然淘汰が，プログラムされた行動と環境の要求との間に，ある種の適合をもたらしたのだろう。しかし，私たちを包む環境は，私たちの自動的な適応方略よりも急速に変化してしまった。その多くは，私たち自身が自分たちの社会環境を変化させた結果である。したがって，原初的な環境下では有用であった略奪，競争，社交性といった方略は，特殊な文化的・社会的組織化を伴う高度に個別化された技術社会の現状に，つねに適合するとは限らないのである。その不適合が「パーソナリティ障害」と診断されるような行動が生じた一因かもしれない。

　原初的な状況における生存価値にもかかわらず，進化に由来する行動様式のいくつかは，その人の個人的目標を阻害したり，集団の規範と矛盾したりするために，私たちの現代文化の中では問題化してしまう。このようにして，高度に発達した略奪や競争の方略は，原初状態では生存を促進したのかもしれないが，現在の社会環境には適合しなくなり，ついには「反社会性パーソナリティ障害」となるのだろう。同様に，野生では援助者や仲間を魅了したような，ある種の露出的な自己宣伝は，現代社会にあっては行き過ぎであったり，不適当

であったりするのかもしれない。しかし，実際には，こうした行動様式は，それが柔軟性を欠き，統制が比較的困難になれば，様々な問題を引き起こすことが多くなるのである。

　症状症候群，つまり第I軸の障害も，進化の原理によって概念化することが可能である。たとえば，闘争‐逃走という行動様式は，身体的危険が迫る太古の緊急状況下ではおそらく適応的だっただろうが，それは不安障害や慢性的な敵対状態の基礎となるものかもしれない。たとえば，略奪者を見た時に活性化されたのと同じ反応様式が，拒絶や価値剥奪といった心的外傷の脅威によっても動員される（Beck & Emery, with Greenberg, 1985）。この精神生理学的反応――危険の知覚と自律神経系の覚醒――が，嫌悪をもたらす可能性がある広範な対人的状況に曝露されることによって生じる時，脆弱性を有する人であれば，不安障害と診断されうる状態を呈するようになるだろう。

　同様に，遺伝情報の変異性から，個々人のパーソナリティの差異を説明できるだろう。つまり，危険を前にした時，凍ったように動かなくなる人もいれば，攻撃する人もいるし，危険の源になりそうなものを避ける人もいるだろう。顕在行動あるいは方略――その中には，ある状況下では存在価値をもつものもあるかもしれない――のこうした違いは，ある「パーソナリティ類型」に典型的な比較的持続性のある特徴を反映している（Beck et al., 1985）。その行動様式を誇張すると，パーソナリティ障害となるのだろう。たとえば，回避性パーソナリティ障害は，社会的に非難されそうな状況なら，どんな状況からも退却したり回避したりするという方略を反映しているのかもしれない。

　伝統的に「パーソナリティ特性」とか「行動の様式」と呼ばれてきた特徴に，なぜ私たちは「方略」という術語を当てるのだろうか？　この場合の方略は，生物学的な目標に資するように計画されているプログラムされた行動の形式と考えてもよいだろう。この術語は意識的で合理的な計画を意味しているが，ここではその意味で用いられているのではなく，むしろ，行動生物学者が使用しているような意味で，個体の生存と繁殖を促進するような高度に様式化され常同的となった行動を表すために使われている（Gilbert, 1989）。このような行動様式は，生存と繁殖という究極の目標を有するものと考えられるだろう。つまり，「繁殖効率」とか「包括的適合性」である。このような進化論的方略は，200年前に，Charles Darwinの祖父Erasmus Darwin（1791; Eisely, 1961に引用されている）によって，空腹と性欲と安全性の表現として記載されてい

た。

　動物は，この生物学的方略の究極的目標については自覚していないが，その作動様式を反映する主観的な状態，つまり，空腹，恐怖，性的衝動，履行や不履行に対する報酬と罰（すなわち，快楽と苦痛）については意識している。私たちは空腹の苦痛を緩和するために食べようとするが，同時にそれは満足を得るためでもある。私たちは喜びを得るためだけでなく，性的緊張を軽減するためにも性関係を求める。私たちは孤独を和らげるとともに，友情や親密さといった楽しみを達成するためにも，他人と「結びつく」のである。要するに，快楽を得て，緊張を緩和するといった短期的な願望を満足させようとする内部からの圧力を経験する時，私たちは，少なくともある程度は進化論的な長期目標を実行しているのだろう。

　ヒトの場合，「方略」という術語は，環境によって適応的であったり不適応的であったりする行動形式に，類似の形で適用することができる。自己中心性，競争性，露出性，不快の回避はどれも，ある状況下では適応的だが，別の状況下では非常に不適応的となるだろう。私たちは他人の顕在行動しか観察できないので，意識された内的状態（思考，感情，願望）がどのように方略と関連しているのだろうかという疑問が生じる。もし私たちが認知と情動の様式を検討するならば，一方に信念や態度，他方に行動というように，両者の間に特異的な関連性を見出すだろう。

　この関係を例証する1つの方法は，様々なパーソナリティ障害患者において観察できる誇張された過程を検討すること，そして，そのパーソナリティ障害に特異的・典型的な態度と，それに対応する方略とを比較することである。**表2.1**に示したように，伝統的なパーソナリティ障害のそれぞれについて，典型

表2.1　伝統的なパーソナリティ障害にみられる基礎的信念と方略

パーソナリティ障害	基礎的信念／態度	方略（顕在行動）
依存性	「私は無力だ」	愛着
回避性	「私は傷つくかもしれない」	回避
受動攻撃性	「私は管理されるだろう」	抵抗
妄想性	「人は危険だ」	警戒
自己愛性	「私は特別だ」	自己強大化
演技性	「私は人に強い印象を与えなければならない」	芝居がかった表現
強迫性	「私には誤りがあってはならない」	完全主義
反社会性	「他人は搾取されるために存在する」	攻撃
統合失調質	「私には十分な空間が必要だ」	孤立

的な態度をあげることが可能である。あるパーソナリティ障害を代表する特異的方略が，その特徴的態度から論理的に導かれることが理解できるだろう。

表2.1には，境界性パーソナリティ障害と統合失調型パーソナリティ障害は含まれていない。これらの2つのパーソナリティ障害では，他のパーソナリティ障害にみられるような独特の典型的信念や方略は認められない。たとえば，境界性パーソナリティ障害は，多くのパーソナリティ障害に特徴的な典型的信念や行動様式を様々に示す。統合失調型パーソナリティ障害は，独特の内容というよりもむしろ，思考の奇矯さによって，いっそう的確に特徴づけられる。

表2.1の最初のコラムにはパーソナリティ障害を列挙し，次のコラムには顕在行動の基礎となる態度を対応させ，3つ目のコラムにはパーソナリティ障害の独特の行動様式を方略に翻訳して示している。論理的には次のようになる。しがみつき行動によって特徴づけられる依存性パーソナリティ障害は，見捨てられることの恐怖に部分的に基づく認知的基盤から生じる。回避的な行動は傷つけられることに対する恐怖から，受動攻撃的な行動様式は支配されることに関する懸念から生じる。このような公式化の基礎になった臨床観察については，次章以降で論じることにする。

このような方略は，進化の昔においてこれらに先行していたと思われるものから分析できるのかもしれない，と私たちは考える。たとえば，演技性パーソナリティ障害の劇的な行動はヒト以外の動物にみられる誇示儀式に，反社会性パーソナリティ障害の場合は略奪行動に，依存性パーソナリティ障害は動物界に広く観察される愛着行動に，それぞれ由来するのかもしれない（Bowlby, 1969を参照）。人びとの不適応的行動をこのような観点から見ることによって，私たちはそれをよりいっそう客観的に概観できるし，その行動に「神経症的」とか「未熟」といった侮辱的なレッテルを貼ろうとする傾向を軽減できる。

人間の行動は，進化の観点から生産的に眺めることが可能であるという理念は，McDougall (1921) によって十分に発展させられた。彼は「生物学的本能」の「感情」への変換について詳細に論じた。彼の著作は，Buss (1987), Scarr (1987), Hogan (1987) といった現代の生物社会論者たちの道を開くものであった。Bussは，競争性，支配，攻撃といったヒトが示す様々な行動類型を論じ，他の霊長類の行動との類似性を追求した。とりわけ彼は，ヒトと他の霊長類における社交性の役割に注目している。

Hoganは，系統発生的遺産を仮定しているが，それによると，生物学的に

プログラムされた機構は発達の順に現れることになる。彼は遺伝的様式が表現される機会を提供するものとして，文化をとらえている。成人したヒトの行動，たとえば，受容や地位，権力，影響力への投資といった行動を推進する力は，ヒトばかりでなく，霊長類や他の社会性を示す哺乳類においても観察される力と同じである，と彼は考える。彼はその人間形成の進化論的学説において，「適合性」の意義を強調している。

Scarr は，パーソナリティ決定における遺伝的素質の役割をとくに強調する。彼女は次のように述べている。

　発達過程を通して，様々な遺伝子が活性化されたり不活化される。このようにして，身体の発育様式に，成熟へ向かう変化がみられるとともに，行動の組織化においても成熟への変化が生じる。同じように，各個体間の遺伝的差異は，人々がその環境下で何を経験し，何を経験しないかを決定するのに責任を負っている。

(Scarr, 1987, p.62)

2. 遺伝的なものと対人的なものの相互作用

パーソナリティ障害において顕著になる過程は，発達心理学領域の研究からも明らかにされる。つまり，成長期の児童で観察されるしがみつき行動，恥じらい，反抗といったものは，発達期を通じて持続する（J.Kagan, 1989）。私たちは，このような行動様式が後期青年期や成人期にまで持続し，依存性パーソナリティ障害，回避性パーソナリティ障害，受動攻撃性パーソナリティ障害といったある種のパーソナリティ障害においては，その表現型がいつまでも認められるのだろうと推測している。

遺伝的に規定された人間行動の原型の究極的起源にもかかわらず，ある種の比較的恒常的な気質や行動様式が，生下時に存在することを示す明確な証拠がある（J.Kagan, 1989）。このような生来性の特徴については，経験によって強調されたり減弱されたりする可能性のある「諸傾向」と考えるのが至当である。さらに，各個人の生来的様式と重要な他者の行動様式との間に，持続的で相互強化的な循環が形成される。

たとえば，気づかいを引き出す行動についての潜在能力が高い人は，気づかいを与える他人の行動を誘い出すので，その人の生来的な行動様式は，それが

適応的である時期を越えて長く維持される (Gilbert, 1989)。たとえば，後に詳述するスーという患者は，彼女の母親によると，ほとんど生まれた時から，兄弟たちよりも，しがみついたり注意を引こうとすることが多かったという。母親はとりわけ養育的かつ保護的に対応した。発達期から成人期までずっと，スーは，彼女が示す持続的な愛情と支持の欲求に応えてくれる強い人たちに上手にしがみついてきた。一方，彼女には自分は愛されないという信念があった。彼女は兄たちにいじめられてばかりいたが，それがもとで，後年，「私は男性の愛情をつなぎとめておくことができない」と確信するようになった。その信念のために，彼女は自分が拒絶されそうな状況を回避するようになった。

これまで私たちは，「生来的傾向」や「行動」について，あたかもそうした特徴から個人差が説明できるかのように語ってきた。たしかに，私たちの理論は，統合的な認知・情動・動因プログラムが個人の行動を決定し，その個人を他者から区別すると規定している。年長児や成人の場合，たとえば，恥じらいは「余計なことをして問題を起こすのは危険だ」といった態度の下部構造，対人場面での不安に対する低い閾値，新しい知り合いや未知の人たちには近づかないでおこうとする動機づけから派生したものである。このような信念は，それを確認するようにみえる外傷体験を反復することによって固定化されるだろう。

生来的素因と環境的影響の強固な組み合わせにもかかわらず，何とかして自分の行動を改め，その基礎的態度を修正しようとする人たちがいる。恥ずかしがり屋の子どもが皆，恥ずかしがり屋の大人になるわけではない。たとえば，重要な人物の影響や主張行動を磨くという目的をもった経験が，恥ずかしがりの人間を，もっと自己主張ができる社交的な人間に変えるかもしれない。本書の後の章で見るように，どんなに強固な不適応的様式といえども，治療の焦点を，そのような態度を検討し，より適応的な態度を形成・強化することに絞るなら，修正することができるだろう。

これまでの私たちの公式化は，生来的な素質が環境の影響とどのように作用し合って，パーソナリティの個人差を説明するような，認知・感情・行動の特徴的様式の量的差異をもたらすのかという疑問に，ごく簡単に言及してきた。各個人は，ある特定の状況に対して，ある特定のレベルで，そしてある特定の様式で反応できる多様な可能性から成る独自のパーソナリティのプロフィールをもっている。

未知の人々を含んだ集団に入っていこうとする時，ある人は「私は馬鹿だと思われるだろう」と考えて，二の足を踏むようになる。別の人は「私は皆を楽しませることができる」という考えで応じるかもしれない。さらにまた別の人は「皆が好意的ではないし，私を操作しようとするかもしれない」と考えて，身構えるだろう。このような多彩な反応が個々人に特有のものである場合，それらは基礎的信念（あるいはスキーマ）において代表される重要な構造的差異を反映している。基礎的信念は，それぞれ，「私は新しい状況には向かないから，容易に傷つく」，「私はすべての人にとって，愉快な存在だ」，「皆が好意的でないから，私は傷つきやすくなる」といったものになるだろう。このような差異は，適応の良好な普通の人の場合にも認められることであり，それぞれのパーソナリティに独特の彩りを与えている。しかし，パーソナリティ障害においては，この種の信念はさらにいっそう顕著になる。上述の例では，そうした信念は，回避性パーソナリティ障害，演技性パーソナリティ障害，妄想性パーソナリティ障害をそれぞれ特徴づけている。パーソナリティ障害の人は，他の人たちに比べ，非常に多くの状況下で同じ行動を反復することになる。パーソナリティ障害の典型的な不適応的スキーマは，他の人たちのスキーマと比較して，多くの状況あるいはほとんどの状況において喚起され，強制的な性質をもち，制御や修正が容易ではない。彼らの不適応的スキーマの内容と関連する状況下であれば，どのようなものでも，より適応的なスキーマではなく，むしろ，不適応的なスキーマを活性化させるだろう。たいていの場合，これらの様式は，その個人の多くの重要な目標という点からみると，自滅的なものである。要約すると，他の人と比べて，パーソナリティ障害の人たちの非機能的態度と行動は，過度に一般化されており，柔軟性に欠け，命令的であり，変化に抵抗するようなものである。

3. 非機能的信念の起源

パーソナリティ障害の人たちのパーソナリティ様式（認知，情動，動因）が他の人たちのそれから偏倚しているとすると，そのような様式がどのようにして発達するのだろうかという疑問が生じる。たとえ手短にではあっても，この疑問に答えるには，素質と養育の相互作用にまで戻る必要がある。拒絶，遺棄，妨害に対する感受性がとりわけ強い人は，そうした出来事を破局的に意味づけ

る内容の強烈な恐怖や信念をもつようになると考えられる。児童期にはありがちな平凡な拒絶にまで，生まれつき過剰に反応する傾向のあった患者は，否定的な自己像（「私は愛されない」）を発展させる。拒絶がとりわけ強烈であったり，それがとくに脆弱な時期に起こったり何度も繰り返されたりすると，このような自己像は強化されるだろう。このようなことが繰り返されると，信念は構造化されるようになる。

前述の患者スーは，失敗するたびにいつも兄弟に非難されていたために，自分は不適切で不適格だという自己像をもつようになった。痛みと苦悩からできる限り自分を守るために，彼女はそういうことが起こりそうな状況を回避する傾向があった。彼女の過度に一般化された態度は，「どのような状況であっても，自分の弱さを見せたなら，私は傷つくだろう」というものだった。

4. 情報処理とパーソナリティ

人が自分や他者に関する情報を処理する方法は，信念と認知組織のその他の要因によって影響を受ける。症状症候群（第Ⅰ軸）[原注1]やパーソナリティ障害（第Ⅱ軸）といった障害が存在する場合，情報の整然とした利用は非機能的な方向に系統的に偏ってしまう。このような解釈の偏りとそれに続く行動は，非機能的信念によって形成される。

ここでスーの例に戻るとしよう。彼女は依存性および回避性のパーソナリティ障害をもち，拒絶されることをひどく心配していた。典型的な筋書きをたどると以下のようである。彼女は隣の部屋から物音がするのを聞いた。そこでは，恋人のトムが雑用にかかりきりだった。物音を知覚することによって，解釈の素材となる情報が与えられた。この知覚はある特定の文脈，つまり，トムは隣室で絵を架けているという彼女の知識に組み込まれた。刺激と文脈の融合が情報の基礎となった。

物音のような生の感覚情報は，それ自体，情報としての価値が限られているので，何らかの意味のある形状に変換される必要がある。一貫性のある様式へ

原注1）本書を通じて，私たちは『精神障害の診断・統計マニュアル―第Ⅳ版・修正版（Diagnostic and Statistical Manual of Mental Disorders, Fourth Edition, Text Revision; DSM-Ⅳ-TR）』（アメリカ精神医学会，2000）に従っている。大うつ病や全般性不安障害のような，強い主観的な症状複合体によって表現される伝統的な症候群は第Ⅰ軸として，一方，パーソナリティ障害は第Ⅱ軸として分類されている。

のこのような統合は，具体的な文脈の範囲内で生の感覚情報に影響を及ぼす構造（スキーマ）の産物である。スーの瞬間的な思考は，「トムはうるさく物音を立てている」というものであった。ほとんどの場合，人はここで情報処理を終了し，この推論を短期記憶の中に貯蔵するだろう。しかし，スーには拒絶への傾性があったので，そうした状況から重要な意味を推測しがちであった。その結果，彼女の情報処理は持続し，それで彼女は**私のことを怒っているから，トムはうるさく物音を立てているのだ**」というように，個人的な意味づけをしてしまった。

このような原因帰属は，出来事に意味づけをする高次の構造によってもたらされる。この高次システムの要素（スキーマ）は，「もし私の大事な人がうるさくしているならば，それは，彼が私に腹を立てているという意味なのだ」という彼女の信念であろう。この種の信念は，基礎的スキーマ（「私は愛されない」）とは違って，条件的スキーマ（「もし○○ならば，○○である」）と言える。

この場合，トムがスーに腹を立てている可能性はあった。しかし，スーの基礎的信念が非常に強固であったために，トムのような親しい人がうるさくしている時には，彼が本当に腹を立てているかどうかに関係なく，いつも彼女はこういう解釈をしがちであった。さらに，彼女の信念階層の中で顕著であったのは，「もし親しい人が怒っているなら，その人は私を拒絶するだろう」，もっと一般化された水準では，「もし人が私を拒絶するなら，私はひとりぼっちになるだろう」，そして，「ひとりぼっちというのは，途方もなく大変なことだ」という公式であった。信念は，次第に広範で複雑になる意味を連続的に付与していく1つの階層にしたがって組織化されている。

この例は，比較的新しい認知心理学の概念，すなわち，情報処理は「フィード・フォワード」機構によって影響されるといった考えを示している（Mahoney, 1984）。スーは，最も基礎的な水準では，自分は愛されないという信念をもっていた。この信念は，関連する出来事が起こった時に，一貫した意味づけをしようとする傾向によって表面化したのであった（Beck, 1964, 1967）。その信念は，「もし男性が私を拒絶するなら，それは私が愛されないということを意味している」という条件法の形式をとっていた。男性から個人的に拒絶されるような状況に彼女が曝露されない限り，たいていの場合，この信念は停止状態にあった。しかし，この信念（あるいはスキーマ）は，それに関連した

状況が生じた時には,他のもっと合理的でより適切かもしれない信念(あるいはスキーマ)に取って代わることになるだろう(Beck, 1967)。トムが彼女を拒絶していることを示唆するように思える情報がもし存在したなら,自分は愛されないという考えに彼女の注意は固定されただろう。たとえば,「物を叩く大きな音は,あふれるばかりの元気をあらわす音である」というような他の公式が,その情報により合致する可能性があったとしても,彼女はトムの行動に関する情報をこのスキーマに合うように形作るのだった。スーの拒絶スキーマは高力価だったため,他のスキーマに優先して誘発されたのである。一方,他のスキーマは高力価のスキーマによって抑制されているようであった。

もちろん,スーの心的過程は,拒絶されていると結論することだけにとどまらなかった。個人的な喪失とか脅威に関わるスキーマが活性化されると,いつもそれに引き続いて「情動的スキーマ」の活性化がみられる。スーの場合,そのようなスキーマが強い悲しみにつながった。ある出来事に対する否定的解釈は,それに一致する情動と連鎖している。

思考や感情,願望といった現象は,私たちの意識の中にごく短い時間だけ浮かぶものであるが,このような主観的体験の元になる基礎構造は,比較的安定しており,恒常的である。さらに,この構造は,それ自体は意識されないが,内省によってその内容を同定することは可能である。それにもかかわらず,認識,評価,解釈の検証(認知療法の基本的技法)といった意識的過程を通じて,私たちはこの基礎構造の活動を修正したり,場合によっては,その構造を実質的に改変したりすることができるのである。

5. スキーマの特徴

ここで,パーソナリティにおけるスキーマの位置を概観し,その特徴を記述するのがよいだろう。

「スキーマ」という概念は,20世紀の心理学において,比較的長い歴史をもっている。Bartlett (1932, 1958) と Piaget (1926, 1936/1952) にまでさかのぼることができるこの術語は,出来事に対する意味を統合し付与する構造を記述するために使われてきた。スキーマの内容は,自己や他者に対する態度といった人間的な関係や,非人間的なカテゴリー(たとえば,生命を持たない対象)に関わっている。その対象は具体的なもの(イス)であったり,抽象的な

もの（母国）であったりする。

　その他，スキーマには，広がり（狭いかどうか，分離しているかどうか，広いかどうか），柔軟性あるいは硬直性（修正を受け入れる可能性），密度（認知的組織体における相対的傑出性）といった構造上の性質がある。また，スキーマは，ある時点でのエネルギー量といった力価の点から記述されることもある。活性化（あるいは力価）の水準は，潜在的な状態から高力価な状態に至るまで様々である。潜在的な状態にある時は，スキーマは情報処理に関与していないが，活性化されると最初期段階から最終段階に至るまでの認知的処理を方向づける。スキーマという概念は，George Kelly（1955）の「個人的構成概念」という定式化に類似している。

　精神病理の領域においては，「スキーマ」という術語は，抑うつ，不安，パニック発作，強迫といった病態において活性化され優勢となるような，極めて個人的で独自の内容を有する構造に対して用いられてきた。高力価となった時，その独特のスキーマは，ある与えられた状況に対してより適応的であったりより適切であったりする他のスキーマに取って代わり，おそらくは，そのスキーマを抑制してしまうのだろう。その結果，高力価のスキーマは，情報処理に系統的な偏倚をもたらすことになる（Beck, 1964, 1967; Beck et al., 1985）。

　パーソナリティ障害の典型的なスキーマは，症状症候群で活性化されるスキーマに似ているが，もっと持続的な形で情報処理において作動している。依存性パーソナリティ障害の場合，「私には助けが必要だ」というスキーマは，問題となる状況が生じるたびに活性化されるだろう。一方，うつ病患者では，うつ病相の間にだけそれは顕在化するだろう。パーソナリティ障害では，スキーマは，日常的に行われる普通の情報処理の一部なのである。

　パーソナリティとは，系統と様態から成る比較的恒常的な組織体と考えられる。連結構造系（スキーマ）は，刺激の受容から最終的な行動反応に至る連続的事象の原因となるものである。環境刺激の統合と適応的反応の形成は，この特殊な構造をもつ連結系に依拠している。分離してはいるが，互いに関連する系が，記憶，認知，情動，動因，行為，制御には必要である。基本的な処理単位であるスキーマはその機能（ならびにその内容）に応じて組織化されている。スキーマの類型が変わればその機能も変わるのである。たとえば，認知的スキーマは抽象化，解釈，追想に関係するものである。情動的スキーマは感情の発生原因となるものである。動因的スキーマは願望と欲求を扱うものである。道具

的スキーマは行為を準備するものである。そして，制御スキーマは自己監視および行為の抑制や指示に関連するものである。

認知的スキーマから構成されている下位系統のあるものは自己評価に，別のものは他者の評価に関連している。また他の下位系統はエピソード記憶や意味記憶を貯蔵し，その記憶に接近できるようにするという目的をもっている。さらに別の下位系統は来るべき状況に対する準備をし，期待，予期，長期的展望のための基礎を与えるという機能がある。

あるスキーマが高力価になると，その構成成分であるスキーマの活性化に対する閾値は低下する。つまり，そのスキーマは遠隔の刺激や些細な刺激によっても容易に誘発されることになる。また，そのスキーマが「優勢」になり，情報の処理に際して，より適切なスキーマや形状に簡単に取って代わるようになる（Beck, 1967）。事実，臨床的観察は，現実の刺激状況に適合するスキーマが能動的に阻止されることを示している。つまり，臨床的には，うつ病を例にとると，否定的スキーマが優勢になり，その結果，体験の解釈や想起ならびに短期的・長期的予測において系統的な否定的偏倚がみられるとともに，肯定的なスキーマは利用されなくなる。うつ病患者にとっては，ある出来事の否定的な側面を見ることはたやすいが，肯定的な側面を見ることは難しいことである。患者は肯定的な出来事よりも否定的な出来事をはるかに簡単に想起できる。また，肯定的な結末よりも望ましくない結末の可能性を，よりいっそう重視する。

臨床的には，うつ病（あるいは不安障害）になると，顕著な「認知的変換」が認められる。エネルギー的に言うなら，その変換は正常な認知的処理から逸脱して，抑うつ様態を構成する否定的なスキーマによる処理が優勢な状態へと向かう。無意識的様式を活性化したり，それを抑制したりするためのエネルギー備給を記述する目的で，精神分析の研究者は「備給」と「逆備給」という用語を用いてきた。つまり，うつ病の場合には抑うつ様態が備給され，全般性不安障害では危険様態が，パニック障害ではパニック様態が備給されるのである（Beck et al., 1985）。

6．パーソナリティにおける情動の役割

認知と行動の様式について論じていると，私たちの情緒生活の主観的側面，つまり，悲しみ，喜び，恐怖，怒りといった感情が無視されているように思え

るかもしれない。愛する人と引き離されたり地位を失ったりした時には悲しみ，愛情を表現するものを受け取ったり目標に到達したりした時には喜び，不公平な扱いを受けた時には怒る，ということを私たちは知っている。こうした情緒的ないしは情動的体験は，パーソナリティ組織の機構にどのように合致するのだろうか？ 基本的な認知的構造および方略とはどう関係するのだろうか？ 私たちの定式化によれば，快と苦痛に関連する情動が，重要な方略の動員と維持において基本的な役割を果たすことになる。生存と繁殖のための方略は，部分的にはそれが快感・苦痛中枢と結合することによって作動するようである。先に指摘しておいたように，生存と繁殖を目的とする諸活動は，それが成功裡に完了した時には快感に，妨害を受けた時には「苦痛」となる。摂食と性に関連する欲求は，それが刺激された時には緊張を，それが満たされた時には満足をもたらす。不安や悲しみを生むその他の情緒的構造は，それぞれ，私たちに危険を警告したり，価値ある物を失ってしまったという認識を増幅させたりするような認知的信号を強化する（Beck et al., 1985）。このように，情緒的機制は，様々な快感の予期と体験を通じて，生存と結合を目指す行動を強化するのに役立っている。同時に，相補的な機制が，不安や不快を喚起することによって，自滅的であったり危険を伴ったりしがちな行為を阻害するように働く（Beck et al., 1985）。その他の自動的な機制，つまり，制御系に随伴する機制と行動調節に関連する機制については，次に述べることにする。

7. 認識から行動へ

　パーソナリティ組織の基本的な構成要素のなかには，様々なスキーマが連続して存在し，流れ作業の工程のように作動している。簡単に言えば，このような構造は，論理にのっとりながら直線的に漸進する形で作動していると考えることができるだろう。たとえば，危険な刺激に曝露されることによって，関連した「危険スキーマ」が活性化され，そのスキーマが情報処理を開始する。すると，それに続いて，情動的，動因的，行為的，制御的スキーマが活性化される。人はその状況を危険だと解釈し（認知的スキーマ），不安を覚え（情動的スキーマ），逃げ出したくなり（動因的スキーマ），走り去るために動こうとする（行為あるいは道具的スキーマ）。もし逃走することが非生産的であると判断した場合には，人はこの衝動を抑制するだろう（制御スキーマ）。

第Ⅰ軸障害においては，ある特定の様態が高力価となり，結果的に，たとえば，喪失，危険，闘争への没入をもたらす。うつ病の場合には，認知→情動→動因→運動という連鎖反応が生じる。個人的に重要な状況下では，解釈と情動とが「効果器の輪（effector loop）」ないしは行為系に流れ込む。たとえば，拒絶という解釈をした後で，スーの顔に悲しみの表情がさっと広がった。この過程は自動的に生じたものだが，系統発生的にみた場合には，コミュニケーションの1つの形式として——たとえば，苦悩の信号として——有用だったのかもしれない。それと同時に，「行為スキーマ」の引き金が引かれた。つまり，拒絶を処理するための彼女独自の方略が活性化されたのである。それで，スーは隣室に行って自分を安心させてくれるようにトムに頼みたいという衝動を体験した。彼女は自分の型にはまった方略に従って行動するための準備が整ったのである。この時点では，彼女はトムのところに走って行くという衝動に屈する可能性もあったし，屈しない可能性もあった。

8. 内的制御系

それが笑うことであれ，泣くことであれ，あるいは誰かを殴打することであれ，人がすべての衝動に負けてしまうものではないことを，私たちは知っている。衝動を調節し，修正し，抑制するために，行為系と連結する形で，「制御系」というもう1つの系が作動している。この系も信念に基礎をおいているが，その信念の多く，あるいはその大部分は，現実的であったり，適応的であったりする。衝動が「したい」という形を取っているのに対し，この制御系の基礎にある信念は，「する」とか「しない」という形を取っている（Beck, 1976）。このような信念の例として，「自分よりも弱い者や偉い者を殴打するのは悪いことだ」，「権威ある人たちには従わなければならない」，「公衆の面前で泣いてはならない」といったものがある。これらの信念は，「殴打するな」，「言われたことをしろ」，「泣くんじゃない」という命令に自動的に翻訳される。このようにして，禁制は願望の表出に拮抗する作用を及ぼす。スーには，特別な個人的信念，この場合にはとくに「もし安心させて欲しいとあまりしつこくトムに頼んでいると，彼は私に腹を立てるだろう」（予測）という信念があった。そこで彼女は，隣室に走って行ってまだ自分のことを愛しているかどうかを彼に尋ねたいという願望を抑制したのだった。

治療では，個人的な解釈を形成する信念（たとえば，「私は人に好かれない」），行為を起動させる道具系の信念（たとえば，「私を愛しているかどうか，彼に尋ねなさい」），予測を左右し，その結果，行為を促進あるいは制止する制御系の信念，を同定することが重要である（Beck, 1976）。制御系ないし規制系は，パーソナリティ障害において決定的な——しばしば認識されることのない——役割を果たしている。そこで，この系については，さらに詳しく述べるだけの価値がある。制御機能は，自己制御に関係する機能，つまり内向きの機能と，外的環境，とくに社会環境に関連する機能とに分けることができる。パーソナリティ障害ととくに関係の深い自己指向的規制過程は，自分自身との対話の仕方と関係している。内的なコミュニケーションは自己監視，自己査定と自己評価，自己警告，自己教示から成る（Beck, 1976）。これらの過程は，極端になったり不足している場合には，いっそう明瞭になってくる。自己監視を過度に行う人は抑制的になりがちであり，その例が不安状態であり，回避性パーソナリティ障害である。一方，抑制があまりにも少なければ衝動性は促進される。

　自己査定と自己評価は，自分が「正しい針路上」にいるかどうかを決定するための重要な方法である。自己査定が単に自己の観察を意味するのに対し，自己評価には，良い－悪い，価値がある－価値がない，愛される－愛されない，といった自己についての価値判断が含まれている。否定的な自己評価はうつ病において明確に認められるが，大部分のパーソナリティ障害においてもより微妙な形で作動していると言えるだろう。

　正常に機能している場合，この自己評価と自己指示の系は，多少なりとも自動的に作動している。とくに注意を集中させない限り，人はこの自己信号に気づかない。次いで，その認知は「自動思考」と名づけられた特別な形で表現される（Beck, 1967）。先に述べたように，このような自動思考はうつ病において高力価となり，「私は無価値だ」とか「私は望ましい人間ではない」といった観念で表現される。

　自己評価と自己教示はさらに深層にある構造，すなわち自己概念とか自己スキーマに由来しているようである。実際に，極端に否定的（あるいは肯定的）な自己概念が，その人を，ある「パーソナリティ類型」をもつ人から，ある「パーソナリティ障害」をもつ人に至らしめる要因になるのかもしれない。たとえば，無力な自己という強固な観点が発達することによって，人は児童期の正常な依存願望を経験する状態から，成人期の「病的な」依存に至る。同様に，

体系，制御，秩序の強調は，そのような体系が手段ではなく支配者となるようなパーソナリティ障害，つまり強迫性パーソナリティ障害へと人を向かわせる。

　成熟の過程で，私たちは自己評価と自己指示の基礎となる一連の規則を発達させる。また，このような規則は，私たち自身に対する標準，期待，行動計画を設定するための基礎をなす。そこで，「私はつねに完璧な仕事をしなければならない」といった内容の規則をもつ女性は，いつも自分の仕事を評価し，具体的な目標に到達した時には自分を賞賛し，合格点に達しなかった時には自分を非難することになるだろう。規則が硬直化しているため，彼女は「大切なのは，たとえ完璧でなくても，とにかく仕事をやりとげることである」というような実際的でより柔軟な規則に従って働くことができない。同様に，人は対人行動のための規則を作り出すが，することとしないことに関係した規則は，回避性パーソナリティ障害にみられるような著しい社交的抑制につながることがある。このような人たちはまた，「余計なことをして危険な目に遭うんじゃない」といった規則を破ることを考えただけで，不安になるだろう。

9. 第Ⅱ軸障害への移行

　第Ⅰ軸障害になってしまうと，人は情報を選択的かつ非機能的な方法で処理しがちである。抑うつや不安に陥る前から患者がもっていた基礎的信念は，さらにいっそうもっともらしく広がりのあるものになり，第Ⅱ軸障害の認知的基盤を固めてしまう。「もし成功しないなら，価値がない」とか「よい親は常に子どもたちの要求を満足させなければならない」といった信念は，いっそう絶対的で極端なものになる。加えて，否定的な自己像のある側面が強調され拡大されるため，患者は「私は無価値だ」とか「私は失敗者だ」といつまでも考え続けるようになる。うつ病になる前には一過性で非力であった否定的思考が優勢となり，患者の感情と行動を支配する（Beck, 1963）。

　特異的であった条件的信念のいくつかが拡張されて，さらに広範囲の状況を包含するようになる。「もし新しい状況で私を導いてくれる人がいないなら，私は対処することができないだろう」という信念や態度は，「もし誰か強い人がいつも近くにいてくれなければ，私はまごついてしまうだろう」という形にまで拡大されていく。抑うつが増大するにつれて，このような信念は「私は無力なので，監督し世話してくれる人が必要だ」といったものへと拡張するだ

ろう。このように，信念はいっそう絶対的でいっそう極端なものになっていく。

　うつ病や不安障害の時，患者がその非機能的信念をたやすく受け入れることは，彼らがその非機能的解釈を現実的に吟味する能力を一時的に喪失してしまっていることを示唆している。たとえば，「私は卑劣な人間だ」と考えるうつ病患者は，たとえその信念を支持する証拠がないとしても，その信念について考察し，矛盾する証拠を比較検討し，その信念を拒絶する能力を欠いているようにみえる。認知の障害は，私たちが結論を吟味する時に用いる合理的な認知様態の利用や適用の一時的喪失に起因しているように思われる。認知療法は，現実吟味系の「再・活力化」を明確な目的としている。その間，治療者は患者にとって「補助的な現実吟味者」となる。

　うつ病患者の場合，情報を自動的に処理する方法も違っている。実験的研究（Gilson, 1983）によると，彼らは自分自身に関する否定的情報を迅速かつ効果的に組み込むが，肯定的情報の処理は阻害されている。非機能的思考様式がいっそう顕著となり，矯正的で合理的な認知過程を適用することがさらに困難になる。

　先に指摘したように，人が自分自身と他人に関する情報を利用する方法は，その人のパーソナリティ組織によって影響される。何らかの障害，つまり臨床（症状）症候群（第Ⅰ軸）やパーソナリティ障害（第Ⅱ軸）が存在する時には，情報の秩序だった処理が非機能的な方向へと系統的に偏ってくる。解釈の偏りとその結果生じる行動は，患者の非機能的信念と態度によって形成される。

10. 認知的変換

　パーソナリティ障害から不安状態へ，さらにうつ病へ，という移行における認知機能の変換は，スーの体験によって示されている。記憶にある限りではずいぶん前から，スーは自分が受容される可能性について疑問をいだいていた。トムとの関係が脅かされるようになった時，この散発的な自己懐疑は持続的な憂慮に変わっていった。彼女がうつ病に向かうにつれて，自分は好ましくない存在なのかもしれないという彼女の信念は，自分は好ましくない存在で**ある**という信念へと変化した。

　同様に，スーの将来に対する態度は慢性的な不確実感から持続的な心配に，そしてついには，彼女がいっそう抑うつ的となるにつれ，将来への絶望へと移

行した。さらに，不安になると彼女は将来を破局視する傾向があったが，抑うつ的になった時には，あたかもそれがすでに生じてしまったかのように破局を受け入れた。

　臨床的な抑うつや不安がみられなかった時のスーは，自分自身に関する肯定的な情報——自分は「よい人間」であり，思慮深く忠実な友人であり，良心的な働き手である——を利用することができた。不安になるにつれ，彼女は自分にこのような肯定的な資質があるのは信じられたが，おそらくそれが男性との安定した関係を保証しないことが明らかだったので，そうした資質などどうでもよいように思われた。しかし，うつ病の始まりとともに，自分の肯定的な面を認めることはもちろん，それについて考えることすらも彼女には困難なものになった。たとえ肯定的な面を認識できたとしても，彼女はそれを不適格なものとみなしてしまうのだった。それが彼女の自己像と一致しなかったからである。

　感情障害が進展するのに伴って，患者の非機能的信念が極端になり硬直化することについてはすでに述べた。感情障害になる前には，スーは「男の人がいないと，私は絶対に幸せになれない」という信念を時折認めるだけだっただろう。不安と抑うつが進むにつれて，この信念は「男の人がいないなら，私はいつも不幸だ」というものに移っていった。

　パーソナリティ障害から不安，そして抑うつに至る認知面での機能障害の進行は，現実吟味の漸進的な障害によって示される。不安状態に陥っている時，スーはその破局的懸念のいくつかをいくらかの客観性をもって眺めることができた。「この関係が絶たれるなら，私はいつも孤独で不幸だ」という思考が単なる1つの考えにすぎないことを，彼女は理解できただろう。抑うつ的になった時には，本当にいつも自分は不幸せだという観念は，もはや単に1つの可能性ではなかった。それは彼女にとっては現実，つまり，1つの事実であった。

　治療において，パーソナリティ障害の母体をなす長期的な信念は最も改変が困難なものである。感情障害や不安障害にだけ関連する信念は，その安定度が低いために，比較的急速に改善しやすい。つまり，精神療法や薬物療法，あるいは単に時間の経過によっても，人は抑うつ的な様態から正常な様態へと移行することが可能である。ある様態から別の様態へとエネルギーの変換ないしは備給がみられる。こうした変換が生じると，うつ病における「思考障害」の特徴（系統的な否定的偏倚，過度の一般化，自己関係づけ）は大いに減少する。

パーソナリティ障害の「正常な」様態は，抑うつや不安の様態に比べるとより安定したものである。正常な様態におけるスキーマはもっと濃密であって，認知組織の中にいっそう強烈に表現されているために，改変されにくい。このようなスキーマは，正常パーソナリティとパーソナリティ障害に弁別的な特徴を与えている。それぞれのパーソナリティ障害において，ある信念とある方略が優勢となり，特徴的なプロフィールを形成する。

11. 認知プロフィール

パーソナリティ障害に迫る単純な方法はベクトルの観点からこれを考察することである。Horney（1950）の定式化に従って，どのようにパーソナリティ類型が他者と関係し他者に向かって行動するか，どのようにそれが対人スペースを利用するかという観点から，私たちはパーソナリティ障害の対人的方略を眺めることができる。人は他者に逆らって，他者に**向かって**，他者から離れて，他者の上に，あるいは他者の下に，自らを移動させたり定位させたりしている。依存的な人は他者に向かって，たいていはその**下に移動**する（服従，卑屈）。別の「類型」，つまり，受動攻撃的な人は，**じっと動かず**にいて他者の妨害をする。自己愛的な人は他者の**上**に自分を置く。強迫的な人は制御のために**上**に移動する。統合失調質パーソナリティの人は**離れ**ていき，回避的な人は近づいて来てそれから**後ずさり**する。演技性パーソナリティの人は自分の方に**他者を引き寄せる**ためにスペースを利用する[原注2]。後にみるように，これらのベクトルは，各パーソナリティ障害に関連する特異的な対人的方略を可視的に表現したものと考えられるだろう。この単純化された素描には，人が自己をどのように他者と関係づけるかという観点から，パーソナリティ類型とパーソナリティ障害をみる1つの方法が提示されている。こうした様式が非機能的とみなされる限りにおいて，つまり，それが，①患者に苦悩をもたらすような問題（たとえば，回避性パーソナリティ障害）や，②他者や社会との摩擦（たとえば，反社会性パーソナリティ障害）にまで至る時には，パーソナリティ障害の診断は妥当なものであると考えられる。しかし，パーソナリティ障害と診断された人

原注2）先に述べたように，境界性パーソナリティ障害と統合失調型パーソナリティ障害は，他のパーソナリティ障害のように独特の思考内容によっては上手く特徴づけられないので，ここでの方略の識別には含まれていない。

の多くは，自分がそのような障害をもっているとは思わない。パーソナリティの様式が症状（たとえば，抑うつや不安）をもたらす場合，あるいは，（依存性，回避性，受動攻撃性パーソナリティ障害の例にみられるように）それが重要な社会的・職業的願望を阻害しそうな場合にのみ，一般に，人は自分のパーソナリティ様式を好ましくないと考えるのである。

自分たちの独特の方略による活動を妨害するような状況に直面した時，たとえば，依存的な人が重要な他者と別れた時や別離が避けられそうにない時，あるいは強迫的な人が自分の手に余るような状況に投げ込まれた時，その人は抑うつや不安といった症状を呈するようになる。他のパーソナリティ障害の人たちは，自分たちの行動様式が完全に正常であり，自分たちにとって満足できるものだと考えている。しかし，自己愛性，統合失調質，反社会性パーソナリティ障害の例がそうであるように，彼らの行動は他人からは否定的にみられているので，診断名を付与されることになるだろう。

しかし，観察可能な行動（あるいは方略）は，パーソナリティ障害の単なる１つの側面にすぎない。それぞれのパーソナリティ障害は，非機能的行動や非社会的行動だけでなく，信念や態度，感情，方略の複合によっても特徴づけられる。認知・感情・行動の典型像に基づいて，各障害の特徴的プロフィールを提示することが可能になる。この類型論では純粋型が示されているが，個々の患者は１つ以上のパーソナリティ類型の特徴を示すことがありうる点を銘記しておかなければならない。

12. 発達しすぎた様式と未発達の様式

パーソナリティ障害の人たちは，肥大し発達しすぎた行動様式と未発達の行動様式とを示す傾向がある。たとえば，強迫性パーソナリティ障害は，制御と責任と組織化の極端な強調，そして，自発性と遊びの相対的欠乏とによって特徴づけられるだろう。同様に，**表 2.2** にみられるように，他のパーソナリティ障害もある様式の優勢と別の様式の劣勢を示す。多くの場合，欠落している特徴は強固な特徴の片われである。ある対人的方略が発達しすぎると，それと釣り合いを保つような方略がきちんと発達しなくなるのと似ている。子どもが極端な育てられ方をされ，ある種の行動が優勢になるに伴い，それが他の適応的行動の発達に影を落とし，おそらくはその発達を弱めてしまうと考えることも

表 2.2 発達しすぎた方略と未発達の方略の典型例

パーソナリティ障害	過剰発達	未発達
強迫性	制御 責任 組織化	自発性 遊戯性
依存性	援助希求 依存	自己充足 可動性
受動攻撃性	自律 抵抗 受動性 妨害	親密性 自己主張 活動 協調性
妄想性	警戒 不信 疑惑	沈着 信頼 受容
自己愛性	自己強大化 競争性	共有 集団同一性
反社会性	好戦性 搾取性 略奪	共感性 相互性 社会的感受性
統合失調質	自律 孤立	親密性 相互性
回避性	社会的脆弱性 回避 抑制	自己主張 群居性
演技性	露出性 過剰表現 印象主義	内省 制御 組織化

できるだろう。

　個々のパーソナリティ障害について述べた後の章で示されているように，過剰に発達した方略は，ある特定の自己概念の類型から派生したものであったり，それを代償したりするものであり，特定の発達上の経験に対する反応なのだろう。また，先に述べたように，遺伝的な要因が，他の様式よりもある特定の様式の発達に有利に働くこともあるだろう。たとえば，発達の初期段階から，人

を楽しませることに方向づけられているような子どももいれば，恥ずかしがり屋で内気にみえる子もいる。つまり，自己愛性パーソナリティは，人が深い無価値感を克服しようとして必死に戦うなかで発達するのだろう。強迫性パーソナリティは児童期における混沌とした状態に反応して，無秩序な環境に秩序をもたらす方策として発達するのだろう。妄想性パーソナリティは人生の初期に裏切りや欺瞞を経験したことへの反応として形成されるのだろう。受動攻撃性パーソナリティは他人による操作に反応する形で発達するのだろう。依存性パーソナリティはしばしば親密な愛着への固執を示すが，それは発達期を通して順当に弱められるというよりもむしろ，様々な理由のために家族によって強化されてしまったのかもしれない。同様に，演技性パーソナリティは自己宣伝が奏功したことで報われるといった体験，たとえば，他人を楽しませて賞賛や愛情を得るといったような体験から生じてくるのだろう。パーソナリティ障害は様々な経路をたどって出現してくることに留意しておかなければならない。たとえば，自己愛性，強迫性，妄想性，さらには反社会性パーソナリティ障害までもが，代償あるいは恐怖として（すなわち，混沌，操作，犠牲という感覚の結果として），重要な他者によって関連する方略が強化された結果として，あるいは，それらの2つの経路を通して発達するのだろう。

　他の家族成員との同一化がもつ重要性を看過することはできない。人によっては，両親や同胞の非機能的様式を取り入れ，年齢を重ねるうちにそれをもとにして自分の様式を作っていくようである。また，強い遺伝的素因を受け継ぐことによって，パーソナリティ障害が進展するように思える人もいる。そういうわけで，J. Kagan (1989) による研究は，人生の初期に現れた内気さが持続する傾向があることを示している。内気さに向かう生来の素因がその後の経験によって強化されるために，単に自己主張をしないというようなレベルではなく，回避性パーソナリティにまで至るのかもしれない。パーソナリティ障害の人たちの心理的な特徴を，自己と他者についての見方，基礎的信念，基礎的方略，主要な感情といった観点から分析することが有用である。このような方法によって，治療者は，個々の障害についての理解が進み，治療を容易にするような特異的な認知‐行動‐感情プロフィールを得ることができる。

13. 特異的な認知プロフィール

1) 回避性パーソナリティ障害

　DSM-IV-TR の基準によって回避性パーソナリティ障害と診断される人には，次のような基本的葛藤がみられる。彼らは他人に近づきたい，自分の知的・職業的能力に応えたいと思っているが，一方で，傷ついたり，拒絶されたり，失敗することを恐れている。彼らの方略は（依存性パーソナリティ障害とは対照的に）後ずさりすること，あるいは初めから関わり合おうとしないことである。

　自己像：彼らは自分のことを，学校や職場といった状況において，社会的適性に欠けた，無能な人間であると考える。

　他者像：彼らは他人を，批判的で，無関心で，恥辱を与える可能性があるものと考える。

　信念：この障害を有する人は，少なからず，「私には何の取柄もなく，無価値で，人に好かれない。私は不快な感情には耐えられない」といった**中核的**信念をもっている。これらの信念は，次の（より高い）水準にある**条件的**信念に入り込む。「もし私に近づいたとしたら，人は『本当の私』を発見して，私を拒むようになるだろう。そんなことには耐えられないだろう」とか「もし何か新しいことに取りかかって失敗でもすれば，ひどいことになるだろう」といった信念である。

　次の水準は，彼らの行動を支配するものだが，**道具的**信念あるいは自己教示的信念からなっている。たとえば，「危険なことにはかかわらないのが一番だ」，「何としてでも不快な状況は避けなければならない」，「もし何か不愉快なことを感じたり考えたりしたら，私は注意をそらしたり，薬（酒や薬物など）を用いたりして，それを一掃するようにしなければならない」といった信念である。

　脅威：主要な脅威は「食わせ者」であることが露見すること，卑屈な思いをさせられたり，恥をかかされたり，拒絶されたりすることである。

　方略：彼らの主要な方略は，自分が評価される可能性のある状況を回避することである。つまり，彼らは社会的集団の周辺でしりごみをし，自分に注意を引くことを避ける傾向がある。職場では，失敗とそれに続く他人の報復を恐れるために，新たな責任を引き受けたり，昇進を求めたりすることを避けるようになる。

感情：主要な感情は，不安と悲哀の混合した不機嫌である。これは親密な関係から享受したいと思っている喜びや物事をやり遂げることによる熟達感が得られないことと関係している。彼らは不安を経験するが，それは社交の場や職場で余計なことをして問題を起こさないだろうかといった恐れと関連している。

不機嫌に対する耐性が低いので，彼らは内気さを克服し，より効果的に自己主張するための方策を伸ばすことができない。彼らは内省的で，絶えず感情を監視しているので，悲哀や不安といった感情に対して極めて敏感である。皮肉なことに，苦痛な感情を過度に自覚しているにもかかわらず，彼らは不快な思考を同定することにしりごみをする。この傾向は，彼らの主要な方略に合致するもので，「認知的回避」と呼ばれる。不愉快な感情に対する耐性の低さと，失敗や拒絶に対する過敏さは，彼らの行為のすべてに浸透している。失敗に対する恐怖を他人に寄りかかることによって処理する依存的な人とは違って，回避的な人は，ただ単に期待を低下させ，失敗や拒絶の危険を招くような関係から距離を置くのである。

2）依存性パーソナリティ障害

依存性パーソナリティ障害の人たちは無力な自己像を抱いている。そこで，彼らは自分の生存と幸福のために，頼りになりそうな強い人にくっ付いていようとする。

自己像：彼らは自分のことを，援助が必要な，弱く，無力で，無能な人間だと考えている。

他者像：彼らは強い「保護者」を，養育的で，支持的で，有能な人といったように理想化して考える。「人間関係のしがらみ」を避けるために社会的支持の得られない回避性パーソナリティとは対照的に，依存性パーソナリティは，強い人が身近にいてくれる限り，かなり上手くやっていくことができる。

信念：「生きていくためには，私には他の誰かが必要だ。とくに強い人が必要だ」と患者は信じている。さらに彼らは，自分自身の幸福はそのような人がいてくれるかどうかにかかっていると信じている。自分には，常に変わらず，絶え間のない，あふれるばかりの支持と激励が必要だ，と彼らは信じている。ある依存的な患者が語ったように，「男の人がいなければ，私は生きていけない」，「愛されていなければ，私は決して幸せではいられない」ということになるのである。

信念を階層的にみれば，彼らの**中核的**信念は，「私はまったく無力だ」とか「私はまったくひとりぼっちだ」といったものになるだろう。**条件的**信念は，「誰か有能な人が近くにいてくれる時だけ，私は上手くやっていける」，「もし捨てられたなら，私は死んでしまうだろう」，「愛されていなければ，私は常に不幸せだろう」といったものである。**道具的**信念は，「守ってくれる人を怒らせないようにしろ」，「近くにいるようにしろ」，「できるだけ親密な関係になるようにしろ」，「彼（彼女）をつなぎ止めておくために，媚びへつらうようにしろ」といった命令からなっている。

　脅威：主要な脅威あるいは外傷は，拒絶や遺棄に関係するものである。

　方略：主要な方略は，依存的な関係になることである。しばしば彼らは，「強い」人に服従し，その人をなだめたり，喜ばせたりしようとすることによって，それを実行するだろう。

　感情：彼らの主要な感情は不安，つまり依存的な関係が壊れるかもしれないという心配である。実際にその関係が緊迫していると思うと，周期的に不安が高まるのを彼らは経験する。依存の対象である人がいなくなると，彼らは抑うつの中に沈んでしまうだろう。反対に，彼らの依存願望が満たされる時には，感謝や幸福感を経験する。

3）受動攻撃性パーソナリティ障害

　受動攻撃性パーソナリティ障害が DSM-IV-TR に含まれていないとしても，実に多くの患者にこの障害を示唆する行動や信念がみられる。受動攻撃性パーソナリティ障害の人たちは，権威ある人たちから認められ支持されることを本当は望んでいるのだが，そうした事実とは矛盾するような反抗的なあり方を示す。主な問題は，一方で権威者から贈られる利益を得たいという願望と，他方で自らの自律性を維持したいという願望との間の葛藤である。そのため，彼らは受動的に服従することによって関係を維持しようとするが，自律性が失われるのを感じとると，権威者に抵抗してこれを倒そうとさえする。

　自己像：彼らは自分のことを，自足してはいるが，他者によって侵害されやすいものと考える（しかし，彼らは社会的な賞賛や支持を強く求めているので，有力な人物や組織に引きつけられる。そこで，しばしば愛着への願望と侵害の恐怖との間で，葛藤を体験する）。

　他者像：彼らは他人，とりわけ権威ある人びとを，侵入し，要求し，妨害し，

制御し，支配するが，同時に，賞賛を与え，受容し，保護することもできるものとみなす。

　信念：その**中核的**信念は，「他人に制御されることに耐えられない」，「私は自分のやり方で物事を行わなければならない」，「これだけのことをしてきたのだから，私には賞賛されるだけの価値がある」といったものである。

　彼らの葛藤は，「私を育み，支えてくれる権威が必要だ」ということと「私は自分の同一性を守る必要がある」という対立する信念として表現される（同じような葛藤は境界性パーソナリティ障害の患者にもしばしば認められる）。**条件的**信念は，「もし規則に従ったなら，私は行動の自由を失ってしまう」という言葉で表現される。**道具的**信念としては，権威ある人が希望する行為を先延ばしすることや，表面的には従うが実質的にはそれをしないといったことが中心となる。

　脅威：中心となる脅威や恐怖は，賞賛の喪失と自律の減少である。

　方略：彼らの主要な方略は，権威者の好意を表面的に得ようとする一方で，権威者に対して回りくどい形で反抗することによって，自らの自律性を強固にすることである。彼らは，秘かな反抗精神で規則をくぐり抜けたり，その裏をかいたりする。仕事を期限までにやりとげなかったり，授業に出なかったりするといった意味で，彼らはしばしば破壊的であるが，それらは結局のところは自滅的な行動といえる。しかし，彼らは賞賛を得る必要があるので，表面的には権威者の好意に従い，それを求めているようにみえるかもしれない。しばしば，彼らには強靭な受動的特徴が備わっている。彼らは最も抵抗の少ない方針に従う傾向がある。つまり，彼らはしばしば，競合するような状況を回避し，ひとりで追求できることに関心をもっている。

　感情：主要な感情は，表面に出ない怒りであり，これは権威的な人のルールに対する反抗に伴うものである。この感情は意識的なものであるが，報復が予想され「供給」が絶たれる恐れがある時には，不安にとって代わられる。

4）強迫性パーソナリティ障害

　強迫性パーソナリティ障害の人たちに対するキーワードは，「制御」と「すべし」である。彼らは，手段が目的そのものになるほど，目標を達成するための方法を正当化するのが得意である。彼らにとっては「秩序が神」なのである。

　自己像：彼らは自分のことを，自分自身と他人に対して責任を負うべき存在

と考えている。彼らは，物事をきちんとやり遂げるには，自分自身に頼るべきだと信じている。彼らは，自分の完全主義的良心に対して責任をもっている。彼らは「すべし」に駆り立てられている。この障害をもつ多くの人は，役立たずで無力な自分という基本的自己像をもっている。無力であることに関する深い懸念は，圧倒されてしまい，上手くやれなくなるのではないかという恐怖と結びついている。このようなケースでは，整然とした秩序が極端に強調されるが，それは欠陥や無力さの自覚に対する代償である。

　他者像：彼らは他人を，あまりにものんきで，しばしば無責任で，放縦で，無能だと考える。彼らは自分の弱さを支える目的で，他人に対して，次から次へと「すべし」を適用する。

　信念：重症の強迫性パーソナリティ障害における**中核的**信念は，「私は圧倒されてしまうだろう」，「私は基本的にはでたらめであって，混乱している」，「生き残るためには，秩序と体系とルールが私には必要だ」といったものである。その**条件的**信念は，「もし私に体系がないならば，すべてがばらばらに壊れてしまうだろう」，「仕事の誤りや欠陥はどんなものでも，地滑り状態をもたらすだろう」，「もし私や他の人たちが最高水準の仕事をしないなら，失敗するだろう」，「これに失敗するようなことがあれば，私はひとりの人間として失敗者になる」，「もし完全な体系があれば，私は成功し，幸せでいられるだろう」といったものである。その**道具的**信念は，「私は制御していなければならない」，「私は事実上，何でもきちんとやらなければならない」，「私は何が一番よいかを知っている」，「私のやり方で　人はそれをしなければならない」，「細かいことが重要である」，「人は今よりも上手に，そして懸命にやる**べきである**」，「私は自分自身（と他人）をいつでも駆り立てなければならない」，「人は先々の誤りを未然に防ぐために，批判されなければならない」というように命令的である。批判的な色彩を帯びた自動思考としてよくみられるのは，「どうして彼らはそれがきちんとできないのか？」とか「なぜ私はいつも間違うのか？」といったものである。

　脅威：主要な脅威は欠陥，誤り，無秩序，不完全である。彼らは「事態はまったく手に負えなくなるだろう」とか「自分には物事をやり遂げることができないだろう」というように，「破局視」をする傾向がある。

　方略：その方略の主なものは，組織だった規則，基準，「すべし」である。規則を適用するに当たって，彼らは自分だけでなく，他人のやったことまでも

評価し採点する。自らの目標に到達するために，目標の遂行に関係する自分自身の行動と他人の行動とを，最大限に管理しようとする。彼らは「すべし」と自己非難によって自分の行動を，そして，非常に指示的であったり難色を示したり罰を与えることによって他人の行動を制御しようと企てる。この道具的行動は，自分自身や他人に対する強制と奴隷並みの酷使にまで至る。

感情：完全主義的基準のために，彼らはとくに自分自身や他人のことで後悔したり，落胆したり，怒ったりしがちである。基準以下の出来が予想された時の感情反応は，不安や怒りである。重大な「失敗」が実際に起こった時には，彼らは抑うつ的となるだろう。

5）妄想性パーソナリティ障害

妄想性パーソナリティ障害に対するキーワードは「不信」である。もちろんある状況下では，用心深いこと，隠された動機を探ること，他人を信用しないことは，適応的な行動であって，時にはそれによって命拾いをすることさえあるかもしれない。しかし，妄想性パーソナリティ障害の人たちは，まったく無害な状況下であっても，ほとんどの場面でこのような態度をとるのである。

自己像：妄想性パーソナリティ障害の人たちは，自分は正しいが他人から不当に扱われることには弱いと考える。

他者像：他人は本質的にずるくて，人を欺き，不誠実で，こっそり小細工をするものだと彼らは考える。他人は彼らを妨害し，彼らに卑屈な思いをさせ，彼らを差別しようと積極的に願っているが，それらはすべて，潔白を装いながら秘かに隠された形で行われるものだと彼らは信じている。中には，他人が密かにぐるになって，自分に不利になることをしていると考える者もいる。

信念：中核的信念は，「私は他人に対してもろい」，「他人は信用できない」，「他人は（私に）悪意を持っている」，「他人は欺く」，「他人は私を傷つけたり，私を蔑んだりしようとする」といった考えからなっている。条件的信念は，「気をつけていないと，人は私を操作したり，虐待したり，つけ込もうとするだろう」，「人が親切にしてくれる時には，私を利用しようとしているのだ」，「人がよそよそしく見える時は，敵意がある証拠だ」というものである。道具的（あるいは自己教示的）信念は，「警戒しろ」，「誰も信用するな」，「隠された動機を探し出せ」，「だまされるな」といったものである。

脅威：主要な恐怖は，操られたり，管理されたり，気位を傷つけられたり，

差別されるといったような何らかの方法で弱体化されることに関連したものである。

方略：他人は自分と対立しているという観念があるので，妄想性パーソナリティ障害の人たちは極端に用心深く，常に警戒を怠らないようにしている。彼らは油断がなく，疑い深く，彼らの「敵対者」の「隠された動機」を示す手がかりをつねに探し求めている。時に彼らは，不当に扱われていることに関して，申し立てをして「敵対者」と対決することがあり，その結果，すでに存在すると信じ込んでいたような敵意を喚起してしまうのである。

感情：主要な感情は推測された迫害に対する怒りである。しかし，中には，これに加えて，察知された脅威に恒常的な不安を覚える妄想性パーソナリティ障害の人たちがいる。この苦痛な不安がきっかけになって，しばしば彼らは治療を求めてくる。

6）反社会性パーソナリティ障害

反社会性パーソナリティ障害の人たちは様々な形をとる。つまり，反社会的行動の表現型は，共謀したり，操作したり，搾取したりすることから，直接的な攻撃まで，かなり多様である（DSM-Ⅳ-TR，アメリカ精神医学会，2000 を参照）。

自己像：一般に，反社会性パーソナリティ障害の人たちは，自分を一匹狼で，自律的で，強い人間だと考えている。中には，自分が社会から虐げられ，不当に扱われてきたと考え，そのため，他人を苦しめることを正当化する者もいる。それは自分が犠牲にされてきたと信じているからである。また，社会の規則を破ることは普通のことであり，望ましいことですらあるといったように，「食うか食われるか」の世界において単に略奪者の役割を自らに割り当てる患者もいる。

他者像：他人は搾取する者であるから，その報復として搾取されるに値する，と彼らはみなす。あるいは，他人は弱くてもろいため，略奪されて当然だと彼らは考える。

信念：中核的信念は，「私は自分自身のために用心する必要がある」，「私は侵略者でなければならない。さもないと私の方が犠牲者になってしまう」といったものである。また，反社会性パーソナリティ障害の人たちは，「他人はお人好しか，意気地なしの役立たずだ」，「他人は搾取的であるから，私には彼らを

搾取し返す資格がある」と信じている。この種の人間は，規則とは「もっていない者」に対して「もっている者」を保護する目的で作られた恣意的なものであるから，自分には規則を破る資格があると信じている。このような視点は，自己愛性パーソナリティ障害の人たちの視点とは対照的である。自己愛性パーソナリティ障害の人たちは，自分は特別でユニークな存在であるから，規則の上に位置していると信じている。それは，誰もが容易に認め尊重しなければならないと彼らが信じる特権なのである。

条件的信念は，「もし他人を乱暴に取り扱わなければ（あるいは操作したり，搾取したり，攻撃したりしないなら），私は自分にふさわしいものを手に入れることなど決してないだろう」というものである。**道具的**もしくは命令的信念は，「やられる前に相手をやってしまえ」，「さあ今度はお前の番だ」，「我慢しろ。それがお前にはお似合いだ」といったものである。

方略：主要な方略は2種類に分かれる。誰の目にも歴然としている反社会性パーソナリティ障害の人たちは，あからさまに他人を攻撃したり，盗んだり，詐取したりするだろう。もっと微妙な類型である「ペテンの達人」は，他人を言いくるめたり，抜け目のない微妙な小細工を用いて，他人から搾取したり，他人をだまそうとする。

感情：特別な感情が存在するとすれば，それは本質的には怒り，つまり，自分たち（反社会性パーソナリティ障害の人たち）にこそふさわしい財産を，他人がもっているという不正に対する怒りである。

7）自己愛性パーソナリティ障害

自己愛性パーソナリティ障害に対するキーワードは「自己強大化」である。

自己像：自己愛性パーソナリティ障害の人たちは，自分のことをほとんど王子か王女のように特別でユニークな存在だと考える。自分は並みの人々の集団の上に位置する特別な存在だと彼らは信じている。彼らは自分が優秀で，特別な好意と有利な待遇を受ける資格があると考える。つまり，彼らは他の人々を支配する規則を超越して存在するのである。

他者像：彼らは他人を劣っているとみなしているが，反社会性パーソナリティ障害の人たちと同じような意味でそう考えるのではない。彼らは単に自分には特権があり，並みの人より抜きんでていると考えるのである。他人は彼らの召使いであり，潜在的に自分の賞賛者であるとみなされる。彼らは，何よりも自

分の強大さを証明し，自分の優位を守るために，他人から認められることを求める。

信念：自己愛性パーソナリティ障害の人たちの**中核的**信念は，「私は特別だから，特別な分配品や特権，特典を得るに値する」，「私は他人よりも優れているのだから，彼らはそのことを認めなければならない」，「私は規則の上に位置している」といったものである。多くの患者が，自分は愛されることがなく無力であると密かに信じている。こうした信念は重大な失敗の後に出現し，患者の抑うつにおける中心的要素となる。

条件的信念は，「もし他人が私の特別な立場を認めないなら，彼らは罰せられるべきである」，「自分の優位を維持しようとするなら，他人からの貢献を期待すべきである」というものである。一方，彼らは「もし頂点に立てないなら，私は失敗者だ」といった否定的な枠組みの信念ももっている。そのため，重大な挫折を経験した時には，自尊心が破局的といえるほど低下してしまう。**道具的**信念は，「常に優秀さを証明するように努めよ」というものである。

方略：彼らの主要な計画は，自らの優位を強化し，「個人的領域」を拡張できるようなことは何でもするということである。そこで彼らは，優秀な自己像をずっと強化し続ける方法として，栄光，富，地位，権力，特権を追求する。彼らは自分と同じような高い地位を求める他人と激しく競争する傾向がある。また，自らの目的を達成するために，操作的な方略に訴えるようになる。

反社会性パーソナリティ障害の人たちと異なり，彼らは人間の行為を統治する規則を冷笑することはない。彼らは単に自分がそういった規則から免れていると考える。同様に，自分は社会の一員であるが，その最上層にいると考えているのである。

感情：その主要な感情は，自分にはそれを受ける資格があると信じている賞賛や敬意を，他人が自分に対してもたなかったり，あるいは逆に，他人が自分を何らかの方法で妨害したりする時に見せる怒りである。しかし，自らの方略が失敗した時には，彼らは抑うつ的になる傾向がある。たとえば，精神療法家たちは，ウォール街で「インサイダー取引をやっていた人」で，その市場操作が明るみに出て公に罷免された後で抑うつ的になった人を何人か治療してきた。彼らは，その高い地位から転落したことによって，すべてを失ったと信じていた。

8) 演技性パーソナリティ障害

演技性パーソナリティ障害の人たちに対するキーワードは「表現に富むこと」である。これは，あらゆる状況を劇的にしたり空想的にしたりする傾向と，他人に強い印象を与えて魅了しようとする傾向を具現している。

自己像：彼らは自分が魅力的で，印象的で，注目に値すると考える。

他者像：彼らは自分が他人の注目，楽しみ，情愛を引き出せる場合に限り，他人を好意的に見る。彼らは他人と強い絆を結ぼうとするが，ただしそれは，彼らがその集団の中心にいて，他の人たちが注意深い観客の役割を演じるという条件つきの場合である。自己愛性パーソナリティ障害の人たちとは対照的に，彼らは他人との配慮の行き届いた付き合いにたいへん熱心だし，その自尊心は真価を認められ続けるかどうかによって左右される。

信念：演技性パーソナリティ障害の人たちはしばしば，「もともと，私には魅力がない」とか「幸福であるためには，他の人から賞賛されることが必要だ」といった**中核的**信念をもっている。代償的信念には，「私はとても人に好かれ，楽しくて，興味深い人間だ」，「私には賞賛される資格がある」，「人は私を賞賛し，私の命令に従うために存在する」，「彼らには，私に相応の賞を与えるのを拒む権利はない」といったものがある。

条件的信念としては，「人を楽しませたり，人に強い印象を与えることができたら，私には価値があることになる」，「人を魅了することがなければ，私はつまらない人間だ」，「人を楽しませることができなければ，彼らは私を捨てるだろう」，「反応してくれないような人は，つまらない人だ」，「人を魅了できなければ，私は無力だ」といったものがある。

演技性パーソナリティ障害の人たちの思考には，全体的で印象主義的な傾向がある。この要因は「私は自分の感情のままに行動できる」という彼らの**道具的**信念に反映されている。強迫性パーソナリティ障害の人たちが合理的あるいは知的に得られた体系によって導かれているとするなら，演技性パーソナリティ障害の人たちは主として感情によって導かれている。怒りを覚える演技性パーソナリティ障害の人たちは他人を罰するのに十分正当な理由としてこれを用いるだろう。愛情を感じたら（たとえ数分後に別の種類の感情表現に切り替わるとしても），それは愛情を注ぐ正当な理由だと考える。悲しいと感じたら，それは彼らにとっては泣くことの十分な理論的根拠になる。彼らは「演技的な自殺企図」の場合のように，自分の欲求不満や絶望感を伝える方法を劇的に表現

する傾向がある。こうした一般的な行動様式は,「感情を表せ」,「人を楽しませよ」,「傷つけられたことを人に示せ」といった命令に反映されている。

　方略：人々を自分に繋げておくために,彼らは芝居がかった態度をとり,感情をあらわに表現する。しかし,自分の思うようにいかない時には,自分が不当に扱われていると信じ込み,苦痛や怒りをわざとらしく表現して,要求に従うように強要しようとする。つまり,泣いたり,暴力的に行動したり,衝動的な自殺行為を示したりするのである。

　感情：最も顕著なポジティブな感情は,他人の気を上手に引くことができている時に見られる歓喜や高揚した気分と合わさっていることの多い陽気さである。一般に彼らは表面には出ない不安を体験するが,その不安は拒絶に対する彼らの恐怖を反映している。妨害された時,彼らの感情は怒りや悲しみにすばやく変化する。

9）統合失調質パーソナリティ障害

　統合失調質パーソナリティ障害におけるキーワードは「孤立」である。統合失調質パーソナリティ障害の人たちは,自律的なパーソナリティを具現するものである。彼らは,自らの超然としたあり方と自律性を守るために,親密な関係を喜んで犠牲にする。一方で,他人が近づきすぎるのを許してしまうと,自分は制御されかねない,と彼らは考えている。

　自己像：彼らは自分を自足した一匹狼だと考える。可動性,独立,単独での仕事を重んじる。彼らは集団に所属するよりも,むしろ自分ひとりで決断し,単独で活動することを好む。

　他者像：他人は侵入し制御する存在だと彼らは考える。

　信念：彼らの**中核的**信念は,「私は元々ひとりだ」,「他人との親しい関係は報われないものだし,始末におえないものだ」,「他人に邪魔されなければ,私はずっと上手にいろいろなことができる」,「親しい関係は私の行動の自由を妨げるから,好ましいものではない」といった観念からなる。

　条件的信念は,「人に近づきすぎると,彼らは私をつかまえて言いなりにさせるだろう」,「完全に動き回ることができないなら,私は幸せではありえない」というものである。**道具的**信念は,「あまり近寄るな」,「距離を保て」,「関わりをもつな」というものである。

　方略：彼らの主要な対人的方略は,それが実行可能な限り,他人から距離を

保つことである。彼らも職業活動やセックスといった特別な理由があれば他人と交わるかもしれないが、それ以外では距離を置くことを好む。彼らはどのような行為であれ、それが自分の空間への侵害を意味するものであれば、容易に脅かされる。

感情：統合失調質パーソナリティ障害の人たちは、距離が保てている限りほとんど悲しみを感じることはない。親密な出会いを強要されると彼らは非常に不安になることがある。演技性パーソナリティ障害の人たちとは対照的に、彼らは自分の感情を言葉や顔の表情によって示そうとはしない。その結果、彼らは強烈な感情が欠けているような印象を与えてしまう。

14. 思考様式

パーソナリティ障害はまた、患者の行動的方略の反映である認知様式によっても特徴づけられるだろう。このような認知様式は、情報処理の特異的な**内容**とは異なり、人が情報を処理する**方法**を扱うものである。パーソナリティ類型の中には、特徴的な認知様式を示すものがいくつかあるので、それらについて述べることは価値がある。

演技性パーソナリティ障害の人たちは、人を引きつけて、支持と親密さに対する自分の欲求を満足させるために、「見せびらかす」という方略を用いる。人に強い印象を与えたり、人を喜ばせようとする方略が不成功に終わると、彼らは自分の感情を害した人たちを罰し、自分に従うよう強制するために、「大げさな表現」（泣く、怒るなど）をあからさまに用いる。情報の処理は、同じような全般的で印象主義的な性質を呈する。このような人たちは「森を見て木を見ない」。つまり、ある状況について、重要な細部を犠牲にして、型にはまった大ざっぱで全般的な解釈をするのである。彼らは不適切な情報に基づいて、自分の考えた状況の全体像に反応しがちである。また、演技性パーソナリティ障害の人たちは、たとえそれが適切でなくても、ある状況を1つの型に当てはめて考える傾向がある。たとえば、人を楽しませようとする自分の行動に他人が反応しないように思われたなら、彼らは他人の行動を説明する特殊な事柄を見ようとはせず、むしろ「人は私を拒んでいる」というように状況をその全体性において判断する。つまり、その人が疲れていたり、退屈していたり、何か別のことに気をとられているのかもしれないという事実を彼らは忘れてしまっ

ている。また，この印象主義的な特質は，彼らがあらゆる体験に注釈をつける時の様式にもあらわれている。出来事は空想的に脚色され，重大な劇的状況や大きな悲劇となるのである。最後に，彼らは出来事に対する客観的な見方よりも主観的な見方に同調しているため，出来事を解釈する際に自分の感情を究極の案内役として用いる傾向がある。つまり，もし誰かとの出会いで不快を感じたなら，それはその相手が悪いということを意味している。もし気持ちよく感じられたなら，その相手は素晴らしいことになるのである。

演技性パーソナリティ障害の人たちとは極めて対照的に，強迫性パーソナリティ障害の人たちは「木を見て森を見ない」。こういう人たちは，細部に注意を向けすぎるために，全体の模様を見逃してしまう。たとえば，強迫性パーソナリティ障害の人たちは，たとえその欠点が全体的には成功した仕事の中の単なる一部であったとしても，他人の仕事のわずかな欠点を根拠に，その人が失敗してしまったと結論するだろう。さらに，演技性パーソナリティ障害の人たちとは対照的に，強迫性パーソナリティ障害の人たちは，主観的な体験を過小評価する傾向がある。そのため，彼らは，人生の豊かさを享受し，重要な出来事の意義を高める情報源としての感情に接近することが不可能になってしまう。

回避性パーソナリティ障害の人たちの思考様式は，上述のパーソナリティ障害の人たちのそれとは異なっている。自分を不快な気持ちにさせる状況を回避する傾向があるのとまったく同様に，彼らはまた「内的回避」という機制を用いる。不快な感情を経験し始めるや否や，彼らは何か他の物に注意をそらせたり，飲酒するといったような速効薬を使うことによって，その感情を抑えようとする。彼らはまた不快な感情をもたらす可能性がある考えを回避する。

その他のパーソナリティ障害における認知様式は，既述のパーソナリティ障害のそれに比べると，それほど鮮明には区別できない。

特徴の総括

表2.3に各パーソナリティ障害の特徴を列挙した。最初の2つのコラムには自己像と他者像を，次のコラムには特異的な信念を，そして最後のコラムには特異的な方略を挙げた。この表を見ると，自己像と他者像と信念とがどのようにして特異的な方略をもたらすのかを理解できるだろう。方略あるいは行動がパーソナリティ障害を診断する際の基礎となるが，障害の本質を完全に理解す

表 2.3 パーソナリティ障害の認知プロフィール

パーソナリティ障害	自己像	他者像	主要な信念	主要な方略
回避性	他人の軽視や拒否に弱い 社会的適性に欠ける 無能な	批判的な 要求の多い 優れた	「拒否されたり，卑屈な思いをしたりするのは実に恐ろしいことだ」 「『本当の』私を知ったら，人は私を拒むだろう」 「不快な感情には耐えられない」	人に評価される状況を回避する 不快な感情や思考を回避する
依存性	要求の多い 弱い 無力な 無能な	(理想化された) 養育的な 支持的な 有能な	「生きて幸福になるためには人が必要だ」 「絶えず支持や激励を受けることが必要だ」	依存的関係を育む
受動攻撃性	自足した 管理や妨害に弱い	侵略的な 要求の多い 妨害的な 管理的な 支配的な	「他人は私の行動の自由を妨げる」 「他人に管理されるのには耐えられない」 「物事は自分の思い通りにしなければならない」	受動的抵抗 表面的服従 規則の抜け道を考え出し，巧みにくぐり抜ける
強迫性	信頼できる 責任感がある 潔癖な 有能な	無責任な 無頓着な 無能な わがままな	「何が最善かを私は知っている」 「細部が重要である」 「人はもっと上手に，もっと熱心にやらなければならない」	規則を適用する 完全主義 評価や管理をする 「〜すべし」，非難する，処罰する
妄想性	正義の 無垢で高潔な もろい	妨害的な 悪意のある 差別的な 悪用の動機	「他人の動機は疑わしい」 「私はいつも警戒していなければならない」 「人は信じられない」	油断なく用心深い 隠された動機を探る 告発する 反撃する
反社会性	一匹狼 自律的な 強い	もろい 搾取的な	「私には規則を破る資格がある」 「他人はお人よしか，意気地なしの役立たずだ」 「私は人より優れている」	攻撃する，盗む 欺く，操作する
境界性	(拒否，裏切り，支配に)弱い (必要な情緒的支持に)恵まれていない 力がない 制御できない	(理想化された)力がある，愛情豊かな，完璧な (価値を引き下げられた)拒否的な，管理的な，	「私はひとりではやっていけない」 「私には誰か頼れる人が必要だ」 「私は不快な感情には耐えられない」 「誰かに頼ると，私は不当な扱いを受け，不適格と判定され，見捨てられるだろう」 「予想される最悪の事態は見捨て	関係を保つために自身の要求を意のままに操る 劇的な抗議をする，脅す，そして/あるいは拒否しそうな兆候をみせる人を罰する

	欠陥がある 愛されない 悪い	裏切る, 見捨てる	られることだろう」「自分自身を制御することが私には不可能だ」「私は罰を受けるに値する」	自傷行為や自己破壊的行動によって緊張を緩和する 逃避の1手段として自殺を図る
自己愛性	特殊で独特な 特例に値する；優れている 規則を越えた存在	劣った 賞賛者	「私は特別だから，特例に値する」「私は規則を超越している」「私は人より優れている」	他人を利用する 規則を超越する 操作する 競争する
演技性	魅力的な 印象的な	誘惑的な 感受性の強い 賞賛者	「人は私に仕え，私を賞賛するために存在する」「人には私に相応の賞を与えないようにする権利などない」「私は自分が感じるままにやれる」	芝居じみた態度や魅力を駆使する, かんしゃく発作を起こしたり泣いたりする，自殺のそぶりをする
統合失調質	自足した 一匹狼	侵略的な	「他人には何をしても無駄だ」「人間関係は面倒で不快だ」	離れている
統合失調型	非現実的な, 超然とした, 一匹狼 もろい，社会的に異様な 超自然的な感受性と才能がある	信用ならない 悪意がある	（独特で，風変わりで，迷信的で，魔術的な思考，例えば，透視やテレパシーや「第六感」を信じていることが信念構造の中心をなしている）「他人から孤立していることはずっといいことだ」	他人からの悪意に満ちた注目に対して警戒し，これを制圧する 自分の中にこもる 超自然的な力や事象に目を光らせる

るには，自己概念，他者概念，信念を明らかにすることが重要である。このような認知的要素は情報処理に関わるものであり，それが活性化された場合は関連する方略の引き金が引かれることになる。

　たとえば，回避性パーソナリティ障害をもつジルは，自分自身を社会的には無能であると考えており，そのため軽蔑されたり拒絶されたりすることに弱かった。人は批判的で侮蔑的だという彼女の他者についての見方はこの脆弱感を補充した。拒絶されることはたまらなくひどいことだという信念は，彼女の過敏性に強大な力を付加し，予感された拒絶や現実の拒絶がもつ重大さを増大させる傾向があった。実際，とくにこの信念がポジティブなフィードバックを払い

のけてしまう傾向があった。拒絶の予感が，他人といっしょにいる状況において彼女を慢性的に不安にし，そして，受け入れられないことに関連したどのような兆候をも拡大視することが彼女を不快にした。

さらに2つの信念が，他人との関わりから彼女がしりごみすることに寄与していた。すなわち，(1) もし人に近づけば，自分が劣っていて不適格だということが見破られるだろうという信念であり，(2) 自分は不快な感情に耐えられないだろうという信念である。この信念のために，彼女はそのような感情がかき立てられないようにしていた。結局，様々な信念や態度のもたらす圧力の結果として，彼女は自分の重大な関心事に適応するような方略，つまり，評価を下される可能性のあるいかなる状況をも回避することだけに駆り立てられていった。加えて，不快な感情や思考に対する耐性が低いために，彼女は不快感を引き起こしかねない思考を慢性的に消し続けるのであった。治療場面でも，彼女は決断したり，否定的自動思考を同定したり，基礎的信念を検討したりすることが困難であった。なぜなら，そのようなことをすると不快な感情がもたらされるからであった。

基本的な流れが図 2.1 に示されている。その他のパーソナリティ障害についても，それぞれ同じような流れ図を作ることができる。その図は，特有の信念とその結果である行動様式を統合したものでなければならない。たとえば，依存性パーソナリティ障害の人たちは，自分を育成してくれそうな人たちを理想化する傾向があり，彼らが自分を援助したり支持したりしてくれるだろうと信じているという点において，回避性パーソナリティ障害の人たちとは異なって

自己像	他者像	否定的信念
もろい 無能な	批判的な 侮蔑的な	「最悪視」 不快感に対する耐性の低さ

↓

基礎的方略

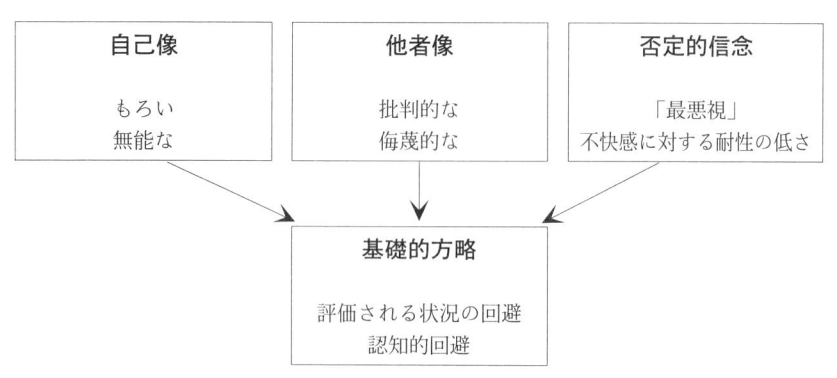

評価される状況の回避
認知的回避

図 2.1　ものの見方および信念と基礎的方略との関係

いる。つまり，依存性パーソナリティ障害の人たちは，他人に引き寄せられているのである。受動攻撃性パーソナリティ障害の人たちは，認められることを望むが，管理されそうな気配には耐えられない。そこで，彼らは自分に対する他人の期待を裏切ろうとして，結局は自滅してしまうことになりやすい。強迫性パーソナリティ障害の人たちは，秩序や体系を理想化し，（自分だけでなく）他人までも管理する羽目になる。妄想性パーソナリティ障害の人たちは，根本的な不信と疑い深さのために他人を極端に警戒し，差別したという理由で（あからさまに，あるいは精神的に）他人を責める傾向がある。反社会性パーソナリティ障害の人たちは，自分が不当に扱われてきたという信念や他人は弱虫であるという信念，そして自分たちは「食うか食われるか」の社会に住んでいるのだという信念のために，自分には他人を操作したり虐げたりする資格があるのだと主張する。自己愛性パーソナリティ障害の人たちは，自分が普通の人間を超越していると考え，無難に使いこなせる方法によって栄光を追求する。演技性パーソナリティ障害の人たちは，他人を楽しませることで自分の方に引きつけようとするが，自分の魅力が功を奏さない時には，かんしゃくの発作や芝居じみた態度によって親密さを強制しようとすることもある。統合失調質パーソナリティ障害の人たちは，他人との関係は報われないものだという信念をもっているので，他人から距離をおく。

　それぞれのパーソナリティ障害における典型的な信念と方略を理解することによって，治療者はロードマップを与えられる。しかし，あるパーソナリティ障害をもつ人たちが他の障害と重複する態度や行動を示すことが多い点は，銘記しておかなければならない。したがって，完全な評価を行うには，治療者がこのような変異を明らかにすることが重要である。

第3章 パーソナリティ障害のアセスメント

はじめに

　パーソナリティ障害のアセスメントと治療介入は困難を伴うが重要なことである。パーソナリティ障害と関連した能力面での障害や苦悩とともに，理論的な定式化と実証的な研究結果から，パーソナリティ障害や不適応的傾向，それと関連した認知的スキーマは，第Ⅰ軸障害のリスクを高め，第Ⅰ軸障害の症状の発生と持続に影響を与えていることが示唆されている（Beck, Freeman & Associates, 1990; Gunderson, Triebwasser, Phillips, & Sullivan, 1999）。ゆえに，パーソナリティの病理の存在とタイプをアセスメントすることは，併存症の病因に関する重要な情報をもたらし，第Ⅱ軸と第Ⅰ軸の両方の障害の治療方針の決定に関する情報を提供してくれることになるだろう。さらに，治療の進展がゆっくりしており停滞している時には，それはパーソナリティ障害の存在の見落としやパーソナリティの病理についてのアセスメントと概念化が十分でないことを示唆しているかもしれない。

　この章では，パーソナリティの病理のアセスメントに関する概念的・方法論的問題について概説し，次いで，現在広く用いられているアセスメント方法と評価尺度について解説する。とくに，パーソナリティ障害の認知の偏りを評価するために，初版以来開発されてきた自己記入式質問票について重点的に論じる。

1. 概念的・方法論的な問題

　パーソナリティ障害のアセスメントには，パーソナリティ障害の一般的な定義とパーソナリティ障害のタイプについての知識が要求される。様々なパーソナリティ障害のタイプの診断基準については，別の章で解説されているためここでは触れない。しかしながら，パーソナリティ障害の診断のための一般的な

基準は，ここでも強調しておく価値のあるものである。その理由としては，とりわけ，臨床家が患者のパーソナリティの構造自体に注目し過ぎると，パーソナリティ障害が見落とされたり過小評価されたりする可能性があるからである。

『精神障害の診断・統計マニュアル—第Ⅳ版（Diagnostic and Statistical Manual of Mental Disorders, Fourth Edition; DSM-Ⅳ）』（アメリカ精神医学会，1994）の定義によると，パーソナリティ障害は，その人の属する文化から期待されるものより著しく偏った内的体験および行動の持続的様式であり，その持続的様式は幅広い範囲に広がっており，柔軟性がなく，青年期あるいは小児期早期から認められ，安定して長期間にわたり持続しており，そのために苦痛や機能障害を引き起こしている，とされている（p.633）。この様式は以下の中の2つ（またはそれ以上）の領域に表れる。(1) 認知（つまり，自己，他者，および出来事を知覚し解釈する様式），(2) 感情性（つまり，情動反応の範囲，強さ，不安定性，および適切さ），(3) 対人関係機能，(4) 衝動の制御。

この定義を考慮すると，臨床家はパーソナリティ障害の診断を考える時には，2つのことを念頭に置いておかなければならないだろう。

① その人の内的体験および行動は，現在の精神状態に影響を受けた一時的なものやエピソード的なものではなく，長期間にわたって柔軟性がなく持続しており，幅広い社会的状況にわたっているようなものだろうか？
② その長く持続している様式によって，複数の領域（たとえば，社交場面や職場など）において，著しい苦痛や機能の障害が生じているだろうか？

病理的なパーソナリティと正常なパーソナリティの境界や，パーソナリティ障害と第Ⅰ軸障害の境界，各パーソナリティ障害間の境界を確立するための明確な基準が提案されてこなかったし，実証的な研究からもはっきりとした境界は同定できていないので，結局はこのような判断を臨床家が行わなければならないのである（Zimmerman, 1994）。

1）カテゴリー的アプローチと次元論的アプローチ

DSM-Ⅳでは，パーソナリティ障害は，質的に区別可能な臨床症候群として記述され，カテゴリー的アプローチを採用しているが，パーソナリティ障害の概念化と評価のための次元論的アプローチの可能性についても認めている。そ

のようなアプローチの1つの形は,それぞれのパーソナリティ障害の基準を定量化して示すような手法が採用され,その情報はパーソナリティ・プロフィールという形で示されるものである。また別の次元論的アプローチは,パーソナリティ障害に関係したパーソナリティ傾向を定量するという形をとり,その傾向は,正常なレベルから病理的なレベルまで連続したものとして評価されることになる。パーソナリティ傾向を次元論的に評価するアプローチは,パーソナリティ障害は不明瞭なものであり,それぞれのパーソナリティ障害の間の境界や正常なパーソナリティとの境界もかなり根拠に乏しいものであるという近年支持されてきている見解と両立できるものである (Pfohl, 1999)。

パーソナリティの病理を評価するために用いられる方法は,カテゴリー的アプローチをとるか次元論的アプローチをとるかという選択によって,ある程度決まってくる。実用的な理由により,第Ⅱ軸障害を臨床レポートに入れる際には,臨床家はカテゴリー的アプローチを好むことが多い。カテゴリー的アプローチはまた,臨床家の間での情報伝達や親しみやすさという点においても,明瞭で分かりやすいという利点がある (Widiger, 1992)。しかしながら,次のようなカテゴリー的アプローチの短所もいくつか報告されてきている。①各パーソナリティ障害間での重複診断が多く,診断基準に重なる部分が多い,②特定のパーソナリティ障害をもつ人とそうでない人とを比べて,はっきりとした違いを示すものがない,③パーソナリティ障害の診断は縦断的にみると安定しておらず,変わりやすい,④いくつかのパーソナリティ障害の概念については,ほとんど統一された見解がない (L.Clark, 1999)。その他のよく指摘されるDSMのカテゴリー的アプローチの問題は,診断に関して多くの独断的な起源を持っていることである。診断は多くの基準項目の中から最小限の数を満たすという取り決めによって行われる。このようなことから,同じタイプのパーソナリティ障害の診断がついているにもかかわらず,満たしている基準項目がほとんど重なっていないということが起こりうるのである。カテゴリー的アプローチによる評価(ある/なし)はまた,次元論的アプローチに比べて臨床的な情報が少なくなってしまい,その患者に特有な情報が抜けおちてしまう可能性がある。

計量心理学的にも,次元論的アプローチはカテゴリー的アプローチよりも信頼性の点で上回っているということが一貫して示されている (Heumann & Morey, 1990; Pilkonis, Heape, Ruddy, & Serrao, 1991; Trull, Widiger, &

Guthrie, 1990)。実際には，カテゴリー的アプローチと次元論的アプローチを統合できないという理由は見当たらない。たとえば，次元論的アプローチは，患者のパーソナリティ特性について詳細な情報を提供することができるし，こういった情報は第Ⅱ軸のカテゴリー的診断を行う際にも役に立つだろう。

2）第Ⅰ軸障害と第Ⅱ軸障害を見分ける

　第Ⅰ軸障害と第Ⅱ軸障害の併存はよくあることである。たとえば，van Velzen と Emmelkamp（1996）は，うつ病性障害，不安障害，摂食障害に関する文献をレビューし，これらの診断をもつ患者の約半数が，パーソナリティ障害の診断を併せもっているということを報告した。障害の併存という問題は，とくにパーソナリティ障害の評価と密接に関連している。臨床家は，第Ⅰ軸障害に関連した機能障害や苦悩を，第Ⅱ軸障害の診断の根拠として用いてしまうという過ちをおかしている可能性がある。たとえば，ある人が自分のことを社交性がないと考えていることについて，ほんの少しばかりの可能性を取り上げることで，回避性パーソナリティ障害やうつ病，社交不安障害のサインとみなしてしまうことがあるかもしれない。うつ病の人は，現在および過去の自分自身について，否定的に考えてしまいがち（Clark & Beck, with Alford, 1999）なので，こういった症状の診断的な意義を見分けるには，注意深い問診と洗練された臨床能力が求められる。この問題は，「不安－恐れ」を特徴とするクラスターのパーソナリティ障害（クラスターC：回避性パーソナリティ障害，依存性パーソナリティ障害，強迫性パーソナリティ障害；Peselow, Sanfilipo, & Fieve, 1994 を参照）から抑うつ症状と不安症状を鑑別しようとする際に起こりやすい。各パーソナリティ障害間での診断基準の重複によって，同じような複雑な問題が生じている。たとえば，妄想様観念は妄想性パーソナリティ障害を決定する基準項目であるが，境界性パーソナリティ障害においてもストレス状況下でみられるものである（9番目の基準項目）。

3）高次のパーソナリティと低次のパーソナリティ

　パーソナリティには，3～5つのより高次の特性があるという確固たる証拠がある（たとえば，神経質傾向，外向性，内向性，協調性，誠実さ，開拓性，など；Costa & McRae, 1992）。しかし，このようなものは，パーソナリティ特性の階層において，とても広範で高位に位置するため，臨床的な目的で使用

するのは難しいかもしれない。さらに，それらはパーソナリティ病理を説明する目的で導き出されたものではなかったので，それらを様々なパーソナリティ障害に適用しようとするには，理論的な根拠が乏しかったのである（Millon & Davis, 1996）。

パーソナリティ障害の評価と関連した低次のパーソナリティ特性を同定しようとして多くの努力がなされてきた。研究者は，より低次のパーソナリティ特性を同定しようとして，因子分析のようなテクニックを用いてきており，例によって，パーソナリティ障害と関連した15〜22の特性を発見した。多くのケースにおいて，これらは，高次のパーソナリティに関する研究で確認されたものと同じような再現性を有している。たとえば，L. クラーク（1999）は，低次のパーソナリティ特性を調べるための3つの自己記入式質問票である非適応的・適応的パーソナリティ目録（Schedule for Nonadaptive and Adaptive Personality, SNAP）（L.Clark,1993），パーソナリティ病理の次元論的アセスメント—基礎質問票（Dimensional Assessment of Personality Pathology-Basic Questionnaire, DAPP-BQ）（Livesley, 1990），多面的パーソナリティ質問票（Multiple Personality Questionnaire）（Tellegen, 1993）の間には，かなりの収束的妥当性があることを見出した。パーソナリティ障害の信念とスキーマは，低次のパーソナリティ特性を示しており，パーソナリティ障害の認知療法ではとくに有用なものである。

2. アセスメントの方法

1）自己記入式質問票

自己記入式質問票は，パーソナリティ障害と関係した情報を効率的に集めるには，最も実用的な方法である。この20年間で，パーソナリティ病理に関する数多くの質問票が作られた。これらの大部分は別のところで広く批評されている（Millon & Davis, 1996; J.Reich, 1987; Widiger & Frances, 1987）。これらの質問票のいくつかは，DSMの第Ⅱ軸で定義されているパーソナリティ障害をアセスメントするために作られたものである。よく使われているものに，ミロン臨床多軸目録（Millon Clinical Multiaxial Inventory, MCMI-Ⅲ）（Millon, Millon, & Davis, 1994）と改訂パーソナリティ診断質問票（Personality Diagnostic Questionnaire-Revised, PDQ-R）（Hyler & Rieder, 1987）

がある。他には，パーソナリティ障害と関係した特性を評価するために作成されたものもある。それらの中で重要なものをいくつか挙げるとすれば，DAPP-BQ, SNAP, ウィスコンシン・パーソナリティ障害インベントリー（Wisconsin Personality Disorders Inventory, WISPI）(Klein et al., 1993) などになる。さらに，パーソナリティと信念に関する質問票（Personality Belief Questionnaire, PBQ）(Beck & Beck, 1991) やスキーマ質問票（Schema Questionnaire, SQ）(Young & Brown, 1994) のような，とくにパーソナリティ障害と関係した認知を評価するために作成された質問票もある。これらの質問票については，本章の後の方で詳細に解説されている。

　他の方法（たとえば，構造化面接など）と比べると，自己記入式質問票を使用するにはそれほど訓練を必要とせず，臨床家の時間をとることもない。自己記入式質問票はまた，スコアが算出されるので，グループ間で平均値を比較することができるし，分析表を作成するのにも使うことができる。さらに，これまで標準的によく使われている質問票は，高い論理的妥当性と十分な内的整合性と再テスト信頼性，そして，相当な構成概念妥当性を有していることが明らかになっている。パーソナリティ障害を評価するための「ゴールド・スタンダード（至適基準）」がないため，基準妥当性を確立するのは難しい。しかしながら，この問題は，あらゆる種類のアセスメント法においても同様に認められるものである。

　基準妥当性の問題は重要なのでさらに議論すべき事項である。パーソナリティ障害のアセスメントにおいてはゴールド・スタンダードを求めるのは現実的でないということを認めた上で，Spitzer (1983) は LEAD (Longitudinal＝縦断的, Expert＝専門的, All Data＝あらゆるデータ) 基準を提案した。LEADでは，専門家の判断を統合することや信頼性に配慮すること，多方面から収集された情報（治療歴，治療担当医からの情報，重要他者との面接が含まれる）を活用すること，患者の状態と診断をモニターし続けることといったやり方が採用されている。その方法を実行する際の実際的な問題について論じている人もいるが（Loranger, 1991），研究において LEAD 基準を用いることによって，いくつかの役に立つ所見が得られた。Pilkonis ら (1991) は，LEAD 基準を用いて得られた診断は，診断面接において単に構造化面接を用いてなされた診断よりも，患者の精神症状の影響を受けることが少ないことを見出した。現在のところ，自己記入式質問票と LEAD 基準との比較はあまり行われていない。

しかしながら，自己記入式質問票が，構造化面接よりも上手く行くということはありそうもないことである。現在のところ，臨床家は，パーソナリティ障害の診断のために自己記入式質問票をまったく信頼してしまうこと（あるいはいくらかでも当てにしてしまうこと）に対して，警告を発している。

2）構造化面接

　パーソナリティ障害やパーソナリティ障害と関連した特性を評価するために，いくつかの構造化面接が開発されてきた。自己記入式質問票については，他のところ（たとえば，Millon & Davis, 1996; J.Reich, 1987; Widiger & Frances, 1987）で詳細に論じられており，本章でも概説した。とくに，van Velzen と Emmelkamp（1996）は，最も広く用いられておりこれまで多くの研究がなされてきた構造化面接についての簡潔なレビューを行っている。これらの構造化面接には，DSM-IV II 軸パーソナリティ障害のための構造化面接（Structured Clinical Interview for DSM-IV, SCID-II）（First, Spitzer, Gibbon, & Williams, 1995），改訂パーソナリティ障害テスト（Personality Disorder Examination-Revised, PDE-R）（Loranger, Susman, Oldham, & Russakoff, 1987），DSM-IV パーソナリティ障害用の構造化面接（Structured Interview for DSM-IV Personality Disorders, SIDP-R）（Pfohl, Blum, Zimmerman, & Stangl, 1989）がある。これらの構造化面接は，十分なトレーニングを受けた臨床家によって行われたなら，一般的に十分な，そして，いくつかの報告においては，非常に高い信頼性を有していることが示されている。臨床家がトレーニングを受けてきちんとした能力を身につけておくことが重要であるということは，声を大にして述べられるべきことである。

　構造化面接の結果については，信頼性に関する評価は，カテゴリー的アプローチに基づいた診断よりも次元論的アプローチによって評価されたスコアの方が信頼性が高いということが例外なく報告されてきた（L. Clark, 1999; Pilkonis et al., 1995）。PDE-R は第 II 軸障害の次元論的スコアを引き出すのにとくに有用であるが，施行するのに時間がかかる。SCID-II は次元論的スコアを得ることはできないが，比較的短時間で施行できるというメリットがある（SCID-II の平均施行時間は 36 分であり，SIDP-R の 60～90 分，PDE-R の 2 時間 20 分の施行時間と比べると短時間ですむ；van Velzen & Emmelkamp, 1996）。SCID-II については，他の面接法と比べて，より多くの研究がなされている。

最近の研究において，SCID-Ⅱの評価者間の信頼性係数は，カテゴリー的診断については 0.48〜0.98 であり，次元論的な判断については 0.90〜0.98 であることが明らかになった（Maffei et al., 1997）。SCID-Ⅱの診断に及ぼす臨床経験と訓練の影響が，近年，Ventura, Liberman, Green, Shaner と Mintz（1998）によって研究された。彼らは，臨床経験が豊富な面接者は，初心者に比べて，高い評価者間信頼性と診断の正確さを有しているが，適切なトレーニングの後では，両者ともに高い評価者間信頼性と診断における正確さを有していることを見出した。

3) 他者からの情報を活用する

自己記入式質問票や構造化面接では，両者ともに，患者に自分自身の内的体験と永続的な行動パターンを正確に報告する能力があり，なおかつ協力的な姿勢を持っているということが必要になる。しかし，臨床経験や認知理論，実証的な所見から，すべて自己記入による回答には，いくつかのバイアスがあることが指摘されている。このバイアスの一部は，精神状態が自己回答に及ぼす影響から来ている。たとえば，うつ状態であれば，自己や自分の私的な生活，将来について否定的に考えてしまうというバイアスが生じる（Clark et al., 1999）。そのような認知の歪みのために，自己や私的生活，将来といった領域に関係した第Ⅱ軸障害の評価項目（たとえば，回避性，依存性）について，実際よりも高いスコアが報告される可能性が高まる（Loranger et al.,1991; Peselow et al., 1994）。他のパーソナリティ特徴（たとえば，強迫性）をもつ患者では，その行動が社会的に望ましいと考えられていないという理由で，あるいは正直に回答することが自分のためにならないと思ってしまうため，非機能的な行動について低く評価して回答する可能性がある。反社会的なパーソナリティ傾向の人からデータをとる場合や犯罪捜査現場でデータを取る場合は，常に虚偽の報告をしている可能性を念頭においておく必要がある。最後に，重篤なパーソナリティの病理をもっている人もそうではない人も，彼らは必死に助けを求めており，現在自分たちが受けている注目や治療に満足していないために，自分の苦悩や不調を誇張する可能性があるということが，一般に示されている（Loranger, 1999）。

臨床家には，患者の家族や友人，職場の同僚など，患者を良く知っている人から情報を集めて，患者からの自己報告を補足する機会がしばしばある。この

ような情報を提供してくれる周囲の人は、患者の内的体験についてはそれほど分からないし、その情報もいくらかは偏ったものであるかもしれないが、彼らの報告によって、患者自身が気づいていない行動パターンや報告したがらない行動パターンにしばしば気づくことができる（Zimmerman, Pfohl, Stangl, & Corenthal, 1986）。

患者の話と周囲の人の話が異なっていたり、前述したように患者の自己回答にバイアスがあったりするなら、いくつかの研究において、パーソナリティについて自己回答で得られた情報と周囲の人からの情報とがそれほど相関していないという報告がなされていることは驚くべきことではない（Zimmerman, Pfohl, Coryell, Stangl, & Corenthal, 1988; しかしながら、Peselowらの1994年の報告では強い相関が見出されている）。いくつかの研究では、非機能的なパーソナリティ特性についての身近な人の報告は、患者自身の報告よりも高いスコアになることが見出されている（Peselow et al., 1994; Zimmerman et al., 1986, 1988）。患者の自己報告と身近な人の報告が食い違っている場合は、臨床家はそれ以外の情報（臨床的観察、治療歴、前医からの情報）に目を向けるかもしれないし、自分自身の臨床家としての判断に基づいて、これらの違いを調和させようとするかもしれない。

4）非構造化面接

実際には、パーソナリティ障害の病理をアセスメントするために、多くの臨床家が非構造化面接を用いている。構造化面接と非構造化面接を比較した研究（Steiner, Tebes, Sledge, & Walker, 1995）では、この2つの方法で導きだされた診断はそれほど一致しないということが見出されていることに言及しておくことが大切である。臨床経験と面接者の技術が洗練されていることが、構造化面接を用いずに正確な診断に至るうえでとくに重要なことである。

構造化面接を用いようがあるいは非構造化面接を用いようが、現在表面に出ているパーソナリティ障害の特徴を確かめるだけでなく、その特徴が広汎な領域に及んでいるかどうかや永続的かどうか、そして、障害のレベルはどの程度かということを確かめることが不可欠である。たとえば、SCID-Ⅱを用いた面接の実施手順は、面接者に、基準項目を明らかに満たしていることの複数の根拠について尋ねることを要求している。また、第Ⅰ軸障害（たとえば、現在の大うつ病エピソード）が存在しなくてもそのパーソナリティ特徴が認められる

かどうかを評価するような質問をすることも重要である。

あらゆるアセスメント面接は，面接者の理論的な志向性に影響を受けない側面（たとえば，患者の現在の問題とこれまでの心理社会的情報など）と影響を受ける側面がある。たとえば，スキーマ・フォーカスト・セラピーでは，最初のアセスメント面接において，患者の生活史に焦点を当てた面接を行うことになっており，そこで臨床家は，過去にスキーマが活性化された時期を探し求め，これらの体験と現在の問題がどのように関連しているかをアセスメントする（Young, 1994）。パーソナリティ障害の特徴や重篤さを評価する際には，標準的な認知療法の面接テクニックを用いることが可能である。患者の主要な信念と前提を明らかにするためのテクニックは，様々な認知療法の手引書に書かれている（たとえば，Beck, Rush, Shaw, & Emery, 1979; J.Beck, 1995）。たとえば，治療者は，患者の現在の問題と関連した自動思考について尋ねて，これらの自動思考の根底にある意味を明らかにすることができるし，患者がずっと以前から続いていると考えている認知的主題に関連した発達史上の出来事を探索することができる。

3. パーソナリティの病理の認知的測定

パーソナリティ障害の認知療法は，スキーマと中核的信念を組織的な構造体であり情報処理過程と行動を決める心理的な枠組みであると考えて，その重要性を強調している。それゆえ，スキーマとそれに関連した信念と前提をアセスメントすることは，認知療法ではとくに注目すべきことと考えられている。たしかに，患者の非機能的な信念をアセスメントする際には，多方面からの情報が検討されることが重要であり，このようなやり方が治療期間を通じてずっと行われることが大切である。患者の発達歴や現在の問題と症状，面接中の振る舞いには，患者の非機能的な信念を同定するためのヒントが存在するのである。治療関係そのものを検討することも，パーソナリティ障害の信念をアセスメントするための重要な手がかりとなる。さらに，PBQ と SQ という 2 つの似通った自己記入式質問票が開発された。それぞれについて順に解説することとする。

1) パーソナリティと信念に関する質問票 (Personality Belief Questionnaire, PBQ)

　PBQ はパーソナリティ障害の認知療法が発展していく過程において，自然な成り行きで作られたものである。認知理論と臨床的観察に基づいて，Beck ら (1990) は第Ⅱ軸障害のほとんどに関する典型的なスキーマの内容を提示した。初版 (Beck et al., 1990) の付録に，各パーソナリティ障害に関係していると考えられる信念と前提のリストが掲載されている。その後，このスキーマの内容は PBQ に取り入れられた。PBQ は 9 つのスケールを持ち，それぞれのスケールは DSM-Ⅲ-R の第Ⅱ軸障害の中の 9 つのパーソナリティ障害に対応しており，別々にあるいはいっしょに使用される。9 つの PBQ スケールはそれぞれ 14 項目から構成され，全部合計すると 126 項目になる。スケールには次のような説明がなされている。「以下の文章を読んで，それぞれについてどの程度信じているか点数を付けてください。それぞれの文章について，ほとんどの場合どのように感じるかで判断するようにしてください」。各項目について 0 (「まったく信じていない」) から 4 (「完全に信じている」) の 5 段階で回答することになっている。1990 年代半ばから，PBQ はフィラデルフィアのペンシルベニア大学認知療法センターと Beck 認知療法研究所の外来治療現場で日常的に用いられている。表 3.1 は 6 つのパーソナリティ障害のそれぞれについて，最も一般的に認められている PBQ の信念を示している。

　PBQ の初期のバージョンでは，大学生を対象とした研究で，多くのサブスケールについて高い内的整合性が実証された (Trull, Goodwin, Schopp, Hillenbrand, & Schuster, 1993)。精神科の外来患者を対象とした研究でも，クロンバックの α 係数は 0.81 (反社会性スケール) から 0.93 (妄想性スケール) の値であり，同様に高い内的整合性が示された (Beck et al., 2001)。15 名の患者に 8 週間の期間をおいて 2 回 PBQ を施行した結果，2 回のスコアの相関係数は 0.57 (回避性スケール) から 0.93 (反社会性スケール) の範囲であった (Beck et al., 2001)。Trull ら (1993) は，各サブスケール間でかなり高い相関 (median r＝0.40) を見出し，そして，PBQ は改訂版パーソナリティ障害質問票 (Personality Disorder Questionnaire-Revised) (Hyler & Rieder, 1987) とミネソタ多面人格目録―パーソナリティ障害 (Minnesota Multiphasic Personality Inventory-Personality Disorder) (Morey, Waugh, & Blashfield, 1985) の両者と弱い相関を有することを見出した。Beck ら

第3章 パーソナリティ障害のアセスメント　71

表3.1 各パーソナリティ障害に最も強く関連しているパーソナリティと信念に関する質問票（Personality Belief Questionnaire）の信念

回避性パーソナリティ障害

- 仕事場や社会的場面において，自分は不適格で望まれない存在である。
- もし誰かと親しくなったら，その人は「本当」の私を知って，結局は私を拒絶するだろう。
- 他人の注意を引くような状況は，できるだけ避けるべきである。あるいはできるだけ目立たないようにすべきである。
- 私が劣った人間であるか，もしくは不適格な人間であるということが明らかになってしまうことは，耐えられないことだ。
- 他者とは，基本的に，批判的で，冷淡で，屈辱的で，拒絶的な存在である。

依存性パーソナリティ障害

- 誰かに愛されなければ，私はずっと不幸せだ。
- 最悪なことは，誰かに見捨てられることだ。
- 1人になると私は無力である。
- 私をサポートしてくれたり助けてくれたりする人に，いつでも接近できるようにしておかなければならない。
- 自分より強い人間にくっついていなければ，私は自分をひとりぼっちだと感じてしまう。

強迫性パーソナリティ障害

- 細かなことが何よりも重要である。
- あらゆることに完璧な仕事をすることが重要である。
- 私のやり方に人々は従うべきだ。
- 物事をきちんと行うために，私には指示や制度，規則が必要である。
- 制度がなければ，すべては崩壊してしまうだろう。

自己愛性パーソナリティ障害

- 他の人が従うべきルールであっても，私は従う必要はない。
- あらゆる理由から，私は自分が何か大きなことを成し遂げることを期待している。
- 私は他の人より優れているのだから，治療で特別扱いをされたり，特権を与えられたりするのは当然だ。
- 他の人々は，現在得ている賞賛や富にふさわしくない。
- 私はとても才能があるので，私が輝かしいキャリアを構築するために，他の人は道を譲らなければならない。

妄想性パーソナリティ障害

- もし機会を与えれば，人は私を利用する。
- 気をつけていなければ，人は私を利用し，操作しようとする。
- 私はいつも用心しておかなければならない。
- もし人が馴れ馴れしくするなら，その人は私を利用し，食い物にするつもりなのだ。
- 人は故意に私を傷つけようとする。

境界性パーソナリティ障害

- 不快な感情はどんどん強まり，コントロールできなくなってしまう。

- 他の人のように物事を上手くできない。
- 人はしばしば言うことと考えていることが違う。
- もし誰かと親しくなったら，その人は「本当」の私を知って，結局は私を拒絶するだろう。
- 私に近い関係の人は，不誠実である可能性が高い。
- 私は貧しく，弱い人間である。
- 私は他人を信用することができない。
- 私はいつも用心しておかなければならない
- 何かしなければならない時，あるいは，何か悪いことが起こった時に，助けてくれるように，常に誰かに近くに居てもらう必要がある。
- もし機会を与えれば，人は私を利用するだろう。
- 人間関係における緊張のサインは，関係が悪くなったことを示している。だから，関係を切ってしまった方がよい。
- 1人になると私は無力である。
- 私が極端な振る舞いをした時だけ，人々は注目してくれる。
- 私が先にそうしなければ，人々は私を咎めるだろう。

注）境界性パーソナリティ障害を除いて，それぞれのパーソナリティ障害について，他のパーソナリティ障害との区別に有用な5つの信念を記載した。境界性パーソナリティ障害については，Butlerら（2002）にならい，他のパーソナリティ障害との区別に有用な14項目すべてを記載した。

（2001）もまた，予想外にPBQの多くのスケール間で高い相関がみられることを見出した。このような所見にはいくつかの可能性がある。いくつかの信念は，認知理論によって提案されているほどは概念的に違わないのかもしれない。あるいはまた，各信念群の間にみられる多様性は一般的な心理的苦悩に起因しているのかもしれない。これらの所見はまた，第Ⅱ軸障害の診断基準自体がある程度の重なりを持っていることを反映しているのかもしれない（Beck et al., 1990）。

5つのPBQスケールの基準妥当性が，近年になりBeckら（2001）によって検討された。彼らの研究では，SCID-Ⅱを用いて診断されたPBQの5つのスケールに対応するパーソナリティ障害をもつ外来患者を対象に，PBQの回避性，依存性，強迫性，自己愛性，妄想性の各スケールの妥当性が検討された。第Ⅱ軸のパーソナリティ障害の診断をもつ患者が，そのパーソナリティ障害に対応したPBQスケールについて，まったく別のタイプのパーソナリティ障害の診断をもつ患者よりも高いスコアを付けるかどうかを調べるために，被験者間分析が行われた。25項目の中の20項目（80％）について予測したことが実証され，追加の解析によってさらに3項目（12％）について有意な結果が得られた。第Ⅱ軸のパーソナリティ障害の診断を持つ患者は，そのパーソナリティ

障害に対応したPBQスケールについて，対応しないPBQスケールよりも高いスコアを付けるだろうという仮説を検証するために被験者内分析が行われた。その結果，PBQスケールが高い弁別的妥当性を有していることが分かり，20項目の中の19項目（95％）について予測したことが実証された。被験者間分析の結果は，PBQが第II軸障害の信念について意味のある患者プロフィールを提供できる可能性について，とくに価値のある情報を提供している。図3.1は結果を図示したものである。図から分かるように，それぞれのケースで，特定のパーソナリティ障害の患者は理論的にそのタイプのパーソナリティ障害に関連しているPBQスケールにおいて，最も高いスコアを付けている。

初版（Beck et al., 1990）の付録に掲載されている信念のリストには，境界性パーソナリティ障害に関する信念は含まれていなかった。その当時は，境界性パーソナリティ障害の患者は他の多くのパーソナリティ障害と関係した信念をもっており，特異的な信念はないと考えられていた。それゆえ，実証的な研究が行われ，他のタイプのパーソナリティ障害と境界性パーソナリティ障害を区別し得る14のPBQの信念が同定された（Butler, Brown, Beck, & Grisham, 2002; 14の信念はすべて表3.1に記載されている）。これらは，それぞれ42名の境界性パーソナリティ障害患者からなる独立した集団において，交差妥当性を有していた。実証的な研究によって明らかになった境界性パーソナリティ障害の信念は，その後，境界性パーソナリティ障害の信念スケールに組み込まれた。図3.1は様々なパーソナリティ障害患者のPBQ各スケールの平均スコアを示している。

PBQの予測妥当性は，Kuyken, Kurzer, DeRubeis, BeckとBrown（2001）によって確かめられた。彼らはうつ状態の患者の認知療法では，PBQの回避性スケールと妄想性スケールが高い患者ほど治療効果が乏しいことを見出した。さらに，最近，PBQはそれぞれ63項目からなる2つのバージョンに分けられている。予備的な研究結果では，これらの2つのバージョンのサブスケールについては，おおむね高い内的整合性と十分な再テスト信頼性を有していることが示されている（Butler & Beck, 2002）。

PBQは臨床的に2通りの用い方がある。つまり，認知プロフィールの情報を得るためと，治療において取り扱うことができる特異的な非機能的信念を同定するために用いることができる。標準化されたPBQスコアは，パーソナリティ障害患者の個別の信念プロフィールを作成するために図示される。図3.2

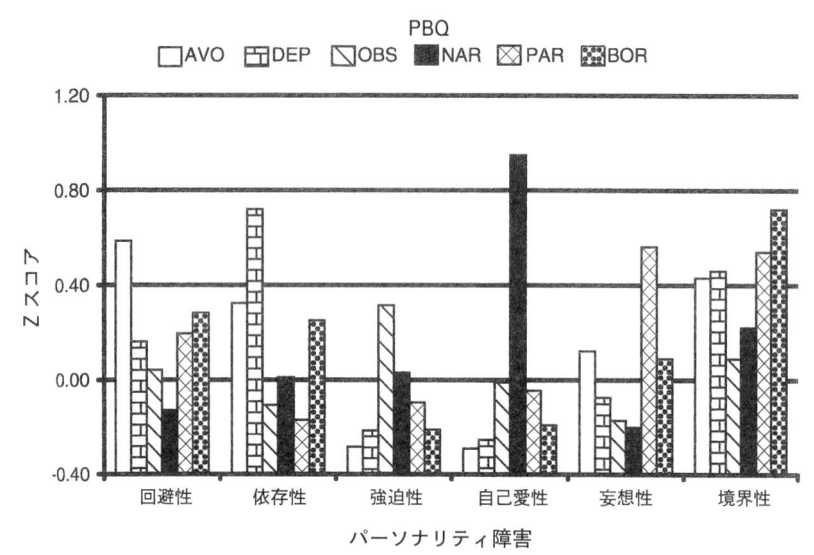

図3.1 6種のパーソナリティ障害患者におけるPBQの平均スコア。PBQ，パーソナリティと信念に関する質問票（Personality Belief Questionnaire）；AVO，回避性；DEP，依存性；OBS，強迫性；NAR，自己愛性；PAR，妄想性；BOR，境界性。

は，回避性パーソナリティ障害の第II軸診断と大うつ病の第I軸診断をもつ2人の患者のPBQプロフィールを示している。患者Aは32歳の離婚歴のある男性で，ひとりで暮らしており，コンピュータの技術職をしている。彼は読書をしたりテレビを見たりして，ほとんどの時間を過ごしている。気分が落ち込んでいない時は，家で個人的な研究のために時間を費やすこともある。彼は大都市で新しい仕事につくために国を横断して引っ越したが，その後うつ状態になった。彼は前の職場で少しずつだが2～3人の友だちができていた。しかし，引っ越した後は，そういった友だちと連絡を取らず，新しい友だちを作ろうともしなかった。彼は5年前に離婚し，それ以来デートをしたことがなかった，患者Bは23歳の婚約者のいる女性である。彼女は両親と住んでおり，花屋で働いている。彼女には親しい友人が1人もいない。彼女のうつエピソードは，婚約相手との不安定な関係や彼女が支配的だと述べた母親との争い，そして，一緒に暮らしている長い間無職でアルコール依存をもつ独裁的な兄との関係に影響されて引き起こされていた。家族は全体的に過度に密着しており，世間から孤立している状態であった。

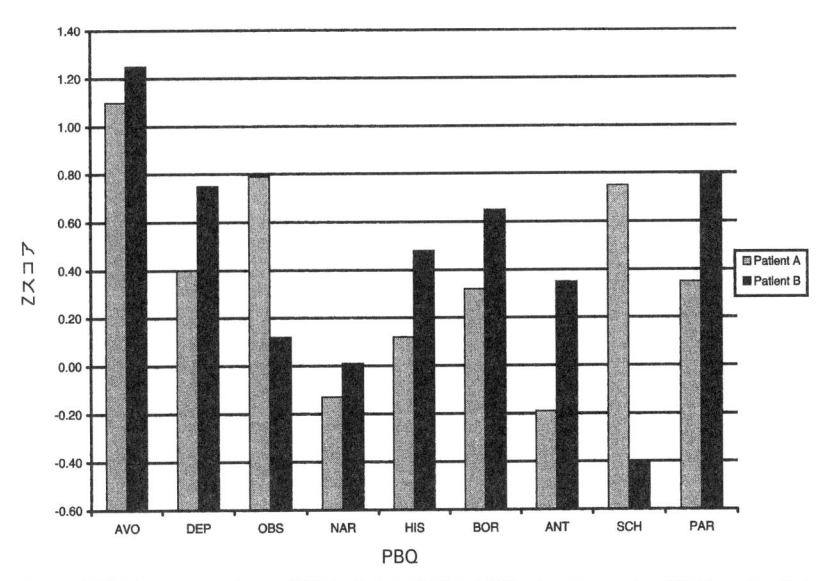

図3.2 回避性パーソナリティ障害の2人の患者のPBQプロフィール。PBQ, パーソナリティと信念に関する質問票 (Personality Belief Questionnaire); AVO, 回避性; DEP, 依存性; OBS, 強迫性; NAR, 自己愛性; HIS, 演技性; BOR, 境界性; ANT, 反社会性; SCH, 統合失調質; PAR, 妄想性。

図3.2の2人のPBQプロフィールを検討すると，回避性スケールについては同様に高いスコアを示しているのが分かるが，他のスケールにおいて重要な違いがみられる。患者Aは，強迫性パーソナリティ障害と統合失調質パーソナリティ障害に関係している信念においてかなり高いスコアを示しているが，患者Bは依存性パーソナリティ障害，境界性パーソナリティ障害，妄想性パーソナリティ障害に特徴的な信念について，高いスコアを示している。このように，2人の患者はともに内気で，慢性的に人づき合いから遠ざかっており，自分自身を社会的に不適切な人間であり他人は批判的で拒絶的だとみなしている点では共通しているが，患者Bは少数の人たち（家族と婚約者）のサポートに頼っており，サポートが得られない時には不信感が強まり心理的な不調を来たす傾向があった。しかし，患者Aは人の愛情を拒絶する傾向があり，細かなことや秩序，規律などを重視し，孤独な生活スタイルを選択していた。

図3.2はパーソナリティ障害の病理をアセスメントするために，カテゴリー的アプローチよりも次元論的アプローチを用いる方が好ましいことを示してい

る。それぞれの患者について，より多くの臨床的な情報が明らかになるのである。さらに，この情報はケースの概念化と臨床的な決定に密接に関係したものである。患者 A と患者 B では，2 人のパーソナリティ構造の認知的な側面は，回避性パーソナリティと併存するうつ病を治療するために異なったアプローチが求められることを示唆している。

2) スキーマ質問票（Schema Questionnaire, SQ）

第Ⅱ軸障害の特徴を直接的に描くために作成された PBQ とは対照的に，SQ は第Ⅱ軸の障害分類とは概念的に独立したパーソナリティの構成主義的・次元論的アプローチの例である。SQ（時にヤング・スキーマ質問票［Young Schema Questionnaire, Young & Brown, 1994］と呼ばれる）は，DSM の診断カテゴリーを超えて，早期不適応的スキーマを測定するために作られた。早期不適応的スキーマは Young (1994) によって，「自己や他者との関係についての非常に広範な領域に認められる主題であり，子ども時代に形成され，その人の生涯にわたって洗練されていくものであり，相当な程度に非機能的なものである」と定義されている（Young, 1994. p.9）。早期不適応的スキーマは，その人の自己感にとって中心となるような深く根差したパターンと定義される。Young (1994) は，以下の 5 つのテーマで構成される 16 のスキーマを同定した。

断絶と拒絶（見捨てられ／不安定，不信／虐待，情緒的剥奪，欠陥／恥，社会的孤立／疎外）
自律性と行動の損傷（依存／無能，「予測不能な事態」への脆弱性，巻き込まれ／未発達の自己，失敗）
制約の欠如（権利要求／支配，自制と自律の欠如）
他者への追従（服従，自己犠牲，評価の希求）
過剰警戒と抑制（「制御可能な」事態／否定への脆弱性，過度なコントロール，厳密な基準，罰）

SQ はこれらの 16 のスキーマを測定するために開発された 205 項目の自己記入式質問票である。最近になり，Young (2002a) は，臨床的に観察される早期不適応的スキーマの数を 18 に増やしている。

Schmidt, Joiner, Young と Telch (1995) は，SQ の計量心理学的な特性を調べた。彼らは，大学生を対象として因子分析を行った結果，13 のスキーマを支持する所見を見出した。精神疾患を有する入院患者を対象とした研究では，Young によって提案されたスキーマの中の 15 のスキーマが因子的妥当性を有していることが実証された。さらに，Young によって提案された上位のテーマのいくつかの要素を表現する 3 つの高次の因子として，断絶，過度の密着，誇張された基準，が見出された。これらの結果は，引き続いて行われた大規模な臨床研究における SQ の因子分析によっておおむね支持された (Lee, Taylor, & Dunn, 1999)。その研究では，同じ 15 の因子とコントロール喪失の恐れに関連した 16 番目の因子が見出された。

近年，SQ の短縮版が開発され検証された。スキーマ質問票——短縮版 (Schema Questionnaire-Short Form, SQ-SF) は，SQ の因子分析研究において見出された早期不適応的スキーマを鋭敏にとらえる 75 の項目を選んで作成された。15 の因子のそれぞれについて，大きな因子負荷量を持つ 5 つの項目が選択され SQ-SF が作成された。次いで，デイケアに通っている精神疾患患者のデータを用いて SQ-SF の因子分析を行ったところ，Young の提案した 15 のスキーマに極めて近い 15 の因子が見出された (Wellburn, Coristine, Dagg, Pontefract, & Jordan, 2002)。そのサブスケールは中程度から高いレベルの内的整合性を有していた（クロンバックの α 係数は 0.76〜0.93 の範囲であった）。ほとんどのスケールは現在の精神的不調と有意な正の相関を有していた。重回帰分析の結果，5 つのサブスケール，つまり，見捨てられ，損害に対する脆弱性，失敗，自己犠牲，情緒的抑制が，不安の特徴的な相違を説明していた。スキーマを現在の精神状態に結びつけるこれらの所見はスキーマ理論と合致している (Young, 1994)。もちろん，横断的研究で相関を調べただけなので因果関係については何とも言えない。あらゆる自己記入式のパーソナリティ測定法がそうであるように，SQ-SF のスコアは特性と状態の両方の影響を受けているように思われる。しかし，近年の研究から，SQ-SF のスコアの分散のかなりの部分が，かなり安定した（特性的な）スキーマと関係している可能性が示唆されている (Wellburn, Dagg, Coristine, & Pontefract, 2000)。この研究では，SQ-SF と信念と症状インベントリー (Brief Symptom Inventory) を，84 名の精神障害患者を対象に 12 週間のデイケア・プログラムの前後で施行した。これらの患者はプログラムの終了時には精神症状が有意に改善

していた。SQ-SF の 15 のスケールの中の 12 のスケールにおいて，終了時に変化がみられなかった。この所見はこれらのスキーマがかなり永続的であり，特性的な構造をもっていて，単に精神不調と関連して起こった現象ではないということを示唆している。

　Young と Brown (1994) は，患者の SQ プロフィールを作成するためのフォーマットを提供した。スキーマ療法はまた，コーピングスタイルとスキーマモードの役割を重要視している (Young, 2002a)。スキーマ理論に従えば，人々は時と場所に応じて，様々なやり方で自分自身のスキーマに対処しているのである。Young らは，3 つの不適応的コーピングスタイルとして，過剰補償，服従，回避を提唱した。それらは健常人でもある程度みられるものであり，患者においては極端で強固な形でみられるものである。スキーマモードは刻々と変化する感情状態であり，その人の中にその時点で活性化しているコーピングスタイルと定義される。非機能的なモードが活性化すると，強い感情と融通の利かないコーピングスタイルが呼び起こされてしまい，それが優勢になってその人の機能を支配するようになる。モードは次のような用語で分類される。つまり，**チャイルドモード**（脆弱なチャイルドモード，怒れるチャイルドモード，衝動的非自律的チャイルドモード，幸せなチャイルドモード），**非機能的コーピングモード**（従順・服従モード，遮断・防衛モード，過剰補償モード），**非機能的ペアレントモード**（懲罰的ペアレント，要求的ペアレント），**ヘルシーアダルトモード**である。スキーマ理論に基づくコーピングスタイルとモードをアセスメントするために工夫された自己記入式質問票が開発され，オンラインで利用可能となっている (Young, 2002b) が，現在のところ，それらに関する手引書のようなものは出版されていない。

　Young が，人は 1 つのスキーマモードから他のスキーマモードに移行し，そのような移行が起こると，その前までは活性化されていなかった別のスキーマとのコーピング反応が活性化するということを提案したことは注目に値することである。それが本当なら，SQ や SQ-SF のスコアは比較的不安定なものであることを示唆することになるだろう。しかし，最初に述べたように，臨床研究の結果からは，精神症状が改善した時でさえも SQ-SF の多くのスケールにおいて変化が認められなかったということが証明されているのである (Wellburn et al., 2000)。

結　語

　治療計画は，正確なアセスメントとケースの概念化から始まる。パーソナリティの病理をアセスメントする際に心に留めておかなければならないいくつかの重要な事項がある。まず第1に，パーソナリティ障害の一般的な診断基準と特異的なパーソナリティ障害の診断基準の両方を熟知しておくことが前提条件である。第2に，治療者は，パーソナリティの病理が広汎な領域に及んでいるかどうか，長く続いているかどうか，そして，その特性や認知的特徴（たとえば，非機能的信念とスキーマ）と関連した障害の程度を注意深くアセスメントすべきである。第Ⅰ軸障害と第Ⅱ軸障害の併存率が比較的高いということを考えると，エピソード的あるいは一過性の精神状態とパーソナリティ特性を見分けることがとくに重要である。第3に，第Ⅰ軸障害と比べて第Ⅱ軸障害の診断の際には，より推論的な要素が入ってくるため，経験の乏しい治療者は障害の併存の可能性についてとくに気をつけておく必要がある。

　その治療者のアセスメント戦略の選択はいくつかの要因によって左右される。パーソナリティ病理を概念化したり測定したりする際に次元論的アプローチを採用することについては，その情報量の多さとカテゴリー的アプローチの概念的および実証性の問題によって，この10年間で好意的な意見が多くなっている。1つの共有された次元論的アプローチは，別のタイプのパーソナリティ障害がどの程度存在する（存在しない）かということを定量化することである。このアプローチによる測定方法は，構造化面接（たとえば，PDE-R；Loranger et al., 1987）によってアセスメントされたある障害の診断のための項目の数を合計することや，DSMの特異的なパーソナリティ障害の基準を直接アセスメントするための項目が含まれている自己記入式質問票（たとえば，PDQ-R；Hyler & Rieder, 1987）や多くの領域にわたる障害の特異的な病理をアセスメントする項目を含んでいる自己記入式質問票（たとえば，MCMI-Ⅲ），非機能的信念のような1つの重要な領域を標的とした自己記入式質問票（たとえば，PBQ）を用いることを含んでいる。

　その他の次元論的アプローチは，パーソナリティ障害と関係のあるパーソナリティ特性や特性的な構造（たとえば，早期不適応的スキーマ）についてのアセスメントを含んでいる。自己記入式質問票は次元論的アプローチに基づいた

代表的な測定法である。パーソナリティ特性を包括的にアセスメントする計量的な質問票には，SNAP，DAPP-BQ，WISPIがある。スキーマ・フォーカスト・アプローチを用いている治療者にとって，SQとSQ-SFはともに早期不適応的スキーマを評価するのにとても役立つものである。それぞれのスキーマのニュアンスをより細かくアセスメントしたいと考える治療者は，一般的にSQを好んで用いるだろう（Young, 2002b）。

　概念の明確さ，コミュニケーションの平易さ，治療者にとっての親しみやすさといったものを含むカテゴリー的アプローチによるアセスメントにはいくつかの利点がある。さらに，多くの臨床現場では，アセスメント報告に第II軸障害に関する診断的な印象を記載することが求められるし，パーソナリティ障害に関する研究は信頼性のある妥当な診断にかかっているのである。非構造化面接と比較して，SCID-IIのような構造化面接はより短時間で済み，パーソナリティ障害の診断に関して正確さと信頼性の点で優れている。構造化面接を用いる場合には，適切なトレーニングによって面接者の質を保証しておくことが，信頼性の高い妥当な診断に到達するために大切なこととなる。

　治療者は，カテゴリー的アプローチと次元論的アプローチを統合したいと思うかもしれない。構造化面接はパーソナリティ障害が存在するかしないかについて，カテゴリー的な観点から決定を行うのに役立つ。自己記入式質問票は，患者の臨床像を描くのに役立つ個別のプロフィールを提供することができ，それによってケースの概念化と治療計画を促進することができる。PBQやSQ，SQ-SFのような質問票は，認知的概念化のために認知療法家がとくに役立つ情報とみなすようなパーソナリティのプロフィールを描き出すのである。

　パーソナリティ障害をアセスメントする際に考えるべき重要な認知的要素は，自己と他者についての見方，主要な方略と感情，特異な情報処理の様式である。特異的なパーソナリティ障害の典型的な認知プロフィールを認識しておくことは，治療者が個別のケースの概念化を行う際に助けになる。しかし，パーソナリティの病理をもつ患者は，一人ひとり違っており，典型的なパターンをとるとは限らないということを心に留めておくことが重要である。完全な評価を行うためには，堅実なだけでなく，柔軟性をもった配慮がなされるべきである。

第4章　一般原則と特殊な技法

はじめに

　第Ⅰ軸障害の患者は，その障害が消退した後には病前の認知様態に戻る。たとえば，うつ病から回復した患者の多くは，もはや災難を理由に自分を責めることはなく，自分が失格者であるとか劣っていると考えることが少なくなり，将来について否定的な予測をすることをやめる。しかし，中にはこうした特徴を持続的に示し，自分は「いつも」こういうふうに考えてきたと認める患者がいる。それにもかかわらず，彼らは臨床的にはもはや抑うつ的ではない。

　第Ⅱ軸の様態は様々な点で第Ⅰ軸の様態とは異なっている。患者が通常の認知機能水準に戻ると，急性障害時に観察された非機能的自動思考の頻度と強度は元に戻る。「正常な神経症的期間」には，患者はたやすく非機能的自動思考を同定し検討することができるかもしれないが，このような極端に歪んだ解釈とそれに伴う破壊的な感情は，特定の状況下では持続的に生じてくる。たとえば，非常に知的で有能な女性が，前よりも高度な知的機能が必要になる地位を提示されるといつも，「私にはそれはできない」という考えを自動的にもってしまうのである。

　第Ⅰ軸障害とパーソナリティ障害の相違について，最も理にかなった説明をすれば，症状的障害に特徴的な極度に誤った信念や解釈は，比較的柔軟であり，実際，とくに治療的介入を行わなくても，うつ病が消退するにつれて和らいでくるということである。しかし，パーソナリティ障害におけるもっと持続的な非機能的信念は「構造的」である。つまり，それらが「通常の」認知機構に組み込まれているのである。そういうわけで，パーソナリティ障害の改変に必要な構造的変化をもたらすには，たとえば，感情障害の非機能的思考を変化させるよりも，かなり多くの時間と労力が要求されることになる。

　うつ病（Beck, Rush, Shaw, & Emery, 1979）や全般性不安障害（Beck & Emery with Greenberg, 1985）といった急性の第Ⅰ軸のエピソード（アメリ

カ精神医学会，2000）を軽減させるためには，「標準的な」認知療法の技法を用いるのが一般的である。この方法は，非機能的自動思考を扱う場合には効果的であり，うつ病（あるいは全般性不安障害）の情報処理様態から「正常」様態への認知の変換をもたらすのに役立つ。抑うつや不安のエピソード時に自動思考や信念を検討することは，比較的穏やかな時期においてこのような認知過程を扱うための格好の練習になる。この穏やかな時期に観察された患者は，従来の精神医学的術語や日常会話用語では「神経症的」と記述されてきた。「神経症的パーソナリティ」の特徴は，一般に「未熟」とか「子どもっぽい」といったようなレッテルを用いて記載されてきた。つまり，感情の不安定，拒絶や失敗に対する過剰な反応，非現実的なほど低かったり高かったりする自己概念，そして，とりわけ強い自己中心性である。

　非機能的信念は，現実に対する患者の見当識の基礎をなすので，なお作動して効力を保っている。人は自分の信念に依拠して出来事を解釈しているので，新しい適応的な信念や方略がそれらに代わって組み込まれるまでは，このような信念を放棄することは不可能である。病前の機能水準に戻ると，患者はいつも使っている方略に再び依拠するようになる。この時期の基礎的信念は，うつ病や全般性不安障害の時に比べると，一般にそれほど非機能的ではない。しかし，さらにこれを修正しようとすると，急性期における修正よりも容易ではない。

　これらの中核的残遺信念（スキーマ）は根深く凝り固まっており，標準的なうつ病治療や不安の治療で用いられる治療技法に容易に屈するものではないことを，患者も治療者もよく認識しておく必要がある。自分の基礎的信念が非機能的であったり不合理でさえあることを患者が認識しているとしても，単にその信念について質問したりそれらが消え去ってくれることを「望む」だけでは，患者は信念を消すことができないのである。

　このような患者の性格構造に変化をもたらすためには，長く，時には退屈な過程が必要である。治療の「性格学的段階」は長引き，一挙に劇的な改善がみられることはずっと少なくなるのである。

1．ケースの概念化

　各ケースの特異的概念化は，患者の不適応行動を理解し，非機能的態度を修

正するための枠組みを与える上で重要である。したがって，治療者は早目に，できれば評価の過程で，ケースの定式化をすべきである。もちろん，新たな情報が得られれば，それに応じて治療者は定式を修正することになる。ある仮説は確認され，別の仮説は修正されたり放棄されたりし，さらに別の仮説は定式の中に取り入れられる。

　この概念化を患者と共有することで，情報収集の過程を促進できる。つまり，それによって，患者には，どういう体験に注目すればよいのかということやどういう解釈や基礎的信念を同定すればよいのかということに関して，1つの指針が与えられるのである。次に，患者と治療者は，新たな材料が予備的な定式に「適合する」かどうかを検討することができる。新しい情報が集められるのに伴って，それらの情報をもとにして，治療者はケースを再び定式化することになる。

　患者のために図表を描くようにすれば，後々の体験をこの全般的定式に合致させる方法を彼らに示すことができる。患者にその図表を自宅に持ち帰ってもらうことがしばしば役に立つ。現実に関する誤った解釈がどのようにしてその信念から導き出されるかを患者に示すために，黒板やフリップ・カードを使用する治療者もいる。たとえば，新たな困難に直面すると「私には助けが必要だ」と治療者に訴える依存性パーソナリティ障害の人たちは，この考えと「私は助けがなければ何もすることができない」とか「私は無力だ」といった中核的信念との関連性を理解する必要がある。「行動実験」を工夫し，これを遂行することを通して，系統的な不確証を反復することが，ついにはその非機能的信念を溶解させることにつながるのであり，「助けがなくても，私は広範囲の課題をこなすことができる」とか「私は多くの点で有能である」といった，もっと適応的な態度の基礎を作ることになるのである。

　表4.1には，ある夫婦の問題についての1つの構造的定式が示されている。この夫婦は比較的よく似た信念をもっていたが，重要な点ではいくつか異なっていた。この夫婦の当面の問題については，別のところで詳しく紹介している（Beck, 1988）。要約すると，自己愛性パーソナリティ障害のゲアリーは，ベヴァリーに対して周期的に爆発的な暴力をふるっていた。彼は，雑用をやらないことを理由にいつも自分を責めると言って，彼女を非難した。依存性パーソナリティ障害のベヴァリーを支配できる唯一の方法は，彼女に立ち向かっていき，無理やり「黙らせる」ことであるとゲアリーは信じていた。一方，ベヴァリー

表 4.1 中核的スキーマからの認知的処理の例

	ベヴァリーの信念	ゲアリーの信念
すべきである	「私が頼んだ時は,ゲアリーは手伝ってくれるべきだ」	「ベヴァリーはもっと尊敬の念を表すべきだ」
ねばならない	「私は他人の行動を制御しなければならない」	「私は他人の行動を制御しなければならない」
特殊な条件的信念	「ゲアリーが助けてくれなければ,私はやっていけないだろう」	「人にチャンスを与えたら,彼らは私を踏み台にするだろう」
恐怖	「私は見捨てられるだろう」	「私は踏み台にされるだろう」
中核的スキーマ	「私は無力な赤ん坊だ」	「私は弱虫だ」

は,相手を非難するという方法を使い彼にその怠慢さを「思い出させる」ことによって,夫や父親としての役割を彼がずっと果たしていない状態を規制しなければならないと信じていた。それが,主婦や母親としての責任を果たすことができる唯一の方法だと彼女は信じていた。その背後には,頼れる人が誰もいないならまったく何もできない,という彼女の確信が存在していた。

ゲアリーは「力は正義なり」という雰囲気の家庭に育った。彼の父と兄は彼を脅して,彼が「弱虫」であることを信じさせた。彼は父や兄の対人的方略を取り入れることによって,この自己像に対する埋め合わせをした。つまり,結局のところ,人を支配したいとか侮辱したいといった他人の意向を制御するための最良の方法は,その人を脅すこと,必要であれば力づくで脅すことであると信じたのである。最初の定式はその後の共同面接と個人面接によって裏付けられたが,それは次のようなものだった。ゲアリーの中核的スキーマは「私は弱虫である」というものであった。この自己概念は,自分は侮辱されるのに弱いと彼が考えた時にはいつも表面に現れてくる可能性があった。自分自身を守るために,彼は父親の行動に内在していた信念,つまり,「私は他人を支配しなければならない」という信念を強固にした。これらの信念を処理する方法については後で述べることにする。本質的に,治療者は,ゲアリーの行動をこのような信念にまで遡ることができたのである。

同じようにベヴァリーは「私はゲアリーを支配する必要がある」と信じていた。彼女の命令は,助けがなければ自分の義務を果たすことができないのでは

ないかという恐怖に由来していた。彼女の中核的スキーマは「私は無力な子どもである」というものであった。注意しておきたいのは，ゲアリーの行動（「援助しないこと」）が，彼女の中核的スキーマ（「誰かの援助がなければ，私は無力である」）によって処理され，その結果，ベヴァリーの中に弱々しい感情が生じたことである。彼女はゲアリーを非難し腹を立てることによって，自分を弱体化させるこの感情に反応した。

　イメージを用いたり，過去の無力な体験を再現したりすることを通して，治療者は彼女の中核的スキーマを活性化することができた。そして，ゲアリーに助けてもらいたいという切望が無力な子どもという彼女の自己像に由来することを，ベヴァリーが認識できるように援助することができた。したがって，「がみがみ小言を言う」非適応的な彼女のやり方は，自分自身の深刻な無力感を食い止めようとする試みであったのである。ゲアリーとベヴァリーの関係は，配偶者同士のパーソナリティ構造が，お互いの問題をいかに悪化させるかということを明示している。それはまた，パーソナリティの問題を，たとえば，夫婦間の状況といった特定の文脈の中で表現される問題としてとらえることの重要性を示している。

2. スキーマの同定

　治療者は，患者の自己概念や，患者がそれに依拠して人生を送っている規則や公式を抽出するために，自らが収集した情報を利用しなければならない。しばしば，治療者は，様々な状況で患者が描写した事柄の中に表現されている素材をもとにして，患者の自己概念を決定しなければならない。

　たとえば，「車掌に間違ってお金を渡したりして，私はもの笑いの種になるようなばかなまねをしてしまった」とか「どうやって大学に合格したのか，それどころか，どうやって法科大学院に受かったのか，私には分からない。私はいつもへまばかりしているように思える」とか「私はあなたにきちんと状況を説明できないと思う」といったことを話す患者を例に挙げてみよう。治療者は，基本的なところで，患者が自分のことを不適格で欠陥だらけだと考えていることを示唆する糸口をつかむことができる。治療者はまた，患者の自己描写に何らかの妥当性があるかどうかをすばやく判断する。もちろん，患者が抑うつ的な場合には，このような広範で包括的な一般化（中核的信念）は明瞭に現れて

くる。つまり，患者は問題の状況を描写した後で，「このことから，私がどれくらい無価値で，不適格で，好かれていないかが分かる」といった言葉で話を締めくくる。

　治療者は，否定的自己概念が認められる時の諸条件を具体的に示す患者の言葉から，**条件的**前提を引き出すことができる。たとえば，他の人が普段ほど親しみのある反応を示してくれない時に，その人が「ボブやリンダはもう私を好きではないのだ」と考えるなら，そこから治療者は，「もし他人が愛情や関心を強く表現してくれないなら，それは彼らが私のことを気にかけていないということだ」というような基礎にある公式を導くことができる。もちろん，人によっては，ある状況下ではこの公式に現実が含まれていることもあるだろう。そのような人たちについては，社会的技能の欠損や粗雑な対人関係様式にとくに配慮する必要があるかもしれない。しかし，パーソナリティの問題をもつ人は，他にも説明の仕方があったり，その信念に矛盾する根拠がはっきりしている場合でさえも，関連するあらゆる状況について，この公式を，恣意的に，否応なしに，全か無か的なやり方で適用する傾向がある。

　同様に，治療者は他人に対する患者の視点を引き出そうとする。たとえば，妄想性パーソナリティ障害をもつ人の語る内容から，その基礎的スキーマが，他人は邪悪で，操作的で，偏見に満ちている，などといったものであることが分かるだろう。このスキーマは，「医者が私に微笑んだ。それは，医者が誰に対してでもする職業的な偽の微笑だということが私には分かる。患者にたくさん来てほしいと躍起になっているからだ」とか「店員は私の渡したお金をとてもゆっくりと数えていた。それは，私を信用していないからだ」とか「今夜の妻はひどく私にやさしい。私に何をしてもらいたいのだろう」というような言葉の中に表現されているだろう。このような患者は，それを支持する根拠がなくても，あるいは非常に矛盾する根拠がある場合でも，しばしばそのように結論づけることがある。

　このような患者が急性妄想状態に陥っている時には，「彼は私をだまそうとしている」とか「彼らは全力で私を苦しめている」といった包括的な考えが彼らの脳裏を駆けめぐる。その中核的スキーマは，「人は信用できない」，「誰でも皆，ずるい動機をもっている」といったものである。その結果みられる恣意的な結論の様式は認知の偏りを反映しており，「スキーマ駆動性」のものだと言われている。

3. 基礎にある目標の明確化

　一般に，人は，自分にとって非常に重要であるが十分に自覚できていないような広範な目標をもっている。治療者は，患者の話した大望や野心を基礎にある目標に翻訳するという仕事を担っている。たとえば，「パーティー会場に着いた時，挨拶に来る人が少ししかいなかったので，私は気分を害した」とか「周りに人がたくさん集まってきて，私の旅行がどうだったかを知りたがったので，私はとても楽しい時間を過ごすことができた」という患者がいるかもしれない。数多くの様々な状況を通して幅広く語られた内容から，基礎にある目標が，「私にとっては，皆から好かれていることが極めて重要だ」といったものであることを治療者は推測できる。目標は中核的スキーマに由来している。つまり，この例では，それは「もし人に好かれないなら，私は無価値だ」と表現されるだろう。

　たとえば，別の患者は，試験で満点がとれなかったので不愉快だと話していた。彼はまた，友だちと話している時，ある科学者の名前を思い出せなくて少し当惑したのだった。それから，大学院進学の奨学金を全額もらえるだろうと言われて，とても興奮してしまい，その夜はまったく眠れなかった。自分の体験について質問されるまで，彼はそれをはっきりと表現しなかったが，彼の目標は「有名になること」であった。この目標に関連して，「もし有名になれないなら，私の全人生は無駄になるだろう」という条件的前提が存在していた。

　その他の目標もほとんど同じ方法で導かれるだろう。どのような援助の申し出も拒み，動き回れる完全な自由をもちたいと主張し，どのような「関係」にも巻き込まれまいとする人を例に挙げてみよう。いったん「私には自由が必要だ」という共通の主題を抽出できれば，治療者は治療場面やその他の状況で患者の示す反応を観察することによって，この努力を検討することができる。たとえば，もし患者が面接中に身体的距離をとろうとしたり，早く面接を終わったり，自分の問題にひとりで取り組みたいという希望を述べるようであれば，それは自律という目標が基礎にあることを示している。条件的前提は，「もし誰かにあまりにも依存してしまったり，あまりにも親密になったりすれば，もう私は自由ではなくなる」というようなものになるだろう。この考えに関連して，「完全な行動の自由がなければ，私は無力だ」という信念が認められる。

あらゆる情報を得て，そして，中核的前提，条件的信念，目標を抽出してしまえば，次に治療者は，認知モデルにしたがってケースを定式化することができる（たとえば，先述のゲアリーとベヴァリーの例の定式化）。

4. 治療者－患者関係の強調

1）共　同
　認知療法の基本原則の1つは，共同と信頼の意識を患者に教え込むことである。治療関係の確立は，おそらく急性症状期の場合よりも慢性のパーソナリティ障害の場合には，よりいっそう重要になるだろう。急性の障害（通常は抑うつと不安，またはそのいずれか）の時期には，患者は普通，治療者の提案を試してみようという気になりやすいし，苦痛が比較的速やかに軽減することによって報われる。慢性のパーソナリティ障害の場合，変化はずっと緩やかに生じ，成果はずっと知覚されにくい。そこで，治療者と患者はパーソナリティの改変という長期的な作業にかなりの労力を費やすことになる。

　患者はたびたび，ホームワークをするように動機づけられる必要がある。急性期が過ぎて，行動を刺激する不快な感情（不安，悲しみ，怒り）が消退するにつれ，患者の動機づけはしばしば低下する。さらに，パーソナリティ障害そのものが，頻繁にホームワークの遂行を阻害する。回避性パーソナリティ障害の人たちは，「自分の考えを書きとめるのはひどく苦痛だ」と考える。自己愛性パーソナリティ障害の人たちは，「私は立派なので，こういうことをするにはふさわしくない」と考える。妄想性パーソナリティ障害の人たちは，「私の記録は，私の不利になるように悪用されるだろう」とか「治療者は私を操作しようとしている」と考える。

　治療者はこのような形の「抵抗」を「もっけの幸い」と考えて，他の資料や情報に対して行うのと同じような分析をそれらに加えなければならない。

2）誘導による発見
　認知療法の技巧の一部は冒険感覚を伝えることである。つまり，患者の信念の起源を探索し解明すること，外傷体験の意味を探求すること，豊かなイメージを引き出すことである。さもなければ，治療は同じことの繰り返しになり，早晩，ますます退屈なものになってしまう。実際，仮説を提示する方法をいろ

いろ工夫したり，様々な語句や単語を使うようにしたり，比喩や逸話を用いて重要な点を説明することによって，治療関係は人間的な教育的体験になっていくのである。また，ある種の軽快さとユーモアの的確な使用が，そうした体験に妙味を添えてくれる。

慢性期には，治療者は患者の特異的な感受性や脆弱性を見極めたり，ある特定の状況に対して彼らが過剰に反応する理由を確かめたりする目的で，様々な体験の**意味**を解き明かすことにいっそう多くの面接時間を費やすようになる。第2章で述べたように，その意味は，基礎にある信念（「もしある人が私を非難するなら，それはその人が私を嫌っているという意味である」）によって大部分が決定される。その意味を明らかにするためには，治療者はいくつもの段階を踏んで，少しずつ治療を進めなければならないだろう。

3)「転移」反応の活用

治療過程と治療者に対する患者の情緒的反応は極めて重要である。患者の思考と信念の体系に関する情報をさらに得るために，治療者は常に注意を払いながらも刺激することなくそうした反応を探索できるように準備しておく。探索されないままだと，歪んでいる可能性のある解釈は持続し，共同作業を阻害することになるかもしれない。明るみに出された場合には，しばしばそれは患者の独特な反応や反復される反応の背後にある意味や信念を理解するための豊富な材料を提供してくれる。逆転移については，批判的にならず共感的な姿勢を維持することがとくに重要である。その一方で，客観性を失うことなく患者の不適応的様式に対応すべきである。パーソナリティ障害の治療は一般的に，治療者に多大な努力と計画性をもつこと，そして，ストレス管理を要求する。第5章では，患者と治療者の双方がもたらす非協力の問題を概念化し，治療に対する情緒的反応に対応するための戦略について，さらに詳細に論議することとする。

5. 専門的な技法

専門的な戦略と技法を計画し適用する場合，患者の特異な病理だけでなく，彼らが自分自身に関する情報を統合し利用するために使っている独特な方法についても考慮しておく必要がある。患者はそれぞれが様々な方法で学習する。

さらに，ある患者において，ある時点で成功した方法も，別の時点では効果がないかもしれない。治療計画を立て，利用できる広範な技法の中から最良の技法を選択する場合，あるいは新しい技法を作り出す場合，治療者は自分のベストの判断を行わなければならない。ある程度の試行錯誤も必要になるだろう。ある場合においては，内省することが最も効果的であるかもしれない。別の場合には，感情の発散や技能訓練が適切な選択肢となるかもしれない。

技法の最も効果的な適用は，ケースの明確な概念化や友好的な治療関係の形成だけでなく，治療者の芸術的手腕にも依拠している。**治療の芸術**には，標準的な認知的技法や行動的技法ばかりでなく，ユーモアとか逸話とか比喩を上手に活用したり，治療者自身の体験を話したりするといったことが含まれている。熟練した治療者は，いつ微妙な事柄を引き出すか，必要な場合にはいつ引き下がるか，いつ回避に向き合うか，ということを知っている。彼らは，単調な表現には熱を注ぎ，過熱した流れは冷ますことができる。彼らは，自分が使う言葉や文体，そして，表現様式を様々に変化させる。

与えられたセッションの中で**柔軟**に取り組むことが重要である。つまり，治療者は積極的に聞くことから，焦点を当てて探りを入れること，さらには新しい行動様式の模範を示すことまで，様々に自分の方法を変えることができる。本書を読まれる治療者は，認知行動療法の基本原則を修得していることが望ましい。その多くは，たとえば，Beckら（1979）のようないくつかの書物において述べられている。私たちは様々な技法を，便宜上，主として「認知的」技法と「行動的」技法に区別してきた。もちろん，いかなる技法も純粋に認知的であったり行動的であったりすることはないということを，私たちは銘記しておく必要がある。さらに，認知的技法は行動の変化をもたらし，行動的技法は一般に何らかの認知の再構成を引き起こしうるのである。

パーソナリティ障害を治療する際の最も効果的な手段の１つに，児童期の出来事やイメージを再体験するといった，いわゆる**体験的技法**がある。このような劇的な技法は，新たな学習のための，あるいは脱学習のための扉を開いてくれるように思える。経験の教えるところでは，認知の変化は何がしかの情動的体験に依拠して生じるのである。

パーソナリティ障害の治療において，認知的技法と行動的技法は相補的な役割を果たす。要は，新たなスキーマを形成し，古いスキーマを修正することである。もちろん，最終的には，認知的技法がおそらくは治療によって生じる変

化の大部分をもたらすことになるだろう。患者がパーソナリティ障害をもっている場合には、認知的な作業は、行動的な作業と同じように、通常以上の正確さと持続性が要求される。たとえ適応的な行動が形成された後でも、このような患者の特異な認知的スキーマは非機能的なまま持続するので、認知的な再作業が、より多様なやり方で、より長期にわたって必要になるのが一般的である。

6. 認知的戦略と技法

第Ⅱ軸障害を治療する際に、治療者が利用できる認知的技法の一覧を以下に示す。いくつかの方法は、別のところでうつ病の治療において記載されているので（Beck et al., 1979）、ここでは詳しくは論じない。しかし、第Ⅱ軸の問題に対する特殊な技法については、さらに詳細に述べることにする。この一覧は代表的なものであり、すべてを網羅したものではない。

パーソナリティ障害に対応する場合に有用な認知的技法には、次のようなものがある。①誘導による発見。これによって、患者は型に嵌った非機能的な解釈の仕方を認識できるようになる。②独特の意味づけの探求。患者はしばしば自分の体験を、通常とは違った極端な方法で解釈するからである。③誤った推論や歪みに名前を付けること。これは、特定の自動的な思考様式における偏倚や不合理性を患者が自覚できるようにするためである。④共同的経験主義。患者と共同して、患者の信念、解釈、期待の妥当性を検討することである。⑤他人の行動に対する説明を検討すること。⑥尺度化。典型的な二分法的思考に対抗するために、極端な解釈を次元論的な表現に翻訳することである。⑦再帰属法。行為や結果に対する責任の帰属を改めること。⑧計画的な誇張。ある観念を極端な形にすることである。これによって、状況がはっきりと際立って見えるようになり、非機能的結論の再評価が促進される。⑨信念や行動を維持したり変化させたりすることの利益と不利益を検討すること、および一次性利得と二次性利得を明確にすること。⑩脱破局視。ある状況で起こりうる最悪の結果という観点だけから考える傾向を患者が認識し、これに対抗できるようにすること。

1）「認知的探索」

うつ病や全般性不安障害（Beck et al., 1979; Beck et al., 1985）において自

動思考を引き出したり評価したりする時に使うのと同じ技法が，パーソナリティの問題を扱う場合にも有用である．とくに，治療者と患者はパーソナリティの問題を鮮明にする出来事を同定し，その出来事の認知的基礎に焦点を当てる．たとえば，回避性パーソナリティ障害患者のロイは，職場の同僚たちが彼女を無視しているように思った時には不快でたまらなくなる．最初の認知的探索として，まず彼女の自動思考の再生を試みなければならない（Beck, 1967）．もし患者が自動思考の同定に関して良く訓練されているとすれば，彼女は，たとえば，「『あの人たちは私のことが好きじゃないんだ』と私は考えたのです」と言うかもしれない．

もし患者が自動思考を再生できないなら，その体験を「今まさにそれが起こっているかのように」**想像**することを患者に勧めてみるとよい．体験が鮮明によみがえってくるにつれ，まるで実際にその場で体験するかのように彼女は自動思考を体験するだろう．もちろん，彼女には，とくにきっかけなく生じるその自動思考を確かめる機会が，その後の出会いの中で数多くあるだろう．もし患者がある特定の「外傷的」体験を予期できるなら，都合の悪い状況に陥る前に，自分の思考の流れに波長を合わせ始めることによって（「今日の昼食の時に，リンダは私に冷たい態度をとるかしら」），あらかじめ準備しておくことが役に立つ．そこで，ロイは，拒絶に関連する思考をとらえるように前もって教えられていた．リンダのよそよそしい様子に気づくと，「彼女は私のことが好きじゃないんだわ」，「私に何か悪いところがあるのね」という否定的な考えを彼女はとらえることができた．もちろん，自動思考は必ずしも非機能的であるとか非現実的であるとは限らないが，後述するように，検討されるべきものである．

最も重要なのは出来事に関する究極的な意味づけである．たとえば，ロイは，リンダが拒絶しているように見えても，「それがどうしたっていうの？ 私も彼女のことが好きじゃないわ」とか，「彼女は私の友だちじゃない」と考えて，それを無視することもできるだろう．しかし，拒絶に対してとくに脆弱な患者の場合，連鎖反応が始まり，ついには悲しみがいつまでも長く続くことになるかもしれない．

患者は時に，内省を通してその連鎖反応を判別できることがある．巧みな質問によって，しばしば治療者は重要な出発点（中核的スキーマ）に到達することができる．治療者はまた，患者が推論し結論を導く過程における特別な誤謬や欠陥を証明するために，このような質問という方法を利用できる．治療者と

ロイの以下のような対話を例にとってみよう。ロイは，友人のリンダが昼食時に同僚との会話に夢中になっていたので，不愉快になった。

治療者：昼食の時，どのような考えがあなたの心をよぎりましたか？
ロイ：リンダは私を無視している。［選択的焦点化，自己関連づけ］
治療者：それは何を意味しているのでしょうか？
ロイ：私は人と上手くやっていけない。［自己帰属，過度の一般化］
治療者：そのことはどういうことを意味しますか？
ロイ：私にはもう，友人が1人もいなくなるだろう。［絶対的予測］
治療者：「友人がいなくなる」とは，どういう意味ですか？
ロイ：私はまったくひとりぼっちということです。［中核的スキーマ］
治療者：**まったくひとりぼっち**とは，どういうことを意味しているのでしょうか？
ロイ：私はいつも不幸だということです。（泣き始める）

　患者が泣き始めたので，治療者は根本的な点，つまり中核的スキーマ（「私はいつも不幸だ」）に到達したと確信して一連の質問を止めた。強烈な感情が喚起されたということは，中核的スキーマが明らかになったことを示しているだけでなく，非機能的思考がいっそう修正されやすいことをも示唆している。このような質問の仕方は，より深い意味を探り中核的スキーマに接近しようとするもので，「下向き矢印法」と呼ばれてきたものである（Beck et al., 1985）。後日，治療者と患者は，他にも中核的スキーマが存在するかどうかを確かめるために，さらに探ってみたいと思うことだろう。

　この場合，ロイの問題は，「もし人が私に反応を示さないなら，それは彼らが私を好きではないということを意味している」，「もし誰かひとりくらい私を好きな人がいないなら，それは私が好かれないという意味だ」という彼女の信念に由来している。自分の働くオフィス・ビルにあるカフェテリアに入っていく時，他の同僚がどの程度受け入れてくれるか，つまり，彼らが彼女に隣の席に座ってもらいたいと思っているかどうか，彼女を会話に入れてくれるかどうか，彼女の言うことに応じてくれるかどうか，ということに彼女は非常に敏感になっている。彼女は回避性パーソナリティ障害で，拒絶される可能性がある状況に入っていくのを避けようとするので，自分が知っている人たち，とりわ

けリンダと同じテーブルには座ろうとしない。こういう事柄を処理する1つの方法として，次の対話に示されているように，その問題に真正面からぶつかっていくことが挙げられる。

　ロイは，何人かの女性が楽しそうに会話をしているテーブルに座った後で，不快な気持ちになった。治療者はこの出来事の意味を探索する。

治療者：もし人々が心からあなたを歓迎してくれないとしたら，どうですか？
ロイ：分かりません。彼らは私のことが好きではないのだと感じるだろうと思います。
治療者：彼らがあなたを好きだということを示したとしたら，どうですか？
ロイ：よく分かりません。本当に，私には彼らと共有できるものがほとんどないのです。彼らが興味をもつようなものに，私はそれほど関心がありません。
治療者：彼らのうちの誰かと親しいお友だちになってみませんか？
ロイ：そんなことはしないでしょうね。
治療者：彼らの誰かと親しくしようということに，あなたは本当に関心がないのですね。そうすると，あなたを当惑させているのは，その意味づけだということですね。つまり，実際の重要性よりもむしろ，あなたが「好かれている」とか「好かれていない」ということをどれくらい重要だとみなしているかだということになりますね。それでいいですか？
ロイ：そうだと思います。

　ロイの中核的スキーマは，人に好かれるかどうかという点に関するものなので，他人との出会いはほとんどすべて，彼女が受け入れられるかどうかのテストの場となり，ほとんど生きるか死ぬかの問題となってしまう。下向き矢印法を用いて中核的スキーマを明らかにすることによって，治療者は「無視されるということ」の裏に隠された意味を明らかにすることができ，皆から好かれる必要があるという信念が非機能的であることを立証することができる。

　基礎となる信念に近づくこと（意識化すること）ができれば，次に患者はそれらを修正するために，現実的で論理的な思考を適用することができる。そこで，ロイは「彼らは私のことが好きではない」という自動思考に対して，「彼らが私のことを好きかどうかなんて，どうでもいいことだ。どちらにしたって，私には彼らと共有できるものは何もないのだから」という合理的反応で対抗す

ることができる。患者は，様々な出来事に絶対的な意味を付与し，それらを全か無か的な視点から考える傾向がある。出来事や人々のもつ重要性が，連続的なものとして位置づけられうることを患者に示すのが，治療者の役割である。このようにして，自分にとって「どれほど重要」であるかによって，自分が知っている人に連続的な序列をつける時，彼らが自分の本当の友人よりもずっと低い位置にいることをロイは理解することができる。一度このように客観的に評価できたなら，彼女はもはや，単なる知り合いに自分が好かれているかどうかをそれほど気にしなくなるだろう。

　もちろん，たいていの場合，表面的な知り合いは，通常は拒絶的というよりは中立的である。しかし，患者は中立を拒否と解釈しがちなので，この非機能的思考法を改変するためには，中核的信念を明確に表現し，随伴する感情を体験する必要がある。否定的な自動思考や基礎にある信念を処理するための技法は，別のところで述べられている (Beck et al., 1979; Freeman, Pretzer, Fleming, & Simon, 1990)。

2) スキーマへの直面化

　スキーマについて患者と論議したり説明したりする場合，妄想性や演技性，自己愛性，境界性といった診断名は，患者をみる治療者の視点に偏りをもたらすことがある。患者のあり方を操作的な表現に翻訳するとよい。たとえば，統合失調質パーソナリティ障害の人たちのあり方を記述したり論じたりする場合は，患者は「非常に個人主義的である」とか「他人に依存的でない」と表現するようにする。依存性パーソナリティ障害の場合には，「他人に愛着をもつことの価値を確信している」とか「より社交的な人間であることの重要性を大いに強調している」といった表現を用いて論じることができる。いずれにしても，特徴的な信念体系に適合するように修正された批判的でない表現が，患者に与えられることになる。

　包括的な治療プログラムでは，認知的，行動的，情動的スキーマのすべてを扱う。標的となるスキーマの密度，広がり，活性，力価（第2章）のすべてが，治療の仕方を決定する要因となる。患者の認知の偏りや歪みをスキーマに至る道標として活用することによって，患者がまず人生を支配する非機能的な規則を同定できるように治療者は援助する。次に，より適応的に機能するために，必要な修正や改変を目指して患者とともに取り組む。スキーマを扱う時に，治

療者には選択可能な方法がいくつかある。ある特定の方法を選択するかどうかは，そのケースの治療目標と概念化に基づいて決定される。

　最初の方法を私たちは「スキーマの再構成」と呼びたい。これは都市の再開発にたとえられるかもしれない。ある特定の建造物あるいはいくつかの建造物の集まりが強固なものでないと結論されると，その旧式の建造物を段階的に取り壊し，その跡地に新しい建造物を建てるという決定が下される。これは長年にわたって多くの治療法（とくに精神分析や精神力動学派から派生した治療法）が目標としてきたものである。時間，労力，患者（あるいは治療者）の技能を考えると，すべての非機能的スキーマを再構成することは不可能であり，またそうすることがいつも合理的な目標というわけではない。

　完全なスキーマの再構成の例として，妄想性パーソナリティ障害の人を，他人をすっかり信用する人間に転換することが挙げられるだろう。他人から与えられそうな差し迫った危険に関する特定のスキーマが消失して，その代わりに，人は全般的に信頼できて，攻撃されたり傷つけられたりする可能性などはないという別の信念，さらには，援助の手を差し伸べてくれる他人が一般的には身近に存在するだろうという信念が形成されるのである。明らかに，これは最も困難で時間のかかる治療方法の１つであり，過活性状態にある不信に関わるスキーマとより好意的なスキーマとの間の妥協が成立しなければならない。言い換えると，再構成とは，非機能的スキーマを減らしより適応的なスキーマを形成することである。

　多くの患者は，非機能的な基礎的信念と矛盾する体験を組み入れることができるような適切なスキーマを形成したことが一度もない。それゆえ，彼らは新しい肯定的な体験を統合できず，様々な出来事を既存のスキーマを用いて濾過し続けることになる。結果として，患者の人生経験は，自分自身や他人に関する彼らの非機能的で通常は否定的な信念を強固にするように形成されていく。もっと重症の患者，とくに境界性パーソナリティ障害患者の場合には，適応的なスキーマが絶対に得られない領域が１つあるいは複数存在する。それゆえ，彼らは新しい建設的な体験を貯蔵できるような適応的な構造を作り上げなければならない。

　様々な技法が，新しいスキーマを作ったり欠陥のあるスキーマを支えたりするために用いられる。日記は，新しい観察を組織化し貯蔵するという目標を達成するために独創的に用いることができる。たとえば，「私は不適格な人間だ」

と信じる人は,「仕事」,「社交」,「子育て」,「自分だけのこと」と記されたいくつかのコラムに区切ったノートを携帯するとよい。毎日のように自分の適格性を示す小さな例が,それぞれのコラムに記録されていくだろう。患者が自分の適格性を示す例を同定できるように,そして,それらが定期的に記録されていることを観察できるように治療者は援助することになる。患者はまたこの記録を復習することによって,いつもの否定的スキーマが著しく活性化されるストレス状況や「失敗」状況において,否定的スキーマへの絶対的な確信に対抗することができる。

否定的なスキーマを弱め,これに代わるスキーマの必要性を支持するために,別のタイプの日記を利用するのもよい。もし自分の否定的なスキーマが妥当なものであれば,ある状況下で何が起こるだろうかという予測を患者は予測日記に書きとめる。その後で,患者は実際に起こったことを記入し,それを予測と比較するのである。

たとえば,強迫性パーソナリティ障害のある女性は,毎日大変な破局が自分を待ち受けているが,自分はまったく不適格な人間なのでそれに対処することができないと信じていた。彼女は最初のコラムに予測される破局を列挙できるような日記を作った。第2のコラムには,破局が起こったかどうかを,さらに,実際に起こってしまったが予想外であった破局についても記録した。第3のコラムで,彼女は現実の「破局」にどの程度対処できたかを評価した。1カ月後,彼女は日記を見直し,予測した5つの破局のうち,実際に起こったのはたった1つであり,しかも,自分がこの破局を70％の的確さで処理できたことを発見した。

その他のタイプの日記は,古いスキーマと新しいスキーマという観点から毎日の体験をもっと積極的に分析するものである。より適応的な新しいスキーマをいくらか信じ始めた患者に,1週間の危機的な出来事を評価してもらうようにする。たとえば,他人を不機嫌にしたなら自分は愛されないと信じる患者は,この古い信念が活性化されるような毎日の体験を分析してみた。ある時,仕事の出来が悪いという理由で彼女は社員を叱った。彼女は日記に「私が彼の仕事ぶりを非難したことで,彼は私に腹を立てたようだ。私の古いスキーマに従えば,これは大変なことで,私が愛されないことを示していると感じただろう。でも,今は,仕事の間違いを正していくことが私の責務であり,もし彼が私に腹を立てたとしても,それはそれでよいと思っている。愛されるためには,皆

が私に対して常に満足している必要はないのだ」と書いた。

このように「スキーマ日記」は，適応的スキーマを作り上げるのに役立ち，その後の体験が新しいスキーマを強化するのを保証し，さらに，新しい出来事を処理して古い出来事を再定式化する際に，古い非適応的スキーマに対抗するのに役立つ。もちろん，形成されるべき「機能的スキーマ」の種類は，患者のかかえる問題の性格と診断によって様々である。

パーソナリティ障害をもつ人を，その人の能力が最大限に発揮されるような完全に成熟した人間に変換することが理想のように思われるだろうが，そういったことが治療期間中に実現されることはまれである。しかし，たいていの患者は，治療が終了した後も実際に成熟し続けるのであり，最終的にはこの理想に近づくのかもしれない。

変化の連続線上にある第2の可能性は「スキーマの修正」である。この過程は，再構築に比べると，世界に対する基本的な反応様式の小規模で相対的な改変である。比喩を用いれば，これは古い家屋を修繕するようなものだろう。臨床的な例を挙げるなら，妄想性パーソナリティ障害にみられる信頼に関連したスキーマを不信と疑惑の少ない信念に変更することであり，**いくつかの状況において**，患者に**何人かの人**を信用してもらい，その結果を評価してもらうような実験を行うことになるだろう。

連続線上の第3の可能性は「スキーマの再解釈」である。これは，患者が自分のライフスタイルやスキーマをより機能的な方法で理解し再解釈できるように援助することである。たとえば，愛されたり賞賛されたりするのは是非とも必要なことだという信念の非機能性を，演技性パーソナリティ障害の人は認識できるようになる。しかし，それでもなおその人は，たとえば，抱きついてきてキスしてくれるような就学前の子どもたちを教える先生になるという選択をすることによって，満足の源となる愛情を享受できるだろう。もし自己愛性パーソナリティ障害の人が尊敬されることを望むなら，肩書（たとえば，教授とか博士）を得ることによって，名声という価値に関する強迫的信念に駆り立てられることなく，地位を求める願望を満たすことができるだろう。

メアリーという23歳のコンピュータ・プログラマー（第1章で簡単に言及されている）は，「大変な仕事のプレッシャー，生活を楽しめないこと，ほとんどあらゆる課題に対する完全主義的な取り組み，他人からの全般的孤立」(Freeman & Leaf, 1989, p.405-406)，そして，睡眠障害と自殺念慮を理由に

治療に訪れた。彼女は仕事からほとんど満足を得ていなかっただけでなく，いつも仕事を仕上げるのが遅かった。彼女の強迫性パーソナリティ傾向は学校や家庭ではうまく機能していた。その人生から学校という構造がなくなると，仕事が彼女のすべての時間を占有した。そして，彼女はもはやその完全主義のために報われることはなくなった。課題を済ませるのに余分な時間が必要な時には，教師は完成するのを待つだけの価値があることを十分に分かっていたので，いつも自分に時間を与えてくれたのだと彼女は述べた。

「高い水準」を維持することは極めて重要なことだと彼女は考えた。このような力価の高いスキーマを改変しようとする試みは大きな抵抗にあった。彼女は自覚しているストレスからの解放を望んでいたが，自分が重要だと考えている規則や水準を放棄したくはなかったのである。治療で論議された選択肢の1つは，彼女の設けた「高い水準」を利用できるような新しい勤め先を見つけることであった。しばらく仕事を探した後で，彼女はある大学の研究センターの職を見つけた。そこでの仕事で求められていることは，時間にとらわれずに「ゆっくりと注意深く」仕事をすることだった。同僚たちは，彼女のやり方が自分たちの事業の目的に適合していると考えた。その後は，社交場面と職場における彼女の規則の修正に向けて継続的な治療が行われた。

スキーマが変化するにつれて不安が高まりやすくなるとすれば，患者にその可能性を知らせておくべきである。そうすれば，不安が表面化した時に，それに煩わされることもないだろう。初診時に境界性パーソナリティ障害と診断された抑うつ的な患者は，「なぜ不安のコントロールの仕方なんかを私に教えようとするんですか？　私は憂うつなんです。少しも不安じゃありません」と述べた。その時点で治療者は，不安を軽減させる技能に習熟する必要があることを患者に説明した。すでに指摘したことだが，このような技能は治療の成功に不可欠な要因となるだろう。第1章で述べたように，ある患者はこの説明に対して「このように安全でいられるのはすばらしいことです。それを捨て去らなければならない理由が，私には理解できない」と述べた。不安に対処できないなら，患者は古い非機能的なあり方に逆戻りしてしまい，治療から去っていくかもしれない（不安の治療に関する詳細な議論は，Beck et al., 1985 を参照）。

3）意思決定

パーソナリティ障害患者の「面接室外の生活」に治療者がしばしば立ち入ることになる理由の1つに，彼らが意思決定するのを手助けすることがある。パーソナリティの問題を治療していく一方で，当初延期されていた重要な意思決定をどのように行えばよいかを患者が学習できるように援助するには，共同作業が必要になる。うつ病や不安障害の急性期においては，患者の準備性を高めるとともに，うつ病の最中には解決不能と思われがちな（実際のところ，このような感情はうつ病の副産物の可能性がある）**当面の問題**，つまり，「今日はベッドから出た方がいいだろうか？」，「どうしたら子どもたちを学校に行かせることができるだろうか？」，「スーパーマーケットで何を買ったらいいのだろうか？」といった問題に，患者を再び立ち向かわせることに治療者は力を注ぐ。たとえば，あるうつ病の弁護士は，事務所に着いた時に，最初にどの事例の相談に乗ればよいのか決定できなかった。彼女が必要とした援助は，優先順位をつけて，次にそれぞれの事例のためになすべき事柄のリストを作ることであった。うつ病の症状は最も単純で日常的な意思決定をも妨げることがある。重要な長期的意思決定，たとえば，夫婦間の問題や子どもの養育，転職に関する決定は，うつ病が改善するまで延期される必要があるだろう。

急性症状がおさまれば，結婚や職業などに関する慢性的・長期的な問題に，治療者は焦点を当てるようにする。患者を悩ませそうな意思決定，とくに対人関係の領域における意思決定に取り組んでおく必要がある。職業の選択，デート，結婚や離婚，子どもを作ることに関する問題（そして，もっと世俗的な問題）に直面した時，ある患者は無気力になって動かなくなるが，別の患者は衝動的に意思決定をしてしまう。パーソナリティの問題への援助は，現実的な問題の解決と意思決定を促すことになる。意思決定に関わる意図的な手続きは患者のパーソナリティの問題によってしばしば阻害される。回避性パーソナリティ障害の人たちと受動攻撃性パーソナリティ障害の人たちはぐずぐずと引き延ばす傾向がある。演技性パーソナリティ障害の人たちは衝動的になりやすい。強迫性パーソナリティ障害の人たちは完全主義に巻き込まれる。依存性パーソナリティ障害の人たちは意思決定をしてくれる人を他に探す。自己愛性パーソナリティ障害の人たちはその決定が自分をどのように見せることになるかということに関心を注ぐ。そして，反社会性パーソナリティ障害の人たちは当面の個人的な利益に着目する。

パーソナリティの問題を孤立した状態で治療することなど，もちろん治療者にとっては不可能なことである。認知の問題は，「現実の生活の場」に人が対処していくことのできるやり方を阻害する。逆に，新しい対処方略を学習し，統合できるように患者を援助することによって，治療者はパーソナリティ障害の兆候である不適応的方略のいくつかを中和することができる。新しい意思決定の方略を組み入れることで，依存性パーソナリティ障害の人たちの自己への信頼は増大し，回避性パーソナリティ障害の人たちの決断力は改善され，演技性パーソナリティ障害の人たちは内省的になり，強迫性パーソナリティ障害の人たちの柔軟性は増大する。このように，新しい意思決定の仕方は，それぞれの障害がもつパーソナリティ様式の修正を可能にするのである。

治療者は，意思決定に関して様々な書物に述べられている実用的な技法を利用することができる。たとえば，D'Zurilla と Goldfried（1971）によって効果的に用いられた方法は，問題を定義する，目標を定める，ブレインストーミングによってアイデアを出す，といった一連の段階を踏んでいくものである。

あれかこれかといった選択に直面している人に影響を及ぼす不合理な意味づけを引き出すのに，それぞれの選択肢に対する賛否両論を別々のコラムに列挙するという方法がある。治療者の助けを借りながら，患者はそれぞれの代替案の利益と不利益を挙げて行き，それぞれに重みづけをしていくことになる。

たとえば，意思決定に関して強迫的になりがちなトムは，試験を受ける時に自覚する不快感と期待に応えていないのではないかという恐怖のために，法科大学院を中途退学する決心をした。自分の行為に関して強迫的になる彼の習慣が非常に大きな緊張をもたらした。そうすることがストレスを軽減できる唯一の方法であるという信念によって，彼は中途退学を考えるようになったのである。客観的な意思決定ができるように彼を援助する方法として，治療者とトムは4つのコラムを作って，**表4.2**に示したように，いっしょにそれに書き込んでいった。第1のコラムには中途退学あるいは引き続き在籍することを支持する理由を列挙した。第2のコラムではそのような理由の重要性を評価した。第3のコラムには反論をあげ，第4のコラムにはその反論の意義や重要性を記入した。

一覧表を治療者といっしょに検討した後で，トムは中途退学という問題をよりいっそう客観的に眺められるようになった。法科大学院の難しさそのものよりも，自分自身の完全主義と強迫傾向が苦悩の本当の源であることと，彼の人

表 4.2　トムの意思決定過程

中途退学することの利益	重要度	反論	重要度
「私はさほど心配しなくてもよいだろう」	60%	「私は自分の完全主義を克服するために治療を受けている。完全主義こそが、私を惨めにしているものなのだ」	40%
「自分が弁護士になりたいと思っているのかどうかが分かる」	10%	「それを確認するために、取り返しのつかない決断を下す必要はない……在学しながら、私は臨機応変にやれる」	30%
「それは大きな救いになるだろう。休暇を取って、しばらくあちこちを放浪できる」	40%	「最初は解放感があるだろうが、後になってそのことを本当に悲しく感じるかもしれない」	30%
在籍を続けることの利益	重要度	反論	重要度
「これまで法科大学院に行くために準備を整えてきたし、残りはわずか1年半である」	40%	なし	—
「本当は法律の実務が好きなのかもしれない（気を滅入らせるのは試験だ）」	30%	なし	—
「たとえ法律の実務が好きでなくても、いろんな仕事に向かって飛躍する良い機会だ（大学の学長職も夢じゃない！）」	30%	なし	—
「やる気が出る科目も、中にはある」	20%	なし	—
「法律の世界では僕の完全主義は役に立つかもしれない」	20%	なし	—

生の大部分を冒してきたこの苦痛なパーソナリティの問題に対して治療者の援助が得られることに気づいた時、彼はいくらか救われた気持ちになった。

　注意しておかなければならないのは、ある患者にとって比較的簡単な意思決定が、別の患者にとっては、それがパーソナリティの敏感な部分に触れるために、重大な決定になる場合があるということである。そこで、依存性パーソナリティのアグネスは、夕食会を開くという決定は難なくできたが、ひとりで旅行をするかどうかを決定することでは苦しんだ。他方、自律的な人間であるフィルは、ひとり旅の計画を立てることはできたが、友人に電話して指示を求めなければならなかった時には、困り果てたのであった。

7. 行動的技法

　行動的技法を用いる時の目標は3つある。第1に，治療者は自滅的行動を改変するために極めて直接的に働きかける必要があるかもしれない。第2に，患者には技能の欠落があるかもしれないので，治療は技能形成という要素を含んでいなければならない。第3に，認知の検証に役立つように行動課題をホームワークとして用いることができる。治療上有用な行動的技法には次のようなものがある（ただし，ここではそのすべてについて詳細に論じることはしない）。①活動の監視と計画。これによって変化を回顧的に同定し，予見的に計画することが可能になる。②達成できそうな活動と楽しめそうな活動の計画。これは自己効力感を高め，改変された体験の成功度と満足度（あるいはそれらの欠如）を確認することを目的にしている。③行動リハーサル，モデリング，主張訓練，ロールプレイ。これらによって，古い問題状況や新しい問題状況において，より効果的に対応しようとする初期努力を行う前に技能の形成を図ろうとする。④弛緩訓練と行動的注意拡散法。これは変化しようとして努力している最中に不安が緊急の問題となった時に利用するためのものである。⑤現実曝露。治療者は患者とともに問題場面に出かけていくようにすることで，（理由は何であれ）通常の相談場面では扱いかねた非機能的スキーマと行動を患者が処理するのを援助することができる。⑥段階的課題設定法。これによって，患者は少しずつ段階的に積み上げていく過程として変化を体験できる。その過程で各要因の難易度は調整され，段階ごとに達成感が得られることになる。

　ロールプレイは「主張訓練」の場合と同様，技能の形成と抑制の克服に利用できるだろう。ロールプレイが感情的な話題を含む時には，普通は非機能的認知が喚起される。これらは他の自動思考とまったく同じように，「徹底した処理」を受けることになる。

　役割を交代したロールプレイの際には，治療者は適切な行動の「手本を示す」ようにする。また，治療者はその人のものの見方をよりいっそう容易に視覚化できる。このような役割を交代したロールプレイは，共感性の訓練における重要な要素である。

　18歳のある女性は，父親に対してずっと怒りを抱き続けていた。彼女は父親を「批判的で，卑劣で，支配的」だと考えていたのである。「父は私のため

だという理由で，私の人生を支配しようとして，私のすることにはすべて反対するのです」と彼女は訴えた。適切な指示を簡潔に与えた後で，薬の使用について父親が患者に質問し，それに対して彼女が怒ったという最近の出来事を題材にして，最初は治療者が父親の役割を演じた。ロールプレイの時，彼女は「あなたは私のことを好きではないんだわ！」，「あなたは私のすべてを支配しようとしているわ！」，「あなたにはそんなことをする権利はないわ！」といった考えを抱いた。それから，患者と治療者は役割を交代した。患者は上手に行おうとして，父親の目を通して状況を見るようにしようとずいぶん頑張った。ロールプレイの最中で，彼女は感動のあまり涙を流し始めた。そして，「父が本当に心から私のことを気にかけて，心配してくれていることが分かった」と述べた。彼女は，それまで，あまりにも自分自身の見方にとらわれ過ぎていたので，父親の視点を理解できなかったのである。

8. 児童期の経験の再体験

児童期の題材を用いることはうつ病や不安障害の急性期治療においては重要なことではないが，慢性のパーソナリティ障害の場合には重要なことである。児童期の題材を再吟味することで，非適応的な様式の起源を理解するための窓が開かれる。この方法は，バランスのとれたものの見方と客観性を増大させる。ある患者は，その信念の不合理性と非機能性が一貫して証明されているにもかかわらず，自己非難を続けていた。しかし，児童期に非難を受けた情景を再体験した時，自己非難を減弱させることができた。「今，私が自分を非難しているのは，そうすることが正しいからではありません。母がいつも私を非難していて，私がそれを母から受け継いでしまったからなのです」。

過去の重要な対人交流のロールプレイや役割を交代したロールプレイによって，感情が揺り動かされ，スキーマや中核的信念の「突然変異」が生じる。発達期の「病態発生的」な状況を再現することが，しばしばその時期に形成された心的態度を再構成する機会を与えてくれる。このようなケースは「戦争神経症」に類似している。つまり，強固な信念を改変するには，患者は感情のカタルシスを体験する必要があるのである（Beck et al., 1985）。

過去のある人物を演じることによって，患者はそれまでよりも害のない視点から「悪い」親（や同胞）を眺めることができる。彼らは，自分に精神的な外

傷を与えた両親に対して共感や同情を感じるようになる。自分自身は「悪く」なかったし，今も「悪く」ないこと，そして，両親が混乱して怒りを彼らにぶつけたために，悪いということに関する固定的なイメージが作り上げられてしまったのだということを彼らは理解することができる。また，両親が頑なで非現実的な基準をもっていて，それを勝手気ままに押しつけてきたのだということを彼らは理解する。その結果，患者は自分自身に対する態度を軟化させることができる。

両親の行動は前よりも理解しやすくなる。患者は自分自身に対する自分の見方が論理とか理性に基づくものではなく，両親の不合理な反応がもたらした産物であったことを理解することができる。「お前には価値がない」という親の言葉は，たとえ患者自身が実際にその言葉が正しいとは信じていないような場合でも，正当なものと受けとられ，患者の信念体系の中に組み込まれる。児童期の特定の出来事を「再体験する」ことに対する理論的根拠は，状況依存性学習という，より一般的な概念に合致するだろう。児童期に起源をもつスキーマの妥当性を「現実検討する」ためには，そのような信念を表面化させなければならない。過去の出来事の再体験は，支配的な構造物（「熱いスキーマ」）の出現を促進し，それらに接近することを容易にする。このようにして，患者はそのスキーマを修正できるのである。

9. イメージの活用

不安障害におけるイメージの活用は，すでに他書において詳しく述べられている（Beck et al., 1985）。同じ方法がパーソナリティ障害の場合にも，患者が精神的外傷となった過去の出来事を「再体験」し，その体験とさらにそこから生じた態度を再構成できるようにするために用いられる。

この方法に対する理論的根拠として，考えておくべきことがいくつかある。たとえば，外傷的出来事について語ることが，患者が否定的な自己イメージをもっている理由について，知的な洞察を与えてくれるかもしれない。しかし，それによってイメージが実際に変わることはない。イメージを修正するには，いわば，時間をさかのぼりその状況を再現する必要がある。当時の対人交流が生き生きとよみがえってくる時，誤った構造物が情動を伴って活性化され，認知の再構成が可能になる。

28歳のある独身女性の場合，そのパニック障害は12回の治療で改善した。しかし，この症状が回避性パーソナリティという事態の中で起こってきたことは明白だった。パニック障害が改善した後で，患者はさらに，パーソナリティ障害に対する治療を受けることを決心した。

　患者は，典型的な回避性パーソナリティ障害の病歴を有していた。彼女は社交場面を回避する傾向があり，その結果，同性や異性との付き合いが非常に少なかった。しかし，彼女はぜひ結婚したいと思っていた。さらに，彼女は担当している様々な仕事に関して，十分すぎるほどの能力を発揮していたが，いっそうの責任が要求される仕事を引き受ける羽目になりかねないようなことをするのは，気が進まなかった。

　治療者との最初の数回のセッションで，彼女はパーソナリティの問題に対する標準的な認知療法を受けた。ある日，与えられていたホームワークをやり遂げないまま受診した時，ホームワークができていないことでとても気持ちが混乱していると彼女は治療者に語った。治療者は，彼女に対して，その感情がどこにあるのかと尋ねた。患者はそれが「胃」のあたりにあるように感じると答えた。そこで，治療者は彼女の気持ちを混乱させていることに関連して，何かをイメージできるかどうか尋ねた。すると彼女は次のように言った。「セッションにやって来る自分が目に浮かびます。あなたは尊大に見える。あなたは批判的で私を見下すような態度である。あなたは巨大な権威者のようだ」。

　次に，治療者は，以前にそのようなことが起こったのはいつだったかと尋ねた。子どもの頃，母親と気まずい争いをした時に，何度もそれを経験したと患者は答えた。患者の母親は大酒飲みで，お酒が入ると子どもに対して非常に怒りっぽくなることがよくあった。ある日，彼女が学校から早く帰ってくると，母親は，寝ているところを起こされたと言って，彼女に「悪態をついた」。

　治療者は，彼女にその時の体験を想像のなかで再現してほしいと依頼した。すると患者は，次のような空想あるいはイメージをもった。「家に帰ってきた私は，ドアのベルを鳴らした。母がドアの所までやってきた。彼女は私を見た。母は実物よりも大きく見えた。彼女は私を見おろして，寝ているところを起こされたのだと，金切り声をあげた。『よくも私の眠りを邪魔してくれたわね！』と彼女は言った。私の方が悪い，私が間違っているのだ，と彼女は言った」。

　患者はこの体験（と多くの同じような体験）から，「私は悪い子だ」，「お母さんを怒らせたのだから，私は間違っている」という説明を引き出した。

治療者は，患者が悪い子であったという説明とは別の，母親の行動についての説明を引き出そうと試みた。患者は，母親がお酒をたくさん飲んでいたこと，いらいらしていたこと，簡単に自制心を失ってしまったことを自ら語った。しかし，それにもかかわらず，患者は，母親のとった行動の責任が自分にあるという考えから逃れることができなかった。

治療者は，この強烈な記憶に対抗するために，患者の「大人の部分」を集中的に活用してみるようにした。もし子どもが大人の成熟さと技能をすべてもっていたとして，母親に適切に対応するにはどうすればよいかについて，治療者は患者に「手本を示した」。治療者に母親の役割を演じてもらいながら，患者は反論の仕方を練習した。練習を重ねるにつれて，少しずつ彼女はそのことに自信がもてるようになり，ついには，ある程度納得して次のように言うことができた。「それは私の責任じゃないわ。あなたが訳の分からないことを言って，理由もないのに私を責めているのよ。私は何も悪いことをしていないわ」。

次に患者は，空想の中でその状況を再現してみた。もう一度ドアのベルを鳴らしたが，今度は小さくなって無力感に打ちひしがれるのではなく，患者は（イメージの中で）上述のような言葉を使って，主張的な仕方で母親に言い返した。

ロールプレイを用い，空想を導き出し，信念を検討し，評価するというような「徹底的に働きかける」作業が1年余り続けられた。時間が経つにつれて，患者の信念に対する確信度は相当変化した。同時に，症状面でも顕著な変化が起こった。彼女は自分を非難することがずいぶん少なくなり，ついには，それまでの能力以下の仕事をやめて，自分の能力にふさわしいもっと上級の地位を得ることができた。

イメージ法は別の回避性パーソナリティの患者にも奏効した。彼は妻の家族が経営している商売に従事していた。彼の抱える問題は，彼がなすべきことに精を出さないため，義理の家族たちが彼に対してうんざりしているというものだった。彼は治療者に，「義理の父（彼の上司でもある）は私を嫌っている。彼が私を批判することが分かっているので，私は何もしないのです。彼に批判されるだろうと常に心配なのです」と語った。そこで治療者は，彼に，最近上司と会った時のことをイメージして，それを詳しく話してほしいと依頼した。患者は，上司が自分の上に高くそびえるように立って，「お前にはとても失望した。自分が引き起こしている問題が分からないのか？」と言っている姿を想

像した。この光景が引き起こした感情，つまり，恥ずかしさ，悲しみ，引きこもっていたいという願いは，子どもの頃，学校の成績が悪いと言って，母親が彼を叱りつけた時に体験したものと同じであった。子どもの頃，彼は学校の勉強を手伝ってもらうことがなかった。彼が落第点を取ると，母親は彼に次のように言うのだった。「お前だけだよ，こんなひどい成績しか取れない子は。こんなことでは，学校に行って，先生と話をしてこないといけないね」。

　患者は現在と過去を区別することができた。つまり，かつて母親に対したのと同じように自分は上司に対していたけれども，明らかに彼らは別々の人間であって，自分ももう子どもではないということを経験的な次元で「理解する」ことができたのである。単に現在と過去の経験，すなわち上司に対する自分の反応と母親に対する自分の反応について，言葉の上で比較するだけでは，彼がこれほどの「情緒的な洞察」を得ることはできなかっただろう。

　本章で述べた戦略は，次章以後において，具体的なパーソナリティ障害について論じる中で，さらに詳述される。

第5章　パーソナリティ障害の認知療法における治療関係

1. 対人関係を拡大する

　たいていのパーソナリティ障害患者との治療では，安定した適応的な病前性格をもった患者が不安障害やうつ病のような急性の障害（第Ⅰ軸障害）になった場合よりも，治療関係について多くの注意を払う必要がある。複雑でない急性の障害の場合は，治療者は通常は，患者を苦痛な症状から解放するために必要なやり方を知っている権威者として振る舞うことになる。患者は普通はそういった権威に対して反発することなく，治療者のことを認めて，その指示を受け入れる。信頼関係がすぐに構築され，治療者が自分を受け入れてくれるだろうか，あるいは拒絶されないだろうかといった心配や強い疑念によっても，信頼関係はそれほど揺らぐことはない。患者は，患者としての自分自身の責任についても理解しており，治療者の指示に従って，良くなるようにきちんと努力する。治療者の指導に応えて，最初に気持ちが落ち着いた時や治療過程で急速に良くなっていくのが分かった時には，患者はしばしば治療者の優しさやありがたさを感じるものである。このような対人関係上のやり取りは，お互いの職業上の期待とコミュニケーション・スキルを反映したものである。治療関係を構築し維持するために，それほど改まって計画を立てたり議論したりする必要はほとんどない。

　より永続的で広範囲にわたるパーソナリティ障害を治療する場合は，治療者の役割は微妙に変わってくる。治療者の働きかけを受け入れてもらうために，そして患者が自ら努力するのを妨げるものは何かということを理解するために，特別な努力が必要とされる。治療のかなりの部分は，患者のあらゆる人生の領域，つまり，子ども，配偶者，仕事，個人史，関心事についてよく理解するために費やされる。そのようなかかわりは，それが適切な限界設定を保ってなされるなら，治療者に，親しみやすいアドバイザーという役割を与えることになる。実際のところ，治療者の役割の多くは，対人関係の性質について患者に心

理教育を行うだけでなく，問題の解決法を提案するために，自分自身の人生の経験と他者についての観察を活用することから成り立っている。教育とスキル向上の過程は，境界性パーソナリティ障害の患者を治療する際にはとくに重要である。パーソナリティ上の欠陥やネガティブな体験のために，彼らは基本的なスキルや自己コントロールに関する機能的な信念，ストレス耐性，他者との安定した関係を獲得し発達させることができなかったのかもしれない。

　治療経過において，治療者は理想的には患者の手本となる必要がある。患者が治療者を手本にして，じっくりと考え，臨機応変に対応し，感謝し，自分の親しい仲間との関係について理解するやり方を学べるようにするのである。多くの患者は，治療者のやり方を観察することによって，ストレス状況において冷静になり，リラックスし，失望しても過剰に反応せず，話したり行動したりする前に考えてみる，ということをいかに学んだかを話した。稀に，患者はあまりにも行き過ぎて，治療者のパーソナリティをそっくり取り入れてしまうことが起こりうるが，これもまた認知的に取り扱うことが可能である。たとえば，治療者は，患者が自分自身のアイデンティティを放棄する理由を探索したいと思うかもしれない。

　しかしながら，友好的な治療関係を確立し維持することはとても難しいことがあり，情緒的な困難がよくみられる。対人関係の病理は，治療面接の中と面接室外の普段の生活において特徴的な形で存在するので，治療者のエネルギーは，概念化と患者と治療者の間の直接の交流に注がれる。必要な努力の量と直接の対人交流の妥当性，特定の対人関係領域を目標にすること，協調や進歩が難しい理由に関する治療者の見通しは，すべて修正が必要であるかもしれない。

　患者の困難についてさらなる情報を得て，対人関係の問題に直接取り組むために，患者の生活における重要他者と面接をすることがとても役に立つだろう。何らかの第Ⅱ軸障害，とくにクラスターＢの障害の場合は，重要他者は大きな心理的ストレスを体験しており，治療動機をもっているかもしれない。大人の患者の場合は，重要他者を招いて，患者といっしょに合同面接を行うことを勧めることはおおむね建設的であり，機密性を順守することとも両立できることである。その合同面接の目標は，ある特別な問題に取り組むことやより多くの情報を集めることである。青年期の患者においても，治療的なラポールを維持し，患者の自律性を促進させるようなやり方で親と情報を共有するためにも，同様のアプローチが勧められる。

パーソナリティ障害の患者を治療する際には，治療者の役割は変わるかもしれないが，基本となる治療的な枠組みは常に保たれるようにしておくべきである。治療者は，とりわけ患者のスキルの欠損に直面したり非機能的な信念が活性化されたりしている際には，客観的になり治療の枠組みを維持しようと努力するものである (Newman, 1997)。いかなる専門的なサイコセラピーにおいても，二重関係 (dual relationships) と性的なかかわりは，明確に禁じられている（アメリカ心理学会, 2002; Koocher & Keith-Spiegel, 1998)。

2. 非共同的な関係

共同治療の難しさはどのような患者とでも起こりうる。しかし，パーソナリティ障害の慢性的で広汎な領域にわたる特徴のために，第Ⅱ軸障害の患者は，第Ⅰ軸障害の患者よりも，共同的な関係を作ることや素直に治療に従うことが難しいのである。私たちは，予想された無意識的な反応を意味する抵抗という伝統的な概念と認知的概念化を区別するために，「非共同」，「非遵守」という言葉を選んで用いた。行動理論に基づいて書かれた多くの本は，この重要な問題に取り組んできた (A.Ellis, 1985; Shelton & Levy, 1981; Wachtel, 1982)。

変化や自己に対する見方と他者に対する見方に関連したスキーマは，極端なものであり，非常に誇張されたものである。そして，この誇張された見方は様々な方法で表される。この非共同性は，合意した計画に従わないというような直接的な行動（たとえば，遅刻や無断欠席）によって，あるいはもっと巧妙に面接で素材を報告することを怠ることによって表わされる。患者の低い自己効力感に関連したスキーマに由来する受動的な非協調性は，ネガティブな意味づけによって引き起こされた積極的な回避とは異なっているのかもしれない (Davis & Hollon, 1999)。非共同的な関係に最も共通しているテーマは，治療者に対する不信，非現実的な期待，恥の感覚，他罰的な見方，他者（人あるいは組織）への不満，自己や他者の軽視，拒絶や失敗に対する怖れ，といったものである。

時に，患者は，治療者を苦しめたり，情緒的な虐待をしたり，実際に暴力を振るう危険性を感じさせるといった極端な形で，非共同的な態度をとるかもしれない。極端なケースにおいてさえ，治療者はその行為の理由を概念化することができ，同時に，そのような行為は，治療を進めていくためには許されない

妨害的な行為であることをはっきりと伝えることができる（Newman, 1997を参照）。そのような患者の極端な行動がみられた場合は，同僚に相談することが，患者の非共同的な態度を概念化し，治療を再び効果的なものにしていくアイデアを思いつき，情緒的なサポートと適切な自己防衛を獲得するのに役立つだろう。

患者の非遵守については，「患者が変化を望んでいない」とか「患者の精神内界における構造間の葛藤によるものである」といったこと以外にも多くの理由がある。こういった理由は，いくつか組み合わさっていることもあるし，移り変わることもありうる。そして，非遵守的な行動の程度は，患者の生活環境や治療の進展，共同を妨害する信念に介入する治療者のスキルなどによって変わってくる。

3. 非共同性を概念化によって理解する

非共同性の様々な理由が，スキルや信念，治療構造といった点において概念化されうる。正確な概念化を行うことによって，認知モデルの用語を用いながら，特定の原因に焦点を当てた適切な治療計画を作成することができる。これらの原因についてはこれまでもすでに述べられているが，1つの問題や1人の患者に，複数の原因が関与しているかもしれない。

非共同の原因を探索するために，治療者にとって，次のような一連の問いかけが役に立つだろう。まず最初に，治療者あるいは患者にスキルの欠如が存在し，それが非共同の原因になっていないかどうか？　治療者あるいは患者の何らかの信念が共同することを邪魔していないかどうか？　治療の進展を邪魔する何らかの状況や出来事がないだろうか？　複数の問題がどのように混じり合っているのだろうか？　そして，最後に，私たちに何ができるだろうか？

1）患者に共同できるだけのスキルが備わっていないのかもしれない。

患者にスキルの欠陥があると，治療者といっしょに効果的に治療を行うことができないだろう。多くの患者にとって，治療プログラムに従うことの困難は，彼らの生活における行動上の問題に相当するのかもしれない。どちらの困難もスキルの発達が不十分であることに起因している。患者のスキルは，ある領域においては十分「やっていける」ものなのかもしれないが，より複雑な課題に

対しては不十分なのだろう。たとえば，第Ⅱ軸障害をもつ患者は，学問的あるいは知的には良く発達しているが，実生活のスキルは欠如しているのかもしれない。治療者は，患者が治療において共同でき，治療や生活の中に留まれるように，的確なスキルを用いて課題を分析し，行動を細かく教示していく必要があるだろう。

　臨床例：アランは29歳の弁護士で，回避性パーソナリティ障害と診断されていた。彼は離婚を経験し，もう二度と新しい女性とめぐりあうことはできないだろう，ずっと傷ついたままだし生きていく値打ちもない，という考えに支配され，治療を受けるようになった。彼は傷つきから立ち直り，現実的にはありえないような生活を築き上げることを心に描いた。「こんなはずはない」と彼は繰り返し自分に言い聞かせた。数回のセッションで，同僚が電話番号を教えてくれたある女性に電話をするというホームワークが課せられた。8回目のセッションで，治療者はアランに対して，どうして電話するのがそれほど難しいのかを尋ねた。アランは女性をデートに誘うために電話した経験がほとんどないのだと答えた。治療者がアランにその女性に電話する場面をロールプレイしてみるように勧めてみたところ，彼女にどんなふうに話せばよいかがアランには分かっていないということが判明した。いくつかのパターンを練習した後で，アランはオフィスから電話することになり，上手くデートに誘うことができた。
　彼の体験の乏しさは，回避的な性格と合わさり，ホームワークを行うことを難しくしていた。もし治療者がこのことに気づかなかったとしたら，アランは決してホームワークをしなかっただろう。そうするとその失敗は，もう二度とガールフレンドを作れないだろうという彼の信念を証明することになっただろう。

2) 治療者に共同できるだけのスキルが備わっていないのかもしれない。

　私たちは，患者は一人ひとり違うということを知っているのと同様に，治療者のスキルもまた一人ひとり違っているということを知っておく必要がある。治療者が，ある種の問題（たとえば，心的外傷）や年齢の問題（たとえば，年長の患者），重篤な問題（たとえば，非常に深刻な障害）に対する経験が乏しいゆえに，そういった問題をもった患者と治療を進めていくためのスキルをもっていないという可能性がある。サービス機関や病院において治療を行う治療者には，特定のケースや問題についての相談やスーパービジョンが勧められるかもしれない。しかし，そのような相談ができない環境におかれている場合もあるだろう。もし，その治療者のスキルが，特定の問題を効果的に治療するレベ

ルに達していない場合は，別の治療者に紹介することが倫理的な観点からも求められる。しかし，他の治療者に紹介できない場合は，もっとスキルを身につけるようにトレーニングを受けるようにすることが治療者の責務である。大学院やセミナー，ワークショップ，訓練機関で学習を続けたり，自己学習をしたりすることは，それがどのようなトレーニングや知識であれ，すべての治療者にとって専門性を高める要素の1つとなる。

　臨床例：博士課程を修了した心理士であるモーリンの元へ，18歳の強迫性障害と診断されている女子学生が，心因性の排尿障害ということで紹介されてきた。その学生は共有トイレのついている学生寮に住んでいたので，排尿障害は健康に悪く苦痛であるだけでなく，生活する上でも問題となっていた。排尿障害の問題を取り扱った経験がなかったので，治療者はただちにスーパービジョンでこの患者のことを相談した。しかし，スーパーバイザーも同様に，女性の排尿障害の問題を治療した経験が乏しかった。ふたりは，周辺で排尿障害の治療経験のある他の治療者を見つけることができなかったので，全国の仲間に連絡をとり，この問題を治療するために情報を収集した。さらに，モーリンは技術的な情報を得るために文献を調べた。

　この問題の経験が乏しいのであれば，患者を効果的に治療するために，治療者はより有効な治療戦略と介入方法をとれるように努力する必要がある。モーリンは女性の人体解剖学や訓練法，筋肉のコントロールについて調べ，女性のケーゲル訓練[訳注1]について書いているトレーニング用のテキストを見つけることができた。その患者はこの訓練のやり方を指導され，自分で膀胱訓練を行うことによって，排尿コントロールが上手くできるようになった。公衆トイレでの排尿について，非機能的思考を同定し，反応を検討する認知的課題と並行して行動療法が行われた。そして，その次には，清潔や美徳，完全主義と関連したスキーマを修正する課題に取り組んだ。

3）治療者が患者の文化的な影響を軽視している。

　定義からすれば，パーソナリティ障害の基準を満たすためには，問題行動や患者の内的体験は，**治療者の所属する**文化ではなく，**患者が所属する**文化が期待するものから著しく逸脱したものでなければならない（アメリカ精神医学会，2000）。患者の状況が機能的か非機能的かということに関する仮説を立てる時に，治療者が所属する民族を中心に考えてしまうというバイアスについてチェッ

　訳注1）Arnold Kegel によって考案された骨盤底筋群を強化するためのトレーニング法。尿失禁などの排尿障害に有効とされている。

クしておく必要がある。そうしないと，治療のゴールを誤ってしまうし，患者の病理を過大評価してしまい，患者は理解されていないと感じるか，敬意を払われていないと感じるだろう。

　臨床例：アジア系インド人の大学生であるヴィドヤは，重要なテストが近づいているため，テスト不安に対する治療を求めていた。学位をとれば，彼女は実家に帰り，親が決めた男性と結婚することになっていた。彼女は治療者が依存性パーソナリティ障害の見立てをしたことに心を痛め，困惑していたので，自己主張のスキルを磨いて両親から自立できることを目指すという治療方針に賛成しなかった。

4）重要他者の信念が変化の邪魔をし，非機能的な行動を強化している可能性がある。

　患者の生活において，非機能的スキーマやそれと関連した非機能的行動を維持させるような状況や人が存在するのかもしれない。重要他者の信念は，患者が治療に参加する際に，はっきりとした妨害要因となる可能性がある。このような妨害要因となる信念は，変化するために治療を受けることは恥だとする考えや予想される変化を好ましくないものとみなす考え，ポジティブな感情についての歪んだ考え（もったいない，自分はそれにふさわしくない，危険だ）あるいはネガティブな感情についての歪んだ考え（神聖な，適正な）を反映しているのかもしれない。「変わるんじゃない」というメッセージが陰に陽に送られているのかもしれない。患者は，「家族のプライベートな問題を他人に話した」ということで，あからさまな虐待を受けるかもしれないし，「精神病だ」，「精神科で診てもらえ」などと言葉によるいじめを受けるかもしれない。そして，そのようなくだらないことで，時間とお金を浪費してしまうのである。はっきりとした言動によらなくても，重要他者が注目しなくなったり，愛情を撤去したり，患者の心を苦しめるような意地の悪い行為をすることによって，このようなメッセージが送られているのかもしれない。重要他者との接触が非常に限定されていたり，もはや有効に機能していなかったりする場合でも，良い気分になるのは危険で不適切なことだという信念が続いているのかもしれず，自分で良くなろうと頑張っている状況で，いつも不安が生じるのである。重要他者との経験によって，患者は良い気持ちになると必ず，馬鹿にされ，拒絶され，落とされて，最後には悪い気分になってしまう危険があると考えてしまうので

ある。

臨床例：ボブは30歳の独身男性で，両親といっしょに住んでいた。彼は大学を卒業し，大きな会社の顧客サービスの仕事についた。彼の収入は1人で生計を立てて暮らすのに十分なものであったが，両親はいっしょに住むことを強く求めた。両親は，ボブが1人で生活すると体重をコントロールできず，以前のような300ポンドを超える肥満体形に戻ってしまうだろうと心配していた。ボブは，現在は225ポンドで治療を受けており，体重管理のサポート・グループに参加していたのだが，両親の心配は陰に陽に続いた。治療によって非現実的で危険な考えをボブがもつようになり，ひとり暮らしをするようになりはしないかと母親があれこれ心配していると，ボブは傷ついた。彼は，親といっしょに住んで助言をしてもらわないと体重コントロールが上手くいかないだろうという両親の信念を知って驚いた。親をがっかりさせたくないという考えと1人では上手くいかないのでないかという懸念もあり，彼はひとり暮らしをしようとはしなかった。彼は同居を続けて両親の心配を和らげ，依存的な関係を続け，子どものままであり続けて，食事をコントロールできないのではないかという怖れに何とか対処していた。両親がそうであったように，彼は心配事に対して何か手を打たないといけないと考え，自分で何とかできるという自信をもつことは危険で不当なことであると信じ続けた。

5）治療の失敗を予感させる患者の信念のせいで共同的になれない。

治療が上手く行くことについての患者の考えは，認知療法において取り扱うべき重要なポイントである。失敗についての考えを見つけることや，そのようなネガティブな考えや自己非難的な認知に対する反応の仕方を試したり学習したりすることは，非常に重要な短期目標である。成功は全か無かといった単純なものではなく，そこに至る努力も含めて多面的に評価されるべきものである。段階的な課題設定やスモール・ステップで取り組むこと，変化の試みに対する反応を評価すること，ストレスと不安への曝露，長く続けられるように支持すること，欲求不満への耐性を身につけること，そして，実験による発見プロセスを通じて，患者は失敗の可能性にとらわれなくなり，これまでよりも進んで変化を企てるようになるだろう。

臨床例：ミッチは20歳の短期大学の学生で，回避性パーソナリティ障害の診断を受けており，人と交流したりデートしたりした経験がほとんどなかった。寄宿舎に2

年間住んでいたが、他の人たちがデートしたり、パーティーに出かけたり、電話や普段の会話などで積極的なのを見ることに耐えられなくなり、彼は大学を離れた。治療を受けるようになって、ミッチは大学生活で人と交流することの大切さを知的には理解できた。しかし、彼は自分にはそういったスキルがなく、不安があり、気が進まないということも分かっていた。治療に対する彼の考え方はデートに対する考え方と似ていた。その両方において、彼は上手くやりたいと思っていたが、スキルと能力がないために拒絶されるのではないかと考えていた。いったん避けることのできない拒絶が起きると、その失敗のためにもっと悪い気分になるのではないかと彼は心配していた。彼の治療（とデート）についての自動思考は次のようなものであった。「試してみない方がよい。結局は、馬鹿にされたり、自分は馬鹿なんだと思う結果になるだろう。実際、何もしない方がいいんだ。誰も僕のことなんか気にしていない。人と交流しようとしても失敗に終わるだろうし、この治療もどうせ同じだ」。

6）変化が起こると他の人に害が及ぶという信念のために、患者が共同的になることを拒んでいる。

他の妨害要因となる信念は、起こった変化によって他の重要他者に悪影響が及ぶのではないかという拡大解釈された見方である。患者は他者への影響を過剰に心配し、何が起こるのかは分からないが、「何か恐ろしいことが起こってしまう」と考えるのである。重要他者が、患者が疑いを抱くことなく容認してしまうような脅しを行うこともある。

　　臨床例：マルタは42歳の未婚の女性で、強迫性パーソナリティ障害と診断されていた。彼女は母親といっしょに住んでいたが、母親は要求が多く、慢性的に自分自身の健康状態を気にしていた。まったく悪いところはないのだが、彼女はマルタに費用を出してもらい、医師の診察を繰り返し受けていた。マルタは、不必要な病院受診に対する費用面での支援を制限したり母親からの要求を断ったりすると、本当に母親は具合が悪くなって死んでしまうのではないかと恐れていた。さらに、家にいて、彼女の私的な生活を母親のために犠牲にすることで、母親の寿命を延ばすことができると信じていたのである。彼女の母親は、自分の健康や対処能力、生きる理由といったものが、娘の絶え間のない支援にかかっており、それがなければ何か恐ろしいことが起こるだろうと確信していた。

7) 患者は，共同的に治療に取り組むと自分自身のパーソナリティや自己感が壊れてしまうと信じている。

第Ⅱ軸障害をもつ患者は，考えや信念，行動を変えることを，自分のアイデンティティを脅かすことだと体験する可能性がある。このようなことが患者を不安にさせ，落ち込ませ，自殺念慮を抱かせ，非機能的にさせるというのは逆説的に聞こえるかもしれないが，患者は自分自身のことが分からなくなることを恐れているのである。彼らは，新しい思考や行動を採用することの不快さと不確かさよりは，それがいかに破壊的であろうと，慣れ親しんだ不快の方をしばしば選択する。

臨床例：メアリーは，この3年間，慢性的なうつと自殺念慮に苦しんでいた。彼女は演技性パーソナリティ障害の診断も受けていた。彼女は実際には自殺企図はしていないものの，自殺念慮が強まり4回の入院を経験していた。彼女の自殺に対する考えはとても印象的であった。治療者が彼女の思考様式に直面化させたとしたら，彼女は「これが私なんですよ。ずっとこうなんです。他のやり方なんて思いもよらないんです」と述べるだろう。彼女は自分の自殺念慮が自分自身にとってだけでなく，重要他者にとっても苦痛の種になっていることが分かっていた。彼女は「これが私なの」と信じる傾向が強かったため，ものの見方を変えることが難しかったのである。

8) 患者と治療者の非機能的信念の両方が混ざり合っている可能性がある。

お互いが何らかの非機能的な考え（たとえば，「見込みがない」）を共有している場合には，治療者の意識していないある部分が，特定の患者の治療の妨げになっている可能性がある。このような信念を共有していると，それに一致した基礎にあるスキーマによって，患者の絶望的な考えや信念に「巻き込まれて」しまうという結果になるかもしれない。

臨床例：M先生の仕事は，非常に注意深く正確であった。彼女はストレスを受けると強迫的になる傾向があった。彼女の大まかな信念は，極度に用心することともっと頑張ることによってストレスを減らすことができるというものであった。彼女が有名大学において，学業でグレード4.0の平均点をとることができたのは，徹底した頑張りの賜物であった。彼女がスーパービジョンを受けるために難しい患者を選んだ時，彼女は患者のことを「完全主義で，強迫的で，本質的に要求の多い人」と形容し，治

療では、患者を絶望的にさせている完全主義を完全に取り除こうと頑張っていた。患者の完全主義的なところを修正しようとするのではなく、彼女は完全主義をすっかりなくすことを治療の目標にしていたのである。スーパーバイザーは、そのような目標を立てると実際には患者の問題を強化するだけになるだろうという考えを提示した。それに対して、M先生は、常にベストを尽くして頑張り、完全な結果でないと満足しない完全主義者を擁護するような議論を展開しようとした。

9) 治療モデルについてきちんと説明していないことが，非遵守の要因となっている可能性がある。

　治療において何を期待されているかを理解できていない患者は、概して、ホームワークの指示や勧めにも従うことが難しいだろう。認知療法の基本的な事柄を十分に説明しておくことは、最初の面接で行われるプロセスであり、これはおそらく紹介する段階で説明がなされるべきであるし、治療期間を通して続けられるべきことである。共同治療の関係を上手く構築するには、治療者が認知療法の用語や概念、そして、患者が積極的に治療に参加することが重要であること、スキル学習やセルフ・ヘルプの目標について時間を十分にとって説明しておく必要がある。さらに、治療中に、治療者は患者の理解度をチェックするために、患者にこれまでの治療を振り返ってもらうようにすべきである。認知療法の本を読んだり、インターネットで調べたりといった患者の努力とその成果を評価するのは重要なことであるが、このような方法によって、患者が認知療法について十分に理解できているとは限らない。以前に認知療法を受けていた場合でも、認知療法について十分に理解できているとは限らない。とくに、以前に受けていた認知療法が、異なった理論的アプローチに基づいていた場合には、前に認知療法を受けていたことが邪魔になる場合もありうる。さらに、傾聴し理解する患者の能力は、絶望感や衝動性、放心、擬人化、違った治療関係を構築するための努力に対する挫折によって、損なわれる可能性もある。

　臨床例：エドは42歳の医師で、主治医の精神分析家が亡くなった後で、認知療法を受けるために紹介された。エドは、慢性的なうつと時々生じる自殺念慮のために、15年間にわたり、ほぼ週に3回の頻度で精神分析療法を受けていた。彼が治療を受けていた精神分析家が亡くなってから、別の精神分析家による分析の継続を試みたが、話し合った末に数カ月でその治療は終了した。そして、彼はうつの治療のために認知

療法を受けるようになった。面接が始まる度にエドはすぐに自由連想を始めた。エドが夢やファンタジー，その時に頭に浮かんだことを何でも話そうとすると，治療者は話に割り込んでアジェンダを設定しようとしたため，かなりの欲求不満に陥っていた。一貫した我慢強いアプローチと面接の最初の10〜15分間を自由連想に充てることによって，残りの面接時間を方向性のある焦点化された面接にすることができた。治療者は，認知療法と精神分析との違いについて分かりやすく説明し，新しい治療に上手く適応できないと感じているエドの感情をもっともなことだと認め，問題に焦点を当てたアジェンダを設定することの有用性を試してみるように勧めた。そして，エドが共同的な姿勢で治療に取り組んでいるため，10分間の自由連想がアジェンダに加えられたのであった。数回の面接においてこれを試し，その面接が生産的であるかどうかを評価した後では，共同して治療していくことに対して，より多くの満足を両者は感じた。

10）患者は非機能的パターンを維持することによって，二次性の利得を得ているのかもしれない。

　患者は現在の状態から何らかの大きな利得を得ているので，変化を起こし維持することがとても難しいのかもしれない。家族は，患者を極めて「優しく」扱い，プレッシャーを与えたり直面化させたりすることを避け，行動化のリスクを減らすために，次第に患者に好きなことをさせてしまうようになったのである。患者が交流する家族や友人，雇用主，その他の人，組織から，二次性の利得が得られるのかもしれない。このことは患者と治療者との交流においても言えることである。この二次性利得を認知的な方法で取り扱う方法は，二次性利得と関連した一次性の損失についてアセスメントを行うことである。

　　臨床例：シドは38歳の失業中の大工であった。彼は受動攻撃性パーソナリティ障害と依存性パーソナリティ障害の2つを併せもっていると診断されていた。彼はこの5年間ずっと失業していた。彼は家でテレビを見て過ごしていた。妻はフルタイムの仕事をしており，彼は政府の社会保障制度による障害者支援を受けていた。彼は，何とかがんばろうとするが，そうすると心臓発作や脳卒中を起こしはしないかと心配になるのだと述べた。彼には心臓発作や脳卒中の既往はなく，その他の重大な疾患の既往歴もないし，心血管系疾患の家族歴もなかったが，妻と2人の子どもは彼の健康を非常に心配し，家の中の用事すら頼むことはなかった。仕事を探すようにプレッシャー

をかけられたとしたら，シドは不安に苦しむよりは，自殺することを考えるだろう。地域のメンタルヘルス・センターは，彼にプレッシャーを与えないように，仕事をしなくてもよいという手紙を送り続けた。シドも治療者もはっきりとした理由は分からないが，彼はただ単に仕事ができないのだと信じていた。シドの一日は朝11時に起床して，昼まで新聞を読み，それからテレビを見るというパターンであった。子どもが学校から帰って来た時も，彼は昼寝をしており，夕食には起きるのであった。夕食後は，寝るまでテレビを見たり音楽を聴いたりしていた。このようなたいへん心地よい「隠居生活」をしていては，変化を起こすことはとても困難であった。

11) 介入の時期を間違うことは，治療に前向きになれない要因となるだろう。

性急な介入やタイミングの悪い介入をすると，治療の重要性や適切さが十分に伝わっていないため，患者は治療に積極的に取り組むことができないだろう。治療者が自分自身の不安から，第Ⅱ軸障害の患者に強引に無理強いしたりすると，治療同盟を損ない，治療を休んだり，治療上の問題を間違って理解したり，不十分な終わり方をすることになるかもしれない。時に，治療者は，認知モデルを「料理本」のようなアプローチだと誤解し，患者に学習し自己発見するための過程を十分に踏ませることなく，自分の専門性を示すために，性急なやり方で技法を用いることがある。

　　臨床例：マリーは博士号をまだ持っていない研修医であり，認知療法を学んでいた。彼女自身の不安と成功したいという心理的なプレッシャーのために，解釈と介入を支持するための十分な情報を集めることなく，スキーマを解釈しようとする傾向があった。その結果，患者は，彼女が自分たちのことを理解していないと言うことがしばしばあり，それによって彼女の不安は増大し，しばしば彼女はさらにもっと大きな論理の飛躍をしてしまい，介入の時機を間違うのであった。

12) マネージド・ケア^{訳注2)}の時間的制約が抵抗を引き起こし，治療同盟を損なう可能性がある。

保険契約によって，保険で費用がカバーされる面接の回数が制限されているので，治療がそれに影響されることがよくある。治療者が制限回数内に治療を

訳注2) アメリカの医療保険制度。医療へのアクセスおよび医療内容が，マネージド・ケア組織（保険会社）によって管理されている。

完了しようとして強引な努力をするときや，患者が絶望的になって不十分な状態で治療の終わりや別れに焦点を当てるときに，このようなことが治療同盟の問題へとつながってしまうのである。治療の目標を修正したり，治療の「選択肢」を提示することは，治療期間の長短にかかわらず，治療を最大限に生産的なものとするだろう。

　臨床例：R医師は，30以上の保険の治療医として医療サービスを提供していた。これらの保険は概して1人の患者に対して，6～25回の治療面接の費用をカバーしてくれていた。多くの患者にとって，この回数は個別の目標に到達するのに十分であった。しかし，R医師は，自分が診ている第Ⅱ軸障害の患者が，決められたホームワークを「行う」ことがより困難なことに気づいていた。彼は，制限された面接回数内で治療を終えるために必要な速さで改善が認められない時には，不満に思った。彼は，自分の生活と患者の保険支払い能力は制限回数内に治療を終えることにかかっており，何らかの併存症があったとしても，それは問題ないと考えていた。このため，彼はますます指示的になり，アドバイスや講義をして面接を支配し，ホームワークを要求し，第Ⅱ軸障害をもつ患者の意見をほとんど聞かなかった。3～4回の面接を終えた後の患者の脱落率は非常に高かったが，彼はこのことについて，第Ⅱ軸障害の患者は即座に楽になりたいのだが変化するための努力はしたがらないということの証拠だと考えていた。

13）治療目標が話し合われていない可能性がある。

治療の目標は最初に示された問題リストの中から読み取れるかもしれない。たとえば，「夫婦の不仲」については，関係スキルの欠如やコミュニケーションの欠如，性交の問題，養育スキルの欠如，経済的な問題，うつ病，その他の多くの問題があるかもしれない。治療の目標は問題リストの中にはっきりと明示される必要がある。もちろん，このリストは治療過程において見直すことができる。治療目標が何であるかが最初の段階ではっきりしていないなら，治療の進展をアセスメントすることが困難になる。

　臨床例：51歳のマリアンは不安の治療に訪れた。数回の面接の後で，患者の不安は強迫性パーソナリティ障害から派生していることが明らかになった。治療者は，マリアンがもっと柔軟になるように働きかけたが，面接が進むにつれて彼女がより不安定な心理状態になるのが分かった。6回目のセッションで，彼女は不安が強くなってき

たので治療をやめたいと言い,「治療が役に立つと思っていたわ。悪くなるなんて思っていなかった」と話した。治療者は,マリアンは硬直したパーソナリティのパターンを自ら進んで変えて行くだろうと思っていたが,そのパターンを変えることが治療の目標になっているということを話し合っていなかったのである。

14) 治療目標があいまいで,はっきりしないのかもしれない。

患者は,概して,「協力してやっていく」,「誠実に取り組む」,「家族の問題に対処する」,「幸福な人生を送る」などというあいまいなことを言うものである。治療者は,このような目標を,実行可能で,観察可能な,実用的な目標に言い換えることができるように手助けする必要がある。

臨床例：19歳のセスは,しょっちゅうケンカするので,寄宿舎の専属のカウンセラーから紹介されてきた。セスは,大学のカウンセリング・センターでカウンセラーの面接を受けており,「怒り」や「生活史上の問題」について治療されていた。8回の面接の後,カウンセラーは,セスはもう自分の行動を変えるのに十分な洞察が得られたと言い,カウンセリングを終了した。結局は,その洞察によって行動の変化が起こらなかったために紹介されてきたのである。今回の治療の目標は,はっきりとした具体的なものに設定され,変化のための基準を持って寄宿舎の仲間との関係課題について段階的アプローチを行い,そして,衝動コントロール,乱暴な言葉を用いないこと,尊敬をもって自己主張するコミュニケーションのスキルに具体的に焦点づけられていた。

15) 治療目標が非現実的なのかもしれない。

この問題は患者と治療者の両方に由来している可能性がある。非現実的なくらいの高い目標,あるいは低い目標は,治療にネガティブな傾向をもたらすことになるだろう。もし患者がすっかり別人になりたいと望んでいるとすれば,つまり,これは患者が40年にもわたって用いてきたやり方を180度変えることになるため,治療者は,患者がもっと現実的で段階的な目標を設定するように手助けしないといけないだろう。変化は可能であるが,すっかり変わるということを目標にすることは失敗をまねくことになる。もし治療者がその患者にとって非現実的なくらいの高い目標あるいは低い目標をもっているなら,そのような期待によって,患者は圧倒されたと感じたり,プライドを傷つけられたと感じるかもしれない。治療者が患者の変化する能力を低く見積もっていると,治療努力が不足したり,創造的な治療が行えないということが起こるかもしれ

ない。第Ⅱ軸障害の患者を治療する際にはとりわけ注意する必要がある。

　臨床例：52歳のニックは，回避性パーソナリティ障害と診断されており，うつと孤独のために治療に訪れた。彼は最初の面接で，自分の人生すべてを変えてしまいたいと述べた。彼には結婚歴がなく，31歳になるまでデートをしたことがなかったし，これまでの人生でもデートは数回しかしたことがなかった。彼は世の中から自分が置き去りにされていると思っていた。晩年は年をとって，ひとりぼっちになるのだろうと思っていた。彼は，家族をテーマにしたテレビ番組を見て泣いてしまったと述べた。彼はもう若くないため，すぐにでもデートをして年内に結婚することを目標にしていた。このような非現実的な目標では，失敗につながり，治療を損なうことになっていただろう。しかし，ニックの治療者は，彼の問題が慢性的な性質のものであったとしても，そのために変わることができるチャンスがほとんどないとは考えなかった。治療者はまず，ニックの孤独による苦悩を軽減することに焦点を絞ることにして，彼の社会的なつながりが拡大することを支援するような働きかけはほとんど行わなかった。

16) 患者と治療者の治療目標が一致していなかった可能性がある。

　治療目標が分かりやすく実際的に取り決められているなら，患者と治療者は，治療目標が一致していることを確認する必要がある。治療計画を作り上げ，患者がその計画を読んでそれにサインすることは，多くのメンタルヘルス治療において求められている治療に対する説明と同意の手続きの一部分である。決められた期間（たとえば，3カ月）における目標を決めることと，治療目標が妥当であるかどうかを話し合うこと，患者の提案を受け入れること，変化についての取り決めを行うこと，患者の理解度をチェックすること，そして，治療を振り返ることは，認知療法モデルにおいて本質的な事項である。治療が進行している途中で，総括を行ったり，お互いの目標が一致しているかどうかをチェックしたりするために治療目標について繰り返し話し合うことは，共同的な治療関係を維持し続けるために重要なことである。

17) 患者は不本意ながら治療を受けさせられていると思っており，モチベーションが欠如している。

　多くの患者が何らかの外的な圧力の下で，不本意ながら治療を受けにくる。重要他者が，患者に治療を受けないともっととんでもないことが起こると言って，脅したのかもしれない。裁判所の命令によって，意思に反して紹介されて

くる患者もいるだろう。そのような患者は，自分自身を他の誰かや周囲の環境の犠牲者だとみなしているので，他人に対する不満を述べるだけで，建設的な行動へと移ることに気乗りがしないだろう。そのようなケースの治療では，まず最初に治療関係を構築し，治療とは格闘しなければならない侵略的で強制的なものであるという認識を改善し，可能な範囲で患者の関心事を探索することが必要となる。

臨床例：59歳の宝石商サムは，慢性的にうつで苦しんでおり，仕事の失敗によって時折自殺念慮が認められた。彼は，仕事の困難は自分のせいではなく，大きなショッピング・モールの宝石商たちのせいで価格の低下が起こっているためだと考えていた。彼は，減少した収入や顧客，そして彼がかつて身に付けていた地位を再度獲得する方法はないと思い，広告のためにお金を「浪費する」のを拒否した。彼は，毎日仕事に行くけれども，店を「がらくた」で散らかり放題にしており，新しい仕事を探そうとせず，時折客が舞い込んできてもぶっきらぼうで不快な態度を見せるのであった。彼は，治療においても同じような態度であった。彼は，治療に来たくなかったし，来ても何のメリットもないと思っており，時間とお金のことで不満を述べた。彼は，物静かな妻と娘の勧めで来ているだけなのであった。

18）患者が治療を受身的なものだと思っているか，魔法のようにすぐに苦痛を取り去ってくれるものだと思っている。

臨床的な特徴として，第Ⅱ軸障害をもつ患者は，問題と解決の両方について自分のこととして考えていない。彼らは非常にモチベーションが高いように見えることもあるかもしれないが，そのモチベーションは，治療者といっしょにいることで何らかの治療効果をただ単に吸収するためだけのものである。治療をするのはすべて治療者の仕事であり，自分はほとんど何もしなくてもよいと思っている人もいて，そのような人は，治療者の卓越した知識と指示によって，洞察と行動変容の両方を手に入れたいと思っている。彼らは，初めは治療者を理想化してほめちぎるが，容易に防衛的になり，生産的な治療に対する幻滅が生じるのである。

臨床例：カロリンは子どものいない40歳の主婦であり，精神分析に代わる生産的な治療を求め，友だちから認知療法を勧められて，「自分自身のことをよく理解する」ために治療を受けるようになった。彼女は，反復性うつ病と自己愛的な特徴と依存的

な特徴を併せもつパーソナリティ障害と診断されていた。認知療法の特性と患者が積極的に治療に関与することの重要性について十分に説明した後でも、カロリンは問題と目標についての理解があいまいなままであり、治療者に、「私はあなたがそれを理解してくれることを期待しています」と伝えた。セッションのアジェンダのために1つか2つの項目を計画するというホームワークが数回与えられたが、その都度、カロリンは何もせずにセッションに臨んだ。そして、治療者に対して愛想よく、セッションのアジェンダについて再度教示して欲しいと述べた。セッションにもっと積極的に取り組むように優しく促されると、カロリンは防衛的になり、期待するアドバイスや指示を何も与えてくれないと言う理由で治療者を責めた。

19) 患者の柔軟性のなさが指示に従えない要因であるかもしれない。

多くのケースにおいて、患者を治療に来るようにさせた問題そのものが、患者が治療指示に従えない大きな要因になっている可能性がある。中でも、強迫性パーソナリティ障害や妄想性パーソナリティ障害をもつ患者では、硬直的なパターンによって患者が頑固になり、感化されることを受け入れようとしなくなる。事実、そのような患者は治療者の動機や目標を疑う可能性がある。彼らは、自分たちの安全を保つために維持しなければならないと確信している硬直的な状態から抜け出すことができないということが、より頻繁に分かるのである。

臨床例：エレナは28歳の看護師で、妄想性パーソナリティ障害と診断されていた。彼女は治療（と治療者）を、彼女を支配しようとした母親のようなものとみなしていた。彼女は自殺を含め、自分のしたいことをする権利を維持することによって、母親の圧力に打ち勝つことができると考えていた。治療者は、エレナが自殺をしてしまわないように、歪みが拡大するのを防ぎ、何とか患者をコントロールしようとして、多大な注意を払わなければならなかった。

20) 患者は衝動コントロールに問題があるのかもしれない。

衝動コントロールが上手くいかない患者にとって、毎週のセッションに縛られることや構造化された治療アプローチ、固定されたセッションの時間、治療時間の制約は、不安や怒りを呼び起こすことになるかもしれない。「好きな時に好きなことをする」というスキーマが、治療に直面して活性化される可能性がある。このような患者はしばしば治療者をして、いわゆる「火事場」の治療と呼ばれる治療のやり方に突入させる。つまり、より大きな目標に向かわずに、

絶えず小さな火事を消す作業に追われ，その場その場の危機に対応することになってしまうのである。

　臨床例：アリスの治療は混沌としていた。23歳になってから，彼女は絶えず動揺していた。彼女は境界性パーソナリティ障害と診断されていた。彼女の危機は，頻繁に職を変えることや友人が変わること，恋愛関係，度重なる引越し，治療者をたびたび取り替えることと関連していた。すでに彼女は7回離婚を経験していた。セッションでは，彼女はまったく不安定な状態で，セッション中や普段の生活における彼女の言動に焦点を当てた治療的試みは，いつもの「私には関係ないわ」という文句で遮られた。治療に来なかったり，遅刻したり，衝動的に散財したり，仕事が安定して続かないために治療費が支払えなかったりといったことが，治療的な交流や彼女の衝動性を減じるという治療目標を壊していた。

21）患者あるいは治療者は治療の進展がみられないためにフラストレーションが溜まっている可能性がある。

　第Ⅱ軸障害の問題は長く続き，その問題の生活への影響も長く続くこと，そして治療も長期にわたるということを想像すると，患者あるいは治療者，またはその両方にフラストレーションが溜まるだろう。どちらがそうなっても，結果としては，その後の治療にマイナスの影響が及び，失敗（患者の失敗あるいは治療者の失敗）について考えるようになり，フラストレーションの原因（患者側あるいは治療者側）に対して怒りが生じる可能性がある。

　臨床例1：スーパービジョンを受けている心理士のパメラは，境界性パーソナリティ障害のララという患者の治療で，「すっかりフラストレーションが溜まって」おり，「彼女は変わらないわ。彼女は待ってましたとばかりに怒り続けるだけなのよ。たいていは私に対してね。彼女の面接がある日が本当に嫌で，キャンセルになると嬉しくなるのよ」と述べた。認知療法家として，典型的で単純なうつ病の患者は上手く治療してきたが，パメラは長期にわたる治療や対立的な関係に慣れておらず，「境界性パーソナリティ障害のケースについて読んだことはあるし聞いたこともあるわ。でもこんなに難しいことになるなんて思いもしなかったわ」と述べた。スーパービジョンの焦点は，治療自体や複雑で難しいケースの治療，そして，治療者に生じる感情反応と関連した非機能的思考と期待をパメラが上手く処理する手助けをすることに向けられた。

　臨床例2：マーラは，元々はうつ病の改善を求めて治療にやってきた。彼女のうつ病は強迫性パーソナリティ障害に関連したものであった。彼女は，いくつかのマスメ

ディアが述べているように,治療が短期であるという特性や有効性が実証されているということから認知療法を受けることにした。25回のセッションの後で,彼女はどうしてまだ「改善」しないのか理由を知りたいと要求した。治療者は,治療において,症状に焦点を当てることとスキーマに焦点を当てることの違いを区別することを怠っていたのである。

22）地位や自己評価を貶められたと患者が感じることと関連した問題が共同治療の妨げとなる。

多くの人にとって,患者であるということは,基本的に何かがおかしいということを意味している。これは,彼らが「弱い」人であり,普通に予想される様々な出来事に対処することができないということを意味するのである。さらに,彼らは他の人から「精神病だ」,「変人だ」,「狂っている」などと,偏見の目で見られる可能性があるのである。

> **臨床例**：ロイは60歳の成功したビジネスマンである。うつ病のために家庭医から紹介されてきた。治療で彼が最初に言ったことは次のようなことであった。「ここに来たくはなかった。ここに来ることで本当にうつがひどくなったのです。これまで精神科にかかったことはなかったし,今もかかりたくはないと思っています。私のような年代の人は,こういったことを大声で話されたくないのです。ここへ来るために家を出る時もこそこそと歩いていましたし,車は離れた路上に駐車してきました。職場や家には決して電話しないでください。そうすれば,私が精神科医のところに来ているということは誰にも分かりません」。

治療者は,患者が協力しようとしなかったり,治療的な努力をしようとしなかったりする様々な理由に気づかなければならない。これらは,とりわけ以下のようなことと関連がある。つまり,患者のスキルの欠如や治療者のスキルの欠如,共同治療を妨害する環境的ストレス要因,患者の所属する文化の不十分な理解,治療の失敗に関する患者の認知,自分自身の変化によって自己と他者の双方に及ぶ影響についての患者の認知,患者と治療者の不調和,認知モデルに対する説明不足,二次性利得,介入のタイミングの不適切さ,時間が制限されたマネージド・ケアに対する反応,治療目標が話し合われていなかったりあいまいで非現実的であったりすること,患者のモチベーションが不足している

ことや受身的な治療姿勢，硬直したあるいは乏しい衝動コントロール，患者あるいは治療者のフラストレーション，患者の低い自己評価と関連した問題などである。

　認知療法では逆境を利点にかえるためにあらゆる努力がなされる。患者が非共同的なサインをみせた時は，患者の信念や態度を同定し探索する機会となる。治療過程を妨害しているようにみえる信念と態度は，より大きな人生の目標を困難にする重要な信念と態度でもあることがしばしばである。これらの妨害的に作用する信念は，いったん同定されると認知モデルの共同的な枠組みの中で探索可能なものとなる。パーソナリティ障害それ自体の複雑さと，その障害に紹介のきっかけとなる急性の第Ⅰ軸障害がしばしば併存することを考えると，すんなりと共同的な関係を構築するのはかなり困難なように思われる。ケースの概念化について理論的で実際的なスキルを身につけておけば，治療者は，異なったパーソナリティをもつ患者の特有のニーズに思慮深く対応することができる。私たちは，治療者が認知療法の概念化モデルを習得し，これまでの章で述べられた一般的かつ特有の治療ガイドラインを一貫して守ることが必要なことだと考えている。非共同という治療に対する障害を少なくすることによって，より強い治療同盟とより生産的な治療上の交流が生み出されるだろう。

4. 治療関係における感情：転移と逆転移の認知的概念化

　第Ⅱ軸障害の治療過程では，患者と治療者の双方が，お互いに対する，また，治療過程に対する感情反応を体験するように思われる。伝統的にはこのような反応は「転移」と「逆転移」と呼ばれてきた。精神力動的な仮説との混同を避けて認知モデルの範囲内で焦点を当てるようにするために，私たちはこのような現象を単に治療経過における感情反応と呼ぶことにする。患者と治療者の双方の感情反応に注目することは，第Ⅱ軸障害の患者の認知療法における基本的な要素である。

1）患者の感情

　治療者は，自分に対するポジティブあるいはネガティブな反応が生じるのを認めることはしても，それらを故意に呼び起こしたり，あるいは無視したりするようなことはすべきではない。治療者は，治療関係の中で患者が体験する怒

りや失望，フラストレーションのサインに注意しておくべきである。同様に，治療者は，過度な賞賛や理想化，治療への注意が，治療者の方へ向け変えられることについて，気をつけておくべきである。これらの反応は患者の心の世界へ通じる窓を開けるものである。しかし，治療者が，自分自身に生じた感情反応はコントロールすべきであり，避けるべきであり，あるいは抑圧すべきであると考えるなら，その窓の向こうにある意味や信念をうかがい知ることはできないのである。認知療法におけるよくある思い違いの1つに，治療者や治療について表出された感情からあまりにも素早く距離を置こうとするというものがあるが，そのようなことは，患者をさらによく理解するための絶好の機会を十分に活用しないことにつながる。

　治療に対する患者の感情反応とそれに関連した認知について，多くの予告となるサインが存在する。セッションの途中でどのような自動思考が生じているのかを示唆する同様のサインが存在する。たとえば，患者の非言語的な行為に，突然，変化があるかもしれない。それは，話の途中で黙ったり，表現の仕方が急に変わったり，拳をギュッと握り締めたり，前かがみの姿勢になったり，足を上げたり，床を踏みならしたりすることである。あるいは，患者が急に話題を変えたり，口ごもったり，遮ったりといったことである。最もはっきりとしたサインの1つは患者の視線が移ることである。とくに，もし患者にある考えが浮かんだのだがそれを知らせまいとしている時には，重要なサインとなる。そのことについて尋ねられると，患者は「そんなことは重要なことではない。何でもない」と言うかもしれない。そうであっても，それが重要だと考えるなら，治療者は紳士的に患者に質問していく必要がある。面接の間中ずっと自動思考について話す人もいるが，多く報告すればよいというものでもない。しかし，患者は一連の自動思考を察知して紙に記録することはできる。

2）治療者の感情

　考えを発見し感情を表出するように患者を効果的に指導するために，治療者は自分自身の感情を認識し，分類し，理解し，表現するための基本的なスキルをもっておく必要がある。感情をもたないようにしたり，上手く抑圧したりするのではなく，認知療法家は治療状況に影響を与える可能性のある自分自身の感情を感知するように準備しておくべきである。まさしく患者に勧めるやり方と同じやり方で，認知療法家は自分自身の身体感覚と微妙な気分の変化への自

覚を自動思考の存在を示す手がかりとして活用する。命令調の（あるいはためらった）口調で話したり，セッション外の患者について考えることが増えたり，患者の電話に応じることを避けたり，治療の開始や終了を遅らせたりするなど，治療者に普段と違う振る舞いが少しでも見られたら，それは感情反応とそれに関連した自動思考のサインとなる。治療者はまた，セッションや特定の患者との治療，第Ⅱ軸障害の治療に関する思考を自分で調査し，非機能的思考記録表に記録することができる。

治療に関連した思考と感情を観察し取り扱う際に，ネガティブな感情の強さを弱め，治療目標と目的への焦点をしっかりと維持するために，認知再構成法を用いる必要があるかもしれない。まず最初に，治療者の感情反応は「間違った」ものであり治療の失敗を示しているのではないかという恐れに向き合い，その感情に先行した出来事を理解することに焦点を当てることが役に立つだろう。治療者の感情は，患者の問題となる行動に由来するだけでなく，専門家の役割についての治療者の見方や，文化や価値観に関連した信念，特有の学習歴を含めた多くの要因に由来するものである（Kimmerling, Zeiss & Zeiss, 2000）。

パーソナリティ障害の専門的な治療に備えるうえで，治療者はとくに価値判断を行わないように注意することが必要である。このような障害を記述するために用いられる用語（自己愛的，強迫的，依存的など）は，侮蔑的な雰囲気をもたらす。私たちがこの障害の性質について言及する際に，「パーソナリティ」という言葉の中から「パーソナル（個人特有の）」という意味を取り出すことは困難である。治療者はいったんその診断を下したら，分類することを避けて，信念や予測できる反応，意味，行動などといった観点から考える方がずっと良いのである。治療者が患者に共感することも大切なことである。患者の立場に立ってみるようにすることによって，つまり，同じような感性，無力感，脆弱性をもっているとイメージすることによって，治療者は患者のことをよりよく理解できるのである。同時に，治療者は，客観性の喪失という患者の問題に巻き込まれすぎないように用心しておかなければならない。価値判断を含まないという文脈の中で，辛抱強く一貫して問題に焦点を当てて行くことが，望まれる治療者の態度だとされている。

しかしながら，パーソナリティ障害を治療する際の多くの困難を考えると，純然たる意志の力と立派な意図だけでは，望ましい態度をとるためには十分で

状況	感情	自動思考	合理的反応
患者が遅れて来た。芝居じみた嘘をつき続ける。治療者がアジェンダの設定をしようとした時にすすり泣く。	欲求不満, 失望, 自信のなさ, 当惑。	この患者は決してそれをしようとしない。認知療法を続けても何の効果もない。これからどうすればよいか分からない。私にはこの治療法を実践する能力がないに違いない。	自分をさげすんでも仕方がない。だから、そのような決めつけをするのはやめて、もっと共感的になろう。彼女は、感情にレッテルを貼ったり、思考を同定したりして、より多くのスキルを示そうとしている。また、彼女の明らかに優先すべき事項は、人からのサポートなので、私はそのリストを作ることの重要性に焦点を当てている。私は彼女の価値観を尊重する必要があり、問題を明らかにし、あきらめずに取り組むことを学べるように手助けする必要がある。自信がないと感じるだけで、私が無能ということにはならないし、恥ずかしいことをしたことにもならない。私の不安は、すべての患者がすぐに変化するもので、もしそうでないならそれは私のせいだと信じていることから来ている。能力のある治療者は「決して」自信をなくさない、などということが言えるだろうか？ 次に試してみる選択肢をできるだけ考えてみる。

図5.1 治療者の非機能的思考の記録

はない。治療者の感情反応は、もし治療者が認知療法のスキルを活用できれば、進歩に対する障害物というよりは変化への架け橋となりうるものである。治療者は、誘因となった状況の意味や考えを理解するために、おそらくスーパービジョンやコンサルテーションを役立てることができるだろう。たとえば、非機能的思考記録表（図5.1）を検討してみるとよい。これは演技性パーソナリティ

障害をもつ患者との難しいセッションについて、ある治療者が作成したものである。

ストレス・マネージメントのための他のセルフ・ケアやコーピング・スキルも、同様にとても役に立つだろう。これらには、セッションとセッションの間に（ひそかに）自分自身に向けた励ましや受容の言葉を活用すること、セッションの中で特別な感情や関係性の目標物にねらいを定めること、セッションの後で習得度を評価すること、難しい患者と生産的に治療を行う落ち着いたイメージをもつ練習をすること、患者の長所を認めて誉めることでセッションの中での肯定的なコメントを増やすこと、といった選択肢が含まれる。治療の外で、気晴らしになる活動や運動をしたり、人と会ったり、仕事から離れた時間を過ごす機会を定期的にもつようにすることは、大切なことである。

治療の手段とその有効性において、治療者の感情が重要な役割を果たしていることはほとんど疑いのないことであるが、この複雑なテーマを十分に取り扱う研究の試みは始まったばかりである。40年以上にわたるサイコセラピーの研究において、治療者の感情は実践と研究の間の伝統的な分裂の中に置かれてきた。そこでは、治療者の感情は様々な理論を実践するために重要なものであることが強調されてきた。しかし、洗練された本質的で実証的な進展はまだ起こっていない（Najavits, 2000）。まだはっきりしていないことではあるが、注意しながら進んでいき、患者と治療者の両方の感情反応の中に備わっている将来の進展可能性について敏感な姿勢を維持することが最善であるといえる。

要　約

第Ⅱ軸障害の患者に認知療法を行う際に、治療者は、患者のスキルの欠損と不適切な信念に取り組むために様々な交流を行うことはもちろんのこと、対人関係の領域を詳しく検討したり、患者をよく知るために多くの時間を費やしたりする必要性に気を配るのである。患者と治療に対して、一貫した、忍耐強い、問題焦点型の、価値判断を入れない姿勢を維持することが極めて重要なことである。同時に、専門的な治療のために必要な限界線は決して譲らないことである。共同する際の様々な困難は概念化のためのヒントになるだけでなく、スキルや信念、治療環境の設定といった点からも概念化に活用される。強い感情反応は、患者を十分に理解し積極的かつ生産的に治療にかかわるために、必須の

ものとして受け入れられる。必要な時には，このような感情反応を理解しそれに適応するために，患者と同様に治療者にも認知的ツールが活用可能である。

第Ⅱ部

臨床応用

第6章　妄想性パーソナリティ障害

はじめに

　妄想性パーソナリティ障害をもつ人は，他者の意図や行動を，自らの品位を傷つけ，脅そうとしていると解釈するような，持続的で非現実的な傾向によって特徴づけられる。しかし，彼らは妄想や幻覚のような持続した精神病症状はもたない。たとえば，30代半ばのアンは結婚しており秘書の仕事をしているが，緊張や疲労感，不眠，怒りっぽいといった問題で援助を求めていた。彼女はこのような問題は仕事のストレスのせいだと考えており，仕事場での主なストレス要因を説明するように求められると，「仕事場の人たちが，私の注意を引こうとして，絶えず物を落としたりして音を立てる」，「彼らは管理者が私に敵意を抱くように仕向けている」と述べた。
　アンは，悪意のある態度を他者のせいにするという際立った傾向を示した。そして，彼女は，同僚の行為について，別の説明ができるのではないかということを考えようとしなかった。彼女は自分のことを概ね敏感で，嫉妬心があり，容易に傷つき，怒りっぽいと述べた。しかし，彼女は非現実的な疑い深さを持っていたが，思考障害や持続的な妄想，他の精神病症状の存在は確認できなかった。
　アンのケースでは，彼女の妄想性（パラノイア）は治療の始めから明らかであった。しかし，この障害は，最初のうちはしばしばはっきりしないことがある。たとえば，ゲーリーは20代後半の独身の放射線学者であり，特定のガールフレンドがいたが，フルタイムの仕事をしながらパートタイムの大学院に通っている間中ずっと，両親といっしょに住んでいた。彼は自分のことを慢性的に神経過敏なのだと説明し，心配や不安発作，不眠の問題を報告した。症状は多忙な学業によって悪化していたため，彼は治療を求めていた。セッションでは，彼は隠しだてしないで話をし，率直な印象であった。最初のセッションは注目すべきものとなり，そこで彼は，「どうせあの人たちは，そんなことを信じや

しない」と自分の家族に彼が治療を受けていることを知られたくないと言い，治療を受けていることが知られるといけないので健康保険を使いたくないと言った。彼は，「僕は，病院で，どれほどの個人情報がそこいら辺に放置されているか知っているんだ」と説明した。

　認知療法は，ストレスと不安に対してより効果的に対処するためのスキルを学習することと，恐怖をテストしてみることに焦点づけられているので，最初の6回のセッションは取り立てて言うほどではないが，効果的であった。7回目のセッションの始めに，ゲーリーは，何度もやってみたが，漸進的リラクセーション法は「役に立たなかった」と報告した。このことを話しているうちに，彼は「リラックスしたいと思っていないようなんだ」，「人が僕の価値を貶めるのが怖いんだ」，「僕のアイデアを彼に盗まれるのが嫌だ」，「口にしたことはどんな些細なことでも，自分に不利になるように使われるんだ」といったことを話した。最終的に，彼は，人について，概して「人は利用するために近づいてくるんだ」と述べた。

　さらなる議論によって，対人状況に対する疑い深い防衛的なアプローチはゲーリーの長年にわたる行動の特徴であり，ストレスと不安の問題とリラクセーション・テクニックを用いることの困難において，中心的な役割を果たしていることが明らかになった。しかし，このことは最初の6回のセッションでは明らかになっていなかった。

1. 歴史的視点

　妄想性（パラノイア）についての一般的な議論がひと昔前から行われてきた。ひと昔前は，その用語は，あらゆるタイプの重篤な精神障害を表すために自由に使用されていた。もっと現代的な意味において，妄想性は，Freudから現在に至るまでの精神力動的な立場の研究者たちから大きな注目を浴びてきた。代表的な見方がShapiro (1965) によって提示された。彼は，その障害は他者への容認されない感情と衝動の「投影」の結果であると論じた。理論的には，容認されない衝動を自分自身よりも他者のせいにする方が，このような衝動に対する罪の意識を減じたり取り除いてくれることになるため，内的な葛藤に対する防衛として働くのである。精神分析的な視点では，本質的に人は他者とのかかわりにおいて何が本当の自分なのかということを誤って認識しており，そ

の結果として，自己や他者についてより現実的な視点をもつことで生じるであろう苦しみを，それほど体験しなくてもすんでいるのである。

このような伝統的な見方と似ている妄想性の認知行動モデルが，Colbyと彼の仲間たちによって提示された（Colby,1981; Colby, Faught, & Parkinson, 1979）。これらの研究者は，精神医学的面接の際の妄想性を有する患者の反応について，コンピュータを用いた模擬実験を開発した。そこでの患者の反応は非常に現実的なものであり，経験を積んだ面接者でも面接範囲が狭ければ，コンピュータの反応と実際の妄想性を有する患者の反応を区別できないほどである（Kochen,1981）。Colbyのモデルは，妄想性は，実際は，恥や屈辱を最小限にするか，未然に防ぐことに向けられている一連の方略であるという仮定に基づいている。妄想的な人は，自分自身が不十分で，不完全で，無能であると強く信じていると仮定されている。この仮定では，嘲笑の的になる，誤って非難される，身体的な障害を現わしているといった状況において，耐えることができないくらいの恥と屈辱が引き起こされることになるのである。Colbyは「屈辱的な」状況が生じた時に，そのことで他の誰かを非難し，自分は虐げられていると主張することによって，その人は非難されることとその結果生じる恥や屈辱の感情を避けることができるという仮説を立てている。

妄想性パーソナリティ障害については，これまでも多くの研究者が注目してきた。Cameron（1963，1974）はその障害を親の不適切な養育と調和のとれた愛情の不足に起因する基本的な信頼感の欠如から来ているとみなした。子どもは他者からの虐待を予期し，危険のサインに警戒を怠らないようにすることや素早く自分自身を守るように振る舞うことを学習してしまう。警戒心のために，他者の中に微妙なネガティブな反応の手掛かりを見つけてしまい，他者に対して強烈な反応をしてしまう。同時に，彼ら自身の敵対的な態度が他者にどのような影響を与えるかということにほとんど気づかないのである。

Cameronと同様に，Millon（1996）は，妄想性パーソナリティ障害では，その人の信頼感の欠如が中心的な役割を担っていると述べている。信頼感の欠如は，他者によって強要されたり支配されるという強い恐怖感を引き起こし，その人の対人関係の問題に重要な役割を果たしていると仮定されている。さらに，信頼感の欠如と他者によって強要されたり支配されることへの恐怖は，対人関係上の孤立につながり，その結果，疑いや現実離れした空想を抑制できる可能性のある「現実場面でのチェック」の機会をその人から奪ってしまうので

ある。しかし，Millon (1996, p.701) は妄想性パーソナリティ障害の「本質」となるような不変的な特性はないのだと述べている。それどころか，この障害に関する大まかな概念を提供する代わりに，彼は5つのサブタイプについて論じている。

　Turkat (1985, 1986, 1987, 1990; Turkat & Banks, 1987; Turkat & Maisto, 1985) は，臨床例の詳細な検討に基づき，妄想性パーソナリティ障害の発展と維持についての認知行動モデルを提供した。Turkatの考えでは，子どもは，早期の両親との交流によって「ミスをしないように注意しなければならない」，「あなたは他の人と違う」ということを教え込まれる。この2つの信念によって，他者からの評価を非常に気にするようになるだけでなく，親の期待をかなえることを強要され，仲間に受け入れられることが阻害されるのである。その結果，その人は最終的には皆から仲間外れにされ，辱めを受けるが，それを克服するのに必要な対人関係のスキルが不足しているということになる。そして，その人は自分自身の孤立や仲間からの不当な扱いについて考えることに多くの時間を費やし，結局は，自分は特別であり他の人が嫉妬しているのだというように考えて，自分は迫害されているという結論に達するのである。この「論理的な」説明によって，社会的な孤立に対する苦悩が軽減されるという仮説が立てられている。他者に対して妄想的な見方をとることや拒絶されることを予期することで，人との交流において相当な不安がもたらされるし，人から受け入れられることはその説明システムを脅かすことになるため，結局はその人の孤立が長く続くことになってしまうと論じられている。

2. 研究と経験的事実

　妄想性パーソナリティ障害に関する研究は限られたものである。その一因は，研究のための被験者を集めるのが困難なためであろう。利用可能なデータの多くが，妄想性パーソナリティ障害を含む多くのパーソナリティ障害をいっしょにして調査対象とした研究から得られている。これまでの研究から，遺伝的な要因がこの障害に関与しているという証拠が得られている。たとえば，Coolidge, Thedeと Jang (2001) は，4～15歳の112組の双生児を対象とした研究で，妄想性の特徴については遺伝係数が0.50であるという結果を得た。その他の研究では，人生早期の体験が同様に関係しているという証拠が報告さ

れており，言葉による虐待（Johnson et al., 2000），親との葛藤（Klonsky, Oltmanns, Turkeimer, & Fiedler, 2000），情緒的なネグレクトや世話の放棄（Johnson, Smailes, Cohen, Brown, & Bernstein, 2000）が関係していることが報告されている。さらに，非機能的認知（Beck et al., 2001）と非機能的コーピング方略（Bijettebier & Vertommen, 1999）が，他のパーソナリティ障害と同様にこの障害にも関与していることが実証的な研究で支持されている。残念ながら，この章で示されている妄想性パーソナリティ障害の概念を検証するための，あるいは，提案されている治療アプローチの有効性について結論を出すための，利用可能なエビデンスは十分なものではない。

3. 鑑別診断

表6.1に提示されている診断基準を検討すると分かるように，妄想性パーソナリティ障害は，思考障害や幻覚，持続的な妄想を伴わない持続的な妄想的態度で特徴づけられる。DSM-IV-TR（アメリカ精神医学会，2000）に明確な診断基準が記載されているが，「先生，私の問題は妄想的なことです」などと言って治療を受けに来る人はほとんどいないため，妄想性パーソナリティ障害の診

表6.1　DSM-IV-TRによる妄想性パーソナリティ障害の診断基準

A. 他者の動機を悪意のあるものと解釈するといった，広範な不信と疑い深さが成人期早期に始まり，種々の状況で明らかになる。以下のうち4つ（またはそれ以上）によって示される。
 (1) 十分な根拠もないのに，他者が利用する，危害を加える，またはだますという疑いをもつ。
 (2) 友人または仲間の誠実さや信頼に不当な疑いをもち，それに心を奪われている。
 (3) 情報が自分に不利なように用いられているという根拠のない恐れのために，他者に秘密を打ち明けたがらない。
 (4) 悪意のない言葉や出来事の中に，自分のことをけなす，または脅す意味が隠されているのではないかと疑う。
 (5) 恨みを抱き続ける。たとえば，侮辱されたこと，傷つけられたこと，軽蔑されたことを許さない。
 (6) 自分の性格または評判に対して他者には分からないような攻撃を感じ取り，すぐに怒りで反応する，あるいは逆襲する。
 (7) 配偶者または性的パートナーの貞節に対して，繰り返し道理に合わない疑念をもつ。

B. 統合失調症や精神病性の特徴を伴う気分障害，他の精神病性障害の経過中にのみ起こるものではなく，一般身体疾患の直接的な生理学的作用によるものでもない。

注）アメリカ精神医学会（2000年，p.694）より引用。アメリカ精神医学会が著作権を所有（2000年）。許可を得て転載。

断は必ずしも容易ではない。

　妄想的な人は，対人関係の問題で他者を非難する傾向が強く，他者についての確信を正当化するようにみえる多くの体験を引き合いに出し，自分自身に問題があることは素早く否定するか軽視し，問題を引き起こしている行動様式についてはほとんど自覚していない。それゆえ，アセスメントが患者の自己報告に基づいている場合は，患者の疑念はもっともなことであり他者の不適切な行為が問題を引き起こしているのだと容易に思えてしまう。さらに，妄想性の特徴はある程度素人にも理解できるため，おそらく，妄想的な人は他者が自分のことを妄想的だと思っていることに気づき，自分の考えを誰にも話さないようにしておく方がよいと思うのだろう。このことが本当なら，妄想性の特徴は，治療過程において徐々にしか表れて来ず，容易に見落としてしまうものである。

　露骨で非現実的な疑念以外の特徴を用心して観察することによって，妄想的な人を同定することはしばしば容易なことである。**表 6.2**は妄想性パーソナリティの多くのサインを示している。これらは，妄想性パーソナリティ障害の存在を早い段階で示唆するものかもしれない。妄想性パーソナリティ障害をもつ人は，おおむね用心深く，あいまいな状況を脅威とみなし，知覚された脅威に対して素早く予防措置をとる。彼らはしばしば，他人から，議論好きで，頑固で，防衛的で，妥協したがらない人だとみなされている。彼らはまた，彼ら自身が他者の中に認める特徴のいくつかをはっきりと示すかもしれない。そして，それらは，他人から，よこしまで，人をだまし，不誠実で，敵意と悪意のあるものとみなされる。

　いくつかの障害において，「妄想性」思考が特徴として認められる。妄想性パーソナリティ障害に加えて，統合失調症の妄想型（以前の妄想型統合失調症），妄想性障害の被害型（以前のパラノイド障害），そして，おそらく精神病性の気分障害がそうである。これらの障害はそれぞれ，持続的な妄想と他の精神病性の症状によって特徴づけられている。対照的に，妄想性パーソナリティ障害は，他者の行為について，故意に脅そうとしたり傷つけようとしていると不当にとらえる傾向によって特徴づけられるが，持続的な精神病性の特徴はない（アメリカ精神医学会，2000）。妄想性パーソナリティ障害をもつ人は，ストレスがかかると一過性の妄想を体験する可能性があるが，持続的な妄想を呈することはない。

　統合失調症の妄想型と妄想性障害は理論的な注目をあび，実証的な研究の対

表6.2 妄想性パーソナリティ障害のサイン

- 絶え間のない用心。これは面接中に面接室の中をじろじろ見る，また／あるいは，窓の外をちらちら見るという行為で示される。
- 機密についての普通以上の心配。これは治療者に，進歩を評価するための記録ノート，また／あるいは，患者に折り返し電話する時の機密保持を保証するために，治療者が特別に作った要望書を持つのを許可しようとしないことで表される。
- 問題についての責任を他者のせいにし，自分のことを不当に扱われているとか，侮辱されているとみなす傾向。
- 権力者との争いを繰り返す。
- 他者の動機についての異常なくらいの強い確信と，他者の行動について他の見方を検討することの困難。
- 小さな出来事をとても重大なこととみなし，そのため，強烈かつ明白に，ささいなことを大げさに見せるように振る舞う。
- 脅されたり軽視されたと感じると，素早く反撃する傾向，あるいは論争好きで訴訟好きな傾向。
- 他者からことさら悪い扱いを受けたと感じる傾向，あるいは，他者の敵意を呼び起こす傾向。
- 他者に関する否定的な予測を証明する証拠を徹底的かつ詳細に探す傾向。状況を無視し，もっともらしく思われる特別な意味と日常的な出来事の中に隠れた動機を読み取る。
- とくに他者といっしょにいる時にリラックスできない。おそらくリラクセーションをする際に，治療者がいるところでは，自分の目を閉じるのが嫌なのか，あるいは閉じることができないのだろう。
- 状況に応じたユーモアを理解できない。
- 自信と自立を異常なくらい求める。
- 愚かで，軟弱で，活気のない，不完全だとみなした人々に対する軽蔑。
- 温かさ，優しさを表すことの困難，あるいは疑いや不安感を表すこと。
- 病的な嫉妬，不貞を防ごうとして絶えずパートナーの行動や対人関係をコントロールしようとすること。

象となってきた。しかし，妄想性パーソナリティ障害とこれらの2つの精神病性障害の関係については，はっきりとした意見の一致がないままである(Turkat, 1985)。それゆえ，精神病性障害の患者を対象に行われた研究の所見を妄想性パーソナリティ障害に当てはめることができるかどうかは，はっきり分かっていない。しかし，精神病性障害であるなら，治療において大きな修正が必要となるので，妄想性パーソナリティ障害と妄想によって特徴づけられる精神病性障害を見分けることは明らかに重要なことである。認知療法を精神病性障害の治療に適用することに関する現在のアプローチの概要を知るには，PerrisとMcGorry (1998) の論文が参考になる。

4. 概念化

前述したように，妄想性パーソナリティ障害については多くの理論的な見解

144 第Ⅱ部 臨床応用

| 信念と前提 | 日々の認知 | 対人関係における行動 |

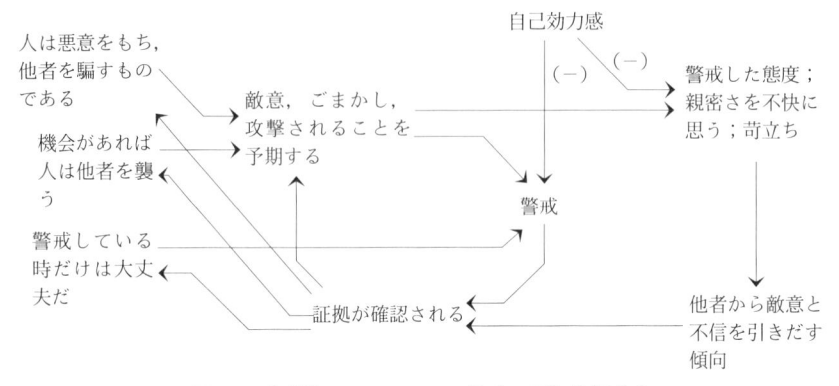

図 6.1 妄想性パーソナリティ障害の認知的概念化

があるが，それらに共通した点は，他者についての疑念と他者から迫害的で不当な扱いを受けているという考えはこの障害の中核ではなく，その人の苦悩を和らげるために用いられる理屈づけであるという点である。妄想性パーソナリティ障害におけるこのような認知の役割の別の見方が，Beck らによって開発された認知分析の中で示された (Beck, Freeman, & Associates, 1990; Freeman, Pretzer, Fleming, & Simon, 1990; Pretzer, 1985, 1988; Pretzer & Beck, 1996)。図 6.1 は，先に議論された緊張の強い放射線学者ゲーリーによって示された実生活についての妄想的な見方の認知的，対人的要素を要約している。ゲーリーは，「人は悪意をもち，他者を騙すものである」，「機会があれば人は他者を襲う」，「警戒している時だけは大丈夫だ」という3つの基本的な前提をもっていた。これらの前提は，対人関係において，騙され，ごまかされ，傷つけられることを彼に予測させ，騙されること，ごまかされること，悪意のサインを常に警戒しておく必要があるという結論に至らしめた。しかし，悪意のサインへの警戒によって，思わぬ副作用が生じた。他者が騙そうとしており悪意を持っているということを示す微妙なサインを警戒するなら（そして，信頼と善意を示す微妙なサインに同じくらいの注意を払わないなら），人は，他者の行為の中に信用できないという見方を支持するように思える部分を素早く見つけてしまうのである。このことは，人は善意をもたず信用できないという見方

と，多くの対人関係における交流がとてもあいまいなために，その人が本当は善意をもっていたとしてもその人の中に悪意を見出してしまうということから来ている。ゆえに，図6.1で示されているように，ゲーリーの警戒は，人間の本質についての彼の前提を支持するかなりの証拠を生み出し，実生活に対する妄想的な見方を永続させてしまったのであった。

さらに，他者の行為についてのゲーリーの予測は，同僚や知人との交流に重大な影響を及ぼした。彼は，親密な関係にはつきものである自分をさらけ出した情緒的な交流をもつことによってもっと責められるだろうと恐れていたために，親密になることを避けていた。さらに，彼は，他人と交流する時には常に用心し防衛的になっていたし，ちょっとした冷遇にも過剰に反応する傾向があり，自分が不当に扱われたと思った時には素早く反撃した。このような振る舞いのせいで，他人は彼に対して優しくできず，寛大にはなれなかったし，むしろ不信感と敵意が呼び起こされることが多かった。このように，ゲーリーは自分自身の予測によって，他人との交流において予測した行動を呼び起こしてしまうようなやり方をしていたのである。もちろん，このような体験は，他者についての彼の否定的な予測を支持し，実生活における妄想的な見方を永続的なものにしたのである。

図6.1に示されている3番目の要因は自己効力感である。自己効力感とはBandura（1977）によって，何らかの問題や状況が生じた時に効果的に対処する能力についてのその人の主観的な評価と定義された。もし，ゲーリーが他人のごまかしを容易に見抜くことができ，それを防ぐことができる自信をもっていたとしたら，絶えず用心しておく必要をそれほど感じなかっただろうし，警戒を緩め，それほど防衛的な態度を取らずに済んだであろう。もし，努力したにもかかわらず上手く対処できないと確信していたなら，彼は警戒や防衛的な態度を放棄し，他の対処法を用いたであろう。どちらの場合でも，彼の妄想性を永続させるサイクルが弱められるか，制止されただろう。しかし，ゲーリーは，絶えず警戒していなくても他者に上手く対応できるという自分の能力に疑いをもっており，同時に，十分に警戒していれば少なくとも生き残ることができるということをかなり確信していた。このようにして彼は用心や警戒的な態度を維持し，そのことが妄想性を永続させたのである。

先に論じたような，妄想的な人の前提を強く支持する観察やその体験を生じさせる2つのサイクルの性質に加えて，別の要因によっても，他者は一般的に

悪意があるわけではないということを示す体験に対してほとんど鈍感な状態となり，妄想的な世界観をもってしまう。患者は，人は悪意をもっており自分をだまそうとしていると仮定しているので，他の人には問題なく効果的であるように思える交流を，攻撃や搾取の機会をうかがい自分を騙して信じさせようとするものであると容易に解釈する。いったん，他者の行為を自分を騙そうとしているものだと解釈してしまうと，上手く，そして，信用できるかのように振る舞うことによって患者を騙そうとしたという「事実」が，相手の意図が悪意に満ちたものであることを証明しているように思える。このことによって，妄想的な人は，他者の行動について「見てすぐに分かる」見方を拒絶し，背後にある「本当の」意味を探そうとするのである。このような探索は，普通，妄想的な人の予測に一致する説明が見つかるまで続けられる。

　自分が危険な状況に直面しているため警戒していないと安全が維持できないという妄想的な確信は，妄想性パーソナリティ障害の多くの特徴を説明する。そのような人は，危険のサインを警戒しながら，用心深く意味深長に振る舞い，不注意がないようにして，不必要なリスクを避ける。最も重大な危険は他者からもたらされると考えているので，妄想性は，危険のサインや他者からだまされることに対する警報のようなものであり，他者の真の意図に関係した微かなサインを絶えず調べている。そのような「情け容赦のない争い」の世界において弱さを見せることは，他人からの攻撃を誘発することにつながる。それゆえ，妄想的な人は，ごまかしや否認，言い訳，他者への非難によって，自分の不安や欠点，問題を隠すのである。他人が自分について知っていることが，自分に不利なように使われるかもしれないと決めてかかっているので，妄想的な人は注意深く自分のプライバシーを守ろうとして，とるに足らない情報さえも伏せようとするし，とくに自分の感情や意図を知られないように抑えようとする。危険な状況では，その人の自由を制限するいかなるものも罠だとみなされ，自分の弱い部分を攻撃するものだとみなされる。それゆえ，妄想的な人はルールや規制に抵抗する。他の人が強大であればあるほど脅威を主張する。それで，妄想的な人は力関係を強烈に意識するし，権威ある地位の人を称賛すると同時に怖れを抱き，強力な同盟者を求めているが，裏切られ攻撃されるのではないかと恐れているのである。概して，妄想的な人は，さほど重要でない問題についても負けを認めようとしない。なぜなら，妥協することは弱さのサインとみなされているし，弱さを見せると他人から攻撃されると考えているからである。

しかし，妄想的な人は，直接，権力をもっている人に挑戦しようとはせず，攻撃にさらされる危険をおかそうとはしない。その結果として，あからさまでない，受動的な抵抗がよくみられる。

　脅しや攻撃のサインを警戒し悪意を推定する時には，いかなる侮辱や不当な扱いも意図的であり悪意をもってなされているのだから，報復して当然だということになる。他人が，自分たちの行為は意図的なものではなく，たまたまであり，正当なものだと抗議したなら，その抗議はだまそうとしている証拠であり悪意の証明だとみなされる。他者による不当な扱いに注意が集中していると，明らかに良い扱いを受けてもそのことは無視され，状況は絶えず不公平で正当なものではないようにみえる。その人は，不公平な扱いを受けており，将来，悪い扱いを受けると信じているので，報復の恐れを除いては，他人に良くしてあげる動機となるものがほとんどないのである。それゆえ，妄想的な人が，他人からの報復に十分抵抗できると感じており，発覚を免れることができると信じている時には，その人は，他人に予期したような，悪意のある，人をだますような敵対的な行動を起こしやすくなるだろう。

　このような妄想性パーソナリティ障害の見方 (Freeman et al., 1990; Pretzer, 1985, 1988; Pretzer & Beck, 1996) と Colby (Colby, 1981; Colby et al., 1979) や Turkat (1985) により提示された見方には，多くの違いがある。まず第1に，この概念化においては，他者に対する悪意についてのその人の寄与が，他の問題の複合的な副作用のようなものではなく，その障害の中心的なものであるとみなされる。それゆえ，このような他者に対する疑念が，受け入れられない衝動の「投影」の結果であり，他者を非難することによって恥や屈辱感を免れようとする試みであり (Colby et al., 1979)，社会的な孤立に対処するための合理化である (Turkat, 1985)，と仮定する必要はない。第2に，Turkat によって強調されている過ちを犯すことに対する恐れは，これらの人々にはよく観察されるが，これはこの障害の中核ではなく，他人は危険で悪意をもっているという仮定から生じた二次的なものとみなされている。最後に，その人の自己効力感の重要性がこのモデルでは強調されている。現時点では，どちらのモデルが妥当であるかを決定するために必要なエビデンスはまだない。

　妄想性パーソナリティ障害を論じる中で，Turkat (1985) は，この障害がどのように形成されるのかということについて詳細な考えを提示した。著者は，妄想的な患者から得られた個人史の情報が正確なものかどうかを決定すること

が難しいため，まだ妄想性パーソナリティ障害の病因については，彼と同じような詳細な見方を作り上げていない。臨床実践においては，妄想的な患者が他者を見る様式や過去の出来事の回想は，しばしば妄想的な見方でなされるために，歪められていることがある。このような観察により，子ども時代の体験の報告自体が，同様に歪められたものである可能性がある。しかし，その人が本当に危険な状況，つまり，他者が陰に陽に敵意をもっているということが分かりそうな状況に直面しているなら，妄想的な態度は適応的なものになるということに気づくことは，興味深いことである。多くの妄想的な患者は，家族に育てられながら非常に危険な体験をしてきたと述べる。たとえば，ゲーリーは，敏感で弱いところを少しでも見せるとずっと嘲笑され，両親やきょうだいに騙され，家族から言葉による虐待や身体的虐待を受けた長い生活史について話した。さらに，彼は，両親から世の中は「食うか食われるか」の世界だから，生きていくためにはたくましくなければならないということを明白に教えられたのだと報告した。このような説明からは，概して，警戒することが本当に必要であるような敵意にあふれた妄想的な家族の中で成長するということが，妄想性パーソナリティ障害の形成にかなり寄与しているという印象を受ける。このような仮説は魅力的であるが，その人の生活史についてもっと客観的な情報を得ることができるまでは推測の域を出ないものである。妄想性パーソナリティ障害の病因に関する包括的で理論的な論法は，妄想性パーソナリティ障害と診断された人々の親類に，異常に高率に「統合失調症スペクトラム」が認められることを見出している研究を説明するものでなければならない（Kendler & Gruenberg, 1982）。このような所見は，この障害に遺伝的な要因が関与している可能性を示しているが，そのメカニズムはまだよく分かっていない。

5. 治　療

　一見して，図6.1に要約されている概念化は，効果的な介入のための機会をほとんど提供しないようにみえる。介入の1つの目標は，その人の基礎となる前提を修正することであろう。なぜなら，これらはこの障害の土台となっているからである。しかし，患者の交流に対する警戒と妄想的な見方が，絶えずその前提を確証するような体験を生み出している状況において，これらの前提にどのように効果的に取り組むことが期待できるだろうか？　もし，患者の警戒

と防衛的な態度を緩めることが可能であるなら，前提を修正する課題は簡単なものになるだろう。しかし，患者が他者は悪意をもっていると確信している限り，どのようにして治療者は患者の警戒心を緩め，他者に対してもっとていねいにかかわることを期待できるだろうか？　もし，この2つの永続的なサイクルが認知モデルの全体であるなら，このような患者に対して有効な認知行動療法的介入を期待することはほとんどできないだろう。しかし，患者の自己効力感は，このモデルにおいて同様に重要な役割を担っているのである。

　妄想的な人の強烈な警戒心と防衛的な態度は，それが安全を確保するために必要なのだという信念からきている。もし，問題状況についての患者の自己効力感を高め，問題が生じた時にそれに何とか対処できるという適度な自信をつけさせることができたなら，強烈な警戒心や防衛的な態度をとる必要はそれほど無いように思える。そうすると，警戒心や防衛的な態度はいくぶん和らぎ，患者の精神症状もかなり軽減し，伝統的な認知療法のテクニックを用いて患者の認知に取り組むことがずっと容易になり，対人関係における対立を何とかするために他のやり方を試みてみるように患者を説得することが可能になる。それゆえ，妄想性パーソナリティ障害の認知療法における第1の戦略は，患者の自動思考や対人関係上の問題，基礎的前提を修正しようと試みる前に，患者の自己効力感を増大させることになる。

1）共同的戦略

　共同的な治療関係を確立することは，他人が悪意をもっていて自分をだまそうとしていると疑っている人といっしょに仕事をするということを考えると，明らかに簡単な課題ではないことが分かる。患者に治療者を信頼させようとする直接的な試みは，患者には，だまそうとしていると受けとられ，疑念を抱かせることになりやすい。最も効果的であることが示されているアプローチは，いったん患者の不信が明らかになったなら，治療者が率直にそれを受け入れることであり，患者に治療者のことをすぐに信じさせようと強引に働きかけるのではなく，行動を通じて徐々に信頼に値するということを示していくことである。たとえば，放射線医学者のゲーリーがおおむね他人を信じていないということが明らかになると，その問題に取り組むために次のような方法がとられた。

ゲーリー：まさしくそれは僕がずっとしていることであって，人について最悪

のことを予想してしまうんです。だから，驚いたりしないですね。
治療者：分かりました。他人を疑って，人を信じるのに時間がかかる傾向は，この治療においても時々起こっているように思います。
ゲーリー：う〜ん……（会話が途切れる）。
治療者：結局のところ，私を信頼することが安全なことなのかそうでないのかを，どうすれば分かるんでしょうか？　人は私が正直な顔をしていると言いますが，それはどういうことを言ってるんでしょうか？　私の名前の後には学位の肩書が付いていますが，そんなことは私が聖人だということを証明するものではないということはお分かりですね。私が話していることがあなたに理解されることを望んでいますが，あなたは，話が上手いということだけでその人を信じるようなことはないでしょう。治療者を信用するかどうかを決めるのは難しいことのように思えますから，あなたもつらい状況なのでしょうね。援助を受けようとすれば，少なくとも少しは相手を信用しないと難しいですが，信じてもいいかどうかを判断するのは難しいことですね。ここまでの話についてどう思いますか？
ゲーリー：だいたい正しいと思いますよ。
治療者：そういったジレンマから抜け出す1つの方法は，ゆっくりと時間をかけて，私が自分の言ったことをきちんと守っているかどうかを見定めることです。言葉よりも行動を見る方がずっと信じやすいでしょう。
ゲーリー：その通りですね。
治療者：それでは，そういったやり方でやって行くとすれば，まず何をすべきかを考える必要がありますね。

　信用できることを証明するのは治療者の責務であり，理論上はこれは難しいことではない。それには，患者が気乗りしそうでできそうなことを注意深く提案すること，分かりやすく一貫性を保つように努めること，患者の誤解や誤信についてはそれが生じた時に積極的に修正すること，自分が過ちを犯した場合には率直にそのことを認めること，といったことが含まれる。治療者が信頼を確立するには時間がかかるということを忘れないようにすることと，十分な信頼関係が出来上がるまでは，デリケートな思考や感情について話すことを患者に強制しないようにすることが重要である。非機能的思考記録表のような標準的な認知療法のテクニックを治療初期に用いることは，患者にあまりに多くの

自己開示を求めすぎることになるかもしれない。それゆえ，治療の最初の標的として，まず最初に，行動的介入によって取り組むことができる問題を選ぶことが役立つだろう。

　共同的であることは，認知療法では常に重要なことであるが，妄想的な人の治療をする時にはとくに重要である。というのは，彼らは，強制されていると感じたり，不公平に扱われていると感じたり，「一段低い」位置に自分が置かれていると感じたりしたなら，強烈な不安や怒りを引き起こすように思われるからである。患者の治療目標を理解し，それを達成できるように介入することに焦点を当てておくことが重要である。患者のストレスや夫婦間の問題などに焦点を当てる際に，妄想性という「真の問題」が見逃されてしまうのではないかという怖れをもっている治療者もいる。しかし，患者の目標を追求する際に，問題解決アプローチを用いることによって，患者の妄想性が他の問題に関与している様式がすぐに明白になるだろう。このことが，他人に対する不信感，傷つきやすさ，防衛的な態度といったものについて，患者自身が共同的に検討することを可能にする状況を生み出すのである。なぜなら，そうすることは，患者の治療目標を達成するための重要なステップになるからである。

　治療者にとっては，表面的な主題に焦点が当てられているので，まったく恐れるような状況ではないと思える時でさえ，妄想的な患者にとっては，治療の最初の段階は大変なストレスになる。単に治療に参加することだけでも，妄想的な人がとても危険だと体験するような多くの活動に取り組むことを要求することになる。これらには，その人の思考や感情をあらわにし，弱さを認め，自分以外の人を信じるということが含まれる。このようなストレスは，最初はあまり敏感でないテーマに焦点を当てたり，行動的な介入を多く用いたり，間接的な形で問題を議論することによって（たとえば，似たようなことを引き合いに出すことによって，あるいは，同様の状況において「ある人」がどのように振る舞うかを話し合うことによって），いくぶん緩和される。妄想的な患者が，治療によって心地よさを感じられるようにするためのより効果的な方法の1つは，面接の内容やホームワーク課題，そして，とくに面接頻度について，いつも以上に患者に主導権を与えることである。患者はより心地よく感じるかもしれないし，面接回数が通常の週に1回の頻度よりも少ない場合に，より早く進展がみられるかもしれない。

2) 具体的な介入

　患者の最初の目標に向けて治療を始める際に，問題状況についての患者の自己効力感を高めること，または生じてきた問題に対処できるという自信を高めることに焦点を当てることが大切である。このことを達成するための2つの主要な方法がある。まず最初に，患者がその状況を何とかできる能力があるのだが，その状況の脅威を過大評価しており，その脅威に対処できる自分の能力を過小評価しているなら，その人の対処能力を現実的に評価した上での介入が自己効力感を高めるだろう。次に，患者がその状況に対処する能力がない場合，または，患者の対処スキルに改善の余地がある場合は，対処スキルを改善するような介入が自己効力感を高めるだろう。実際は，2つのアプローチを併用するのが最善であることがよくある。

　アン（先に出てきた秘書）の治療では，彼女の妄想的な思考（「彼らは単に私を苦しめようとしてうるさくする」）に直接取り組むような治療者の最初の試みは無効だった。しかし，彼女がしゃくにさわる同僚によって引き起こされた危険の程度を再評価し，その状況に対処する彼女の能力を再評価することを治療者が手助けしようと努めたことが，とても効果的であった。以下はその例である。

治療者：あなたは，この状況が危険であるかのように振る舞っていますね。どんなことが危険だと思っているのでしょうか？
アン：あの人たちは私に嫌がらせをしようとして，物を落したり音を立てたりするわ。
治療者：これ以上の危険はないということですか？
アン：そうよ。
治療者：その人たちが，あなたを襲う可能性も十分にあるとは思わないですか？
アン：そうね。あの人たちはそんなことはしないでしょう。
治療者：もし，彼らが今後も物を落したり音を立てたりし続けるとしたら，どんな悪いことが起こるのでしょうか？
アン：あなたに話したようにしゃくにさわるのよ。そのことで私は本当に悩んでいるのよ。
治療者：それでは，今まで何年も続いてきたように，これからもずっと続くでしょうね。

アン：そうね。私を悩ませているけど，相手になってやるわよ。
治療者：そういったことが起こり続けたとしても，少なくともあなたはこれまで通りのやり方で，何とか対処できるということですね。イライラを抱え込んで，家に帰った時に夫にそれをぶつけることになる。私たちがそのイライラにもっと上手く対処するか，あなたを悩ませることがなくなるようなやり方を思いついたとしたら，どうでしょうか。そういったことに興味がありますか？
アン：ええ，良さそうに思えるわ。
治療者：前にあなたが話したもう1つのリスクというのは，彼らがあなたの上司に話しをして，上司をあなたに敵対させようとするということでしたね。分かる範囲でいいのですが，どれくらいの期間，そういったことが続いているのでしょうか？
アン：そこで働くようになってからずっとよ。
治療者：そんなことをして，その人たちにどんな得があったのですか？
アン：それほど得してないと思うわ。
治療者：これまでと違って，彼らがこれからもっと得をするというような兆しがあるのですか？
アン：いえ，私はそうは思わないわ。
治療者：あなたの情緒的な反応からは，あなたの職場環境が本当に危険であるかのように思えます。でも，立ち止まってよく考えてみると，その人たちは，せいぜいあなたのしゃくにさわるようなことしかできないし，私たちが何か新しいことを思いつかなくても，あなたはそういったことに十分上手く対処できるという結論になると思います。私の言っていることは正しいでしょうか？
アン：（微笑んで）そうよ。そう思うわ。
治療者：そうすると，もし私たちがその問題にもっと上手く対処できる方法を思いつくことができたとしたら，彼らがあなたに対してできることは少なくなるでしょうね。

　明白にこのようなやり取りだけがアンを劇的に変えたのではなかったが，このセッションの後で，彼女は職場での警戒心やストレスが顕著に減ったと報告した。これは明らかに職場環境を以前ほど脅威と感じないようになったためで

あった。このことで，彼女は自分を怒らせるような刺激が明らかに減ったことを認め，怒りやフラストレーションを体験することも少なくなった。知覚された脅威を再評価し，ストレス・マネージメントや自己主張の仕方，夫婦間のコミュニケーションを向上させることによって，さらに急速に改善した。彼女自身の報告だけでなく，彼女の夫の報告によっても，彼女はいくらかは用心して警戒を続けているが，最早ちょっとした刺激で過剰な反応を示すことはなくなっているということだった。さらに，彼女は敵対するのではなく上手く自己主張でき，最早，職場での苛立ちを夫に向けて爆発させることもなくなり，とても気楽に親類を訪問できるようになっていた。

若い放射線医学者のゲーリーの場合は，妄想性パーソナリティ障害の存在が認識されるまでに，前述したようなストレス・マネージメントが有効であり，それによって彼の自己効力感は相当高められていた。しかし，彼はまったく危険のない多くの状況において，まだ警戒する必要があると感じていた。というのは，もし絶えず警戒していないなら対処できないのではないかと自分の能力を疑っていたからであった。彼は仕事や社交における能力について，厳格な基準を持っていることが明らかになった。さらに，彼は能力に対する二分法的な極端な見方のために，人を完璧に有能だと考えるか，まったく無能だと考えてしまっていたのだ。「連続体テクニック」は，ゲーリーが自分の能力についての見方を再評価するのに役立った。

治療者：あなたがすごく張りつめた気分で何回も自分のしたことを確認するのは，あなたが自分自身のことを，基本的には無能であり，「注意深くやらないと，きっとへまをしでかすだろう」と考えているからだと思います。

ゲーリー：そのとおりです。でも，台無しになるのは小さなことだけではないんです。私のすることに人の人生がかかっているんです。

治療者：う〜ん。私たちは，トレーニング中にあなたがどのように評価されたかという点と，大きな進展がないとしても，それ以来，あなたがどれほど上手くやって来れたかという点から，あなたの能力について話し合いをしましたね。あなたにとって「能力」ということがどんなことを意味するのか，私には正確に分かっていないのではないかという考えが浮かんだのです。ある人が本当に有能であると証明されるのにどれくらいの時間が必要でしょう？たとえば，火星人が人類について何も知らずにやってきて，本当に有能な

人の見分け方を知りたいと思ったとすると，あなたは彼にどうしろと言うでしょうか？

ゲーリー：有能というのは，物事を上手くできる人のことです。

治療者：その人がしていることは問題にならないのでしょうか？ もし，ある人が簡単なことを上手にできるとすれば，あなたの目から見て，その人は有能だと言えるでしょうか？

ゲーリー：いいえ。本当に有能だというためには，簡単なことができるだけでは駄目です。

治療者：そうすると，有能であることを証明するためには，何か難しいことをしなければならないし，良い結果を出さなければならないというように聞こえますね。

ゲーリー：そのとおりです。

治療者：それだけですか？ あなたは難しいことをやってきたし，しかも上手にやっている。でも，能力があると感じていない。

ゲーリー：でも，私はいつも気を張り詰めているし，仕事のことを心配しています。

治療者：本当に有能な人は気を張り詰めないし，心配したりしないということを言っているのですか？

ゲーリー：そのとおりです。それが有能だということなのです。何かをやっている時にはリラックスしているし，後で心配したりしないんです。

治療者：そうすると，有能な人というのは，難しい課題に挑戦して，それを上手くやり遂げて，しかもやっている間はリラックスしているし，終わった後でくよくよ心配したりしない人ということになるのですね。それでいいですか？ あるいは，能力についての説明で，他に何かありますか？

ゲーリー：そうでうすね。過ちを見逃さず，限界を分かっている限りにおいては，完全である必要はありません。

治療者：これまで私が書きとめておいたものを見ると［治療者はこれまでメモを取っていた］，本当に有能な人は，難しい課題を上手くこなし，良い結果を出し，それをやっている間はリラックスしており，後でそのことを心配することもないし，過ちを見逃さずにそれを修正し，自分の限界も分かっているということになりますね。あなたが能力という言葉を使う時は，このようなことを頭に浮かべているのですか？

ゲーリー：そうです。そう思います。

治療者：これまであなたが話したことから，私はあなたが能力というものをかなり白と黒という感じで捉えている，つまり，あなたは自分に能力があるか無いかのどちらかだとみなしているということが印象に残っています。

ゲーリー：もちろん。そのとおりですよ。

治療者：能力がない人にはどういったラベルがふさわしいのでしょうか？　無能ということがふさわしいですか？

ゲーリー：そうです。そのとおりです。

治療者：無能な人にはどのような特徴があるのでしょうか？　そんな人を見つけるにはどこを探せばいいのでしょうか？

ゲーリー：彼らは何でも駄目にするんです。正しいことをしない。彼らは正しいかどうかも気にかけないし，どう見られるかとか，どう感じるかということも気にかけないんです。彼らには何の成果も期待できない。

治療者：それでいいですか？

ゲーリー：ええ，そう思います。

治療者：それでは，あなたがこのような基準に当てはまるかどうかを調べてみましょう。無能な人の1つの特徴はすべてを駄目にするということですね。あなたはすべてを駄目にしているのですか？

ゲーリー：いや，そうではないですね。私がすることは大体問題ありませんが，それをしている時に気持ちが張り詰めているのです。

治療者：それと，あなたは無能な人は，それが正しいかどうかを気にしないし，他の人からどう見られているかも気にしないと言いましたね。そうすると気が張り詰めていることや心配することは，あなたが無能だという考えとは合わないですね。もし，あなたが自分のことを無能な人間だとみなさないとすると，それはあなたが完全に有能だということになるのでしょうか？

ゲーリー：私は自分が有能だとは感じないですね。

治療者：このような基準で判断すれば，あなたは有能ではないということになりますね。あなたは難しい仕事を上手くやれるし，自分が犯した過ちをきちんと見つけたけど，リラックスしていないし，心配しているのですね。このような基準では，あなたはまったく無能ではないし，まったく有能でもないということになりますね。これは，人は有能であるか無能であるかのどちらかだという考えと，どういうふうに適合するのでしょうか？

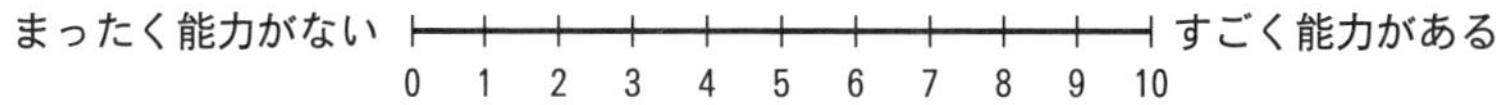

```
まったく能力がない ├──┼──┼──┼──┼──┼──┼──┼──┼──┼──┤ すごく能力がある
                    0  1  2  3  4  5  6  7  8  9  10
```

すべてを台無しにする　　　　　　　難しいことを上手くやり，良い結果を得る
何も正しいことをしない　　　　　　課題をしている間もリラックスしている
正しいことかどうか気にしない　　　終わったことはくよくよ考えない
他者からどう見られるかを気にしない　過ちに気づいて，修正する
どんな結果になるか予測できない　　限界をわきまえている

図 6.2 能力についてのゲーリーの二分法的思考から出来上がった連続体モデル

ゲーリー：私はたぶん，ぴったりどちらかに当てはまるのではないと思います。

治療者：あなたが有能であることと無能であることについて，どのように考えているかということを話している間，私はノートにその基準を書きとめました。0～10までのスケールを描いて，0はまったく能力がないこと，10はすごく能力があることを意味すると仮定してみましょう（図6.2を参照）。あなたは大学院において，自分の能力をどのように評価しますか？

ゲーリー：初めは3と言うつもりでしたが，考えてみると，書類を書く作業以外は7か8というところですね。でも，今までこんなことはしたことがなかったですね。

治療者：仕事については，自分の能力をどう評価しますか？

ゲーリー：成果という点では8か9になると思うけど，リラックスしていないので，その点では3ですね。ひどく不安になっていない限りは，過ちを見つけることが上手くできるし，その点では8で，限界を知るということでは9か10でしょうね。

治療者：スキーをすることについては，どう評価しますか？

ゲーリー：それは6になるでしょうね。でも，そんなことは問題ではないですね。楽しむためにやっているのだから。

治療者：私はいくつかの重要なことを聞きました。まず最初に，あなたはじっくりと考えた時は，能力について，白か黒かで判断しないということですね。完全でない人が，必ずしも無能であるというわけではない。次に，あなたが有能であることのサインとみなしている特徴は，必ずしもきちんとした整合性があるわけではない。あなたは仕事の質については8か9を付け，リラックスして心配していないかどうかという点では3を付けている。最後に，仕

事場に居る時のように，有能であると言うことがあなたにとってとても重要である時もあるし，スキーをしている時のように，有能であるということがそれほど重要でない時もある。

ゲーリー：そうです。私は四六時中，有能であり続ける必要はないということですね。

治療者：その人が有能であるならリラックスしているし，緊張しているとすればそれは有能ではないということを意味している，という考えについてどう思いますか？

ゲーリー：分かりません。

治療者：たしかに，ある状況に対処できると確信しているなら，そのことに対してそれほど緊張感を感じないだろうと思います。でも，私は，緊張した状態は無能であることの証明になるという考えの裏側については分からないですね。緊張して不安な状態なら，そのせいで，あなたは上手く物事を行えるようになりますか？　あるいは，上手く行うのが難しくなりますか？

ゲーリー：かなり難しくなりますね。集中するのが難しくなりますし，うっかり忘れたりすることが続くと思います。

治療者：そうすると，緊迫して心配の多い状態であるにもかかわらず上手くやれるなら，そういった障害を乗り越えたということになりますね。

ゲーリー：そうですね。

治療者：そのような障害を乗り越えて物事を上手くやるということは，障害がない状態で上手くやるよりは，ずいぶん能力があることを示すことになると考える人もいるでしょうね。このことについてどう思いますか？

ゲーリー：まさにそうだと思います。

治療者：でも，あなたは本当に気が張り詰めていて不安な状態でも，素晴らしい仕事をやり遂げてきたのです。これまであなたは，緊迫感を自分が本当に無能であることの証明とみなしてきました。そして，あなたは本当に注意深いので，これまで上手くやり遂げてきたのです。別の見方をすれば，不安があるにもかかわらず上手くやれるということは，あなたが本当に有能であって無能ではないということを示していることになるだろうと思います。どちらがより真実に近いでしょうか？

ゲーリー：おそらく，結局は，私は有能なのだと思いますが，やはり，気が張り詰めるのが嫌なのです。

治療者：もちろん，そのことについても取り組むようにしましょう。でも，重要な点は，緊迫感があるということが必ずしもあなたが無能であることを意味しているのではないということです。それと，あなたが緊張して自分が無能だと感じるもう1つの状況は，人と交流する状況ですね。そういった状況であなたが感じるほど，本当にあなたが無能なのかどうかを調べてみませんか。

　ストレスや不安があるにもかかわらずストレス状況に上手く対処できるということが無能さを示すサインではなく，実際は有能さを示すサインなのだという結論をいったん下してしまうと，ゲーリーの自己効力感はかなり高まった。自己効力感の高まりに引き続いて，彼はそれほど防衛的でなくなり，進んで自分の考えや感情を表すようになった。自分の信念と前提を批判的に検討し，問題状況に対して新しいアプローチを試してみるようになったのである。このことによって，より効果的に標準的な認知療法のテクニックを用いることが可能になった。

　一定の効果を示したその他の介入法は，信頼についての彼の二分法的思考に取り組むための連続体テクニックであった。彼は，ある人が些細な問題で頼りにされた時に，どれくらい上手くそれをやり遂げるかということに注目することによって，その人が信頼に値する人かどうかが分かるだろうということを思いついた。そして，本当の悪意をもった彼の家族は，一般的に，平均的な人たちだったのだろうかという疑問が生じた。その後，些細な事について，同僚や知人を信用し，その人たちの実際の行動を観察することによって，彼は徐々に他者の意図に関する否定的な見方を検証することができるようになった。彼は，一般世間は，思っていたほど自分に対して悪意をもっている訳ではないこと，悪意をもった人だけでなく好意的な人や普通の人もいること，もし不当に扱われたとしてもその状況に対処できることを発見し，心地よい驚きを感じた。

　他者が悪意をもっているとみなす患者の認知を検証する際には，患者の見方が必ず歪んでいると思わないことが大切である。妄想的な人は，しばしば悪意をもった同僚をもつことがあるし，多くの知人や同僚を疎外してしまうことがある。治療目標は，単純にすべての人が悪意をもっていると考えるのではなく，患者が，おおむね安心して信用できる人とある程度は信用できる人，そして，悪意をもっていて頼りにならない人の区別をつけることができるようになるこ

とである。また，患者の信念に及ぼす重要他者の影響について考えることも重要なことである。妄想的な人が，やはり同様に妄想的な相手と結婚することは珍しいことではない。このような場合は，治療者が目指している変化に対して配偶者が強く反対する可能性があり，夫婦面接が必要になるかもしれない。

　主として認知的介入を行うと同時に，患者の妄想的な見方を証明することになるような他人からの敵意を引き出すことがないように，非機能的な対人交流を修正することが重要である。ゲーリーの場合は，特別な問題が生じた時に，それに焦点を当てることが求められた。「上手くやれない」，「人は自分に腹を立てる」，「私の望みを知れば，私に不利になるようにそれを使うだろう」といった適切な自己主張を妨げている認知について取り組むことが重要であることが分かった。彼の自己主張スキルと分かりやすいコミュニケーションを行うためのスキルを向上させることも必要なことであった。それによって，同僚やガールフレンドとの関係が改善したので，他人からの敵意を呼び起こしていた以前の交流様式に彼が気づくことを手助けするために，誘導による発見のテクニックを用いることがかなり容易になった。

治療者：直接自分の考えを口に出して言うことはかなり上手く行っているように見えます。他の人はそれについてどのように感じているでしょう？
ゲーリー：かなりいい感じだと思います。たしかに，他の人とも上手くやっていますし，職場でも緊張感が減ってきています。
治療者：それは興味深いことですね。あなたの心配の1つは，もしあなたが自分の思っていることを言ったとしたら，皆が怒ってしまうだろうということだったと思います。はっきりと自分の考えを述べることによって，良い方向に向かっているように見えます。
ゲーリー：ええ，たまに口論になることもありますが，すぐに忘れてしまいます。
治療者：以前は正しかったやり方が，今は変わってきていますね。以前なら誰かと口論するとそのことで長い間悩んでいたことでしょう。どんなところが違ってきたのでしょうか？
ゲーリー：分かりません。そんなに長く気にならなくなっただけです。
治療者：今週起こった口論について，私に説明してもらえませんか？　［ゲーリーの上司との意見の相違について詳細な説明がなされた］　この種の状況

を取り扱う際に，以前のやり方と異なっている点が2つあるように思います。あなたは，怒りをそのままにしておくのではなく，議論を続け，何があなたを苦しめているのかを彼に分からせることができました。そのようなやり方によって，普段よりも早く怒りを静めることができたのではないでしょうか？

ゲーリー：たぶん。

治療者：多くの人はそのやり方で上手く行くのです。あなたもそのやり方で上手く行くということになれば，それは，直接自分の考えを述べることのもう1つのメリットになるでしょう。もし，彼らがあなたのやりたいことに賛成するなら問題はありませんし，もし，賛成しないなら，少なくともできるだけ早くそのことを忘れることです。意見の不一致を未解決のままにしておいた時に，以前はどのような気分になっていたか覚えていますか？

ゲーリー：何日もそのことを考えていたと思います。気が張り詰めて，いらいらして，小さなことにものすごく悩んでいました。

治療者：職場の人たちはどうだったと思いますか？

ゲーリー：彼らも気が張り詰めて，いらいらしていました。しばらくは，お互いに誰も話をしたいとは思わなかったですね。

治療者：ほんの些細な過ちや誤解によって，容易にさらなる意見の相違が引き起こされているように思えます。

ゲーリー：あなたの言う通りだと思います。

治療者：できるだけ対立や緊張を減らす方法は，自分を悩ませていることについてはっきりと話すことを避けて怒りの感情を見せないようにすることだと考えることは，いかにも理にかなっているように思えますね。でも，そういったやり方はあなたの役には立っていないように思います。これまでのところ，あなたを悩ませていることについてはっきりと話すことによって，対立が少なくなるように思えますし，対立があってもそれはすぐに忘れ去られるように思います。

ゲーリー：そうですね。

治療者：人を怒らせないようにしようとすることが，実際にはもっと緊張を引き起こしていたのかもしれない，と思いませんか？

ゲーリー：そのように思います。

　治療の終結に向けて，患者の他者についての新しい見方や他者のものの見方

を理解し，共感する能力を向上させるのに役立つ新しい対人スキルを微調整することが可能である。これは，患者に，自分の行動が他者にどのような影響を与えるかを予想してもらったり，逆の立場に立ったらどのように感じるかを考えてもらったり，他者の行動からその人の考えや感情を推察してもらったり，結論と得られた情報が一致しているかどうかを検討してもらうような質問をすることによって達成される。初めは，患者はこのような質問に答えるのは難しいと思い，彼らの反応は見当違いなものになるかもしれないが，治療者とのその後の交流からフィードバックを受けるので，他者の考えを正確に理解する能力は次第に向上するように思える。患者は他者のしゃくにさわる行為は，必ずしも悪意に基づくものではないということと，他者の視点を理解することができれば，他者の行為によっていらいらさせられることも減るということを発見するのである。

　治療の終結においては，ゲーリーは明らかに以前よりリラックスしていたし，大きな試験の直前のような誰でもある程度のストレスや不安を感じるような時だけ，症状に悩むようになっていた。彼は，友だちや同僚といっしょにいるのがずっと心地良いと報告したし，より積極的に人と交流し，警戒する必要を感じていないようであった。彼とガールフレンドが，2人の関係の親密さが増大することに対する彼女の不安にある程度起因する問題を抱えた時，彼は，拒絶されたという最初の感情と復讐したいという願望について，彼女の考えを十分に検討するまでは，そのままにしておいた。そして，彼は，彼女の心配を理解していること（「君がうんざりしている時に，結婚の話を始めるのは，とても恐ろしいことだというのは分かっているよ」），彼自身の怖れや疑念に気づいていること（「僕もそのことでとても神経質になっているんだ」），そして，2人の関係を維持したいと誓う気持ち（「僕はこんなことで別れたりしたくないんだ」）を伝えることによって，この問題を解決することができた。

6. 進歩の維持

　妄想性パーソナリティ障害をもつ人は，治療終結の過程が他のパーソナリティ障害の場合と比較して，概して分かりやすい。妄想的な人は普通は自分を信じることを好み，しばしば治療の終結を楽しみにしている。実際には，治療者は不十分な状態で治療を終えたがる患者の傾向に注意しておく必要があり，再発

防止にはっきりと役立つようになるまで治療を続けることを，患者に説得しなければならないこともあるだろう。患者が良くなってきているので治療間隔を広げている場合は，患者を説得して治療を継続することに同意させるのはしばしば簡単なことである。

再発予防に取り組む際には，患者が疑念を抱いたり，警戒したり，防衛的な態度をとるのがもっともであると思える状況を予想しておくことと，そのような状況に上手く対処する方法を計画しておくことがとくに重要である。患者が将来，好意的な人とだけ出会うだろうと仮定するのは明らかに危険である。むしろ，治療者と患者が，患者が時には悪意をもった人や騙そうとする人に出くわすだろうということを認めて，そのような状況に対する対処の仕方を計画しておくことが大切である。治療終結の前に，患者が，自分が不当に扱われたと感じる状況に対処する仕方を練習する機会をもつことはとても有用である。

妄想的な人は，もし彼らが治療に戻ることを弱さや失敗のしるしとみなしているなら，必要な時に追加の補助的なセッションに来るのを嫌がるかもしれない。治療終了後に必要があれば治療者に相談に来ることは，「再発予防維持」の取り組みであり，適切な判断だという見方を提示することが役に立つかもしれない。ゲーリーは治療終了後に，2回，短期間の治療を受けにきた。最初の治療が終了してから約1年半経ってから，ガールフレンドが重篤なアルコールの問題を呈するようになり，彼は治療に戻ってきた。結局は，アルコールの問題で彼女と別れることになった。その数年後にも，転職をするかどうかを決める判断の手助けを求めて治療にきた。この2回とも，彼は相当なストレスを体験しており，不安症状もかなり再燃していた。しかし，彼は，最初の頃の疑い深く用心深い状態に戻ることなくこれらの状況に対処することができ，数回のセッションで不安を和らげることができた。

結　語

治療のほとんどの部分では，患者の妄想的な見方は治療的介入の主要な標的とはならない。代わりに，患者のそれ以外の問題に取り組むために，標準的な認知行動療法の介入法が用いられ，妄想的な見方に取り組むことが目標達成にかなう場合には，それに取り組むことになる。この章で提示された介入法とColbyら（1979）やTurkat（1985; Turkat & Maisto, 1985）により提案さ

れた認知行動療法アプローチの相違点は，治療者‐患者関係に明確な注意が払われることや，治療初期に患者の自己効力感を増大させようとすることに重点を置くこと，治療後期に患者に残存している妄想的な信念に直接取り組むために認知的技法や行動実験を用いることである。著者の経験からは，このような戦略は，自己効力感の増大によって警戒心をもつ必要性が減少するため，おおむね，他の介入を促進することになり，早期に妄想的な症状を改善する。

　妄想性パーソナリティ障害の認知療法の有効性を実証するようなデータはないが，著者らの臨床経験とTurkatと彼の同僚たちのケース報告は，私たちをとても勇気づけるものである。患者の自己効力感と不安や対人的な問題に対処するスキルを向上させたり，他者の意図や行動をもっと現実的に知覚させたり，他者のものの見方にもっと気づけるように働きかける，といった介入が推奨される。このようなやり方によって，その人の心の内部と対人関係の両方において，変化が引き起こされるのである。大きな「パーソナリティの変容」が認知療法の結果として起こってくるように思える。しかし，現時点では，治療によって達成された改善がどの程度般化し持続するのかということについては，報告がなされていない。

第7章　統合失調質パーソナリティ障害と統合失調型パーソナリティ障害

■統合失調質パーソナリティ障害

　統合失調質パーソナリティ障害をもつ人にみられる主な特徴は，対人関係を欠き，対人関係に無関心なことである。全ての状況にわたる社会的関係から孤立する広範な様式が認められる。このような人は，しばしば世間と交渉を持たず，孤立し，他人とほとんど接触を求めず，そして，その主眼が何であれ，彼らが持つどのような接触からもほとんど，あるいはまったく満足を得ることがない。彼らは時間の大部分を1人で過ごし，そして，他者との接触を含むあらゆる活動から身を引くことを選ぶ。

　統合失調質パーソナリティ障害をもつ人はまた，感情の表現が著しく限定されている。彼らは緩慢で無気力に見えるかもしれない。会話は，それが存在する時には，しばしば緩慢で，単調で，感情の表出はほとんど認められない。彼らは，外的な出来事がどんなものであるかにかかわらず，滅多に感情の変化を示さない。彼らが示す感情は，はっきりした肯定的な変化も否定的な変化も伴わず，概して適度に消極的なものである。研究によると，彼らは，怒りや喜びのような強い感情を滅多に報告しない。このような人は，もし良く機能しているとしても，おそらく一般の人や同僚と限られた接触をもつような職業を選んでいるだろう。あらゆる社会的な仕事は孤立したものとなっている。統合失調質パーソナリティをもつ人は，性的な面でもプラトニックな面においても，親密な関係を発展させる力を賦与されていない。彼らの緩慢で無気力な交流様式のせいで，他人は彼らのもとから立ち去るか，無視する傾向がある。このことは，対人関係における練習不足を招くことになるため，そのまま時が経てば，その人がすでにもっている最低限の社会的スキルすら退化してしまうことになる。

　しかし，目に見える特徴の背後に信念が存在するのと同様に，そのような症候は連続的な体験の上に存在しているということを強調しておくことが重要で

表7.1 DSM-IVによる統合失調質パーソナリティ障害の診断基準

A. 社会的関係からの遊離，対人関係状況での感情表現の範囲の限定などの広範な様式で，成人期早期までに始まり，種々の状況で明らかになる。以下のうち４つ（またはそれ以上）によって示される。
（1）家族の一員であることを含めて，親密な関係を持ちたいと思わない。またはそれを楽しく感じない。
（2）ほとんどいつも孤立した行動を選択する。
（3）他人と性体験を持つことに対する興味が，もしあったとしても，少ししかない。
（4）喜びを感じられるような活動が，もしあったとしても，少ししかない。
（5）第一度親族以外には，親しい友人または信頼できる友人がいない。
（6）他人の賞賛や批判に対して無関心にみえる。
（7）情緒的な冷たさ，よそよそしさ，または平板な感情。
B. 統合失調症，精神病性の特徴を伴う気分障害，他の精神病性障害，または広汎性発達障害の経過中にのみ起こるものではなく，一般身体疾患の直接的な生理学的作用によるものでもない。

注）アメリカ精神医学会（2000，p.67）から引用。著作権はアメリカ精神医学会が所有。許可を得て転載。

ある。「パーソナリティ障害」といった呼称を用いる時は，それが治療者によって評価されるべきであり，患者の苦悩と困難を緩和する目的で患者とその人のケアをする人に共有されるべきであるということを覚えておくことが不可欠である。

DSM-IV-TR（アメリカ精神医学会，2000）による統合失調質パーソナリティ障害の診断基準が**表7.1**に示されている。

1. 歴史的視点

統合失調質パーソナリティ障害の診断は，おそらく，第Ⅱ軸診断の中で最も混乱を生じさせるものの１つであり，診断カテゴリーは約100年にわたり変遷してきた。「schizoid（統合失調質）」という言葉の使用は，スイス・バーゴルジ・クリニックの Manfred Bleuler にまでさかのぼることができる（Siever, 1981）。それは，「分裂」を意味する接頭辞「schizo」と「表す，またはそのようなもの」を意味する「oid」で構成されている。Campbell（1981）が，統合失調質パーソナリティ障害を「統合失調症の特徴であるパーソナリティの分割，分離，あるいは分裂」に似ていると述べる時は，伝統的な定義を用いている（p.563）。伝統的には，Kraeplin（1913）は統合失調質パーソナリティ障害をもつ人を，物静かで，内気で，無口であり，「統合失調症のような」ものと考

えていた。この行動様式は多くの研究者によって、統合失調症の経過の一部、そして、たしかに統合失調症の前兆とみなされていた。他には、Campbell（1981）のように、統合失調質パーソナリティの行動は、遺伝子によって決定された統合失調症への慢性的な脆弱性を表すものであるか、あるいは統合失調症から部分的に回復している人にみられるものであるという議論がなされている。

　DSM-Ⅳに示されている統合失調質パーソナリティ障害の見解は、この伝統的な見解と著しく異なっている（Freeman, 1990）。統合失調質パーソナリティ障害の人は、精神病の前駆症状や部分症状をもつ人とはみなされず、その信念によって絶えず社会的な孤独を好み、孤立したあり方を維持する人とみなされている。幾人かの研究者は、統合失調質パーソナリティ障害のいくつかの亜型を推測した。Kretschmer（1936）は3つの亜型を仮定した。1つ目は、社交場面において堅く、型にはまった、形式的なあり方で、社会的な要求を敏感に察知するタイプである。2つ目の亜型は、孤立し、一風変わっており、社会の慣習に関心もなく気がつかないタイプである。最後に、3つ目の亜型は、壊れやすく、扱いにくく、過敏にみえるタイプである。あるいはまた、MillonとDavis（1996）は4つの亜型を提案した。

① **感情が乏しい。**その人は、激しい感情がなく、鈍感で、優しさがなく、冷淡であり、世話をせず、感激することがなく、熱意がなく、活気がなく、興奮することがなく、心をかき乱されることがなく、そして、冷たい人である。あらゆる感情が乏しい。
② **超然としている。**その人は、冷ややかで、感情を取り去られているかのようであり、よそよそしく、孤独が好きで、孤立しており、家庭を持たず、関係を持たず、世間と交わらず、目的もなく放浪し、そして、人里から離れて住んでいる。
③ **無気力である。**その人は、著しく不活発で、活動水準が低下しており、本質的にのろまで、無気力で、退屈であり、重苦しく、怠惰で、疲れ切っていて、そして、衰弱している。
④ **離人的である。**その人は、他者と自己から自由であり、自己を遊離した対象あるいは遠くの対象とみなす。そして、肉体と心を、分離し、切断され、細かく切り分けられ、ばらばらになり、排除されたもののように感じる。

これらの仮定された亜型は，Millon（1996）によって，各々の亜型ごとの治療方針を提案するために用いられた。しかしながら，これらを支持するには，まだ不十分な経験的事実しかないため，この章ではこれらの亜型は用いない。

2. 研究と経験的事実

研究と経験的事実について文献を調査すると，統合失調質パーソナリティ障害については，わずかな情報しかないことが分かる。ScrimaliとGrimaldi（1996）によって実施されたいくつかの研究では，覚醒度，ヒトの情報処理および愛着に関して，統合失調症群とクラスターAのパーソナリティ障害群，対照群との間で，いくつかの特異的に異なったパターンが見出された。彼らはこれらのデータを認知療法についての影響という点から議論している。そして，これらのデータを，統合失調症の診断をもつ人とクラスターAのパーソナリティ障害の診断をもつ人に対する認知療法に関して，異なったガイドラインを与えるために用いている。彼らは，この研究で少しずつ収集されたデータから，クラスターAのパーソナリティ障害をもつ患者に用いる認知的アプローチは，認知再構成法を用いることによって，言語的コミュニケーションを通して有益に適用されうると仮定することができると考えた（Beck, Freeman, & Associates, 1990；Freeman, 1988; Freeman & Dattilio, 1992）。しかし，彼らは，この治療は社交化と身体表現のような技法をも包含すべきであるということを付け加えた（Breier & Strauss, 1983; Dowrick, 1991）。

3. 鑑別診断

1）統合失調質パーソナリティ障害と妄想性障害，統合失調症，精神病性の特徴を伴う気分障害

上記のような診断が存在する時は，統合失調質パーソナリティ障害の追加診断を加えるためには，パーソナリティ障害が精神病症状の発症よりも前から存在しなければならず，精神病症状が寛解した後にも存在しなければならない（DSM-IV-TR，アメリカ精神医学会，2000）。

2) 統合失調質パーソナリティ障害と回避性パーソナリティ障害

　第一印象では，これらの2つの診断をもつ人は似ているようにみえるかもしれない。両者とも親密な対人関係の欠如がはっきりと表れ，多くの孤立した活動に没頭している。しかし，その違いは，このような対人関係についての願望を質問することによって引き出される。回避性パーソナリティ障害の人は，拒否や批判への恐怖のためにそのような関係を避けるだろう。統合失調質パーソナリティの人もまた，そのような批判あるいは拒否を恐れるかもしれないが，彼らは人との関係を望んでおらず，したがって，この自己強制的な孤独は問題となることがより少ないようにみえる。

3) 統合失調質パーソナリティ障害と軽度の自閉性障害，アスペルガー障害

　これら2つの診断を区別するのは非常に難しいかもしれない。というのは，両者とも深刻な社会的交流の障害と，常同的な行動と興味を示すからである。ある個人の特徴の差異を明らかにするのに役立つ助言を，統合失調質パーソナリティ障害と自閉性障害／アスペルガー障害の両方の分野の専門家から，引き出すべきである。

4．概念化

　統合失調質パーソナリティ障害をもつ人には，仲間からの拒絶やいじめのテーマが主な要素である一連の早期の体験がしばしば存在する。それと同時に，彼らは，親密な家族の中で違っているようにみられることや，他人と比較していくつかの点で能力が劣っているということをしばしば体験してきた。そして，それゆえに，自分自身を否定的な意味合いで違ったものとみなし，他人は不親切で助けにならず，人との交流を困難で有害なものとみなすようになった。その結果として，一連のルールと前提が，このような人たちに「安全」を提供するために発達するのかもしれない。そして，それらが彼らを，孤独で人とのかかわりを欠いた生活様式に導くのである。

　36歳のデレクは11年間無職であった。彼は多くの時間を，アパートで1人ラジオを聞くか本を読んで過ごしている。彼は，毎日教会に行くが，牧師や集まった人と話さなければならない状況を避けるために，朝の礼拝が始まった直後に滑り込み，礼拝が終わる直前に去るようにしている。デレクは増大する不

安と気分の落ち込みのために治療を求めて来院した。最初のセッションでは，デレクは目を合わせるのを避け，治療者の質問に答えるために最小限のことしか話さなかった。彼は，治療者に対して「家族が彼を1人にして，そっとしておく」ように指示することを依頼し，家族が彼に家庭内での役割を果たさせようとするせいで，極端な不安が引き起こされているのだと報告した。加えて，デレクは，人生は無意味なものだという感覚が増していることと，自分の風変わりな様子は何事も変わりえないことを意味しているという懸念について話した。このような信念によって，彼の気分の落ち込みはひどくなっているようにみえた。デレクは長年無職であり，収入支援と障害者手当で何とか生き延びてきた。

　デレクは，配管工のジャックと結婚時からジャックの配管工事の仕事の会計をしていた妻のディアドレーの間に生まれた3人兄弟のうちの1人だった。一家は社交的かつ肉体派であり，デレクの2人の兄弟は父の足跡をたどって，1人は直接父の元で働き，もう1人は配管業のための金属類を扱う仕事をしていた。対照的にデレクは，学校で情け容赦なくいじめられてきた内気で臆病な子どもだった。子ども時代から彼は孤独であり，父や兄弟たちとフットボールをするよりも勉強に興味があった。デレクは自分自身について，次のような信念を形成した。それは，「私は人と違う」，「私は孤独だ」，「私は変わっている」，「私は周りに適応できない」，「私は半人前だ」，「私は醜い性格をもっている」，「私は普通でない」，「私には価値がない」，「私は退屈でのろまだ」，「私はつまらない」というものだった。彼は，世界や他人に対して，「人は冷酷だ」，「人は約束を守らないものだ」，「人は私を嫌う」，「世界は敵だ」といった信念を持っていた。彼はこれらの信念を補うために，次のような条件的前提を発展させた。「もし私が他人の世話をしようとすれば，彼らは私が皆と違うことに気づき，私を嘲笑うだろう」，「もし私が他人と話をすれば，彼らは私がいかに退屈であるかということに気づき，私を拒絶しあざけるだろう」，「もし人々に上手く溶け込まないなら，彼らは私を歓迎しないし，友だちにもならないだろう」，「人は何か話すことがある時だけ，話すべきだ」。

　デレクは，若い時は「不適格者」と呼ばれ，しばしば父から「お前は病院で躾けられるべきだった」と言われた。デレクはこれまで，努めてスポーツと家業に関わってきたが，そのように努力しても不適切だと言われため，最終的に彼はそれらを放棄してしまった。彼の唯一の定期的な遠出は地元の教会へ行くこ

第7章　統合失調質パーソナリティ障害と統合失調型パーソナリティ障害　171

とであり，そうすることに不安を感じていたにもかかわらず通い続けた。このことについて質問されるとすぐにデレクは，神，天国，そして地獄についての彼自身の信念によると，彼は「半人前」で「醜い性格」をもっているため，教会へ通わなければ「永遠の煉獄」が運命づけられるだろうと答えた。この数カ月にわたって，彼の両親が引退し，弟の結婚が差し迫っていることもあり（兄は結婚しており2人の子どもがいる），母親は「再び家族の結束を強めよう」としてきた。このことは，自分が他の人と違っているということと努力の無意味さに関するデレクの信念に基づいて，彼の不安と気分の落ち込みを増大させたようである。図7.1は，ケースの概念化図を示している。

5. 治　療

1）第I軸障害の併存

　デレクは明らかに気分の落ち込みと不安を表しているが，不安障害の厳密な診断を確定することは困難であるかもしれない。デレクは明らかに社交場面での不安を表しているが，社交恐怖もしくは回避性パーソナリティ障害において認められるはずの否定的評価に対する恐れが著しく欠如している。それどころか，彼は，彼が行き過ぎだと考える社会的接触によって困惑させられる感じを表現している。うつ病との関連では，この診断群はとくに強い感情反応を示さない傾向にあるが，このような人の気分は，人生や自分の存在の無意味さに関する彼らの信念の影響を受けて沈むことが起こりうる。統合失調質パーソナリティ障害患者の治療において直面するいくつかの困難については，次に議論され，前述のケースを用いて説明される。

2）共同的戦略

　治療は本質的に対人関係上の出来事であるため，統合失調質パーソナリティ障害をもつ人は，共同的な治療関係を築くのにいくつかの困難があるだろう。統合失調症質傾向をもつ人の自分自身と他者との交流に関する信念は，彼らの人生におけるあらゆる対人関係に影響を及ぼすのと同様に，治療関係にも影響を及ぼしているように思える。

　治療における問題として，デレクは治療を進めていくことについて両価的なように思えた。彼は，問題を，自分には「人格や個性がない」という事実に起

幼少期の体験
「不適格者」
学校でのいじめ，脅し
家庭の活動における「不器用」

↓

中核的信念
「私は人と違う，孤独で，風変わりで，周りに適応できない，何もない／値打ちがない，退屈で鈍い，半人前，醜い性格を持っている，普通でない」
「人は冷酷だ，敵意を持っている，私をやっつけ追い出す，約束を守らない，私を嫌う，弱点に目をつける」
「世界は敵だ」

条件的前提
「もし私が他人の世話をしようとすれば，彼らは私が皆と違うことに気づき，私をあざ笑うだろう」
「もし私が他人と話をすれば，彼らは私がいかに退屈であるかということに気づき，私を拒絶しあざけるだろう」
「もし人々に上手く溶け込まないなら，彼らは私を歓迎しないし，友達にもならないだろう」
「もし私が他人と話そうとしても，話すことが何もなく，このコミュニケーションには何の意味もないだろう」
「人は何か話すことがある時だけ，話すべきだ」
「人は私が不安だと分かると，私を弱いと思っていじめるだろう」
「私が人を怒らせたら，彼らは私を傷つけるだろう」

↓

誘因
母親がデレクを家庭の行事に巻き込もうとする

↓

前提の活性化

↓

否定的自動思考
「私は溶け込めない―何も言うことがない」
「他人はこのことで私をあざ笑うだろう」

行動
すべての接触／他人との対話を避ける
社交的状況でうつむく

感情
不安
不快

身体的
汗をかく，離人感
頭が真っ白になる

環境
他人がじろじろ見る，デレクを会話に誘おうとはしない

図 7.1 デレクについてのケース（症例）の概念化図

第7章 統合失調質パーソナリティ障害と統合失調型パーソナリティ障害　*173*

表7.2　治療の利益と不利益の検証

認知療法を受けることの利益	認知療法を受けることの不利益
・治療が有益かどうかに興味がある ・治療は私の関心をそそる ・治療は私の問題に役立つかもしれない ・治療は社会が私をケアしてくれるということを信じる助けになる ・感じのよい人と話すのは楽しい ・その週がより面白いものになる	・私はもっと内省的になって，困難が増えるかもしれない ・自分のことを打ち明けることは，とてもストレスになるかもしれない ・自分のことを打ち明けることで，悩みが生じるかもしれない ・自分の価値についての思い込みが崩れるかもしれない ・無理をすれば，事態がもっと悪くなるかもしれない
認知療法を受けないことの利益	認知療法を受けないことの不利益
・私がこなせる治療でなければ，精神的な活力（神経学的な）は得られない ・治療によって不安定になるかもしれない	・自分自身を発展させる機会を失うかもしれない ・人生はかなり悪くなるだろう ・事態は手助けなしには改善しないだろう

因するものとみなしていただけでなく，治療によって自分のパーソナリティの欠点がさらに見つかり，不適切だという彼の認識を際立たせるのではないかということを極端に恐れていた。それゆえ，治療者と患者は，治療に参加しないことの利益と不利益といっしょに，治療に参加することの利益と不利益を議論する必要があった（**表7.2**を参照）。利益が不利益に勝りそうな場合にのみ，デレクは治療を進めていくことができた。しかし，治療では，デレクが治療を進めていくことが可能であり治療は安らげるものだと十分に感じられるようになるまで，この課題は5回続けてセッションで議論されなければならなかった。

治療の利益と不利益が議論され，その最後でデレクは，認知療法を行わないことの不利益を考えると，特別な目標へ向かうことを試みた方がよいだろうと決断した。

共同して問題と目標のリストを取り決めること　患者とともに共同して問題と目標のリストを話し合うこともまた難しいことである。個々の問題との関連では，治療者が患者の話すことに耳を傾け，彼らの体験のどの要素が問題となっているのかを尋ねることが重要である。というのは，それが，治療者が問題であると思っていることと著しく違っているかもしれないからである。同様に，問題リストを作り上げる時には，共同的なソクラテス的対話によって，患者か

ら情報を引き出すようにすることが重要である。もし治療者が，前述の困難に向けた適切な目標について推測するようなことを始めたなら，治療者は完全に「目標からそれる」危険性があり，患者と治療者は，目標が異なるがゆえに方法と過程も一致しない治療経過に陥る可能性がある。

　デレクは問題リストの概略について，ⓐ働いていないこと，ⓑ忙しさが足りないこと，ⓒ友だちがいないこと，ⓓ不安，ⓔ何も成し遂げていないこと，ⓕ気分が落ち込みすぎて話せないこと，と述べた。各々の問題に対して目標リストを設定しようと試みた時，デレクにとっては，「私はいつもこうなのだ」という理由で，それをすることが難しいということがセッションの中で明らかになった。しかし，治療者にとって適当な目標だと思えるものが，患者にとっては必ずしも適当なものではないかもしれないということを思い出すことが大変重要である。友だちがいないことについて，治療者は1人か2人の親しい友だちをもつことが重要で有益な目標になるだろうと提案したかったが，デレクは，友だちがいないことで兄弟たちに叱られないようにすることや，インターネットで知り合った「友だち」と毎週話をすることを目標にしてやってみたいと希望した。

　　治療者の患者への反応　治療者の信念とは明らかに対照的な信念をもつ患者といっしょに作業することは，難しい問題を提起するかもしれない。統合失調質パーソナリティ障害の診断基準を満たす人が固執する信念の表現は，親密な対人交流と対人関係に取り組む専門家になることを選択した治療者のそれとは，著しく異なるかもしれない。このことは，共同的なやり方で治療を進めるために，理解されながらいっしょに取り組まなければならない治療者に，強い感情反応を引き起こすかもしれない。

　デレクは，社会的関係についての多くの信念を述べた。これらには，「人は残酷だ」，「人は約束を守らないものだ」，「人は何か話すことがある時だけ話すべきだ」といったものが含まれる。先に言及したように，社会と融和していくことを組み込まない目標と，人は冷酷で，約束を守らず，自分を歓迎しないという信念と方向性を持たないコミュニケーションに関する信念に挑戦しない目標を受け入れることは治療者にとって難しいことであった。患者の信念や目標に対する強い感情反応を理解する際には，治療者は自分自身の中核的信念と条件的前提およびこれらが患者のものとどのように違っているかということを熟

考しなければならない。この過程自体が不一致についての異なった視点を創出し，その結果，その不一致を，患者に対する強い否定的な感情反応という点からではなく，規則もしくは信念の対立としてとらえることができるということを示唆している。必要であれば，さらにスーパービジョンを受けることや内なるスーパーバイザーを活用することは，自分自身の信念と規則は「決定的で」唯一の「健康的な」ものではなく，実際は1つの考え方にすぎないのかどうかを知るために，治療者が自分の信念と規則を検証するのに役立つ。

3) 具体的な介入

治療で確認した問題リストに関して，デレクは次のような治療目標を提案した。

① 仕事で必要とされた時に，父親の仕事を手助けすること
② 自分の時間をもっと埋めることができるようになること
③ 自分に友人がいないことを兄弟たちが尊重することと，問題について相談できる相手を1人もつこと（これは実在する人である必要はない）
④ 心配が少なくなること
⑤ やらなければならない仕事を成し遂げることができること
⑥ 良い気分になること

不　安　デレクは治療の最初の目標として，不安について取り組むことを決めた。それについて調べることで，不安が維持されているメカニズムに関する定式化ができあがった（図7.1の概念化図の下の部分）。不安の維持に関して，3つの主要なテーマがあるように思われた。1つ目は，他人と上手くやっていけないと信じていることであった。2つ目は，他人に合わさなければ，そのことで自分は批判されるだろうと心配していることであった。3つ目は，他人とのコミュニケーションには意味がないと信じていることであった。これらの信念の組み合わせのために，彼は他人との会話にかかわろうとしないのだが，その結果，人との会話が少なくなり，今度はそのことを自分が奇妙であることの指標とみなすようになった。彼は他人がこの奇妙さに気づくことを予期し，そのことは，彼が他人から恥をかかされ，傷つけられることへとつながった。この一連の事柄はソクラテス的対話を用いて引き出された。そして，その概念化

はデレクとともに議論され，彼はその概念化が自分の困難を上手く要約していると思っているようにみえた。それから，彼の問題となっている症状を改善するために変化させる必要がある特異的な信念について，議論がなされた。

　この過程は，「もし私が他人と話そうとしても，話すことが何もなく，このコミュニケーションには何の意味もないだろう」という彼の信念を検証することから始まった。この信念が変化すれば，デレクは自分が奇妙な人間だという可能性が小さくなったと感じるだろうし，それによって報復に対する恐れが減少するだろう。しかし，彼は他人との「少ない会話」を増やしたくないと確かに思っていた。そのため，自分が奇妙な「不適格者」であるという彼の信念の検証が行われた。しかし，質問しても，デレクはこの信念に取り組むかどうかはっきりしないままであり，その代わりに，自分の奇妙さの結果として他人が彼を攻撃するかもしれないという信念について調べることを望んだ。デレクは，この信念に反証することが不安を減少させるのに最も効果的だろうと思ったのである。

　デレクは，これらの信念に基づいた行動様式によって標的にされやすくなるのかどうか，そして，その行動様式が変化することで不快な出来事が起こりにくくなるのかどうかを検証することは有益だと考えた。それゆえ，デレクと治療者は，他人が彼の奇妙さや不安に気づくかどうか，そして，彼を攻撃するかどうかを調べるために，次のような一連の行動実験を（この前提に挑戦するために行われた言語的な再帰属法に引き続いて）計画した。

　もし他人が自分の不安や「はっきりと表れている奇妙さ」に気づいたなら，自分を攻撃するだろうと信じているので，そのための安全確保行動として，デレクが平板な感情や孤立を用いていることを私たちは発見した。それゆえ，一連の実験は，デレクがあらゆるアイコンタクトを避けたり，床を見つめたり，全ての表情を隠したりするような安全確保行動をやめて，攻撃されるかどうかを観察するという設定で行われた。これは，言語的な再帰属法（証拠について考え，代わりとなる説明を生みだす）に引き続いて行われた。再帰属法は，攻撃されることに関する彼の確信を90％から25％に減少させ，他の起こりうる結果について考え，実験をやってみるという気に彼をさせた。

　中核的信念を組み立てなおす　治療初期には，奇妙さに関する自分の信念に目を向けたくないと彼は思っていたが，これらは彼の悩みの中心であり，取り

組む必要があるかもしれないと，後にデレクは思うようになった。デレクは，「私は普通だ」という代わりとなる中核的信念を新しくもちたいのだと述べた。デレクは，情報処理の偏りが，それと反対の証拠があるにもかかわらず自己についての否定的な信念を維持させる機序を説明する方法として，Padesky (1993) の偏見のメタファー（prejudice metaphor）について教えられた。それは，デレクの古い中核的信念を，彼にとってより有益だと思えるようなものに変えるためには何が必要であるかということを議論するための資料として用いられた。それゆえ，デレクは Padesky (1994) が勧めているように，肯定的なデータ記録を用いながら，「私は普通である」という考えに適合するデータを集めることを，（ホームワークとして）提案された。彼がこのような情報を引き出す手助けをするために用いられた質問は，以下のようなものである。今日あなたがしたことの中で，あなたが普通であることを示していることや，他の人があなたが普通だということを示すサインとみなすようなことが，何かありましたか？ 今日あなたがしたことの中で，もしそれを誰か他の人がしたとした場合，その人が普通である証拠だとあなたがみなすようなことが，何かありましたか？ その後，集められたデータは，デレクが毎週定期的に「私は普通だ」という信念を再評価することを助けるために用いられた。デレクが新しい信念を支持するために用いた証拠には，スーパーマーケットの列で他の客と話しをしたこと，認知療法に取り組むことができていること，母親にお茶を入れたこと，近所の人に親しみを込めてあいさつをしたこと，が含まれていた。

6. 進歩の維持

　すでに議論されたように，デレクはしばしば治療について両価的であったため，この問題を議論するためにセッションにおいて相当な時間が費やされた。振り返りのセッションでは，デレクと治療者は目標リストに注意を向けるようにして，各目標に向けた進歩を評価した。それから，その目標が達成されているかどうかをいっしょに判断した。もし達成されているなら，その領域のために役立ったその他の目標があったのだろうか？ もし達成されていないなら，その目標は適切で達成可能なものだっただろうか？ もし適切で達成可能なものであるなら，まだそれに向かって取り組むべきだろうか？ また，もし適切で達成可能なものでないなら，新しい，より適切な目標を選ぶべきだろうか？

178　第Ⅱ部　臨床応用

　デレクの治療に関する両価性は，彼の取り組みのいたるところで明らかだった。治療が進展して「上手くいっている」時でさえ，新しい治療目標についての話し合いでは，治療を進めていくことの利益と不利益の再評価を常に続けていく必要があった。デレクは，心配が減って気分が良くなるという目標に取り組み，それがいくぶん成功すると，治療を終了する計画を立てた。それゆえ，治療終結に先立って，面接での取り組みは，治療を終わらせ，新しい信念を強化するための計画を立てることを中心に展開した。デレクは，治療の継続を望んでいなかったので，ここまでで彼のどのような信念が変化してきたかを検討し，新しい信念に対する確信度を評価し強化するために，総括的な作業が行われた。

　このように，完了した有益な作業を強化し，そして，デレクが提案された方向に向けた取り組みを継続し，理想的には将来の困難を防ぐための概念枠組みを提供するために，1つの青写真が作成された。その手短な要約は以下のとおりである。

①　あなたの困難の発生と維持について示した1つの「思いやりのある」定式化は，これらの困難がどのように発展し，そして発展した後で，どのようにそれらが維持されているかをあなたに思い出してもらうために，ここに含められている（図7.1を参照）。

②　あなたの困難についてのこの理解に従って，もし他人があなたが怯えていることを知ったら，その人はあなたを攻撃するだろうという信念のために，あなたが自分自身の感情を他人から隠してきたやり方について私たちは取り組んできた。私たちは治療の中でこのことを議論し，これを支持する根拠がないことを見出したので，一連の実験を計画した。これらの実験によって，感情を隠すことで自分の安全を保てるという信念をあなたがもっていることが証明されたように思える。しかし，事実は，あなたがこの安全確保行動をしなくても，あなたは攻撃されないということであった。このことはいくつかの状況において，あなたの不安を大いに減少させることにつながった。この行動のせいで，最悪のことは起こらないのだということを確かめる機会がなかったので，その不安はそのまま維持されたのだということを思い出すことは，重要なことのように思える。

③　再びあなたの困難についての概念化に従って，社交的状況において，あ

第7章 統合失調質パーソナリティ障害と統合失調型パーソナリティ障害 179

なた自身に関する信念が，どのように不安を維持させているかを検討した。「私は奇妙だ」，「私は不適格者だ」といった信念は，他人がそれに気づいて，今度はあなたに不利なようにそれを利用するだろうという信念の一因となった。私たちは，（あなた自身に対して偏見をもつようにさせるような）情報処理の様式の変化を通じて，どのようにしてそれらの信念が維持されるのかを話し合った。私たちは，あなたが「私は普通だ」と信じたいと思っていることについて議論した。しかし，これを支持するいかなる情報も捨てさられるか，あるいは，あなた自身についての否定的信念に「適合するように押しつぶされた」。私たちはこの過程に反論することがいかに有益であるかを話し合い，あなたに，肯定的データ日誌に肯定的なデータを集めるようにしてもらった。この日誌に，あなたが普通であることを支持する行動や，もし他人がその行動をした場合，その人が普通であることを示すサインだとあなたが考えるような行動に関するデータを集めた。そうすることで，そのような情報が失われることを防ぐことができる。この日誌を読み続けることと，あなたがそのようなことをもはや必要ないと感じるまでは肯定的なデータを集め続けることが役に立つ。

④ 治療開始時のあなたの目標の1つは，もっと満足できるようなことで時間を埋める方法を見つけることだった。今やあなたが家の外に出た時に起こりうる心配事のいくつかは解決されたので，あなたをもっと満足させてくれて，時間を埋めてくれる活動について考えることが役に立つだろう。

⑤ あなたが同定したもう1つの目標はやらなければならない仕事に取り組むことだった。失敗することや半人前であることに関する信念のせいで，あなたが仕事に対して否定的な結果を予測するようになっていることを理解することによって，このような回避について理解することができた。その結果として，いかなる仕事もしないということは理にかなったことだったのである。しかし，この回避で問題となるのは，これらの予測を検証するためのいかなる情報もあなたにもたらされることがないということである。それゆえ，私たちは，あなたの否定的な予測の正確さを評価するために，段階的方法で試みることができる一連の課題を計画することを話し合った。

⑥ 最後に，あなたは，自分の参考になるようにいっしょに物事をチェックしてくれるようなインターネット上の知人を作りたいという目標を確認した。あなたは，自分でそれをするやり方について，自信があると感じた。

表 7.3 DSM-IV-TR による統合失調型パーソナリティ障害の診断基準

A. 親密な関係では急に気楽でいられなくなること、そうした関係を形成する能力が足りないこと、および認知的または知覚的歪曲と行動の奇妙さのあること、の目立った、社交的および対人関係的な欠陥の広汎な様式で、成人期早期までに始まり、種々の状況で明らかになる。以下のうち5つ（またはそれ以上）によって示される。

（1）関係念慮（関係妄想は含まない）。
（2）行動に影響し、下位文化的規範に合わない奇異な信念、または魔術的思考（例、迷信深いこと、千里眼、テレパシー、または"第六感"を信じること；小児および青年では、奇異な空想または思い込み）。
（3）普通でない知覚体験、身体的錯覚も含む。
（4）奇異な考え方と話し方（例、あいまい、まわりくどい、抽象的、細部にこだわりすぎ、紋切り型）。
（5）疑い深さ、または妄想様観念。
（6）不適切な、または限定された感情。
（7）奇異な、奇妙な、または特異な行動または外見。
（8）第一度親族以外には親しい友人または信頼できる人がいない。
（9）過剰な社交不安があり、それは慣れによって軽減せず、また自己卑下的な判断よりも妄想的恐怖を伴う傾向がある。

B. 統合失調症、精神病性の特徴を伴う気分障害、他の精神病性障害、または広汎性発達障害の経過中にのみ起こるものではない。

▣統合失調型パーソナリティ障害

　統合失調型パーソナリティ障害と統合失調質パーソナリティ障害の間には類似点がある。両者は、対人関係の回避によって特徴づけられるが、統合失調型パーソナリティをもつ人も精神病的症状を体験する傾向があり、明らかな行動面での異様さをもっている。

　統合失調型パーソナリティ障害をもつ人にみられる主な特徴は、認知的または知覚的歪曲と行動の奇妙さだけでなく、親密な関係において急に不快になり、そのような関係を形成する能力が不足していることである。彼らはしばしば、準臨床的な精神病的症状・体験をもち、それは、疑い深さや人々が自分について話しており、自分に危害を加えようとしていると信じているといったことである。彼らはまた友情も欠いており、社交場面で不安を感じ、他者が奇妙だと感じるようなやり方で振舞うだろう。DSM-IV-TR（アメリカ精神医学会，2000）の統合失調型パーソナリティ障害の診断基準が**表7.3**に示されている。

第7章　統合失調質パーソナリティ障害と統合失調型パーソナリティ障害　*181*

1. 研究と経験的事実

　統合失調型パーソナリティ障害の診断をもつ人の認知および行動の特徴を調べた研究はわずかしかない。その症候群を調べた研究の多くは，神経心理学的過程と神経発達的過程を重点的に取り扱っている。統合失調型パーソナリティ障害をもつ患者は，広範な認知的欠損（Cadenhead, Perry, Shafer, & Braff, 1999）と注意の障害（Wilkins & Venables, 1992）をもっている可能性を示唆するいくつかの証拠がある。統合失調型パーソナリティの病因として，発達的要因について研究したものがいくつか存在する。地域密着型の縦断的研究によって，子ども時代のネグレクトが統合失調型パーソナリティ障害の発症と関連していることが見出された（Johnson, Smailes, Cohen, Brown & Bernstein, 2000）。Olin, Raine, Cannon と Parnas（1997）は，統合失調型パーソナリティ障害の子ども時代の前駆徴候を評価するために，前方視的調査を行い，学校での行動に関する教師の報告を集めた。彼らは，後にその障害に発展する人は，子どもの頃により受身的であり，活動的でなく，より批判に敏感であることを見出した。また，不安・回避型の愛着様式は，幻覚的体験と独特の信念に特徴づけられる陽性の統合失調型パーソナリティの症状と，ひきこもり，無関心，アンヘドニア（快楽消失）によって特徴づけられる陰性の統合失調型パーソナリティの症状の両方と関連していることも示されている。解離と統合失調型パーソナリティの関連を示す研究も存在する。

　統合失調型パーソナリティについて調べたおそらく最も有益な研究は，（患者と一般人口の両方において）精神病的体験を調べたものである。妄想様観念，関係念慮，普通でない知覚体験，そして奇異な話し方や行動などの統合失調型パーソナリティ障害の個々の徴候はすべて，精神病との関連で研究されてきている。そして，症候群的な診断よりはむしろ，個々の徴候を研究することの方が，基礎をなす心理学的過程へのより良い理解を提供するだろうということが長い間議論されてきた（Persons, 1986）。たとえば，妄想的信念は，否定的な出来事を外的な物事のせいにすること（Bentall, Kinderman & Kaney, 1994）と情報処理の偏りの結果であることを示唆する証拠がある（Bentallto Kaney, 1989）。同様に，幻覚的体験に伴う苦痛は，それらに対して行った解釈の結果であることを示唆するエビデンスがある（Morrison, 1998）。そのような体験

を正常化することの重要性は，精神病患者において証明されている（Kingdon & Turkington, 1994）。そして，そのような体験は一般人口の中にかなり広く認められることも明らかになっている（Peters, Joseph & Garety 1999; van Os, Hanssen, Bijl & Ravelli, 2000）。パーソナリティ障害のレッテルを貼ることによって苦悩が引き起こされるように思われるため，このような正常化のアプローチは，診断的なアプローチよりも，軽蔑的でなく汚名を着せるようなものでもないという利点がある。

2．鑑別診断

1）統合失調型パーソナリティ障害と妄想性障害，統合失調症，精神病性の特徴を伴う気分障害

上記の診断が存在する時は，統合失調型パーソナリティ障害の追加診断を加えるためには，そのパーソナリティ障害が，精神病症状の発症よりも前に存在しなければならず，精神病症状が寛解した後にも存在しなければならない（DSM-Ⅳ-TR）。統合失調型パーソナリティをもつ人の精神病的体験は，普通は，統合失調症の診断をもつ患者の体験より，苦痛が少なく，引き起こされる機能障害も軽度で，確信度も低い。

2）統合失調質パーソナリティ障害と統合失調型パーソナリティ障害

これらの2つの障害は，ともに社会的交流の著しい欠如を含むが，いくつかの相違点がある。統合失調型パーソナリティ障害をもつ人は，普通，奇異な信念と知覚体験，魔術的思考，奇妙なあるいは通常特異な行動や外見をもつのに対し，統合失調質パーソナリティ障害をもつ人は，よそよそしく，超然としており，目立つところがない。

3．概念化

統合失調型パーソナリティ障害の診断基準を満たす人は，しばしば統合失調質パーソナリティの特徴をもつ人に似た人生経験（たとえば，いじめられる，あるいは拒絶される）をもっている。加えて，彼らは子ども時代に身体的あるいは性的虐待を経験していたかもしれず，そのために，自分自身を異質で，悪

第7章 統合失調質パーソナリティ障害と統合失調型パーソナリティ障害

い，異常な存在だと認識することになったのかもしれない。そして，彼らはその他にも実際の迫害体験をもっているかもしれない。結果として，そのような人はしばしば独特の信念（たとえば，魔術的思考や，猜疑心，関係念慮）あるいは幻覚的体験（視覚あるいは聴覚）をもち，そして，これらの信念を埋め合わせるために，過剰な警戒や人を信用しないというような方略をしばしば採用する。

　25歳のジョーは，猜疑心と奇異な行動と異常な体験に対する援助を求めて，地域の薬物問題チーム（地域の物質乱用のための学際的サービス）から紹介されてきた。彼は地域の収容施設に住み，バーで働いていた。彼は高度な社交不安を示し，そのことは仕事で客と交流することを期待される時に問題となった。彼には，亡くなった母親の声が聞こえるという幻覚的体験もあった。しかし，そのことは彼に何の苦痛も引き起こさなかった。彼は，他の人々が自分のことについて話し，自分に危害を加えようとしているという妄想的な考えをもっており，これらの恐怖と戦うためにアルコール，大麻，そしてコカインを使用した。睡眠障害も認められた。そして，彼はまた，パーソナリティ障害のレッテルを貼られたことをとても心配していた。紹介元の薬物問題チームのスタッフが彼に説明した内容によると，その診断は彼のパーソナリティに欠陥があることを意味するものだからであった。

　ジョーはひとりっ子で，母親は彼が7歳の時に亡くなった。父親の仕事のために彼はたびたび転居し，学校を何度も変わらなければならなかった。このため，友だちを作ることが難しかった。ジョーの父親は，彼を特別扱いすることで，母親を喪失したことの埋め合わせをしようとした。父親は，彼は他の子どもとは違っていて，他の人は彼の特別な才能に気づくべきだと言っていた。このため，ジョーは，父親は自分が他の人から注目されることを望んでいると考えた。ジョーは（学校と家の近所の両方において）友だちを作るのが難しかったため，いじめの標的になった。いじめに対処するために，彼は父親といっしょにより多くの時間を過ごし，父親が仕事の時は1人で過ごした。彼は亡くなった母親に話しかけることを含めて，自分自身を慰める方法をもつようになり，母親が返事をする声を聞くようになった。これらの体験の結果として，彼は自分自身のことを人と違っていて特別だ（彼の父親が言うように）と信じるのと同様に，価値がなく，弱点を持ち，退屈である（仲間から孤立し迫害されたため）という信念を身に付けた。彼は他人を危険で信頼できないものとみなし，

世界を敵意のあるものとみなした。彼は以下のような条件的前提を身に付けた。「もし私が他人の世話をすれば，今度は彼らが私を拒絶し，傷つけるだろう」，「もし私がとても人と変わっていれば，他人は私を認めるだろう」，「もし私が普通でない経験をもっているとすれば，私は重要な人になることができる」，「もし私が母と話すことができれば，私はひとりぼっちでなくなるだろう」，「もし人が私がいかに奇妙であるかを知ると，彼らは興味をもつだろう」，「もし私がうろたえているところを人に見せれば，彼らは私を傷つけるだろう」。彼はあいまいで隠喩的な「美文調の」言葉を用いた風変わりな話し方をするという方略を用いて，これらの信念を補った。そして，明らかに注意を引き自分の存在を気づかせるためにデザインされたようなとても独特な服を着た。これらは，彼が11歳の時から用い始め，後の人生でも用い続けてきた方略であった。一方，彼はできるだけ社交的な状況を避け，絶えず社会からの脅威を警戒していた。他人が彼のことを話していたり，彼を傷つけようとしていたりする証拠を探して，周囲を入念にチェックしていたのである。彼はまた，他人の動作や表情の意味を読み取ることのできる生まれつきの能力をもっていると信じていた。そのため，彼は，厳密に注意していたにもかかわらず，しばしば間違った推論をした。これらの方略も前青年期に明らかになった。彼はまた，心を落ち着かせるために，不法な薬物やアルコールを摂取した。それは有効な時もあったが，彼の猜疑心を強めることもあった。図7.2にケースの概念化図が示されている。

4. 治　療

1）共同的戦略

　治療における人間関係も，統合失調型パーソナリティの人にとってはおそらく困難なものだろう。彼らが社交不安をもっているなら，治療は彼らが避けたい状況になるだろう。このことは明白に評価され，治療を続ける理由と比較されるべきである。同様に，猜疑心は治療者にも及ぶかもしれないので，彼らが治療者を信頼できると思えるかどうかを臨床家は検討しなければならない。もしそれをしない場合でも，治療戦略を共同的に発展させる必要がある。たとえば，期間限定の契約をして不信を保留するといったやり方が有益な場合がある。猜疑心をもった関心は，証拠の検証という概念を導入する目的のためには，有

第 7 章　統合失調質パーソナリティ障害と統合失調型パーソナリティ障害　**185**

幼少期の体験
学校でいじめられたこと
しばしば転校したこと
他人の目に留まることのプレッシャー
7 歳の時の母の死

↓

中核的信念
「私は人と違っている，価値がない，面白みがない，異常である」
「他人は冷酷で危険で信頼できない」
「世界は敵である」

↓

基礎にある前提
「もし私が他人の世話をすれば，今度は彼らが私を拒絶し，傷つけるだろう」
「もし私がとても人と変わっていれば，他人は私を認めるだろう」
「もし私が普通でない経験をもっていれば，私は重要な人になることができる」
「もし私が母と話すことができれば，私はひとりぼっちでなくなるだろう」
「もし人が私がいかに奇妙であるかを知ると，彼らは興味をもつだろう」
「もし私がうろたえていることを人に見せれば，彼らは私を傷つけるだろう」

↓

代償的方略
社交場面を回避する
否定的な感情の表現を制限する
独特な作法で装い，話をする
幻覚的体験に注意を向ける

↓

誘因
死んだ母親の幻覚的体験
薬物使用
バーでの仕事

↓

前提の活性化

↓

否定的自動思考
「私は特別でなければならない」
「私は神聖な力をもっている」
「彼らは秘かな話題をもっている」
「私は攻撃されるかもしれない」
「私は他の人の意図に気づくことができる」

行動的・認知的反応	**感情**	**生理**	**環境**
対人関係上の脅威に対して選択的に注意を向ける 社交場面を回避する 風変わりなふるまいと身だしなみをする 苦悩を隠す あいまいで隠喩的な話し方をする	不安 抑うつ 怒り	睡眠の問題 興奮	バーの客 犯罪の頻発

図 7.2　ジョーについての概念化

益なものとなりうる。「私は治療者を信じることができない」という信念を支持する根拠と支持しない根拠を2つのコラムを用いて考えることは，猜疑心を減らすという点で有益でありうるし，同時にそのモデルを患者に教える手助けにもなりうる。

統合失調型パーソナリティの徴候についての両価性もまた，治療過程，とくに問題と目標についての共有リストを作成する際に問題となる。というのは，多くの患者がこれらの徴候について肯定的な信念をもっているからである。たとえば，ジョーは彼の異常な知覚体験を評価していた。彼はまた，猜疑心と妄想性は，時に，彼にとっては機能的なものであり，彼が他人から激しく攻撃されることを防いでくれるものだと信じていた。特異な徴候の利益と不利益を考えることは，この両価性を解決する手助けとなりうる。妄想的な信念については，それらの信念がどのように発展してきたか，それらの信念はどのように役立ってきたか，現在の環境の中で何かが変わったかどうか，そして，それらの信念が依然として役に立っているかどうかを検討することが役に立つ。最も重要なことは，認知的なアプローチによって，現在と将来の環境においてより有益な信念の選択肢を探索することである。

2）具体的な介入

共同して問題と目標のリストを取り決める　ジョーは治療者と共同して問題リストを作成した。それは最初のホームワークの一部として優先的に行われ，次のセッションでは，これらの問題を，具体的で測定可能であり現実的で達成可能な期限付きの目標に変えていくことに，かなりの時間が費やされた。それらは以下に概説されている。

① 社交不安　目標は，仕事場での不安を70%から35%に減少させること。
② 妄想的な考え　目標は，「他人は私を攻撃しようとしている」という信念の確信度を75%から40%に減らすか，関連する苦痛を95%から50%に減らすこと。
③ 妄想的な考え　目標は，「他人は私のことを話している」という信念の確信度を80%から50%に減らすか，関連する苦痛を80%から50%に減らすこと。
④ 薬物使用　目標は，自己治療というよりは気晴らしのための薬物使用を減らすこと。（「私は問題を処理するために薬を飲まなければならない」という

信念の確信度を40%から0%に減らすこと）

⑤ **睡眠**　目標は，午前9時から11時の間に起床して，午前0時から3時の間に就寝することによって，睡眠のリズムを安定させること。

⑥ **偏見**　目標は，「私はパーソナリティ障害をもっている，あるいはパーソナリティに欠陥をもっている」という信念に伴う苦痛を50%から10%に減らすこと。

⑦ **友だち**　目標は，自分自身についての情報を共有できるような人間関係を1つ発展させること。

これらの目標によって治療の方向性が決定された。それらは，手近なものになるように意図されており，症状の除去は可能かもしれないがそれを目指して進むよりはむしろ，最小限ではあるが重要な変化を目指して進めるように定められた。目標は10セッションの契約で設定され，治療の終わりにさらなるセッションの同意を得るための総括が予定された。治療経過を通じて，計30セッションが行われた。統合失調型パーソナリティの特徴をもつ人はしばしばそうであるように，その特徴のいくつか（たとえば，幻覚的体験など）は問題リストに上がらなかった。というのは，それらは苦悩を引き起こすような体験ではなく，実際のところ，慰めを提供してくるものであったからである。

不安の軽減　不安は最初の治療標的として選ばれた。なぜなら，不安は中心的な問題であるため優先されるということと，不安障害に対する認知療法には大きなエビデンスがあるためである（D.Clark, 1999）。しかし，社交不安は，否定的評価や自己像についての心配に関連したものではなく，むしろ猜疑心や妄想的考えに由来するものであることが，詳細な質問ですみやかに明らかになった。ホームワークに用いられた否定的思考記録がこのことを裏づけた。それゆえ，社交不安と妄想的な考えは同時に取り組まれた。

妄想的信念の変化　危害を加えられることと噂されることに関する信念は相互に関係があるように思われたので，それらはいっしょに取り組まれた。最初に，妄想的信念の検討は，それらの形成過程について振り返り，利益と不利益を考察することから始まった。ジョーは，彼の猜疑心が学校と近所でいじめられた体験から生じてきたこと，そして，これが多くの状況において自分の安全

表 7.4　「彼らは私のことを話している，私に恥をかかそうとしている」という考えの根拠を再検討する

支持する根拠
- 「彼らは皆，話をしながら（時々）私の方を見ている」
- 「私はこれまでしばしば恥をかかされてきた」
- 「それが本当だと感じる」

支持しない根拠と代わりとなる説明
- 「私はこのようにいつも感じてきた，そして最近はほとんど恥をかかされていない」
- 「ほとんどの場合，それは昔のことだ」
- 「私がそう思うだけでは，それが本当ということにはならない。私はおそらく妄想的な習慣を作り上げてきたのだ」
- 「たとえ彼らが私のことを話していたとしても，私のことを褒めている可能性もある」
- 「彼らは給仕をしてほしいので，私の方を見ているのかもしれない」

を守ってきたことを報告し，そのことは正しいと思われた。他人が彼のことを話しているという信念は，不快な社会的交流を避けるための理論的根拠を彼に与えるのに役立ち，そして，それらはまた，彼が重要な人間であるということを意味しているのだと彼は感じた。それは明らかに彼の前提のいくつかと関連があった。しかし，彼は，これらの信念が苦悩を引き起こしており，社交不安を減らして友だちを作るという目標の達成を妨げていることを認めた。引き続いて，この方略を発達させてから，彼の生活において何が変化したのかということが議論され，それは，学校では有益であったが，現在ではその有用性に疑問があるということが明白に認識された。

　これに基づいて，ジョーは，妄想的信念は時には本当の危険を避けるために役立つが，たいていの場合は，過去の経験の影響によって対人関係状況での危険を過大評価していたという結論を下した。この見方は，彼が妄想的にとらえた最近の特定の状況がその信念を支持するものであるかどうかを共同して検証するための理論的根拠を与えた。この種の状況の典型例は，バーのテーブルに座って話をしながら笑っている人たちであった。ジョーはいつも，「彼らは私のことを話している」あるいは「彼らは私に恥をかかせる計画を話し合っている」といった考えを，通常は約75％の確信度でもった。ジョーはその状況について違った説明を考えることを勧められた。彼は，他人の立場に身を置いて，その人が似たような状況でどのようにふるまい，どのようにして自分の考えと現実を区別するのか，また，どうして現実ではないことを現実のように感じるのかということを考えるように言われた（例として，**表 7.4**を参照）。このよ

うな問題を言語的に議論することは、彼がある程度のリスクを背負いながら一連の行動実験に取り組むことができると感じるレベルにまで、ジョーの妄想的な信念を減少させるのに役立った。

　行動実験　妄想的信念は、言語的な再帰属法だけの場合よりも、認知的枠組みの範囲内で、行動の変化によってより修正されやすいということを示唆するいくつかのエビデンスがある（Chadwick & Lowe, 1990）。ジョーは数週間根拠について考える練習をした後で、自分の行動を変化させて何が起こるかを試すことに十分な自信を得た。各々の実験はセッションにおいて注意深く計画され、試される特別な信念に関連した具体的な予測がなされた。その実験を実行する上で予測されたすべての問題が、ジョーに恥をかかせる目的で治療者が彼を騙そうとしていると思っているかどうかを定期的に評価することも含めて、順次、取り扱われた。時々、このような要素が現れた時には、出来事についてジョーが解釈した内容を検証するために、セッションの一定の時間が割り当てられた。代わりの説明が案出され、その根拠が検証された。職業上の倫理と境界の問題についても話し合われた。このような不信や疑惑は治療者にとってはフラストレーションとなりうるので、定期的なスーパービジョンがそのような感情を扱うのに役立つ。

　その実験には、対人関係を避ける、明らかに不必要な注意を引くために故意に奇抜な服を着る、否定的な感情を表現しないように努めるといったジョーの代償的方略あるいは安全確保行動を修正することも含まれていた。それによって、ジョーは自分の方略が時には逆効果になることが理解できた。より重要なことは、それらは、恥をかかされ攻撃されることを恐れる気持ちを減少させたことである。たとえば、ジョーは最初は、自分が不安であることを人に見せたなら、バーにいる皆は自分のことを嘲笑するか、あるいは激しく非難する可能性もあると信じていた。彼は、その前のセッションでロールプレイをしたように、彼の神経質なところを見せて、その夜は少し不安であることをわざと客に話した。ジョーはたいていの人は支持的であり、自分のことを笑ったり激しく非難したりする人はいないということに気づいた。

　偏見とその他の問題　ジョーが社交不安と妄想的な考えを減少させた後は、その他の問題の多くは相対的に簡単に解決するもののように思われた。ジョー

は修正された活動スケジュール日誌を用いて，睡眠パターンを安定させる課題を自分自身に課した。初めは，猜疑心や社交不安のせいでその日の対人関係の出来事についてあれこれ考えていたために眠りにくく，彼はそれを成し遂げるのは難しいと思った。しかし，いったんこれらの問題が和らぐと，彼は決まった時間に眠って，朝は目覚ましコールで起きるようにするだけで，睡眠パターンを変化させることができた。この非常に明確な変化によって，人生における他の事柄も変化させることができるという彼の信念が強化された。同様に，猜疑心と社交不安が減少すると，それについて薬を服用したいという願望も減少することを彼は見出した。彼は，依然として仕事中にアルコールと大麻を使用しており，これらを完全にやめることを望んでいなかった。転々と住居を変えてきたことや子ども時代にいじめられたことを幾人かの人に話すようなことをして，彼は自分の私的な情報の一部を他人と共有することもできた。

　ジョーにまだ残っている主な懸念は，統合失調型パーソナリティ障害のレッテルに関する偏見だった。彼は自分の経験を正常化するのに役立つ情報を用意することによってこの問題に取り組んだ。これには，統合失調型パーソナリティ傾向の連続体（Rossi & Daneluzzo, 2002），一般人口における幻覚的・妄想的体験の広がり（Kingdon & Turkington, 1994; Peters et al., 1999; van Os et al., 2000），大麻の使用と統合失調型パーソナリティに基づく体験の関係（Dumas et al., 2002），そして，異常な体験の潜在的に有用な性質（McCreery & Claridge, 2002; O'Reilly, Dunber & Bentall, 2001）などについての情報が含まれていた。このことは彼の診断レッテルに関する苦悩を減らし，パーソナリティの欠陥ではなくて，成育歴の結果として特有の考え方と体験様式が発展したのだというジョーの代替的な見方を支持した。自分自身を異常だと考える彼の見方とそれに関連する悩みは，この新たな見方によって劇的に減少した。

3）中核的信念を組み立てなおす

　ジョーの目標の達成に続いて，ケースの概念化図が再び検討され，新しいさらなる懸念が引き出された。彼の猜疑的な信念を検証する作業とその後の行動実験は，自分に弱さがあるという見方だけでなく，他人と世界に関する猜疑的な信念についてのジョーの確信度を減少させた。しかし，彼はまだ，自分が変わった人間であり，価値がなく，面白みがないと考えていた。彼は，自分が変わった人間であると感じることは嬉しいことであったが，自分に価値がなく面

白味がないという信念については、取り組んでみたいと思った。これらは、Padesky (1994) によって概説されたような信念の歴史的検証、価値と興味に関する連続体の活用、新しく採用しようと決めた代替的な信念（「私は大丈夫だ」）を支持するデータの記録といったスキーマ変容技法を用いることによって吟味された。

4）起こりうる変異

ジョーは統合失調型パーソナリティ障害の診断をもつ人の典型例であるが、多くの変異に遭遇する可能性がある。多くの患者は、普通ではない知覚体験に伴ういくらかの苦悩を経験している。もしそうであるなら、幻覚的体験を理解しそれを妨げるアプローチが有用だろう（たとえば Morrison & Renton, 2001）。魔術的思考と不合理な恐怖が、ジョーの場合よりも顕著なこともありうる。これらの異常な認知パターンは、強迫的な患者の治療のために発展した戦略に最も良く反応するかもしれない。それは、保護と安全についてのメタ認知的な信念（Wells, 1997）だけでなく、思考－行動融合（Freeston, Rheaume, & Ladoucer, 1996）に関する信念を検証するためにデザインされた行動実験のようなものである。

5．進歩の維持

治療は 30 セッションで終了した。3 回目となる最後の振り返りのセッションで、ジョーは、自分が成し遂げた進歩に満足しており、さらなる目標に取り組むことは希望しないという結論に達した。進歩をチェックし、再発防止の青写真を作り上げるために、3 カ月ごとのブースター・セッションを行うことが合意された。これには定式化の再確認、ジョーが有益だと感じた戦略の要約、そして、さらなる困難の引き金となりうる出来事のリスト作りが含まれていた。そのリストは、実際に激しく攻撃される、あるいは恥をかかされるといった彼の前提を再活性化しうるような将来の出来事を含んでいた。そして、そのような出来事に対処するための計画が作り上げられた。人と違っているという彼の信念は、再燃につながる恐れのある脆弱性として概念化されたが、彼はそれを変えることを望まなかった。最終的には、社会との接触を維持し自分の考えをチェックする機会を持つために、心地良さを感じる複数の社会的関係を維持す

るように努めるべきであると彼は決意した。

結　語

　統合失調質パーソナリティ障害と統合失調型パーソナリティ障害は両方とも，いじめや拒否，虐待といった典型的なパターンの早期の体験をもっていると考えられる。これらの体験によって，自分は人と違っており，他人は危険で信頼するに足りないといった信念がしばしば発展する。そして，時には，彼らは対人関係は努力する値打のないものだと結論づけるかもしれない。統合失調型パーソナリティ傾向をもつ人は，妄想的現象や幻覚的現象をも体験し，しばしば普通でない奇妙なふるまいや外見によって特徴づけられる。これらの問題を考えると，良好な治療関係を発展させていくことは難しいことであるが，共有した目標を定期的に確認することと，変化に対する両価性について配慮することが良好な治療関係を形成する助けになる。言語的な再帰属法と行動実験を用いて，特徴的な信念や方略を標的とした治療を行うことによって，これらの患者の苦悩を減らし，人生の質を向上させることができる。共同作業と誘導による発見を重視する認知療法の原則が，これらの患者との治療を促進し，成功させる可能性を高めるということを覚えておくことが重要である。

第8章　反社会性パーソナリティ障害

はじめに

　反社会性パーソナリティ障害をもつ人には，若い頃の行為障害の既往と，成人後に持続する著しく無責任で社会的脅威を伴う行動パターンの両方がみられる。彼らとは，様々な治療場面において出会うが，それは，その特殊な犯罪的行動と臨床精神病理症状とが混合しているためである。彼らは刑務所や矯正施設の受刑者であるかもしれないし，精神科病院の入院患者，あるいは，クリニックや開業医の外来患者であるかもしれない。受刑者であるか，入院患者であるか，外来患者であるか，いずれにせよ，治療に訪れる反社会性パーソナリティ障害の患者を動機づけるものは，通常，患者に「変化」へ向けた圧力をかける外部要因（あるいは強制）である。家族，重要他者，雇用主，教師，また，より多くの場合は刑事訴訟制度が，反社会性パーソナリティ障害をもつ人に治療を受けるように強く求めているのであって，その理由は，たとえば，受け入れ難い行動あるいは対人関係のもつれであるかもしれない。しばしば，治療勧告は本当の最後通牒なのであって，治療を受けないなら，職を失うか，退学させられるのである。法廷で有罪宣告を受けた犯罪者は，治療を受けに行くか，それとも刑務所に行くかの選択を求められる。その結果，多くの人が治療を受けに行くという選択をすることになる。たいていの場合，精神療法への参加を条件として，執行猶予が付けられる。

　また，反社会性パーソナリティ障害患者は，様々なわざとらしい身体的な問題や精神病理的な訴えによって，自ら通院施設を訪れるかもしれない。たとえば，規制薬物の処方箋を得るためである。精神病理的な訴えがある場合，患者の試みた操作の中から，確認できる精神的問題を区別し，適切に治療を行うことが最も重要なことになる。

　反社会性パーソナリティ障害は人を困らせるような社会的問題を引き起こすが，それは「他人の権利を無視し侵害する様式」（アメリカ精神医学会，2000,

p.685）を示す障害だからである。定義によると，反社会性パーソナリティ障害の人たちは社会の広い範囲にわたって問題を引き起こす。なぜなら，この障害は人や財産を脅したり傷つけたりするような犯罪行為を含むものだからである。

反社会性パーソナリティ障害をもつ人たちは精神療法によって治療可能だろうか？　多くの研究者がこれらの人たちは治療から何も得ることはできないとレッテルを貼り，退けている。この見解の原因を探ってゆくと，3つの問題点が挙げられる。最初の問題点は，精神分析的な考え方によるものであって，精神療法における関与には超自我が必要になるというものである。共感性が欠如していたり，共同体における規則や規範（超自我）の受容が欠如しているという理由で，反社会性パーソナリティ障害の人は治療不可能なのである（Kernberg, 1975; Person, 1986）。治療不可能性の第2の理由は，反社会性パーソナリティ障害の人の多くが治療への動機づけを欠いているというものである。彼らは，自分たちの意に反して治療に入るのであって，変化しようとする明確な方向性もなければ，変化する理由もほとんどもたない。第3の要因は，診断としての反社会性パーソナリティ障害は，関連した行動の集合体というよりは，組織化されていない遺伝的に規定されたものであるという有力な見解である。現在のアプローチは，反社会性パーソナリティ障害の人にしばしばみられる関連した信念と行動の複合体に焦点を当てている。

1. 歴史的視点

Cleckley（1976）とRobins（1966）は，反社会的な人によくみられるパーソナリティの特徴をまとめている。Hare（1985b）は，反社会性パーソナリティの特徴を判別するために，Cleckley（1976）が作成したチェックリストの修正を行った。多くの特徴認識による評価方法がそうであるように，精神病質チェックリストには適切な記述が含まれている一方で，主観的な判断に依拠している。

DSM-I（アメリカ精神医学会，1952）では，いつも問題を起こす傍若無人な人や異常な道徳的環境にある人を，社会病質パーソナリティの診断に含めていた。また，性的倒錯者も含んでおり，「同性愛，異性服装倒錯，小児愛，フェティシズム，および性的サディズム（レイプ，性的暴行，傷害を含む）」（p.39）を包括したものであった。

DSM-Ⅱ（アメリカ精神医学会，1968）では，反社会性パーソナリティの診断に改訂され，「個人やグループ，あるいは社会的な価値基準に対する忠誠がとくに欠けている。ひどく利己的で，無神経かつ無責任である。衝動的であり，罪の意識を感じたり経験と処罰から学んだりすることができない。欲求不満耐性が低い。他人に責任を押しつけたり，自らの行動をもっともらしく正当化した発言をする傾向がある」(p.43) とされた。

DSM-Ⅲ（アメリカ精神医学会，1980）では，15歳以前に始まるという行動の長期的な持続性についての警告が追加された。これには「虚言，窃盗，喧嘩，無断欠席，権威への抵抗」や「異常に早くからの，あるいは攻撃的な性行動，過剰な飲酒や不法薬物の使用」(p.318) が含まれていた。後になって，DSM-Ⅲ-R（アメリカ精神医学会，1987）では，身体的残酷さ，破壊行為，家出が含められた。

反社会性パーソナリティ障害は DSM-Ⅳ-TR（アメリカ精神医学会，2000）の他のパーソナリティ障害とは異なっている。他の診断カテゴリーが小児期と青年期にも用いることができるとされているのに対し，この障害のみ，小児期には診断できないとされている点が目立つ (p.687)。さらに，反社会性パーソナリティ障害と診断するには，先行して行為障害と診断されていることが求められている。

2. 研究と経験的事実

反社会性パーソナリティ障害の治療に関する文献は，主として経験的研究に基づいており，精神病質または社会病質と定義される被験者（通常は精神科患者ではなく犯罪者である）を対象としている。精神病質に関する文献では「一次性」と「二次性」の精神病質の違いに焦点が当てられている (Cleckley, 1976)。一次性の精神病質は，自分の行った不法あるいは非道徳的な行動に対する不安あるいは罪の意識の明らかな欠如という点が特徴である。自分の利益のために人を欺いたり，不安やためらいや自責の念にかられることなく他人の身体を傷つけたりすることができることから，一次性の精神病質では，道徳的良心が欠如していると考えられる。二次性の精神病質も同じように他人を利用する行為はみられるが，彼らは他人を傷つけた後で罪の意識を感じたと報告する。自分の悪行の結果の重大性について恐怖したとしても，それでも反社会

的な行動を続けてしまうのは，彼らにしばしば衝動コントロールの乏しさや情動不安定性があるからである。特性不安が著明に低いという理由で一次性の精神病質であると分類された受刑者は，二次性の精神病質の受刑者と比べて，頻回に重大な攻撃的行動をすることが示されており（Fagan & Lira, 1980），また，他人の悪意に気づかされるような状況下では，身体的覚醒度が低いことが報告されている（Blackburn & Lee-Evans, 1985）。

Hare（1986）は，集団としてみた場合，自律神経系の反応と行動反応について，多くの状況下で，精神病質者と正常者の差異がないということを指摘している。たとえば，精神病質者も経験から学習するということが示されており，それは，即時性があり，十分明確で具体的であり，そして，個人的に意味のある出来事，たとえば煙草の入手ができる／できない，といったことに遭遇した時である。したがって，Hareによると，一次性の精神病質者の低い皮膚電気活動に関する研究結果は過大解釈されていたのかもしれず，とくに，そのような反応が広い範囲に渡る認知活動の影響を受けていると仮定されていたとすればなおさらである。その代わりに，動機づけ，あるいは認知上の特徴の違いが，精神病質者の反応特性をより明らかにするだろう。

反社会性の精神病理に関する研究は，単なる犯罪的行動とは区別できる体系的に定義可能な障害があるという仮説に基づいている。しかしながら，犯罪行為があるということの重要性については議論のあるところである。

3. 鑑別診断

DSM-Ⅳ-TR（アメリカ精神医学会, 2000）における反社会性パーソナリティ障害の診断基準（**表 8.1**）は，内的体験と行動の永続するパターンを示すことを意図しており，そのパターンは，個人の属する文化において期待されることから著しく逸脱している。このパターンは，以下の領域のうちの2つ（またはそれ以上）によって明らかにされる。

1) **認知**（すなわち，自分自身や他者，出来事を認識し解釈する方法）
反社会性パーソナリティ障害者にみられる「典型的」な認知を多数挙げることができるが，障害に特異的な反社会的認知を特定することは不可能である。むしろ，彼らにみられる自動思考は，自己向上して行くために共通してみられ

表 8.1　DSM-IV-TR による反社会性パーソナリティ障害の診断基準

A. 他人の権利を無視し侵害する広範な様式で，15 歳以来起こっており，以下のうち 3 つ（またはそれ以上）によって示される。
（1）法にかなう行動という点で社会的規範に適合しないこと。これは逮捕の原因になる行為を繰り返し行うことで示される。
（2）人をだます傾向。これは繰り返し嘘をつくこと，偽名を使うこと，または自分の利益や快楽のために人をだますことによって示される。
（3）衝動性または将来の計画を立てられないこと。
（4）易怒性および攻撃性，これは身体的な喧嘩または暴力を繰り返すことによって示される。
（5）自分または他人の安全を考えない向こう見ずさ。
（6）一貫して無責任であること。これは仕事を安定して続けられない，あるいは経済的な義務を果たさない，ということを繰り返すことによって示される。
（7）良心の呵責の欠如。これは他人を傷つけたり，いじめたり，または他人のものを盗んだりすることに対して平気であったり，それを正当化したりすることによって示される。
B. その人は少なくとも 18 歳である。
C. 15 歳以前に発症した行為障害の証拠がある。
D. 反社会的な行為が起こるのは，統合失調症や躁病エピソードの経過中のみではない。

注）アメリカ精神医学会（2000, p.706）より引用。著作権はアメリカ精神医学会が所有（2000）。許可を得て転載。

る実用的な戦略テーマである。反社会性パーソナリティ障害に共通してみられる要素は，彼らの住む世界の規範は，周囲の共同社会の規範とは，有意に，かつ，著しく異なっているということであって，彼らの生活の目標は，他人からの支配を制限したり，回避したりすることである。

2）情動性（すなわち，感情反応の範囲，強度，不安定性および適切性）

同様に，反社会性パーソナリティ障害者における単一の情動パターンを特定することは不可能である。反社会性パーソナリティ障害の感情反応は，反社会的行動が自分自身に向いてしまい（たとえば，ヘロインの使用）引きこもって何もやる気のないような人から，より攻撃的な行動化（たとえば，他者への身体的暴力）をする人まで，様々である。感情の処理過程における重大な欠損が，反社会性パーソナリティ障害の特徴の 1 つであるかもしれない（Habel, Kuehn, Salloum, Devos, & Schneider, 2002）。

3）対人関係機能

同様に，ここでも 1 つの対人関係パターンには定まらない。ある反社会性パーソナリティ障害者は，対人関係スキルが乏しく，社会的スキルの不足に基づく

問題があり，明白な理由がないのに不適切な行動をする（たとえば，断りもなく物を持って行く）。別の反社会性パーソナリティ障害者は，他人を操作することのできる見事な対人関係スキルをもっている（たとえば，「ペテン師」）。Stanley, Bundy と Beberman（2001）は，反社会性パーソナリティ障害に対して潜在的に有用であるとして，スキル・トレーニングが必要だと考えている。

4）衝動コントロール

最後に，衝動コントロールの範囲も広範にわたっており，ある者は，欲しいものを手に入れる機会を根気よく待つことのできる非常に優秀な衝動コントロールを有する（たとえば，横領犯）。別の者は，ご都合主義的で，結果を考えずに欲しいものがあるとすぐに手を出して取ってしまう（たとえば，強盗）。さらに，良好な衝動コントロールの中に，挿話的なご都合主義的行動を組み合わせて示す人もいる。

反社会性パーソナリティ障害と境界性パーソナリティ障害の鑑別診断を行う上で，ジェンダー論は重要である。診断基準の中にある攻撃性の傾向（アメリカ精神医学会，2000, p.704）から，反社会性パーソナリティ障害は女性において過小診断されるのではないかとの懸念があった。Zlotnick, Rothschild と Zimmerman（2002）は，境界性パーソナリティ障害と診断された男性は，生涯における物質乱用，反社会的行動，間歇的な爆発性の障害が，女性よりも多くみられるということを見出した。他に関連する要因としては，社会的・経済的地位（DSM-IV-TR; アメリカ精神医学会，2001）と民族性（Delphin, 2002）がある。

早い段階での司法または治療システムとの接触が避けられていると，行為障害の存在が確定しなくなるため，反社会性パーソナリティ障害の診断は困難になるだろう。さらに，反社会的あるいは行為障害的な行動の報告は，しばしば，患者自身の報告や臨床家の解釈によってなされるという問題点がある。ある個人の行動を取り上げて，非常に早い，あるいは，攻撃的な性行動に相当するなどということが言えるだろうか？　過剰な薬物の使用があると言えるだろうか？

ある人の場合は，他の反社会性パーソナリティ障害の診断基準はすべて満たしていても，行為障害の確認だけができないのかもしれない。逆に，ある人は，青年期の武勇伝を語ることで臨床家に印象づけたり，面接者を楽しませようと

しているだけかもしれない。その武勇伝は，何年もかけることで重大で衝撃的なものになったのかもしれず，あるいは，自分を大きく見せるために必要なことだったのかもしれない。

　患者の生活史についての徹底した検討が反社会性パーソナリティ障害の診断確定に必要である。これは，対人関係，学業および職業的な達成度，兵役，逮捕あるいは有罪判決の記録についての再検討を含み，同様に，生活環境や身体的健康，物質使用歴，自己認識についても検討を要する。追加の情報源についても検討すべきであって，それは患者の視点が完全には信用できないからである。調査に協力的であれば，治療者は，重要他者の治療セッションへの同席を患者に求めるが，彼らは患者の機能について別の情報源となりうる。重要他者というのは，配偶者やその他のごく近い家族，親戚や友人を含んでいる。治療者は，患者から書面による同意を得た上で，以前の治療記録や訴訟記録といった関連文書のコピーを手に入れるだろう。この患者の生活史から，引き続き行う作業のための問題リストを導くことができる。

4. 概念化

　反社会性パーソナリティ障害をもつ人の世界観は，対人関係的な視点に立たず，個人的な視点に立っている。社会認知的に表現すると，彼らは自分自身の視点と同時に他者の視点をもつことができない。そのため，彼らは他人の役割を理解することができない。彼らは直線的に物事を考えるので，自分自身の欲望を満たしてから，はじめて他者の反応を予想する。彼らの行動はこのような認知的制限のために，社会的感覚に基づいた選択からは外れたものになる。自分自身への視点は自己保身的な評価や帰属のシステムから成っている。たとえば，彼らは雇用主からお金を単に「借りている」にすぎず，賭け事が清算されたらすぐに「借金」を返済するつもりなのである。自分自身の利益のための行動は，他人がとったまったく同じ行動よりもずっと肯定的に評価される。反社会性パーソナリティ障害をもつ人は，自分自身のことを賢くて粘り強く，環境によって強制されていると考えるが，他人が同じことをした場合にはその人を「哀れな盗人」とみなすだろう。

　反社会性パーソナリティ障害の行動は，法律による犯罪分類と同様に，一連の犯罪行為によって区分される。たとえば，Stone（2000）による「反社会性

表 8.2 反社会性パーソナリティ障害の臨床分類

- タイプⅠ．社会の規則は破るが，有害な行動は自分自身に向かう（たとえば，アルコール依存，薬物乱用，売春）。
- タイプⅡ．下位集団の中では高度に社会化されており，認められた行動は「容認できる」か，見過ごされさえするかもしれないが，一般人の中では時折衝突をもたらす。意図的あるいは非意図的なものであるかに関わらない（たとえば，喧嘩，公共の場での酩酊，治安を乱す行為）。
- タイプⅢ．行動は非暴力的で，大きな団体に向かう（たとえば，保険金詐欺，脱税，横領，軍隊や電話会社やケーブル会社からの窃盗）。
- タイプⅣ．非暴力的，意図的な行動で，財産に対して向かうが，他人を傷つけることはない（たとえば，住居侵入窃盗，自動車泥棒，すり）。
- タイプⅤ．暴力的，意図的な行動で，財産に対して向かう（たとえば，放火，爆発犯）。
- タイプⅥ．非暴力的，意図的な行動で，人に対して向かう（たとえば，信用詐欺，ペテン，不動産詐欺）。
- タイプⅦ．非暴力的，意図的な行動で，人を脅して食いものにする（たとえば，ストーカー行為，言葉による脅し，身体的な威嚇行為）。
- タイプⅧ．暴力的，非意図的な行動で，偶発的，あるいは，無知または世間知らずによって引き起こされたもの（たとえば，銃の発射，薬物・アルコールの影響下での行動）。
- タイプⅨ．暴力的，意図的な行動だが，人に身体的危害は加えない（たとえば，誘拐，カージャック，痴漢行為）。
- タイプⅩ．致死的ではないが暴力的で，自分では制御あるいは統制困難な行動（たとえば，てんかん病質の制御不能な激怒反応）。
- タイプⅪ．致死的ではないが暴力的で，意図的な人へ危害を加える行動（たとえば，暗黒街の「用心棒」，デートレイプ，小児愛，性的虐待）。
- タイプⅫ．暴力的，致死的で（あるいは致死的になる可能性があり），意図的な人への身体的な犯罪行為（たとえば，殺人，武器による暴力，暴行，配偶者間の虐待）。

の段階」（表8.2）のように，いくつかの「タイプ」に分けられるかもしれない。

これらの各「タイプ」に対する治療は，変化するための患者の動機づけ（関心）と能力（スキル）を計算に入れた上で，明白な，あるいは微妙な違いをもって計画される。

5. 治　療

反社会性パーソナリティ障害への治療的介入は明らかに大きな難問である。スキルと動機づけという問題点は，患者と臨床家の両方において同じように当てはまる。治療者はこのような人たちを治療することに熟練しているだろうか？治療者は効果的な治療を行うために必要な治療関係を作り維持する意欲がある

だろうか？　このような患者への治療の有効性といってもしばしば限定的なものであって，それはある状況下での破壊的行動の管理がましになるだけのことであったり，ある状況下に置かれることを避けることができるような行動の僅かな変化にとどまっている。驚くには当たらないが，治療者はしばしばこれらの患者をとくに困難なケースだとみなす（Merbaum & Butcher, 1982; Rosenbaum, Horowitz, & Wilner, 1986）。

　反社会性パーソナリティ障害の認知療法は，不安や羞恥心のような感情の誘発を通してより道徳的な精神構造を築くことを目指すというよりは，認知機能の向上を通じて，道徳的で社会的な行動がとれるように改善を図るものと概念化することができる。男女の道徳的発達（Gilligan, 1982; Kohlberg, 1984）や心理社会的発達（Erikson, 1950）についての主要な理論から一般的に導かれるのだが，R. Kagan（1986）によって提案された認知的成長を進めるための戦略に基づいて，治療計画を立てることを提案する。そこでは，凝り固まった作業や自己決定から，抽象的な思考や対人関係上の配慮に関するより均整のとれた認知的作業に向けて，変化を育むことになる。道徳的な機能は，より広範な認識論の文脈における1つの次元，あるいは思考および認識の様式とみなされている。

　認知療法は，反社会性パーソナリティ障害患者が多くは具体的で即時的といえる思考から，対人関係の視点や代替信念，可能性のある行動について広く考えることができるような方向への変化が得られるようにデザインされている。

1）共同的戦略

　反社会性パーソナリティ障害の症状は，患者にとって強烈なものであるが，治療者にとっても同様である。治療者が，ぐらつかずに安定した手腕でもって，嵐の大海を帆走できることが肝要なことである。このためには，高度な専門的トレーニングとスーパービジョンを必要とする。ある反社会性パーソナリティ障害患者の治療が，他の全ての患者と同様により難しいものであるという考えは，まったく不十分な評価に基づくものである。

　治療計画を定式化するにあたって，臨床家は明確にそれぞれの患者に反社会性パーソナリティ障害という診断を説明し，治療には患者の関与が必要であるということをはっきりさせておかなければならない。そうしなければ，反社会性パーソナリティ障害患者は，精神療法を続けることに何の理由や目的も見出

せないからである。このような患者は，自分自身の問題を，自分のことを受け入れないかあるいは自分の自由を制限しようとする他人の問題であると考える。どのような治療関係においても，限界を示し，治療者と患者に求められるそれぞれの行動の概要を示すことは重要である。しかしながら，このことは反社会性パーソナリティ障害患者には必須のことであり，それは彼らが一般に境界の感覚に乏しいからである。

　治療の構造化は，反社会性パーソナリティ障害患者の治療過程においては，はっきりとなされるべきである。治療者が，予定するセッションの期間，セッションの取り消しに関する方針，セッション間の連絡のルール，ホームワークの要件，緊急時連絡用の電話番号の適切な利用法についてはっきりと概要を説明し，それをあくまでも実行することが推奨される。より一般的には，治療の予約をする必要性を患者に強調することが，治療者にとっては役に立つかもしれない。それは，たとえ動機づけが限定的なものであったり，患者が治療をやめたいと思う時があったとしてもである。治療契約には，合意の得られたセッション数や期待される行動の変化を盛り込むべきである。共同作業の取り決めは，互いに受容できる治療目標と関係しており，その目標は，合理的で順次的，現実的で有意義，そして，本質的なものであり，患者のもつ能力の範囲内のものにすべきである。

　治療者が患者の転移行動に気づき，冷静かつ適切に応対しなければならないのと同様に，治療者は患者に対する自分自身の自動的でしばしばネガティブな感情反応についてモニターしなければならない。たとえば，治療者は，本当かどうか疑わしい，あるいは，ばかばかしい言い訳によって繰り返しセッションを欠席する患者に操作されていると感じるかもしれない。付け加えると，強固な治療同盟を結ぶ際の困難のために，治療の共同作業的な性質に絶えず焦点を当てておかなければならない。多くの反社会性パーソナリティ障害患者との共同作業においては，治療者が背負う荷物の方がより大きくて，80対20，あるいは90対10といった割合であるということを治療者は心に留めておかなければならない。不幸なことに，労力に関するこの不均衡は，治療者に高いレベルのストレスと燃え尽きをもたらすのである（Freeman, Pretzer, Fleming, & Simon, 1990）。

　「高度に関わった」治療者へのインタビューから，高いレベルの仕事を続けることができたのは，以下のような要因があったからだということが示されて

いる。つまり，職業生活と非職業生活の間に垣根を作ること，仕事から離れて必要な息抜きができる余暇活動の利用，仕事上の障害を挑戦に変えること，そして，同僚からのフィードバックを継続的に求めること，などである (Dlugos & Friedlander, 2001)。

　共同作業における治療者と患者の双方の責任について厳密に調査するなら，かなり興味深い類似点が浮かび上がってくる。治療の場において，患者に作用する治療上の問題の多くは治療者にも同様に作用し，逃れることはできない。その類似点は，治療者が共感的な姿勢を維持するのに役立てることができるし，それを最大限に活用することで，患者が治療経験を最も上手く役立てられるようになる。多様性だけでなく，反社会性パーソナリティ障害の長期にわたり持続する広汎な性質を理解し，個々の患者によって異なる機能障害のレベルについて理解する必要がある。

　反社会性パーソナリティ障害患者を治療している治療者は，しばしば不安定な治療同盟の中で，怒りや分離，不正直さ，関係性の障害といった問題に対応できるようにトレーニングを受けなければならない。治療者には，忍耐や根気強さが必要だが，患者の全ての反応を個人的なものとして受け止めてしまわないようにする能力も必要である。時には，患者自身の苛立ちや欲求不満，徒労感に引き込まれそうになることがあるが，治療者は患者に対して希望をもち続けなければならない。

　治療者は，しばしばみられる怒りや，侮蔑的なあるいは敵意に満ちた患者の言葉や行動に対する自分自身の反応をコントロールしなければならず，反応が軽蔑的になったり，頑固になったりしてはいけない。また，彼らの意図的で，感情的，身体的あるいは性的な一線を超えようとする行為に引き摺り込まれないように，治療者は気をつけておかなければならない。自分自身に対する「ベストな治療者」あるいは「唯一のケアを提供できる人」という見方を強化するような患者は，別の脆弱さを引き起こす。これは治療者のルールを折り曲げることにつながり，たとえばそれは，患者のスケジュールに合わせて土曜日に治療をしようとしたり，患者と親密に個人情報を分かち合ったりするといったことを引き起こす可能性がある。反社会性パーソナリティ障害患者といっしょに作業をする治療者が，適切な行動のモデルとなり境界や限界設定を維持することで，「ルールの外側」でも生きていけるという患者の信念を強化しないようにすることがとくに重要である。

反社会性パーソナリティ障害患者は，治療者の行動の中の最も直接的かつ具体的な面に反応する傾向がある。そのため，不適切な疑いや安易な暗示，あるいは，優越的で，よそよそしくしたり，哀れむ態度が伝わるような交流は，ラポールを損ない，様々な逆効果となる反応を生じさせることになる。治療者は，青年期に特徴的な心理社会的発達を促進させたいと思っているのだから，反社会性パーソナリティ障害患者が治療者をある種の「仲間のように」同一化することができる方法を考えることが重要である。この種のラポールを深めるのに役立つ治療者の特徴には，治療者が自信をもっている，リラックスしている，中立的である，非防衛的である，そして，ユーモアのセンスがある，といったことが含まれる。ある治療者は，反社会性パーソナリティ障害患者に「姉のような」存在として肯定的にみられていたが，それは，講義をしたり注意をしたりするのではなく，主として，患者の話を聞き，彼が家族問題を優先させるのを手助けしようとしたからであった。別の治療者は，この種のラポールを得るのに熟練しており，余分な時間をかけて受刑者や患者とトランプをしたり，独房棟で流行っている最新のジョークをあえて知ろうとしたりして，「ひとりの人間」としてみられるように努めた。ラポールを得るための簡単な公式はないが，それは，治療者や患者，治療環境の性質によって，適切な組み合わせというものが刻々と変わっていくものだからである。

　自分がもっている障害は，衰弱させるような性質のものであり慢性の経過をとる可能性があると治療者に告げられた患者は，当然のことながら，改善の期待をなくしてしまうかもしれない。このため，パーソナリティ障害は慢性の障害ではあるが，大いに治療可能性があるのだということを，治療者が患者に伝えることが重要である。さらに，自分自身の変化に対する動機づけのレベルが，治療の成功を左右する有力な要因になるということを知っておくことが，患者の役に立つだろう（Freeman & Dolan, 2001; Prochaska & DiClemente, 1983）。

　変化することについて患者が楽観視していたとしても，治療者は非難するような言葉遣いや言い回しをしてしまうという罠に陥らないように注意すべきである。このようなことはしばしば意図せずに為されるものであるが，自分は無力で傷つきやすい存在であるという認識や自分は生まれつき愛されない，あるいは，自分は治療不可能なのだという認識を，よりいっそう強化してしまうことになる。糖尿病や喘息といった他の慢性疾患で求められるのと同様に，自分

がもっている慢性の障害には体系的な治療が必要であるという認識を患者がもてるように援助しなければならない。

　パーソナリティ障害患者の症状の発現する範囲が広いことや精神障害が同時に生じる可能性が高いことから、心理社会的機能に関して患者が到達しうる最高水準は、パーソナリティ障害の診断だけに基づいて予測することはできない。ある反社会性パーソナリティ障害患者は、長期間に渡り、構造化された施設との関わりを繰り返し持つかもしれないが（たとえば、刑務所への出入り）、別の反社会性パーソナリティ障害患者は、ほとんどあるいはまったく治療的な関わりなしに、高い機能を保ち、仕事を続け、良好な結婚生活と家族関係を維持しているかもしれない。患者が現実的な自己期待をもつこと、つまり、自分自身の長所、短所、限界がどのようなものであるかを知ることは重要であり、それによって、治療で獲得されたものが維持され、将来生じる可能性のある問題を回避したり最小化することができるようになる。したがって、個々の患者について治療者が慎重に実施したアセスメントに基づいて、反社会性パーソナリティ障害が生活機能に与える影響を率直に患者と話し合うべきである。

2）具体的な介入
（1）問題に焦点を当てた作業を始める

　問題リストを話題に出す際に、治療者は患者の問題の否認にもう一度直面する。患者に問題があることを強引に認めさせようとすれば、おそらくラポールは損なわれ、その結果、治療への抵抗や治療からの脱落が生じたり、患者との争いが続くだろう。そうではなくて、治療者は反社会性パーソナリティ障害の診断基準を見直して、患者の病歴と比較するのがよい。患者に知らせるべきことは、反社会性パーソナリティ障害は判断や行動に影響を及ぼす重い障害であることと、長期的には自分自身も悩むことになる非常に不利な結果をもたらす傾向があることである。たとえば、友人や家族から疎外される、他人から身体的な危害を加えられる、長期にわたって投獄されるといったことが生じる可能性があるのである。治療オプションとしては、腰の重い人のために2週間のお試し期間を設けることや家族療法のような代替サービスの紹介、集中的な入院治療プログラム、部分入院プログラム、あるいは、保護観察官への逆紹介といったものも含まれるかもしれない。患者が刑務所への入所を回避するために精神療法を受けに来ているのであれば、治療への関わり具合をセッションごとに確

認する必要があるだろう。治療者は，患者に役立っていることがある程度明らかな場合にのみ治療を続けるという原則を心に留め，この基準に合わないなら治療を止めるように勧められる。

　彼らなりの方法でもって，反社会性パーソナリティ障害患者は，セッションの「制御」を試みるだろう。たとえば，話すのを拒否したり，自殺や他殺を示唆したり，手近な話題に変えたり，あるいは，治療者や周囲の人，世の中全体に腹を立てたりするだろう。薬物乱用者のように「武勇伝」を詳しく話すことで，反社会性パーソナリティ障害患者は自己強化を得ているのかもしれない。患者は，危険行為に走ったり，不法行為をしていた当時の出来事の血なまぐさい部分にこだわるかもしれない。傷痕，やけど痕，縫合した傷跡や開いた傷口など，様々な形の「戦いの痕跡」を見せびらかすかもしれない。治療を行っている間は継続して，快適ではあるがネガティブな過去の出来事の代わりに，新しい成功体験を積み重ねることができる方向へと患者の目を向け直させることが重要である。

　治療の開始にあたって，セッションのコントロールを維持するために治療者にはある種の手腕が必要になるかもしれないが，一方で，当日，患者が持ち込んだ緊急の問題に対応するような柔軟性も必要だろう。以前に受けた治療経験によっては，患者は多かれ少なかれセッションの構造化に同意することができるだろう。治療者は，最初の数セッションの間に，患者の行動をより構造化された治療モデルの中に体系的に組み込んでいく。患者は治療の後半には退行するかもしれないが，その際には，構造化モデルからの逸脱に対しては直ちに対処し，治療上の問題として話し合うべきである。

　とくに苦痛の大きい状況では，患者は「武勇伝」へと退行していくことが予測されるが，治療者は，それをコントロール可能な戦術あるいは気晴らしの戦術として，患者とともに検討するきっかけとすべきである。もしも直接的かつ慎重に扱わないなら，厄介な領域に入ってしまうに違いない。思いついたことを何でも言ったりしたりすることは勧められないため，患者は欲求不満を起こすかもしれないが，治療セッションの構造を確立して維持するためには，患者は欲求，目的，技能と上手く付き合わなければならない。構造を確立し維持することは，最終的には治療同盟を向上させることによって，患者がより協調的になることを可能にする。さらに，構造化されたホームワークの設定とセルフ・モニタリングは，患者が治療セッションの外の生活場面で構造を確立するのに

役立つ方法である。

ケース ランディは28歳の男性で，連邦刑務所に収容される代わりに，連邦保護観察所から紹介されてやってきた。保護観察官はランディが1年間毎週1回のセッションに出席することを望んでいた。毎月末に出席レポートが提出されることになっており，ランディが1カ月に2回以上セッションを欠席すれば，刑務所に入れられる可能性があった。

ランディは最初のセッションの際に，10分遅れて現れると次のように言った。「ほら，来てやったぜ。あんたに会って手続きは済ませたんだから，もう来なくてもいいんだよな」。毎週セッションに参加することが期待されていることを説明すると，ランディはウインクをして次のように返した。「おいおい，俺が来ないと金が入らないのかい。それなら簡単だぜ。俺は時々電話するから，あんたはその間自由に過ごすんだ」。

治療者が，治療とは単に「手続きをする」ことではないのだと説明したところ，ランディは大声で威嚇し始めた。「もう終わったことなんだよ。俺はもう来ないぞ。治療に来いなんて強制するのは権利の侵害だ。違法行為だ。俺を来させることはできないんだよ」。

治療者は，自分は法律の専門家ではないので保護観察官に連絡を取るが，そうすると法廷を通じて法律上の問題が解決するまでランディは刑務所に入れられるだろうということを説明した。ランディは，体制が彼のような市民をいかにひどい目に遭わせているか，そして，治療者はその体制の一部になっているのだということを大声で話し続けた。

治療者は穏やかにうなずき，ランディの言葉を受容すると，次のように言った。「少し話し合ってみて，どうしたらよいか確かめてみましょう」。

ランディの返事は分かりやすく説明してほしいというものだった。「俺は連邦政府の犯罪者だが，俺があんたに話すことは秘密にしておいてくれるんだろうな。そうなんだな？」

「そう，その通りですよ」

「それは，あんたとのセッションの間は，ずっとそうなのかい？」

「そうですよ」

「いいだろう」

そして，ランディはお尻のポケットから雑誌を取り出して読み始めた。彼は，

治療者のどのような質問や促し，意見に対しても，応答しなかった。

　予定の時刻が過ぎた時，治療者は次のように言った。「今週は時間がなくなりました。来週もこの時間にあなたを待っています。セッションの開始時刻より10分以上遅れると欠席になって，私はそれを報告しなければなりません」。

　ランディは無言で帰って行った。

　翌週，彼は10分遅刻して現れた。その週は新聞を持ってきており，セッションの間中黙ってそれを読んでいた。その次の週も同じパターンが繰り返された。セッションの終了時にランディはドアのところで振り返って，「来週はさ，先生，何か内職するものを持ってきたらどうだい」と言った。

　4回目のセッションで，治療者は，治療のためにスキーマに対するアプローチを行うことを決めた。ランディが雑誌を持って（10分遅れて）到着した時，治療者は次のように意見を述べた。「とても面白いですね。私はこの2週間，どうしてあなたがそんなばかなことをしているのかと考えていましたよ」。

　この時，ランディは雑誌から目を上げ，「お前は顔のどこを殴ってほしいんだ？」と言った。

　「どこも嫌ですね」と治療者は返した。

　「どうしてあんたは，くそったれのお利口さんになったんだ？」

　「私は自分のことをお利口さんだなんて言っていませんよ。あなたのことをばかだと言ったんです」

　「おいおい，いったい俺のどこがばかだっていうんだ？」

　「そうですね。ほとんどの人は私に相談するために高いお金を払います。それをあなたは無料で受けることができるんです。棚に置いてある本を全部見ましたか？　全て私の書いた本です。私は行動変容の専門家ですが，私のことを上手く利用するには，あなたはあまりにもおばかさんなのですね」

　机の上に雑誌を置くと，ランディは尋ねた。「どうやったらあんたを利用できるんだよ？」

　「そうですね。誰かの行動で，あなたが変えたいと思っているようなものがありますか？」

　「あるさ」と彼は言った。「俺のガールフレンドだよ。そいつは怠け者なんだよ。毎晩，飯を作ってほしいし，もっとセックスに積極的になってほしいんだ」。

　「もう少し情報が必要ですね」。このようにして，表向きは，ランディがガー

ルフレンドを変えるために治療者を「利用する」のに役立つという理由で，治療者はデータを収集した。

ランディはビアンカと3年間同棲していた。彼は口汚いが，身体的な暴力は一切振るっていないと述べた。データ収集の一環として治療者が尋ねた。「彼女に贈り物をしてあげたりしますか？」

「何だよ，それ？」

「花束に，アクセサリーに……。ほら，プレゼントのことですよ」

「ああ。クリスマスと，それとたしか誕生日にはね」

「もし，彼女が欲しいと思っていない時に，理由もなくプレゼントを渡したとしたら，いったいどんなことが起こると思いますか？」

「何の価値もないということか？」

「いいえ，私たちがやろうとしていることのデータになるのです。彼女はどんなものが好きですか？」

「花が好きだよ」

これはランディのホームワークになった。彼はビアンカのために花束を手に入れて，彼女の反応をよく観察し，評価することになった。

翌週，ランディは新聞も雑誌も持たず，定刻にセッションに現れた。ホームワークの報告を求めると，ランディは次のように言った。「信じられないと思うぜ。俺は花束を手に入れたんだ（それは帰り道にどこかの庭で盗んだものであったが）。花束を持って帰った時，あいつは本当に怪しんでいたよ。あいつは言ったね，『いったい何なのこれ？』って」

「俺は言ってやったよ，『別に。おまえが気にいるんじゃないかと思っただけさ』って」

「それから，俺たちはキスをして，ベッドに入ったんだよ。そして，あいつはこう言ったんだ。『夕食に何が欲しい？』ってね」

治療者は尋ねた。「いいでしょう，このことからあなたは何を学んだのでしょうか？」

ランディの反応は予想通りだった。「ああ，あいつに言うことをきかせるために俺がしなければならないことは，優しくすることだけだよ。この方法は誰にでも上手く行くのかい？」

「あなたが次に変えたいと思うのは誰ですか？」

「保護観察官だな」

読者は，治療者がランディの反社会性パーソナリティ障害をましなものにすることができたと結論づけるかもしれないが，私たちは，この介入について，より効果的な機能を持ったサービスの中で，患者の精神病理を活用したものとみなすだろう。

（2）歪んだ思考と不適応的行動の関連

それぞれの問題領域において，問題となる行動と関連する認知の歪みを特定することは有用なことである。反社会性パーソナリティ障害の患者は，一般的に，それぞれの行動を引き起こす多くの利己的な信念をもっている。それは，下記のものに限定されるわけではないが，以下の6つの信念が含まれることが多い。

① **正当化**。「何かを欲したり何かを避けようとすることは，私の行動を正当化する」
② **考えることは信じることと同じ**。「私の考えや感情は完全に正しい。それはまさに私に起こったことなのだから」
③ **独自の不謬性**。「私は常によい選択をする」
④ **感じたことが事実**。「私は自分が正しいことを知っている。なぜなら，何をしようとも自分が正しいと感じているから」
⑤ **無力な他人**。「他人の考えは私の決断に無関係だ。他人が直接私をコントロールしようとしない限りは」
⑥ **結果の影響の弱さ**。「望ましくない結果は私には起こらないだろうし，それは私にとって問題とならないだろう」

このように，反社会性パーソナリティ障害患者の自動思考や反応は利己的信念によってしばしば歪められ，その信念が，直接的で個人的な満足をより強め，将来生じるであろう結果を最小限に見積もらせているのである。私はいつも正しいという根底にある信念が，自分の行動を疑ってみるということを不可能にしている。患者が他人に対して抱く信頼あるいは不信の程度は様々だろうが，いずれにせよ，特定の行動指針について指導や助言を求めることはできない。反社会性パーソナリティ障害患者が何かを望んだとしたら，それによって生じ

第8章 反社会性パーソナリティ障害

る結果を考えることなく，また心配することもなく，それをしようとするだろう。

たとえば，治療者は，雑誌が待合室からなくなっていることに気づき，反社会性パーソナリティ障害患者のランディのことを疑った。治療者は，ランディのセッションの前に雑誌があることを確認していたが，セッションの後にはなくなっていたのだ。次のセッションの際に，雑誌がなくなったことについて尋ねると，当初ランディは力を込めて，そのようなことはしていないと否定した。次いで，ランディは，ついうっかりと持ち帰ってしまったのだと立場を変えた。しかし，彼は，雑誌は患者のために置いてあるものなので，患者である自分がそれを読むために「自分の」雑誌を持って帰るのは正当なことだと述べた。このように，反社会性パーソナリティ障害の人たちの行動は，他人からネガティブな反応を引き出してしまう傾向があり，自分がやろうとしていることが，自分を支援しようとしている人に対する窃盗行為であるということの自覚や懸念はない。

患者の示す問題は，一般に慢性的で自我親和的なものであるため，患者自身は他人の反応を見てしばしば困惑し，どうしてそのような状況が生じてきたのかを理解することができない。たとえば，ランディは，治療者が「つまらない」雑誌のことでそのような「大げさなこと」をすることに心底驚いていた。さらに，ランディが雑誌の代金を支払うと申し出た後も，治療者は彼のとった行動について議論する必要があると考えたのだ。概して，反社会性パーソナリティ障害患者は，人や仕事を取り扱う際に出くわす困難な状況を，自分の行動とは無関係なものと考え，自分自身のことを不公平で偏見や敵意のあるシステムの犠牲者とみなすのである。

（3）対処スキルの構築

外から見てとても簡単だと思える生活上の試みでさえも，大きな問題を生じさせる可能性がある。たとえば，仕事に行くことは，通勤すること，仕事について人と関わること，与えられた課題を仕上げること，そして，管理者の要望に対処することといったフラストレーションを生じる事柄が数多く含まれている。たいていの人にとってもこれらに挑戦していくことは時に多少のストレスにはなるだろうが，反社会性パーソナリティ障害の人にとっては，このような挑戦は日々の欲求不満や屈辱を募らせる源になるかもしれない。多くの人は，

責任をもって生活していくための感情面や行動面での指導をほとんど受けられない環境の中で育ってきている。反社会性パーソナリティ障害をもつ人の多くは，対処スキルを発達させるための支援がほとんどない状態だったということを考えれば，深刻なスキル不足に付随するストレス状況下で働いていることになるのかもしれない。ゆえに，適応的な問題解決スキルを獲得することが，しばしば反社会性パーソナリティ障害の治療の重要な構成要素になる。

　反社会性パーソナリティ障害患者のスキル不足は，操作的な行動だとしばしば誤解される。反社会性パーソナリティ障害患者は問題解決スキルの幅を拡げるように教えられるが，そこには，自分自身を傷つけないですむような，あるいは，他者から見て社会に対してより適応的なアプローチが含まれる。向上させるべきスキルには，他者視点の獲得，衝動の調節，効果的コミュニケーション，情動のコントロール，欲求不満耐性，自己主張，結果の考察，応答の遅延，認知再構成などがある。

　情緒的な対処スキルがほぼ常に求められる1つの状況は，相当な努力をしたにもかかわらず，即座に満足が得られないままその状況が続く場合である。「防火訓練」を繰り返すことが，患者が，自分自身や他人，関係者へのダメージを最小限にして，「悪い日々」に耐えることを可能にすることに役立つだろう。以前「悪い日々」を乗り越えたことや嫌な気分の持続には限りがあることを患者が分かるように援助しなければならない。大事なことは，大きな感情不安定の波は一過性であるということを認識することであるが，たしかに，その感情の波の真っただ中にいる時は，いつまで経っても終わらないように思えるのかもしれない。その瞬間に飲み込まれることを回避したり，感情の波が一過性であるという性質を理解する能力が，苦痛に耐える際に非常に重要なものとなる。なお，努力しても直ちに報われないことも多いが，自暴自棄になるよりも，努力した方がはるかに価値のある結果が生じるのである。

（4）怒りと衝動性への系統的アプローチ

　反社会性パーソナリティ障害患者は，怒りや敵意の感情に他者を威圧する効果があるということを知っているようだ。怒りの感情を表出することは，患者と他者との間に空間を確保する効果があり，それが保護機能を果たすのだろう。別の状況では，怒りの感情は「炎のトライアル」として役立つのかもしれない。他人が十分に気を遣いながらも，炎に立ち向かい近づいてくるかどうかをみる

のである。怒りと敵意の感情は、他者をコントロールするための、そして、身の安全を確保し生き残るための手段になっている。治療者は、直接的に応答する方がよいのか、あるいは、伝統的に治療的とされているような気持ちを静めるための言葉を返す方がよいのか、どちらがよいのか知りたいと思うだろう。避けようとしたり、気持ちを静めようとしたり、拒絶したりといった治療者の反応は、患者の生活や仕事の中で問題の原因となっている行動そのものを強化することになるかもしれない。

衝動行為はしばしば、患者の高い覚醒欲求を満たす方法となるが、それは、よりいっそう社会的に受け入れられなくなるような方法でもある。患者にとって、穏やかで、それでいて直接的な方法で、怒りと衝動行為の両方が映し出される必要がある。患者は「直感」的に反応しがちであるため、治療者はより系統的に、より科学的に、その行動の利益と不利益を検討できるような選択肢を提供するのである。今までと同じ刺激反応行動のパターンをとるのではなく、患者は以下のように行動することを教えられる。①内的な感情および認知のきっかけに注意を向け、②その認知を評価し、③それに反応すべき価値があるかどうか判断し、④予想される反応を見極め、⑤反応方法を選択し、⑥反応する。

(5) セルフ・モニタリングと機能的動機づけ

反社会性パーソナリティ障害患者の行動は、道徳的に破綻しており機能的な目的などはないようにみえるかもしれない。たとえカール・ロジャーズであっても、反社会性パーソナリティ障害の行為を耳にした場合、無条件の肯定的配慮を維持できるかどうかで激しく悩まされたのではないかと想像できる。それでも、その行動とパーソナリティとを区別するのは大事なことであり、患者に自分の行動を観察し、一連の行動に関する様々な機能や報酬について推測するように教育することが重要である。たとえば、患者は、治療者の「ニーズ」についての考えを述べ、役に立つような提案をするかもしれない。裁判所から紹介されてきた患者ランディは、セッションの中で、駐車場にある治療者の古くてみすぼらしい自動車に気づいたことを述べた。彼は治療者がもっと良い車に乗るべきだと考えていた。治療者も心の中では同意した。この車は9年経つ旧型車であり、多くの修理をしなければ次の車検は通らないだろうと思われたからである。新居のこともあって、新しい車を手に入れるのに治療者は苦心していた。

その後，ランディは，適当な登録書類さえあれば，治療者が望む車なら何でも手に入れることができると提案した。治療者が「自分の望みを口にする」という行動をとっていたなら，そのことは「2人だけの秘密」になっていただろう。当然ながら，治療者は申し出を断り，その上で，この提案の動機づけについて検討した。ランディは帰宅途中で新しい車が手に入ったらどんなに素晴らしいことだろうかと考えずにはいられなかったのだ。しかし，ランディはこのようなやり取りからは何ら治療上の利益を得ることはできなかった。なぜなら，典型的な反社会的手法によって，権力を獲得したり影響を及ぼそうとしたからである。

反社会性パーソナリティ障害患者は，しばしば非内省的であり，自分自身の行動様式によって異なった作用が生じていることに気づかない。彼らはまず最初に，自分自身に耳を傾けることの価値を理解し，内省することで生じるであろう不快感を上手く取り扱い，自分が何を考え何を感じているかを吟味するためのスキルを伸ばさなければならない。内的対話，情緒的反応，自動的な行動を変える方法について彼らに教える必要がある。多くの患者にとっては，これは生き残るためのテーマである。このテーマには依存，愛着，誘惑，回避といった行動が含まれるだろう。いったん患者が自分の行動への洞察を得たからといって，それは必ずしも彼らがその行動をより適応的なものに置き換えようとすることを意味するものではない。もしそうであるなら，治療はもっと簡単に進むだろう。内省したり自分自身のことに気づくためのスキルは高度なスキルである。このスキルを導入し発達させることそれ自体が，治療の合理的な目標なのかもしれない。

（6）帰属と評価のための基礎を拡張する

反社会性パーソナリティ障害患者が，帰属と評価，そして，それらと関連した選択肢を検討することを支援する過程における大まかな目標は，可能であれば，非常に個人的なものから，より対人関係的な領域を自覚する方向へと関心の幅を拡げることである。私たちは，倫理性や認知の発達の理論に基づく大まかな階層から始める。具体的なステップとしては，個々の患者の問題のある考え方や行動の仕方に等級をつけるようにする。最も低い階層レベルでは，患者は，利己主義的に物事を考え，他人に配慮せずに報酬を手に入れようとし，すぐ後に起こる処罰を回避しようとすることに選択の主眼を置いている。反社会

性パーソナリティ障害患者の機能は，ほとんどの場合，治療開始前はこの位置にある。このレベルにおいては，先に述べた非機能的信念が無条件のルールとして作用する。このレベルの反社会性パーソナリティ障害患者は，何事も自分がやりたいようにするし，常に自分に最も有利なように行動していると確信しており，訂正しようとフィードバックしてもそれに影響されることはない。

次のレベルでは，患者は自分の行動の意味を理解しており，どのような影響が他人に生じるかをある程度分かっていて，より長い目で利己主義的に考える。一般に，臨床家はこのレベルへと反社会性パーソナリティ障害患者を誘導するように試みる。これは，患者が非機能的思考や行動の概念を理解するのを手伝ったり，患者が早期に身に付けた生きていくためのルールを修正するために替わりとなる解決法を試すことを促すことによって，成し遂げられる。たとえば，反社会性パーソナリティ障害患者は，他者の視点をもつことで，たとえそれが特定の状況において直接的，即時的に結果に影響を及ぼすことがなかったとしても，長い目で見れば自分が望むものを手に入れる効果があるのだということが理解できるようになるかもしれない。そうすれば，患者は次第に，即時的あるいは「現実的」な何かを考えるのと同じように，「起こりうる」出来事について考えるためのスキルを獲得していく。自分は常に「正しい」とそれ程強く確信しなくなり，新しい情報を取り入れ，それに応じて行動を変えていくことができるようになる。

第3のレベルは定義するのがかなり困難である。なぜなら，最も高いレベルの道徳的発達を達成しているものについては，理論家の間でも議論があるからである。道徳的，あるいは対人関係的に述べると，他人の要求や要望への配慮をも包含した他者に対する責任感や思いやり，あるいは社会を健全たらしめる法の遵守のいずれかを彼らは示す。第2のレベルでは，反社会性パーソナリティ障害患者は，自分が何かを得たり無くしたりする可能性のある場面では特定の人に対してある程度の配慮を示す。第3のレベルでは，他者の要求や一般的な社会的ニーズについて考慮するといったより高い能力を示す。その人は社会の規則や他人との約束を重視するかもしれない。なぜなら，他人の幸福について心配したり，人との関わりを自分の生活の重要な部分だとみなすからである。

以下の例が，先に述べた認知的階層の概要を説明するのに役立つだろう。性的欲望を満たそうと思っている反社会性パーソナリティ障害の男性について考えてみよう。最初のレベルでは，彼は相手の関心や自分の行動の結果にお構い

なく，自分が選んだパートナーに言い寄る。たとえば，ある若者の場合は，その対人関係は自分の都合のよい時に行われる性行為のみから成り立っていた。現在のガールフレンドは，ファストフード店のような公の場所に自分を連れて行ってほしいと繰り返し彼に頼んだ。彼に「デート」に連れて行ってほしかったからである。その若者は，2人の関係を発展させたいという彼女の関心事にまったく応じるつもりはなかった。彼女の求めが，特定の性的テクニックを求めるものであったとしても，応じようとはしなかったのである。彼女がどう思っているかなど考えることもなく，彼は自分の個人的な性的欲望を追求することで，非常な心地よさを感じていた。

　第2のレベルでは，この反社会性パーソナリティ障害の若者は，他人の関心や希望によって，多少は影響されるかもしれない。たとえば，彼は，自分の利益が続くようにガールフレンドの要求を時折受け入れるだろう。「たまには彼女をハッピーにしてやろう。そうすれば，彼女は自分の希望をかなえ続けてくれるだろう」というのが彼の論法なのかもしれない。第3のレベルでは，彼は長期的な視点からみた自分の行動だけでなく，お互いの関心事にもより重点を置くようになる。たとえば，彼はガールフレンドを欲求不満にさせてしまうようなことはせず，彼女を満足させようと努力する。それは，一般的にその方が他人を上手く遇する良い方法だからであり，その方が2人の関係がより安定しより満足の行く関係になれるだろうと考えるからである。

（7）建設的な選択をする

　自分の問題が選択肢の組み合わせとして形成されている患者は，操作され，支配され，悪い行為によって非難されていると感じる傾向が少ない。多くの問題場面において，患者と治療者は，別の選択肢をとった場合の「利益・不利益の比率」についての系統的な再検討を，共同で行うことができる。反社会性パーソナリティ障害患者が，可能な範囲の選択肢の中から変化するという選択をした時に，行動の変化が起こりやすい。なぜなら，それは明らかに利益と関係しているからである。

　たとえば，反社会性パーソナリティ障害患者の若者サムは，歯科大学から退学させられる寸前であった。自分がやりたいと思ったことは何でもすべきであるとサムは信じていた。そのため，彼は指導教官に文句を言ったり，月曜と火曜に臨床実習の予定がある時でさえ，週末から旅行に出て水曜日まで帰らなかっ

たりした。彼は、これらの行為の結果は主に他人の問題であって、自分自身の問題ではないとみなしていた。サムは、悪行を恥ずべきだと自分を説得しようとする人に対して、撥ね付けるか好戦的な態度をとる傾向があった。

治療者は、代わりとなる選択肢として、歯科大学から放校されることは彼が避けたいと思っていることだ、ということをサムが理解できるように手助けした。治療の際の検討では、自分がやりたいと思ったことは何でもできるという彼の信念を修正することに焦点が当てられた。サムは、自分が即時的に感じたことに基づいて自分自身を正当化する行動を減らせるように取り組んだ。彼は歯科大学を卒業するという目標のためにこれを行ったのである。

「選択肢の検討」課題の一部は、ホームワークとして採用されるかもしれないし、さらに特定の患者の必要に応じて修正されるだろう。最初のステップは、問題となる状況を見極めて、その状況に関する事実を全てリスト化することである。そして、患者はそれぞれの事実について、0～100のスケールで満足度を評価する。

次に、可能な限り多くの選択肢を第2のコラムにリスト化してゆく。選択肢コラムには、一般に、現在の非適応的な行動が含まれるだろうが、おそらく、より適応的な選択肢も含まれるだろう。選択肢コラムの選択肢には、患者の即時的で「自動的な」反応が含まれるが、患者と治療者の検討によって創出された他の反応の可能性も含まれる。その隣りの2つのコラムには、各選択肢について利益と不利益がリスト化される。この時点で、治療者は患者が見落としていた不適応的行動の欠点について指摘することができるだろう。より適応的な選択肢の利益についても指摘することができる。最後に、患者は各選択肢がどの程度効果的であるかを0～100のスケールを用いて評価する。

この課題のフォローアップでは、検討された問題領域でその後に行われている行動選択についての再検討を行うのが適切であり、同時に有効性の評価も行う方がよい。効果的でない選択が繰り返されているなら、利益と不利益について再び見直しをする必要があるだろうし、特定のスキルの不足を扱う必要性が明らかになるかもしれない。あるいは、患者がどうして効果的でない選択をし続けるのかについて、もう一度考え直す必要があるだろう。これは、以前には見出せなかった非機能的信念のために生じている可能性があるからである。

ケース　多少複雑であるが、以下のケースは、反社会性パーソナリティ障害

の特有の問題に焦点を当てた認知的介入の利点を示している。治療過程を通じて，この患者の認知は，利己主義的な関心へ集中し即時的な感情反応が優勢であったものから，自分の行動が他人にどのような影響を及ぼしているかといったことや行動に対する他人の反応が巡り巡って自分にどう影響するかといったような，より重要な認識を得る方向へと，徐々に転換していった。

スーザンは28歳の白人女性で，複雑な家族療法介入の一部として外来精神療法に導入された。彼女には2人の娘がおり，7歳のキャンディは親権者である父親と継母（R氏夫妻）と一緒に住んでおり，4歳のキャロルは母方祖母と住んでいた。

スーザンの履歴は，法廷証言のコピーを調査しただけでなく，スーザンとR氏へのインタビューを通じて収集されたが，その中で，15歳以前の行為障害の存在と15歳以後の持続的で無責任な反社会的行動が明らかになった。18歳の時，彼女は規制薬物販売の罪で有罪となり1年間刑務所に服役した。R氏との短い交際期間中に，スーザンは長女のキャンディを身籠もったが，自分が妊娠したことを彼にまったく告げず，キャンディが3歳になるまで娘の存在を彼に知らせなかった。スーザンの衝動的で無責任な行動によって，ついには，ネグレクトが認められるという理由で，2人の娘の親権が剥奪された。

初回の治療面接の際，スーザンはR氏宅から150マイル離れた都市に住んでいた。それまでの2〜3カ月の間，彼女は月に1回町に来て，次女のキャロルを訪ね，実母の家で一晩過ごしていた。彼女はキャンディとの面会も再開したかったので，治療を受けるというR氏夫妻の出した条件に同意した。それまでの数年間，スーザンはキャンディの元をまさに散発的に訪れたかと思えば，時には連絡もなく1年が過ぎるということもあった。治療の際には，スーザンの面会権は，親権のある両親の直接的な監督と指示の下で制限されていた。

当初，スーザンは治療状況に対して誠心誠意向き合っていたが，一方で防衛的であり，また憤ってもいた。彼女はしぶしぶながらもミネソタ多面的人格目録（Minnesota Multiphasic Personality Inventory）を仕上げることに同意し，その結果，有益なプロフィールが得られたが，それは防御と怒りによって特徴づけられており，第4尺度（精神病質的偏倚尺度）の突出した高いスコアを伴っていた。

キャンディとスーザンを別々に面接し，その後，彼女たちが一緒に遊ぶのを観察した後，治療者は2人の間にある対人関係的な関心と協力に注目した。スー

ザンは，努力して面会を増やせるようにするために，自分の娘の生活に対して一定の役割を果たすことに強い関心を示していた。R氏の報告では，彼女はキャンディと一緒にいる時は適切にふるまっていた。つまり，娘の世話をし，娘と一緒に遊び，娘を虐待したり無視したりせず，間違いを起こさず過ごしているとのことであった。スーザンは，自分はこの数カ月間ビジネススクールに在籍していて，6カ月以上同じ職場で働き続けており，また，6カ月以上特定の人と恋愛関係にあると主張した。これらは比較的短い期間ではあったが，全てが生活上の安定性が増していることを証明していた。

この情報に基づいて，治療者はキャンディと一緒に過ごすというスーザンの努力目標について，彼女と共同作業を行うことに同意した。治療者はスーザンに，履歴と心理検査の結果から示されるように，彼女は反社会性パーソナリティ障害をもっているということを伝えた。この障害は，判断と行動に関するライフスタイルの障害であり，スーザン自身だけでなく，キャンディのような自分の周囲の人にも悪い結果を引き起こすものだと説明された。合意の得られた認知療法の目標は，キャンディに全体的な適応能力の低下が生じなければ，スーザンが娘との面会を増やせるように援助をするというものであった。

キャンディはスーザンの面会に肯定的に反応したが，一方で母親とより多く接している異父妹のキャロルに嫉妬しており，そして，短い面会時間が終わる時には，サヨナラを言うのに苦労した。キャンディは，面会の直後から不機嫌になり聞き分けがなくなってしまうという問題を抱えていたが，それは，面接の日の夜にキャロルが母親といっしょに過ごし，一方でキャンディがR氏の元へ帰らなければならない場合であった。R氏の報告によると，キャンディの行動はその月の半ばに悪化するようであったが，それは母親が再び自分に会うためにやって来てくれるだろうかと疑い始める時期であった。

選択肢の検討による介入では，スーザンとキャンディの面会に焦点が合わせられたが，同様に，スーザンが2人の娘と触れ合う際の他の特有の問題も取り扱われた。**図8.1**にスーザンの選択肢検討課題の一例を示す。この課題において，スーザンは面会場面での自分の瞬間的で「自動的な」反応をリスト化したが，治療者と検討する中で他の可能な反応についてもリスト化していった。選択肢の再検討の議論を通じて，スーザンはキャンディとの面会の先行きについて，ある程度自分に影響力があるのだということが分かるようになった。彼女は，面会制限の不公平さについて自分が抱いている怒りを表現することは，R

問題	選択肢	利益	不利益
面会：R氏夫妻は判決で，私がキャンディと面会するのを制限することができると決められた。あの人たちの家で，たった の 4 時間しか面会が許されなかった。S＝10	R氏夫妻に，くそったれと言う。E＝40	すっきりする。	逆効果になって，もっと制限されてしまうかも。
	あきらめて，面会するのをやめる。E＝20	簡単。言い合いにならずにすむ。周りの人たちにとっては一番いいかも。	本当はやりたいことじゃない。キャンディを傷つけてしまうかも。
	学校からキャンディを連れ出す。E＝25	R氏夫妻への仕返しになるし，キャンディといっしょにいられる。	逮捕されるだろう。キャンディは怖がるかも。
	与えられた時間を楽しんで，徐々に増やしてもらえるよう頼む。E＝50	大きな対立が起こらない。	遅すぎる。今，キャンディはいっしょにいたがっている。
R氏夫妻は私のことを信用していない。あの人たちは，私が母親として不適切だと思っている。私は1人で娘と面会したい。S＝0	私は悪い母親じゃないとR氏夫妻を説得する。E＝40	R氏夫妻が私を信じて，もっと自由にさせてくれるかも。	うんざりする。私が自分の娘に会うのに許しを請う必要はない。
	R氏夫妻にキャンディとの時間をもっとくれるように要求する。E＝20	私にも権利があるということを示す。すっきりする。	頑固な考えは変えられないだろう。もっと厄介なことになるかも。
	キャンディともっと自由に会えるように，徐々に要求していく計画を守る。あの人たちの否定的な態度と折り合いをつけながら。E＝70	すぐに少しは成果が上がるだろう。R氏夫妻に信用してもらうチャンスかも。	道のりは遠い。でも，折り合いはつけられる。

図 8.1 スーザンの選択肢検討課題。「S＝__」は「問題」コラムにおける評価で，患者のその状況での事実に対する満足度を 0－100 で示している。「E＝__」は「選択肢」コラムにおける評価で，それぞれの選択肢に対する有効性の評価を 0－100 で示している。

氏との間に「誠実」な関係を築こうと努力することと比べて、自分の目標を達成するのに効果的なことではないと判断した。治療者は、キャンディとの面会権を拡げるための緩やかな努力を通して「誠実」へと向かういくつかのステップを彼女が決定していくのを手助けした。

約8カ月の治療を経て、スーザンのキャンディとの面会権は徐々に拡げられ、別々の車で治療にやってくる状況から、治療の後にキャンディと2人で昼食を摂ることができる状況にまで拡大された。面会時間は4時間から8時間に拡げられ、8時間のうちの半分の時間は2人で会っていたが、後では、大半の時間を2人で過ごすようになり、最終的にはキャンディの母方祖母の家で一晩いっしょに過ごせるようになった。

スーザンは、R氏夫妻に対して、面会権に関する最大限の要望を行ったが、それは治療者との最初の治療面接の後のことであった。当初、スーザンとR氏夫妻との交渉は、コミュニケーションを容易にするために治療者が同席して行われた。R氏夫妻は制限についてはっきりと述べたが、スーザンは治療者と練習したとおり、敵対的な態度ではなく冷静沈着な態度で応対しようとした。スーザンが敵意を表した時には、R氏夫妻は後ずさりし、一時的に面会権の拡大を拒絶した。この出来事は、彼女の怒りを描写し系統的なアプローチに焦点を当てていく治療者の支援によって、自分の態度がいかに自分の望むものを手に入れるのを妨げているかをスーザンに理解させるのに役立った。治療者は、スーザンに代わって話に割り込んだりR氏夫妻を安心させたりしないように注意したが、その代わり、スーザンが優先事項を心に留め行動の効果を再検討するのを手助けできるように、いっしょに取り組んだ。

キャンディは、全般的な気分と家や学校での協調性の点において改善を示した。重要な要因であった家族関係の進展には、責任をもって行動するスーザンの存在が大きく、面会するためにR氏夫妻の元を訪れ、キャンディの世話をする際には適切な態度をとり続けた。一見したところ、スーザンは十分に努力しており自分の娘との関係を大事にしていた。構造化され時間を制限された中で、彼女は親としての役割を適度に果たすことができた。同時に、このような構造は十分に柔軟なものでなければならず、悪い母親だったことに対する罰としての制限ということを強調するものではなく、娘との楽しいふれ合いが可能になるようなものでなければならなかった。

治療介入は、スーザンが、面会を増やすという目標へ効果的に向かうのに役

立ったし，全か無かの要求をするよりも段階的に努力する方が有用であることを認識するのにも役立った。感情に対処する彼女のスキルは，困難な対人関係状況についてのロールプレイやリハーサルを通じて向上したが，それは，即時的な怒りの反応を起こすことなく他者からの期待を持ちこたえるスキルを重視する中で行われた。感情対処スキルを用いる彼女の能力は，自分の行動について求められる機能を考察することや対人関係的な視点を持つ能力の向上によって，大いに影響を受けた。

スーザンの思考と理論は，認知的階層の上の方に向かったが，それは，彼女が，他人に対する自分の態度が自分への扱いにどのように影響しているかということと，もしも自分が別の行動をとっていれば異なった扱いを受けていたかもしれないということを認識できるようになったからである。幾人かの要望や欲求について直ちに考えることができたことから，彼女は階層の第3のレベル（一般的な社会的関心）へ移って行く可能性を示した。しかしながら，今のところ，これらの思いやりは，良い母親であろうとしているというよりも，それがキャンディとの面会にとって重要であるためという条件つきの利己主義によって動機づけられていた。たとえば，キャンディが自分と一緒に何をして楽しんでくれるだろうかということよりも，自分がキャンディと何をして楽しむかということを重視しがちであった。治療終了間際の例として，スーザンはボーイフレンドと一緒にヨーロッパへ移り住むかもしれないという話を持ち出した。この時，彼女が主に心配していたのは，キャンディが自分に対して怒ったり拒絶したりする可能性についてであり，キャンディが自分に会えなくなったらどんな思いをするだろうかということやキャンディの母親としての責任をいかに果たすべきかということではなかった。しかしながら，合意されていた治療の目標に至った時に治療は終了した。お互いに満足の行く面会スケジュールが確立され，事故もなく3カ月間それは維持され，キャンディは家庭においても学校においても気分と協調性において著明な改善を示した。

6. 進歩の維持

反社会性パーソナリティ障害患者が，学習した対処方略を実行しなければならない情緒的理由を見極められるようになれば，行動と認知面において治療で獲得されたものは，より維持されやすいだろう。このように，厄介なやり方で

反応しがちになる潜在的なハイリスク状況について個々の患者と検討したり，選択肢の再検討を行いやすくするように目標や個人的な優先事項を設定することが有用である。さらに，環境面でのサポートの利用，たとえば，断酒サポートグループへの参加は，可能であればいつでも行うべきである。しかし，地域サポートグループへの紹介は注意深く選択されるべきである。なぜなら，反社会性パーソナリティ障害患者が，感情的に脆弱な人を上手く利用してしまいたくなる誘惑にかられる可能性があるからである。

結　語

　いったん介入が始まると，もしも治療が提供されていなければ反社会性パーソナリティ障害患者がどれくらい破壊的な行動をとっていたかということは，決してうかがい知ることはできない。同様に，反社会性パーソナリティ障害患者が，嘘，詐欺，いかさま，ペテン，レイプ，窃盗，嫌がらせ，怠慢，その他の社会の調和を乱すようなことをしないことによってより大きな個人的利益が得られることを認識しているからといって，この先，そういったことをしないという決意を何度も繰り返さなくても済むのかどうかということは，予測できないことである。しかし，本章で提示されたケースは，どうすれば認知療法が反社会性パーソナリティ障害患者の人生にポジティブな影響を与えることができるかということを説明している。最適な機能を獲得するということは非現実的な治療目標かもしれないが，社会的行動における適切な進歩は，社会全体だけでなく患者自身の安定や重要他者の幸せにとって，明らかな利益をもたらすものである。

第9章　境界性パーソナリティ障害

はじめに

　境界性パーソナリティ障害は，対人関係や自己像，感情，行動などの個人的な機能の広範囲にわたる著しい不安定さによって特徴づけられる。たとえば，29歳のナターシャは1年以上職につくことができず，助けを求めていた。彼女は，仕事ができないくらい疲れやすく，1日の大部分をベッドで横になって過ごしているのだと訴えていた。その問題は，仕事に関連した葛藤から生じたようであった。彼女は上司と付き合っていたが，彼がその前に予定していた結婚を取りやめなかったために，その上司と別れた。彼女はとても失望し，別の男性と付き合い始めた。ナターシャによると，上司は彼女の決断を恨みに思い，彼女の職場での地位を下げ，他の職員の前で彼女をひどく批判した。そのため彼女は「燃え尽きた」のだった。初めに彼女を診察した臨床家は，不安と抑うつが混合した適応障害とVコード（対人関係の問題）の診断をつけた。しかし，2回目の診察では，病像はさらに複雑なものと考えられるようになった。彼女は夫との関係について語ったが，それは多くの争いと攻撃的な脅しで特徴づけられていた。彼女はさらに自分の家族に対する怒りを表現し，また多量の大麻とアルコールの使用を認めた。彼女は何度もそれらを使わない生活を取り戻すことを宣言した。また彼女は他人に対して強い不信感をもっていた。治療で取り組むべきことは何であるかということを尋ねた時，彼女は「私は本来の自分になって，くつろがないといけない」というかなり曖昧で漠然とした返事をした。治療者はナターシャが，強い不安や悲しみ，孤独感で苦しんでいると考えていたが，彼女が強がった態度をとっていたため，それがかえって他の人たちを苛立たせ，怒らせることになっているということが容易に想像できた。
　それ以上の精神病理学的所見はなく，治療者はより詳細な診断を確立するために，半構造化面接を続けた。若干の第Ⅰ軸と第Ⅱ軸の診断に加え，ナターシャの問題は境界性パーソナリティ障害の基準に当てはまることが明確になった。

また，ナターシャは，青年期や両親との関係と関連した多くの未解決な情緒的問題を抱えて苦しんでいた。そのため臨床家は，境界性パーソナリティ障害が問題の中心であることや長期にわたるパーソナリティの問題に対して提案される治療の賛否を含め，これからの見通しについて説明し話し合った。ナターシャは，パーソナリティの問題に焦点を合わせた長期的な認知療法を始めることを決意した。彼女は，彼女自身と他人についての感じ方に，取り組むべき根本的な何かがあると考えた。また彼女は，両親に対してもち続けてきた苦痛な体験を情緒的に処理することを望んだ。

境界性パーソナリティ障害は，比較的ありふれた病気（一般成人人口の1.1-2.5%）で，その社会的損失は統合失調症に匹敵するほど莫大である（Linehan & Heard, 1999; van Asselt, Dirksen, Severens, & Arntz, 2002）。自殺のリスクは高く（約10%が自殺によって死亡; Paris, 1993），個々の生活においてかなりの支障が生じる。境界性パーソナリティ障害患者の占める割合は治療設定の強度に応じて上昇する。外来患者施設では10%以下だが，専門的な入院施設では50%以上になる（アメリカ精神医学会，1994）。境界性パーソナリティ障害患者にとって友人や同僚との関係は重荷であり，その結果，精神病理学的な問題を引き起こすリスクは高い（Weiss et al., 1996）。境界性パーソナリティ障害患者の多くは，知的で優れた才能を持っている。しかし，その障害が自らの成長を妨げるため，多くの人は学業に支障をきたし，働くことができず，本来の能力以下の仕事に就くことになる。人間関係の危機はよくみられるものであり，しばしば自分自身を傷つけ，通常は自己流に薬を服用して物質乱用に至ることがしばしばある。

彼らはメンタルヘルス・ケアに加えて，内科的な医療施設も過剰に利用している（van Asselt et al., 2002）。多くの境界性パーソナリティ障害患者は，外傷後ストレス障害やうつ病，社交不安障害，対人関係の障害に伴うより慢性的な問題に関連した危機のために，助けを求めている。彼らの困難についてパーソナリティの問題という視点をもって考え，同時にこれらの問題は治療可能であるという希望をもち続けながら援助を行うべきである。

境界性パーソナリティ障害患者は，怒りの爆発と危機でよく知られており，医療機関での評判は悪く，多くの治療者は彼らを恐れている。この人たちを本当に治すことはできないと広く信じられている。しかしながら，近年の新しい展開から，この考えは正しくないことが示唆されている。特殊な様式の認知療

法は，利用可能な治療選択肢の中で最も有望なものの1つである。境界性パーソナリティ障害のための認知療法は単純なものではないが，この枠組みを境界性パーソナリティ障害患者の治療に用いることで，良い結果と価値のある経験が得られることを多くの治療者が見出している。

1. 歴史的視点

　「境界例」という診断は，1930年代に，神経症と精神病の間に位置すると思われる問題をもった患者たちの総称として導入された（Stern, 1938）。対象関係論に基づいた臨床家は，子どもの発達段階の分離‐個体化期における固着に関連したパーソナリティ構造として「境界例」を導入し，このことをより詳細に説明しようとした。境界構造は，同一性の拡散と分割や投影同一化のような原始的な防衛機制の使用によって特徴づけられる未熟なパーソナリティであるが，ほとんどの場合，現実検討は損なわれていないと述べられている（Kernberg, 1976, 1996; Kernberg, Selzer, Koenigsberg, Carr, & Appelbaum, 1989）。その概念では，対象に関連した表象（自己の表象も含めて）は統合されておらず，互いに分裂している。それらは，ポジティブ（良い）対ネガティブ（悪い）という点から組織化されている。それは，攻撃的な衝動に至る悪い表象が，良い表象を破壊することを防ぐためである。注目されるのは，境界構造（あるいは構造体）の概念は，境界性パーソナリティ障害の概念より広範囲で，いくつかのパーソナリティ障害のタイプと物質乱用や双極性障害，衝動制御障害といった精神障害を幅広く包含していることである。1970年代にGundersonとSinger（1975）は，境界性パーソナリティ障害に初めて操作的な定義を導入した。それは実地研究に基づいて提唱され，Gundersonの定義はDSM-Ⅲに境界性パーソナリティ障害を位置づける基礎となった。この概念のエッセンスは修正を経て，DSM-Ⅳ-TRでも用いられている。それ以来，以前であれば「境界例」と診断されていた，より精神病的で社会的に孤立した（統合失調症様の）患者たちは，統合失調型パーソナリティ障害と診断されている。DSM-Ⅳ-TRの境界性パーソナリティ障害概念のエッセンスは，対人関係や自己像，感情の変わりやすさと著しい衝動性で表現される不安定さである（**表9.1**を参照）。

表 9.1 DSM-IV-TR による境界性パーソナリティ障害の診断基準

対人関係,自己像,感情の不安定及び著しい衝動性の広範な様式で,成人期早期に始まり,種々の状況で明らかになる。以下のうち,5つ(またはそれ以上)によって示される。

(1) 現実に,または想像の中で見捨てられることを避けようとするなりふりかまわない努力。
注:基準5で取り上げられる自殺行為または自傷行為は含めないこと。
(2) 理想化とこき下ろしとの両極端を揺れ動くことによって特徴づけられる,不安定で激しい対人関係様式。
(3) 同一性障害:顕著で持続的な不安定な自己像または自己感。
(4) 自己を傷つける可能性のある衝動性で,少なくとも2つの領域にわたるもの。(例:浪費,性行為,物質乱用,無謀な運転,むちゃ食い。)
注:基準5で取り上げられる自殺行為または自傷行為は含めないこと。
(5) 自殺の行動,そぶり,脅し,または自傷行為の繰り返し。
(6) 顕著な気分反応性による感情不安定性。(例:通常は2~3時間持続し,2~3日以上持続することはまれな,エピソード的に起こる強い不快気分,いらだたしさ,または不安。)
(7) 慢性的な空虚感。
(8) 不適切で激しい怒り,または怒りの制御の困難。(例:しばしばかんしゃくを起こす,いつも怒っている,取っ組み合いの喧嘩を繰り返す。)
(9) 一過性のストレス関連性の妄想様観念または重篤な解離性症状。

注)米国精神医学会(2000, p.710)より引用。著作権はアメリカ精神医学会が所有(2000)。許可を得て転載。

2. 研究と経験的事実

1) 心理学的モデル

境界性パーソナリティ障害の心理学的モデルを分析する初期の試みは,対象関係論由来の仮説に焦点を当てている。研究者たちは,主題統覚検査(Thematic Apperception Test)のような投影法テストを用いて,境界性パーソナリティ障害患者の対象関係表象と分割のような防衛機制の関連した心理的過程を導き出すことを試みた。対象関係論によると,境界性パーソナリティ障害患者の機能は前エディプス期の子どもの水準にあると想定されているが,この説は一般的には支持されてこなかった。境界性パーソナリティ障害患者は,投影法テストの所見からは高度に発達した心的態度をもっているように思われたが,分割を支持するエビデンスはほとんどなかった。しかし,研究全体でみると,境界性パーソナリティ障害患者は,常に悪意を他者に帰属するということによって特徴づけられていた。Westen(1991)によると,悪意は正常な前エディプス期の子どもの対象世界を特徴づけるものではない,そして,境界性パーソナ

リティ障害患者にみられる複雑な特性は，子どもが生みだすことのできるようなものと比較して，認知的にずっと発達しているものである。自分たちの親を境界性パーソナリティ障害患者が評価した調査において，Baker, Silk, Westen, Nigg, Lohr (1992) は同様の見解を報告している。

種々の研究で，境界性パーソナリティ障害患者は，混乱した愛着表象によって特徴づけられることが見出された (Fonagy et al., 1996; Patrick et al., 1994)。このような愛着表象は，未解決の幼少期のトラウマをもつ人たちにおいて典型的に認められ，とくに親が混乱しており，直接的に脅す行為が認められる時には顕著である。無秩序な愛着は，「親は恐怖の根源であり，同時に安全な非難場所でもある」という子どもにとって解決不能な状況の結果として生じると考えられている (van IJzendoorn, Schuengel, & Bakermans-Kranenburg, 1999, p.226)。

別の系統の研究として，境界性パーソナリティ障害患者の生活歴の調査がある。初期の研究では，幼少期の性的虐待，とくに6歳から12歳の間に養育者から受けた性的虐待が高頻度に認められることが報告された（たとえば，Herman, Perry, & van der Kolk, 1989; Ogata et al., 1990; Weaver & Clum, 1993）。境界性パーソナリティ障害を特殊な心的外傷後の障害とみなすという提案はとても説得力があるように思われる（たとえば，Herman & van der Kolk, 1987）。子どもの頃の深刻な性的虐待，とくに養育者から受けたものは，他者への悪意のある見方や混乱した愛着パターンなど，境界性パーソナリティ障害の症状や行動の多くを説明しているように思われる。さらに，いくつかの研究では，境界性パーソナリティ障害と幼少期の身体的・心理的虐待の関連が見出されている。

幼少期の外傷体験が境界性パーソナリティ障害の病因として役割を果たすとするなら，多くの境界性パーソナリティ障害患者が自傷行為の最中に痛みを感じない理由を説明できるかもしれない。コントロールできない高いストレスは，内因性のオピオイドの放出を呼び起こす可能性があり，それは痛みの体験を減らしうるものである (Janssen & Arntz, 2001; Pitman, van der Kolk, Orr, & Greenberg, 1990)。まず，子どもの頃の性的・身体的・心理的虐待から生じる極端なストレスが無条件のオピオイドの放出を導くだろう。その次に，古典的な条件づけの過程で，虐待の反復の予期といったストレッサーに反応して，条件つきのオピオイドの放出が導かれる。この考察に一致して，実験下で痛み刺

激を用いた研究において，自傷行為の時に痛みを感じないと主張する境界性パーソナリティ障害患者では，ストレスによって無痛覚状態が引き起こされることが実証された（Bohus et al., 2000; Kemperman et al., 1997; McCown, Galina, Johnson, DeSimone, & Poas, 1993; Russ et al., 1992, 1994）。(一部の) 境界性パーソナリティ障害患者にみられる無痛覚が，どの程度ストレスによって引き起こされたものなのか，そして，本当にオピオイドが介在しているのかどうかということについては，今もなお議論が続いている。

境界性パーソナリティ障害の病因における幼少期の性的虐待の役割についての論争は決着がついていないが（Fossati, Madeddu, & Maffei, 1999; Trull, 2001; Weaver & Clum, 1993; Zanarini, 1997），境界性パーソナリティ障害患者の幼少期にいくつかのタイプの虐待が高頻度で認められるということは，一般的に合意されている。境界性パーソナリティ障害患者のほとんどすべてが，親からの不適切な養育，体罰や心理的虐待，脅し，親の深刻な精神的問題，あるいは性的虐待などで苦しんでいるように思われる。親が直接の加害者でなかったとしても，親は虐待の体験から子どもを守ることやそれを情緒的に乗りこえる手助けをすることには失敗した。それどころか，患者がよく報告するのは，子どもの頃の親の対応は，自分を罰し非難するものであったというものである。

現在の見方では，トラウマそのものが境界性パーソナリティ障害を引き起こすのではないが，子どもがトラウマを処理し意味づけをする方向性に，個人の気質や年齢，環境要因が影響を与えて，境界性パーソナリティ障害を引き起こすと考えられている（Arntz, 1994; Zanarini, 2000）。トラウマ体験のいくつかは，極めて早期の幼少期に起こっているように思われる。養育者からの顕著な罰や養育の放棄，拒絶的な対応は，混乱した愛着を引き起こす。認知的な用語でいうと，トラウマ的な体験は独特の子どもじみた演出や反抗的な行動を導き，そして，養育者のネガティブな反応をさらに引き出し，最終的には病的な中核的スキーマと方略の形成に至る。

Arntz（1994）は，幼少期のトラウマは中核的スキーマ形成の基礎にあり，そして，時期が来ればしだいに境界性パーソナリティ障害に発展していくという仮説を立てた。この仮説の構造方程式モデリングテストによって，境界性パーソナリティ障害の患者とクラスターCのパーソナリティ障害の患者，精神医学的問題をもたない人たちを対象に幼少期のトラウマと前提について比較すると，境界性パーソナリティ障害患者群は，他の群からはっきり区別される特有

の前提を有していることが明らかになった。これらの前提は（統計学的な意味において），幼少期の性的・心理的虐待の報告と関連があり，他の2つの対照群から，境界性パーソナリティ障害を明確に区別するものであった（Arntz, Dietzel, & Dreessen, 1999）。

境界性パーソナリティ障害患者は他のパーソナリティ障害（とくに，回避性と妄想性の信念）において認められる広範囲の前提に加えて，一連の特有の前提によっても特徴づけられるという仮説を，その後のより大規模な研究は支持していた。その特有の前提は，孤独，人に好かれないこと，他者から拒絶され見捨てられること，そして，自己を悪いもの，罰せられるものとみなすことである（Arntz, Dreessen, Schouten, & Weertmen, 印刷中）。Butler, Brown, Beck と Grisham（2002）は，異なったアプローチを用いて，元々境界性パーソナリティ障害用に考案されたスケールではないが，パーソナリティと信念に関する質問票（Personality Belief Questionnaire）の14項目における傾向から，境界性パーソナリティ障害患者は，他の6つのタイプのパーソナリティ障害から識別されることを示した。境界性パーソナリティ障害に特有の信念は，依存性，無力感，不信，極端に注意を集める行動，そして，拒絶や見捨てられること，感情のコントロールを失うことに対する恐れ，といったテーマを反映していた。実存するスケールであるワールド・アサンプション・スケール（World Assumption Scale）を用いて，Giesen-Bloo と Arntz（2003）は，Pretzer の仮説（1990）を支持するエビデンスを見出した。その仮説とは，境界性パーソナリティ障害には3つの有力な信念があるというものであり，それらは「世の中は危険で悪意に満ちている」，「私は無力で傷つきやすい」，「私は生まれつき人に受け入れられない」というものである。これらの3つの研究で見出されたテーマには，かなりの共通部分があるが，その相違点については今後も研究が必要である。

近年では，Young のスキーマモード・モデル（McGinn & Young, 1996; Young, Klosko, & Weishaar, 2003）が試されている。Arntz とその同僚は，境界性パーソナリティ障害の患者群とクラスターCのパーソナリティ障害の患者群，精神医学的問題のないコントロール群を比較した。自己記入式の評価で，境界性パーソナリティ障害患者は，病因となる4つの境界性パーソナリティ障害モード（遮断・防衛モード，見捨てられ／虐待されたチャイルドモード，怒れるチャイルドモード，懲罰的ペアレントモード）に関連した信念や感情，

行動について,高いスコアをつけ,ヘルシーアダルトモードのスケールについて,より低いスコアをつけた(Arntz, Klokman, & Sieswerda, 2003)。クラスターCの患者は,過剰補償モードの項目(完全主義など)について,著しく高いスコアをつけることで特徴づけられていた。感情を喚起する内容の映画(児童虐待)を用いたストレス誘導下では,境界性パーソナリティ障害患者は他の2群に比べて,遮断・防衛モードのスコアが特異的に増加した。

境界性パーソナリティ障害のスキーマの内容とは別に,初期の認知的な見解においても,境界性パーソナリティ障害患者は,過剰な警戒(危険で誰も信用できない世の中での傷つきやすさ)と二分法的思考で特徴づけられると仮定されていた(Pretzer, 1990)。感情ストループ課題を用いた3つの研究で,過剰な警戒という仮説がテストされた。仮説のとおり,脅迫的な言葉が提示された時に,カラー・ネーミングの反応時間が遅れるというエビデンスが見出された(Arntz, Appels, & Sieswerda, 2000; Sieswerda & Arntz, 2001; Waller & Button, 印刷中)。最初の2つの研究では,特異的な刺激となる言葉を見つけることができなかった(すなわち,すべてのタイプの脅しの言葉が影響を及ぼしていた)。しかし,最後の研究では,自分を罰する言葉だけが,特定の傾向を引き起こすことが見出された。1つの研究は,無意識(すなわち,自覚していない)レベルにまで影響が及んでいることを実証した(Sieswerda & Arntz, 2001)。このテーマに関する最初の研究で示されたように,この過剰な警戒が,どの程度境界性パーソナリティ障害に特有のものなのか,あるいはパーソナリティ障害全般に広く認められるものなのかということは,現在のところまだ不明である。

境界性パーソナリティ障害患者においては,二分法的思考が極めて特徴的であるという実証的なエビデンスが,VeenとArntzの研究で示された(2000)。虐待や見捨てられといった特別な映像を見せた後で,その映像内容の評価を行ったところ,境界性パーソナリティ障害患者群は,クラスターCのパーソナリティ障害患者群や精神医学的問題のない対照群に比べ,極端に分かれた評価をした。しかし,より曖昧で非特異的な感情と関連した映像では,2つの対照群と同じような普通の評価をした。興味深いことに,境界性パーソナリティ障害患者のパーソナリティ特徴リストに対する分極した評価は,対象関係論から予測される境界性パーソナリティ障害患者の他者に対する見方である,全く良いか全く悪いかのどちらか(分割)といった良い-悪いの次元に沿って,組織化

されてはいなかった。

　構造化されていない特殊な映像クリップのパーソナリティを描写するように依頼された時，境界性パーソナリティ障害患者群は，クラスターCの患者群と同様に，精神医学的問題のない対照群よりも複雑な描写が少なく，特性的な描写も少なかった（Arntz & Veen, 2001）。投影法テストでは，境界性パーソナリティ障害患者の結果は，最もネガティブな早期の所見を立証するものであった。以上のことを考え合わせると，境界性パーソナリティ障害患者は，構造化された状況ではそうでない状況に比べて，より高いレベルの機能を果たすことができる（すなわち，より多次元の評価ができる）と考えられる。

　境界性パーソナリティ障害で障害されていると仮定されている感情調節についての研究では，複雑な所見が明らかになった。実験的環境で感情刺激を与え，末梢の精神生理学的な指標や表情，自覚症状を調べた場合，境界性パーソナリティ障害患者の反応は普通以下のレベルであったが，精神医学的問題のない対照群と似たようなものであることが示唆された（Herpertz et al., 2000; Herpertz, Werth, et al., 2001; Renneberg, Heyn, Gebhard, & Bachmann, 印刷中）。しかし，中枢神経系の指標（fMRI，とくに扁桃体の反応）では過覚醒を示した（Herpertz, Dietrich, et al., 2001）。この末梢と中枢の乖離は，境界性パーソナリティ障害患者の遮断されたような印象と彼らの内面でおこっている強い感情体験の不一致を思い起こさせる。自然な状況における自己記入式の研究では，境界性パーソナリティ障害患者は，強烈で変わりやすいネガティブな感情をもっているという仮説が支持されている（Cowdry, Gardner, O'Leary, Leibenluft, & Rubinow, 1991; Stein, 1996）。

2）精神療法に関する研究

　より古い研究では，主に精神力動的な治療に焦点が当てられていた。一般に，精神力動的治療を伝統的な形式で境界性パーソナリティ障害患者に提供した場合，早期に高い割合で脱落することが報告されている：3カ月以内に67％（Skodol, Buckley, & Charles, 1983）；6カ月以内に46％，全体で67％（Waldinger & Gunderson, 1984）；6カ月以内に43％（Gunderson et al., 1989），12カ月以内に64％（Yeomans, Selzer, & Clarkin, 1993），6カ月以内に42％（Clarkin et al., 1994）。結果としては，伝統的な精神力動的アプローチは，治療を受けた患者の自殺率を減少させることはなかった。4つの研究全

体で,おおよそ10％の患者が治療中もしくは治療後15年以内に自殺で亡くなっている（Paris, 1993）。この率は,一般的な,境界性パーソナリティ障害患者の自殺率に匹敵する（8-9％; Adams, Bernat & Luscher, 2001 を参照）。

初期の認知行動療法は,境界性パーソナリティ障害の問題行動に焦点を当てており,障害全体としての統合されたフォーミュレーションによるアプローチは行っていなかった。短期間のスキーマ・フォーカスト・アプローチは,限定的ではあるが効果的なようである（Davidson & Tyrer, 1996）。しかし,より統合されたアプローチをより長期間にわたって導入した場合に効果が期待できるということが,ケース研究において示された（Turner, 1989）。

画期的な研究として,Linehan, Armstrong, Suarez, Allmon と Heard (1991)は,自殺関連行動のある境界性パーソナリティ障害患者を対象として,1年間の弁証法的行動療法と通常の治療を比較し,弁証法的行動療法は3つの指標（指数）において優れていることを明らかにした。それは,治療を継続できた患者数（83％対50％），平均入院日数（17日対51日），治療の最終3カ月間にまだ自殺関連行動が認められる患者数（36％対62％）であった。しかし,抑うつ,絶望,生きる意味,自殺念慮における主観的な報告については,両者の差は示されなかった。薬物依存のある境界性パーソナリティ障害患者に対する弁証法的行動療法と通常の治療を比較したオランダの研究において,類似の所見が報告されている（van den Bosch, Verheul, Schippers, & van den Brink, 2002）。弁証法的行動療法は通常の治療と比較して,自然脱落率を減少させ（1年後で37％対77％），リストカットや衝動的な自傷行為を減少させたが,物質乱用を含む他の指標では効果が認められなかった。同様に,Linehanらは（1999），物質乱用を減少させることにおいて,弁証法的行動療法は通常の治療より優れていることを見出したが,その他の精神病理学的尺度では効果を示すことができなかった。このように,弁証法的行動療法は,境界性パーソナリティ障害の自傷行為を減少させるという点ではとくに効果的だが,これらの患者の感情面での苦痛の軽減には効果がないように思われた。1年間の弁証法的行動療法が若干数の患者を改善に導いたことは重要であり,追跡調査が行われている（Linehan, Heard, & Armstrong, 1993）が,その結果から,平均的な患者は,依然として多くの問題を抱えて苦しんでいることが示されている（Koons et al., 2001 を参照）。

Beck, Freeman と同僚ら（1990）の系統を踏襲した認知行動療法について

は，少なくとも2つの非対照化試験が行われている。Brown, Newman, Charlesworth と Chrits-Cristoph（2003）は，自殺企図もしくは自傷行為をもつ境界性パーソナリティ障害患者を対象に1年間の認知行動療法を行った結果，自殺念慮，絶望，抑うつ，境界性パーソナリティ障害の症状，非機能的信念の多くが顕著に減少することを見出した。その効果は6カ月後の追跡調査の時点でも持続していた。エフェクトサイズは中程度（0.22―0.55）で，脱落率は9.4％であった。Arntz（1999a）は，境界性パーソナリティ障害患者6人を含むパーソナリティ障害患者を対象として認知行動療法を行い，確かな効果が長く持続することを見出した。境界性パーソナリティ障害患者のうちの2人は早期に脱落したが，他の4人は良い結果を得ることができた。対照試験では，Berk, Forman, Henriques, Brown と Beck（2002），そして Beck（2002）は，短期間の焦点を絞った認知行動療法は，自殺の危険の高い境界性パーソナリティ障害患者の自殺念慮と自殺企図を減少させることにおいて，他の治療法より有効であることを実証した。

　Young のスキーマモデル（McGinn & Young, 1996；Young, Klosko, & Weishaar, 2003）と Beck の認知行動療法を応用した Arntz（1994）のアプローチに基づいた認知行動療法的アプローチが，現代的な精神力動的治療（Kernberg と共同研究者によって発展した転移焦点化精神療法，1989）と比較されている。この研究が開始される前に，正式な無作為化がなされていない患者を対象として，この2つの条件で試験的に治療した予備的研究が行われた。そして，認知行動療法で治療した20人の患者の10％，転移焦点化精神療法で治療した17人の患者の47％（3人は自殺）が早期に治療から脱落したことが示された（Arntz, 1999b）。どちらの治療においても，終了まで至った患者は改善していた。この研究では，患者は無作為に割り付けられていないため，結果は慎重に解釈されなくてはならない。3年間の治療研究を予定している多施設共同研究（N＝88，無作為抽出）の予備段階の結果でも，多くの患者は治療を始めてまだ1年に満たない段階だが，精神力動的治療は早期の治療中断と強く関連していることが示された（その当時で，転移焦点化精神療法による治療群の28％対認知行動療法による治療群の7％；Giesen-Bloo, Arntz, van Dyck, Spinhoven, & van Tilburn, 2001）。2年後には，転移焦点化精神療法の脱落率は42％であったが，それと比較して認知行動療法は13％であった（Giesen-Bloo, Arntz, van Dyck, Spinhoven, & van Tilburn, 2002）。さらに，

1年の治療で境界性パーソナリティ障害の徴候は著しく減少し（エフェクトサイズ 0.89-1.12），精神医学的な症状とは直接関係しない領域である生活の質までもが顕著に改善し（エフェクトサイズ 0.66），これらは治療の2年目にも改善し続けることが示唆された（境界性パーソナリティ障害の徴候についての累積エフェクトサイズ：1.00—1.35；生活の質についての累積エフェクトサイズ：0.67）(Giesen-Bloo et al., 2001, 2002)。これらの点において，2つの治療法を完全に比較した利用可能なデータはまだ存在しない。

　要約すると，境界性パーソナリティ障害の問題に対応するために特別に仕立てられた現代版の認知行動療法は，境界性パーソナリティ障害の心理療法の効果を高めてきたように思われる。治療のごく早期に中断する患者の割合は劇的に減少し，問題行動の限られた項目に焦点を当てていた初期のアプローチに比べ，治療の効果はより広く，より深くなるように思われる。短期間の治療（つまり，1年以内）によって，大抵の問題行動は改善可能であり，怒りのコントロールや社会機能も改善しうるが，通常，患者は治癒からは程遠い状態である。それ以上の広範囲の改善を得るためには，より長期の治療が必要なように思われる。

3. 鑑別診断

　境界性パーソナリティ障害は，入院や外来など様々な設定で遭遇する最もありふれた障害の1つである。一般人口の有病率は 1.1～2.5% と推定されているが，臨床人口における比率はその施設によって様々であり 10～60% とされている。その高い有病率にも関わらず，この障害はしばしば見落とされている。第Ⅰ軸障害のために援助を求めている場合，その障害が明白で，安定し，自律性をもっている時には，この見落としは大きな問題ではないかもしれない。なぜなら，このような状態の時は，第Ⅱ軸障害が，第Ⅰ軸障害の認知行動療法を妨げる傾向はないからである (Dreessen & Arntz, 1998)。しかし，多くのケースにおいては，主要な問題は境界性パーソナリティ障害そのものである。過小診断は大きな問題の元となり，結果として不十分な治療となってしまう。私たちが思うに，多くのケースにおいて，彼らが境界性パーソナリティ障害のために苦しんでいるという事実が明らかになるまでに，治療のための実りのない試みがすでに数年にわたって続けられているのである。

通常，境界性パーソナリティ障害に関連する障害の高率な併存障害が，事態をより複雑にしている。境界性パーソナリティ障害と関連するものとしてはほとんどすべての障害が認められる。それは，気分障害，物質乱用／依存，不安障害（とくに外傷後ストレス障害），精神病，その他のパーソナリティ障害などである。境界性パーソナリティ障害患者は，他のパーソナリティ障害の基準項目の中の1つ～5つを必ず併せもっている。境界性パーソナリティ障害は最も深刻なパーソナリティ障害の1つとみなされているため，それを第1のパーソナリティ診断として，その治療を合併する重要なパーソナリティ障害にも適用することが勧められている。ただし，反社会性パーソナリティ障害と自己愛性パーソナリティ障害は例外であり，とくに犯罪の兆候がある場合にはそうである。

第Ⅰ軸障害が存在する場合は，境界性パーソナリティ障害を第1の診断とすること（すなわち治療の焦点とすること）について，いくつかの例外がある。その例外は，双極性障害，深刻なうつ病，精神病（境界性パーソナリティ障害の9番目の基準項目と重なる一時的なストレスに関連した精神病様状態以外のもの），（臨床的に）解毒を必要とする物質乱用，注意欠陥／多動性障害，神経性無食欲症である。これらの障害は，第1に治療されるべきである。これらの障害は同様に大きな問題をもっている。というのは，それらは境界性パーソナリティ障害の診断基準と部分的に重複しており，きわめて問題のある境界性パーソナリティ障害と診断されることがあるからである。たとえば，双極性障害はよく境界性パーソナリティ障害と間違われ，その逆もまたありうる。いくつかの状態，たとえば，外傷後ストレス障害や慢性的な物質乱用（コカインなど）は，最終的に境界性パーソナリティ障害様のパーソナリティ変化を引き起こしうる。

おそらく，第Ⅰ軸障害と第Ⅱ軸障害の両方の診断のために構造化されたアセスメントが，診断の誤りに対抗する最も良い安全装置となるだろう。境界性パーソナリティ障害患者の高いコスト（van Asselt et.al., 2002; Linehan & Heard, 1999）と苦しみ，そして長期にわたる困難な治療のことを考えると，半構造化された臨床面接を実施する労力はとても小さなものである。

4. 概念化

境界性パーソナリティ障害の認知-行動的概念化は，Linehan の弁証法的行動療法，Beck のフォーミュレーション，Young のスキーマモード・モデルの 3 つに大別される。

1）Linehan の弁証法的行動療法

Linehan のモデルによると，境界性パーソナリティ障害患者は，情緒的な傷つきやすさによる感情調節の機能不全によって特徴づけられる（Linehan, 1993）。この機能不全は，ストレスフルな出来事に対する強い反応と感情が元の基線に戻るまでに長い時間がかかることによって引き起こされる。もう 1 つの仮説は，境界性パーソナリティ障害患者の環境が，過去において，さらには現在もなお普通ではないというものである。子どもの感情表出に対して否定したり罰を与えたりすること，すなわち適切な反応をしないことが，境界性パーソナリティ障害患者がもち続けている感情表出を調節し，理解し，許容することの問題に関与しているとされている。後に，境界性パーソナリティ障害患者は，自分自身の感情表出を無効にしたり，感情を過度に単純化したり，非現実的な見方をすることによって，適応するようになる。不適切な感情表出，とくに衝動の表出をコントロールできないことや自傷行為などの自分自身にダメージを与える行動は，治療の最初の標的となる。治療者は弁証法的態度をとり，一方では情緒的な痛みを受け入れ（これを変えようとする代わりに），他方ではストレスに先行する出来事や患者が感情に対処するための方法を変えていく。感情に耐えてそれを調節するスキルを習得することに加えて，感情表出の正当性を実証することが，Linehan の弁証法的行動療法の中心である。弁証法的行動療法は元々，自傷行為のある患者の治療のために発展してきた。それは，これらの患者の多くが現在では境界性パーソナリティ障害と診断されるということが明らかになる前のことであった。驚くにはあたらないが，弁証法的行動療法は，自傷行為や治療からの脱落を含む深刻な自己破壊的行動について，最も高い効果をもつことが研究において実証されている。

2) Beckのフォーミュレーション

初期のBeck派の境界性パーソナリティ障害のフォーミュレーションでは，その障害における前提の役割を強調していた。Beckら（1990）は，他のパーソナリティ障害でもみられる多くの前提が，境界性パーソナリティ障害において活性化されているという仮説を立てた。Pretzer（1990）はさらに進んで，境界性パーソナリティ障害では3つの鍵となる前提が中心にあるという仮説を立てている。つまり，「この世界は危険で悪意に満ちている」，「私は無力で傷つきやすい」，「私は生まれつき嫌われものだ」というものである。最初の前提は，2番目のものと組み合わさって，高度な警戒心と人間不信を引き起こすとされた。過剰な警戒以外にも，他の2つの認知の特徴が，境界性パーソナリティ障害の中心にあると仮定される。二分法的思考と自己同一性意識の弱さ（すなわち，明確な自己スキーマの乏しさ）である。3つの鍵となる前提と3つの認知の特徴が，障害の維持において中心的な役割を演じていると考えられ，それらが治療の主要な標的になると仮定されている。たとえば，依存的な前提（患者は弱く無能であり，他人は強く有能であるという信念）と妄想的な前提（他人は信頼できない，悪意をもっているという信念）は，幾分，逆説的な組み合わせであるが，これらは境界性パーソナリティ障害患者の他者へのしがみつきと不信から他者を追い払うことが交互に起こるような，変わりやすく極端な対人行動を増幅させていると考えられている。二分法的思考はこれらの患者の感情的混乱と極端な決定に寄与している。なぜなら，灰色の中間的な見方で物事を評価する能力の欠乏は，境界性パーソナリティ障害患者がもたらす突然で極端な変化の一因となるからである。結果として，二分法的思考を減らすことが，Pretzerの治療計画の重要な構成要素であり，治療早期の段階で共同的な関係の基礎がつくられたなら，直ちに取り組むべきものである。

Layden, Newman, FreemanとMorse（1993）はさらに進んだ認知モデルを作り上げ，多数のその他の偏倚と過程を提案した。そして，これらを早期の子どもの発達と関連づけて，境界性パーソナリティ障害患者の発達上の停滞とみなした。さらに，Laydenらは，境界性パーソナリティ障害患者の中核的スキーマにおける非言語的要素の役割を強調した。それらは言語を獲得する以前の早期の発達とつながっている。それゆえ，Laydenらは治療において，体験的技法，とくにイメージワークを用いることを強調している。Arntz（1994）は，Pretzerの見解と境界性パーソナリティ障害の幼少期に虐待が高率にみら

れるという調査結果を関連づけ，虐待が子どもによって加工処理されていく行程で，境界性パーソナリティ障害患者の鍵となる前提や認知の特徴が形成されることを示唆した。彼は幼少期の虐待の処理と虐待から引き起こされた病因となる結果の修正のために，過去にさかのぼる作業と Beck の今－ここで（here-and-now）の認知療法との統合を提案した。Layden らと同様に，早期の幼少期の記憶を治療する際の体験的技法の重要性を強調した（Arntz & Weertman, 1999; Smucker, Dancu, Foa, & Niederee, 1995 も参照）。

3）Young のスキーマモード・モデル

境界性パーソナリティ障害の中核病理の概念化は Young によって発展したモデルと高い関連がある。それは虐待され脅えている子どもに由来しており，その子どもは悪意に満ちた世界にひとりぼっちで放っておかれ，安全と助けを願っているのにさらなる虐待と見捨てられることへの恐れのために疑い深くなっているというものである（McGinn & Young, 1996）。境界性パーソナリティ障害患者の行動の突然の変化を理解するために，Young は 1980 年代の臨床ワークショップ（D.M. Clark，パーソナル・コミュニケーション）で Aaron Beck によって導入された見解を詳しく説明した。それは，境界性パーソナリティ障害患者のいくつかの病理学的な状態は，子どもの時に体験した激しい感情状態への一種の退行であるというものである。Young はこのような状態をスキーマモードとして概念化した。そして，彼は子どものような退行状態の他に，より退行度の軽いスキーマモードを明記した。スキーマモードは，一連のスキーマに基づいて組織化されている思考や感情，行動のパターンであり，それぞれ他のスキーマモードから独立している。境界性パーソナリティ障害患者は時々，1つのモードから他のモードへと突然入れ替わるとされている。Beck が観察したように，これらの状態のいくつかは極めて子どもじみていて，患者と他の人々の両方を混乱させるものである。Young は 4 つのスキーマモードが境界性パーソナリティ障害の中心にあると仮定した。それは，見捨てられたチャイルドモード（著者は，これを虐待され見捨てられたチャイルドと呼ぶように提案する），怒れる・衝動的なチャイルドモード，懲罰的ペアレントモード，そして，遮断・防衛モードである。加えて，患者の健康な側面を示すヘルシーアダルトモードがある。

虐待され見捨てられたチャイルドモードは，その患者が子どもの頃に体験し

た（脅された）見捨てられや虐待と関連した絶望的な状態を示している。典型的な中核的信念は，他人は悪意をもっており，信じられず，自分を見捨てるかもしくは罰するだろう，とりわけ彼らと親密になった場合にはそうだ，というものである。その他の中核的信念は「私の情緒的苦痛は決して終わらないだろう」，「私はいつもひとりぼっちだ」，「私を気にかける人は誰もいない」といったものである。患者は，慰めやいつくしみを熱望しながらもそれを恐れるというように，混乱し絶望した子どものように振る舞う。多くの治療者がそのような感情の表出は好まない。なぜなら，彼らは危機について心配しており，患者からあまりにも依存されすぎることを恐れているからである。通常，患者がこのモードを恐れる理由は，激しい感情的苦痛とトラウマに関連した記憶や感情が再活性化されるということだけでなく，その後に懲罰的ペアレントモードが活性化されるからである。これは，自らを罰する深刻な状態であり，患者が自分自身を，間違った，邪悪な，罰を受けるべきものとして批判するのである。ネガティブな感情や意見，欲求を表現すると，養育者から罰せられ，通常は性格のせいにされてあからさまに非難される（「お前は悪い子だ」）か，もしくは暗黙のうちに罰せられる（例えば，何日も子どもを無視する）のである。見捨てるという脅し（「お前を孤児院に送ってやる」），心理的身体的な攻撃，そして，深刻な罰（の脅し）は，このモードの中に内在化されていると仮定されている。典型的な中核的信念は，「お前は間違っている（邪悪だ）から，罰を受けるべきだ」，「お前の意見／欲求／感情は不幸の源だ」，「お前には自分の意見／欲求／感情を表現する権利はない」，「お前はごまかしているだけだ」といったものである。しばしば患者は，これらの懲罰的な考えを感じるだけでなく，自分自身を罰する行動を実際にとってしまう。これには，自傷行為や生活の中の良いものにダメージを与えること，治療セッションに来ないといったことが挙げられる。罪責感は重要な感情である。患者は，治療者も含めて他者の中に懲罰的な反応を呼び起こすだろう。

　患者（そして治療者！）がしばしば恐れるもう1つのモードは，怒れる・衝動的なチャイルドモードである。これは，子どもじみた激怒もしくは自己満足的な衝動的状態を意味していて，長い目でみれば患者と彼らの人間関係にダメージを与えるものである。Youngによると，境界性パーソナリティ障害患者は一般的に怒りを感じ表現することを避けるが，怒りを抑えることで緊張が積み重なると，相対的に制御されないやり方で突然怒りが表現される。典型的には，

これらのかんしゃくに似た状態は懲罰的アダルトモードの活性化に続いておこる。衝動的で即座に欲求を満足させる行動もこのモードに起因している。基本的な信念は「私の基本的な権利が奪われている」,「他人は邪悪で卑劣だ」,「生き延びるために戦わなければならず,私が必要とするものをきっちりと手に入れなければならない」といったものである。

　境界性パーソナリティ障害患者の危機や怒りはよく知られているが,これらの患者の治療に長期間取り組んできた治療者は,彼らがほとんどの時間において,遮断された状態になる傾向があることを観察している。彼らは,他者もしくは彼ら自身の感情や思考に本当の接触をすることがないようである。Youngによると,子どもが危険な世界を生き延びるために発達させてきた防衛的なスタイルの一種として,遮断・防衛モードがある。このモードは,愛着（愛着の後には,痛み,見捨てられ,罰,もしくは虐待が続く）,感情の体験,自己主張や成長,これらがきっかけとなる潜在的な痛みや懲罰的なモードの活性化から患者を守ることに役立っていると仮定されている。中核的信念は,感情を体験したり他人とつながることは意味がない,そうすることはまさしく危険なことである,遮断してしまうことが生き延びるための,そして,自分自身の生活をコントロールするための唯一の方法である,といったものである。しばしば患者はこのモードを維持するために,感情や思考の認知的な回避,つまり,話さないこと,他の人々や活動を避けること,眠ること,未成熟なままでいること,身体的な不調について訴えること,薬やアルコールを使うこと,そして,自殺関連行動といった多くの方略を用いる。表面的には,患者は理性的で健康的に見えるかもしれないが,これは本当の健康ではない。なぜならその患者は重要な問題を抑圧しているからである。

5. 治　療

1）共同的戦略

　正式な治療を始める前に,治療者は,患者が治療に何を望んでいるのかをはっきりさせるべきである。一方で,比較的短期間の治療では,最も危険で問題のある境界性パーソナリティ障害の症状を減らすことに目標が向けられる。治療目標としては,衝動行為や自傷行為あるいは物質乱用の減少があげられるが,それ以上に患者が精神療法を受けるのにふさわしい感情のコントロールがいく

らかできることと,問題に対する洞察を得ることが挙げられる。Linehan ら（1991）と Brown ら（2003）の研究で,これらの目標は1年以内の治療によって達成されることが示された。しかし,それらの研究からは,中核となるスキーマレベルの広く深い変化を達成するためにはより長期間の治療が必要であることも実証された。境界性パーソナリティ障害の本質的な治療のためには,たいていの場合,治療者－患者間の人間的な強い絆が形成されるまでのより長い治療期間が必要であると私たちは確信している。この理由の1つとして,境界性パーソナリティ障害患者は,他者に対する強い不信感を根底にもっているということがあげられる。とくに,彼らと親密になった時に,彼らの愛着スタイルの病理性が顕著になり,これらの対人関係上の障害を克服することだけでも時間がかかるからである（Gunderson, 1996）。このように,境界性パーソナリティ障害の本質的な治療においては,新しい安全な愛着を発展させるための時間が必要であり,それは幼少期の間ずっと上手く行かなかったことの基本的な修正である。このことと関連して,幼少期のトラウマ的な記憶の治療にも注目し,時間をかけるべきである。

　治療の種類と目標は,治療期間だけでなく,治療者が患者と一緒に作り上げようとする関係性の様式にも影響する。最初の選択肢として,治療者は患者と少し距離を置くべきである。なぜなら,境界性パーソナリティ障害患者は,愛着が発展してきた時に治療をやめたり休んだりすることがあるが,それは非常に問題であり,時には危険ですらある。境界性パーソナリティ障害患者には,危機状況に対するサポートが常に提供されるべきだが,治療初期の選択肢として,治療者はあまり深く危機対応に関与する必要はない。セッションの頻度は週に1回もしくは2回でよい。

　第2の選択肢としては,この章の残りの部分で詳しく述べているように,治療者は患者とより個人的で思いやりのある関係を発展させていくことが挙げられる。治療者はその患者の遮断を打ち破り,積極的に危機に関与し,悲しい時にはそれを和らげ,1人の人として彼らに関わっていく。セッションの頻度は週に1回もしくは2回でよい。このアプローチは必然的に,中核的スキーマに基づいた難しい感情を患者の中に引き起こすが,これらはその後の治療で取り組むことになるので,それはそれでよい。このように,これは「再養育」的アプローチであり,治療の基本的な構成要素だと考えられる。私たちは,安全な愛着を促進するために,境界性パーソナリティ障害患者が情緒的に必要とした

時には，セッションとセッションの間でも治療者と連絡がとれるように，その方法（たとえば，専用の電話番号）を伝えるようにしている。このセッション間の個人的なつながりは，患者の信念である，本当に心配してくれる人は誰もいない，ネガティブな感情を表した後には罰せられ見捨てられるという考えに反論するのに役立ち，安全な愛着を育成する。危機に陥った患者を受け入れる方法として，患者と話をすること，とくに話を聞くことが役に立つ。それは，ネガティブな感情を許容し受け入れること，そして感情を表出することによってネガティブな感情はたいてい落ち着くのだということを彼らに教えることである。セッションの間に治療者に連絡する手段を教えることは，治療者は常に利用可能でかつ全能であるということを意味するわけではない。それは，治療者にとって，あまりに大きな負担となる。治療者とつながるという選択肢に加えて，治療者と連絡がつかない場合や患者が治療者と話をしても落ち着くことができない場合には，危機対応の施設を利用できるようにすべきである。

　患者が治療者の個人的な境界線を超えようとした時には，治療者が安全と感じられる限界を設定するといった治療的アプローチが必要である。個人的な限界を設定することで，患者にフラストレーションを抱かせることは，再養育的アプローチにおいて最も重要なことである。それはまさしく本当に養育的なことだからである。とくに，「限界設定は，人としての私を完全に認めないことを意味している」，「その限界設定に対して怒りを表現すると，後で治療者から罰を受けるかあるいは見捨てられるだろう」というような結果に関する否定的な信念を患者が検証できる時には有効である。境界性パーソナリティ障害患者と個人的な限界について話し合う時に重要な2つの警告がある。1つは，治療者は患者の言動のみを取り扱うべきで，養育者が度々してきたようにパーソナリティのせいにはしないということである。さらに，治療者は限界設定において，単に職業的で画一的なルールに基づいた合理化ではなく，個人的な人としての動機を与えるべきである。例としては，治療者は他の個人的な約束のために，電話の対応をその日の特定の時間帯に制限することがあってもよい。以下は，個人的な限界設定に関するやり取りの例である。

ナターシャ：この週末に，私の30歳の誕生日パーティをするつもりです。そこにあなたを招待して，夫や友人に紹介したいと思っています。
治療者：招待していただきありがとうございます。しかし，残念ながら私は出

席できないと思います。

ナターシャ：どうしてですか？　いっしょに居てくれることを，私はとても望んでいるのに。

治療者：私はあなたのことをとても好きです。でも私は休暇の時間を私の家族や友人と過ごしたいと思っています。

ナターシャ：（怒ったように）そうですか，私はあなたの友人ではないのですね？　あなたは言いましたよね？　治療は非常に特別な機会であって，深い感情を呼び起こすことを期待できるだろうと。そして，あなたが私のために特別な役割とケアを引き受けるだろうと。親が子どもにするようにしてくれるんでしょう？　だから，今，私があなたに個人的にとても大事なことを頼んだのに，あなたは断った。うそをついたのですね！　私はあなたを信じた愚か者です！

治療者：あなたのおっしゃる通りです，私はあなたのことをとても好きですが，友人とは思っていません。エネルギーを回復するために，私には家族や友人と過ごす時間が必要なのです。それは私の個人的な決断です。私はあなたとここで会いたいし，ここで仕事をしたいと思っています。でも，あなたのパーティには行くつもりはありません。

ナターシャ：まったく！　何度も言わなくてもいいです。傷口に塩を擦りこむ必要はありませんよ。あなたの言っていることは分かるし，聞こえています。（脅えたように）何てことなの，頼むべきではなかった。分かっていたわ。あなたが断わることも，そんな見当違いなことを求めた私に憤慨することも。私はもう行きます。ここにはいられない。（彼女は立ち上がり，部屋から出て行こうとした。）

治療者：帰らないで，ここにいてください。私が断ったことで，あなたはとても傷ついたのだと思います。思い切って頼んだのに，私がさらにあなたを傷つけるのではないかと，今あなたがとても恐れていることも分かっています。そうでしょう？　そのことを話し合ってみましょう。あなたが今帰ってしまうのは，私にとって気分の良いことではありません。話し合いをしてみませんか？

ナターシャ：（再度座り，泣き出して）分かりました。でも私はとても恥ずかしい……。

このアプローチでは，治療者に向けられる高いレベルのネガティブな感情，とくに怒り，悲しみ，絶望に耐える必要がある。治療者に向けられるポジティブな感情も同様に難しいものである。恋愛感情や非現実的な期待の場合はとくにそうである。1人で境界性パーソナリティ障害患者を治療している時には，同じような患者をもつ同僚に相談することが非常に有意義である。

　治療関係上の目標は明白だが，それを混乱なく適用することは簡単なことではない。境界性パーソナリティ障害患者は，思いやりのある人間関係を熱望しているが，彼らはまたそれをとても恐れている。そして，長く続いた親密な人間関係によって起こる恐怖や不信に耐えることは深刻な問題である。このように，治療者は距離を置くことと親密さとのバランスをとり，これを治療の段階に適合させるように努め，また，治療によって引き起こされた恐怖や不信にも積極的に取り組むべきである。Pretzer（1990）が述べたように，「（いったんこのことが明らかになれば）治療者を信頼することの困難を理解し受け入れることと，一貫して，信頼できる振る舞いをするように注意することを通して，最も効果的に信頼は確立される」(p.191)。背景にある中核的スキーマ（治療者がモードモデルを用いる場合は，モードになる）に関連した問題に対して，新しい見方を取り入れ，それらは治療によって克服することができるという希望を抱かせることが有用である。

　前述のように，境界性パーソナリティ障害患者の治療における最大の問題の1つは，治療早期の著しく高い脱落率である。脱落を防ぎ，患者を治療に留め続けるために，治療者は積極的な姿勢をとるべきである。セッションに患者が現れなかった時は，電話をして治療を避ける理由を尋ね（そして，遮断を打ち破るように積極的に提案し），患者の行動を彼らが必要とするものに適合させるようにしていかなくてはならない。治療から離れる一般的な理由は，遮断の方略（生き残る手段として，人とつながらず，困難に関連した感情や考えを避けて遠ざけること），治療者から虐げられ見捨てられるという恐れ，自分自身を罰する態度（私は治療を受けるに値しない，私は自分を罰するために良いものを壊すべきである）と関連している。そのような背景にある信念は明らかにされるべきものである。そして，治療から離れることはその病理性がいつまでも続くことを意味し，その背景にある信念を修正する機会を失うことになるということを，患者を批判しないような方法で指摘すべきである。近年の研究によって，このようなアプローチは脱落を減らすという点でとても有益なことが

実証された。

　期間と目的が限定された治療では，より長期間のアプローチに比べて，患者と一緒に目標の設定を行うことはずっと簡単である。後者の場合，目標は必然的に全般的なものとなる。そして，中核的スキーマと非機能的方略の影響を減少させ，健康的なスキーマと方略の形成と促進という観点が提示される。多くの境界性パーソナリティ障害患者は，健康な見方や方略とはどういうものなのかということが分らないため，これらを形成することはやっかいなことである。説教をするのではなく，ある見方や方略が他のものよりなぜ健康的なのかを説明する積極的かつ教育的なスタンス（質の良い養育のように繰り返し行う）がここで示されている。ロールプレイや行動実験を用いることも機能的なスキーマと方略の発展に役立つ。

　境界性パーソナリティ障害患者は，感情を体験することについて否定的な信念をもっており，彼らの感情には正当な理由がなく，感情をもつことは彼らを不愉快にし，感情のまま行動するために衝動のコントロールを失い，そして，他人（治療者を含む）は彼らを罰し拒絶すると考えているため，治療者の初期の態度は，衝動的で感情的な行動を思いとどまらせようとするものではなく，感情を受容しその正当性を実証するようなものになる。これは，感情調節にかかわるより健康的なスキーマの基礎となるものである。日頃，第Ⅰ軸障害の問題に取り組んでいる認知療法家は，いつもの習慣で，非機能的な感情に至る偏った見方を直ちに探そうとするのを我慢しなくてはならない。最初に取り組むべき問題は，感情体験に与えられた病理的な意味である。

　1つの重要な治療関係のテクニックは共感的直面化である。直面化のメッセージは3つの要素から成る。それは，（1）非機能的方略が選択された理由を治療者が理解しているということを共感的に表現すること，（2）もし本当に理解されるなら，その方略のネガティブな影響とその障害の持続に直面させること，（3）新しい機能的な代替方略のフォーミュレーションを明示し，それを実行するように患者に求めること，である。

　　「マークが言ったことで，あなたがどれほど混乱したか分かります。なぜなら，そのことはあなたの心を深く傷つけたからです。そして，今あなたが自分の身体を傷つけたいと強く思っていることと，そうすることで，彼のことをどれだけ不愉快に思っているかを彼に見せつけてやりたいと思っている

表9.2 取り組むべき問題の階層表

1. 生命を脅かす問題
2. 治療関係
3. 自己破壊的な問題
4. その他の問題，スキーマワークやトラウマの処理

ことも分かります。でも，そのようなことはしないでください。そのようなことをした場合，あなたとマークの関係は，今以上に悪化するでしょう。彼はもっと怒り，あなたはもっと恐くなってしまい，そうやってエスカレートすることで，悪い人間ばかりで信用できる人は誰もいないというあなたの考えが強化されるのです。言いかえると，あなたの古いやり方に従うことで，あなたの問題は続くということです。その代わりに，新しいやり方でやってみることをお勧めします。それは，彼のしたことがどれほど辛かったかを彼に伝え，あなたにとって苦痛となっている理由を説明し，それをやめるように彼に頼むことです。このような方法で，あなたは自分自身を傷つけずに行動のコントロールを維持することができます。これは問題を取り扱うための健康的な方法なのです。そして，彼がそういうことをやめてくれたら，これからどうするかということについて，一緒に取り組みたいと思います。そうすることは，あなたにとって，難しく，恐ろしいことですらあるということは分かっていますが，ぜひそうして欲しいのです。なぜなら，このような問題に取り組み，より健康的な方法を学習することがあなたの手助けになるからです」

2）具体的な介入

（1）階層的アプローチ

どの問題に取り組むかを選択するために，階層的アプローチを用いる方法がある。表9.2に要旨を提示する。生死に関わる問題は常に優先されるべきである。それには自殺衝動やその他の危険な行動があり，他人，とくに患者に依存している子どもたちの生命を脅かし危険にさらすような行動も含まれる。階層の第2番目は治療関係を脅かすような問題である。これらには以下のことが含まれる。治療をやめたいという患者の時期尚早の要請，他の町に引っ越すこと，治療に来ないこと，現在の治療とは別に他の治療を始めること，患者が治療者に向けるネガティブな感情，そして治療者が患者に向けるネガティブな感情，

過度の遅刻，セッションの中で携帯電話を使う，といったことである。治療関係を脅かす問題が階層の高い位置に置かれている理由は，良い治療関係を作り上げることが他の問題においても欠くことのできない必要条件だからである。第3番目として，自己を傷つける多くの行動がある。それが直接的に命を脅かすものではないとしても，あまりにも破壊的であるため，背景に存在するスキーマに取り組む余地がなくなってしまう。その破壊的行動には，自傷行為，物質と薬の乱用，仕事に行かないこと，衝動的な行動や決定，適切な食事や住居を持たないこと，そして，感情の爆発をコントロールできないことがある。これらの行動に繰り返し取り組み，患者にそのようなことをやめるように求め，他の方法や解決策を提示することは有用なことである。しかし，治療者は治療早期における変化を期待してはいけないし，もちろん強く要求してもいけない。患者の病理はとても深刻なので，治療者は長期間耐えなくてはならないが，それは，アジェンダを繰り返し設定する必要性を否定することを意味するものではない。最後に重要なこととして，スキーマワークやトラウマ処理を含めて，その他の問題に取り組むようにすべきである。

この階層表は，セッション内でのアジェンダの決定だけでなく，治療過程全体を計画するための助けとなる。治療者は，スキーマワークを行っている治療段階では，問題1〜問題3に取り組みなおすことが必要な場合もあるということに留意すべきである。たとえば，幼少期のトラウマに取り組むことで，命を脅かすような行動が生じる可能性があり，そのことで，問題の優先順位が上がることがある。その場合はそれに取り組んだ後で，再びトラウマ処理に戻ることができる。

（2）危機対応

危機の時に対応できる施設を常に用意しておくべきだが，危機の治療において最も重要な人物は現在の治療者である。前述のように，最大の危機は感情を体験することに関する患者の否定的な信念によって沸き起こる。これらの信念に対応するための最初の戦略は，心を平静に保ち，受け入れ，慰めるような態度で接することである。患者の話を共感しながら聞き，感情について尋ね，そして，その感情を解釈し，正当性を保証することが重要である。しばしば，自己懲罰的な考えや行為（Youngのモデルでは，懲罰的ペアレントモード）が非機能的な役割を演じている。これらの考えについて積極的に尋ね，反論する

ことが重要である（たとえば，「それは真実ではない，あなたは良い人だ，夫があなたを置いていった時に悲しく感じて怒るのはまったく自然なことだ，あなたの気持ちを私に話してくれたことがうれしい」）。

　危機の際に治療者と連絡が取れることは患者の助けになる。なぜなら，多くの場合，早期の介入は，自傷行為，物質乱用，あるいはその他の不適応的な行動がさらに悪化することを防ぎ，入院の必要性を減少させるからである。治療の早期あるいはもっと後で，患者が治療者に黙ったままで非機能的な行動（自傷行為のような）を行わないという契約を結ぶことが可能になる。私たちは，多くのケースで15分から20分の間，電話で共感的に話を聞き，患者と話をすることで，危機を緩和することができることを学んだ。緊急に他の人の助けが必要になる状況を少なくするために，治療の中で，難しい感情に対するこのような新たな態度を徐々に内在化し，自分自身にそれを適用できるようにしていくのである。この移行を手助けするために，治療者が慰めの言葉を口にしているところを録音したテープを作ったり，患者自身が慰めになる考えを思い出すために用いることができるフラッシュカードを作成したりする。

　よくある落とし穴の１つは，治療者が問題や危機に対処する方法として，あまりにも早く現実的な提案を始めた時に起こる。これはたいてい懲罰的な信念（「私が悪いことをしたから」）を刺激し，感情を体験するために必要な健康的な態度の形成を妨げる。現実的な問題には，感情的に落ち着き，患者が自分自身のためにそれを扱うことができるようになってから取り組むべきである。しかし，これらのガイドラインを適用することが生産的でない状況がある。たとえば，患者が酩酊している時（アルコール，ベンゾジアゼピン系薬物など）は，話をしても分別がなく，攻撃的な衝動をコントロールすることもできない。そのような時は医療的な援助が必要とされる。その他の例として，患者が治療者と話をしながら自傷行為を行っている場合がある。そのような時には，治療者は断固として限界を設定すべきである（例をあげると，「ただちに自分の身体を切るのを止めてください。そして，あなたの感情について話し合いましょう。そう，ナイフをしまって」）。

（３）限界設定
　いくつかの行動は受け入れ難いものであり，治療者はそれらを制限する必要がある。それらに含まれるものとして，治療者の個人的な境界線を超える行動

がある（たとえば，治療者につきまとう，脅す，侮辱する）。受け入れられない行動には，患者の生命や治療の継続を脅かす危険な行動も含まれる。ここに概要を示した限界設定のステップでは，治療の中止は最終段階であり，治療者がそれが可能だと思った時に限って行われるべきである。そうでなければ，治療者はその行動に耐え，一方で患者をその問題に向き合わせ続け，変化を目指して努力すべきである。このテクニックを用いる際には，治療者は限界について断固とした態度を取りながらも，それを説明する時は治療者個人の動機を用いるべきである。そして，患者のパーソナリティを批判しないで，患者の行動について話し合うのである。最初から，その行動を治療者が許容しないということを患者は知るべきだと決めつけてはならない。

「昨日あなたはとてもつらい気分になって，私に電話してきました。そうするように私があなたに頼んでいましたね。でも，あなたはお酒を飲んで，安定剤を大量に服用していました。あなたは酔っていて，分別のある話ができるとは思えませんでした。このようなことは意味のないことです。あなたがすでに酔ってしまっている時は，私に電話してこないでください。大量にお酒を飲むことや薬を飲むことを考える前に，私に電話してくることは歓迎します。あなたと本当につながるために，どうか，その後ではなく，その前に電話してください。」

このような患者の行動は持続する可能性がある。その場合は，治療者は断固として，限界について患者に繰り返し説明することになる。

「2週間前，私に電話できる条件を変更しましたね。アルコールを飲んでいる時，安定剤を使った時は電話してこないように言いました。でも，先週の水曜日，あなたは薬を飲み，ワインをボトル1本あけた後で，私に電話してきました。あなたが酔っていると分かった時，私は少しいらいらしました。私は，酔っぱらった人と話をするのは好きではありません。あなたが酔って電話をしてくることで，あなたのことを嫌いになりたくはないのです。ですから，はっきりさせましょう。あなたが危機的な状態にあって，必要な時には電話してください。でも，それはあなたが酔っていない時に限ります。酔っぱらっている時は電話しないでください。飲み始める前に，薬を服用する前

第 9 章　境界性パーソナリティ障害　251

表 9.3　限界設定において取るべきステップ

ルールの説明；個人的な動機を用いる。
ルールを繰り返す；あなたの感情を少し開示し，個人的な動機を繰り返す。
同上；警告する，結果を告げる。
同上；結果を実行する。
同上；より強固な結果を告げる。
同上；より強固な結果を実行する。
患者が考えなおすことができるように，治療の一時的な中断を告げる。
患者が現在の限界設定を用いた治療を望むかどうかを決められるように，治療の一時的な中断を実行する。
治療の終わりを告げる。
治療を中止して，患者にゆだねる。

注) Young に基づく（パーソナル・コミュニケーション）。

に，電話してください。」

　表 9.3（Young のパーソナル・コミュニケーションに基づく）には，限界設定の際に取るべきステップが要約されている。表 9.3 から明らかなように，結果（罰）は，警告を出した後でのみ与えられる。そうすることで，患者は自分の行動を変えるチャンスを得ることができる。さらに，結果（罰）は，はじめは軽いものにすべきで，可能なら，望ましくない行動とその内容が関連している方がよい（たとえば，患者が治療者の時間をあまりに取りすぎる時は，次回のセッションを短くする）。限界設定は強い怒りを呼び起こすので，前述した共同作業の戦略に準じて対応すべきである。

　（4）認知的技法
　背景にあるスキーマ（モード）を解明する　最初は，境界性パーソナリティ障害患者は，自分の感情，思考，行動を理解することが難しいので，治療の重要な部分は，患者がそれらを理解することを手助けすることに向けられている。背景にあるスキーマ（もしくはモード）がどのような役割を演じているのかをはっきりさせることで，混乱を減らすことができ，彼らは多少なりとも行動をコントロールできるようになっていく。背景にあるスキーマやモードを突き止めるために，患者が感情，思考，行動の記録をつけることが有用である。スキーマがどのように形成され，以前にはどのような機能をもっていたかを患者が理解することができるように，解明された背景にあるスキーマ（モード）と患者

の生育歴をつなぐことがとくに役に立つ。

　例を挙げると，ナターシャは，傷つけられるのではないかと疑い恐れた時に，誰も彼女を傷つけることができないように，横柄で挑発的な態度をとることで適応してきたということを理解した。この行動は，逆に，傷つけられるような行動を他者から誘発した。それこそ，彼女が最も望まないことであった。ナターシャと治療者は，彼女のこの態度は，子どもの頃に彼女の母から受けていた脅しと身体的虐待に対応するために形成されてきたものだということを見出した。自分がいかに傷つき怒っているかを母親に示すことは，必然的によりひどい罰を引き出した。そのような態度をとることは，見方によれば，彼女の自己価値を維持し，母親に報復することに役立っていた。この生活史上のつながりによって，彼女のスキーマの保護的な機能が明らかになり，それは子どもの頃には適応的であったことが分かった。この現象は，彼女が大人になってからも無意識的に引き起こされていたため，彼女は治療を受けるまでほとんどそのことを自覚していなかったのである。そのため，彼女自身の行動が，現在の状況における傷つきを減らすどころか増やすことになっていたということを理解するには，長い時間が必要だった。それが明らかになった後は，脅しと感じる状況に対処するための代替となる方法を学ぶことに彼女の関心は移っていった。

　二分法的思考に取り組む　境界性パーソナリティ障害患者は，しばしば二分法的な考えをもっている。それは，感情を極端に刺激し，葛藤を際立たせ，突然，過激で衝動的な決定を引き起こす。この思考スタイルやそれによって生じる有害な結果に気づくことが重要である。そして，彼らがもっと微妙な陰影をつけたやり方で状況を評価できるように教えていく必要がある。構造化された練習法を用いることで，より適応的な思考スタイルを形成することができる。有用な1つの方法として，白黒思考とその間に存在する微妙なニュアンスを含んだ思考の違いを図示するために，ホワイトボードを用いる方法がある。治療者はホワイトボードの上に，2つの区画（白と黒）を作り，それぞれに行為や人物を記入して対比させる。そして，その2つの両端の間に1本の水平な線を引き，視覚アナログスケールを作成する。このようにして，様々な人，行為，性格の特徴が二分法のシステムの中にまず配置され，それから視覚アナログスケールに沿った連続体として，配置されなおしていく。多次元の評価を行えるようになった時，視覚アナログスケールの線上に，それらを適切に分けて描く

ことができるようになる。

　フラッシュカード　境界性パーソナリティ障害患者は，セッションで達成したことを彼らが必要な時に思い出すことがほとんどできない。もしスキーマが本当に活性化されたなら，彼らの考えや感情のすべてがスキーマによって決定されるため，他の見方をすることが非常に困難になる。フラッシュカードは，病因となるスキーマと格闘する際に，その場で取り出して思い出すための手段としてとくに役に立つ。一般に，カードの片方の面には，病理的な意味づけや活性化されたスキーマ（モード）を記入し，患者の感情がスキーマの活性化によって引き起こされたということを患者が理解することができるようにする。その裏面には，健康的な考えや問題に対処するための機能的な方法を記入する。患者の中には，安心を得る方法として常にフラッシュカードを持ち歩いている者もいる。なぜなら，それによって，満足感が得られるだけでなく，治療ないしは治療者とつながっていると感じることができるからである。

（5）体験的技法
　イメージの描き直しと生活史のロールプレイ　スキーマレベルの苦痛な幼少期の記憶を変えていくための強力な技法として，イメージの描き直しがある（Weertman & Arntz, 2001）。詳細な手順は他のところで述べられている（Arntz & Weertman, 1999; Smucker et al., 1995）。多くのケースにおいて，現在のネガティブな感情は，（もし可能なら）目を閉じてイメージすると幼少期の記憶につながる記憶のかけ橋としてとらえることができる。患者がはっきりと幼少期の記憶をイメージして情動が活性化された時に，治療者（もしくは他の安全で頼りになる人）が，その場面に入り込んで介入する必要がある。一般に，少なくとも治療開始時には，境界性パーソナリティ障害患者は不健康であり，自分自身で介入する十分な強さを持っていないため，他の誰かが介入者としての役割を果たさなければならない。介入者は，虐待もしくは他の苦痛な状況を止めさせて，子どもを救助することになる。それから，子どもにどうして欲しいのかを尋ねる。否定的な解釈を修正する時や子どもを慰める時にはとくに配慮すべきであり，その間はイメージによるスキンシップを提供すべきである。それは，子どもを慰め，愛情を伝える最も有力な方法だからである。もし患者がスキンシップを断ったなら，どのようなやり方であっても強要すべき

ではない。

　次の例は，ナターシャが母親にまつわる幼少期の脅迫的な記憶をイメージしたものである。

ナターシャ：何もできません。とても怖い。
治療者：私も加わっていいですか？　あなたの側に私が立っているところをイメージできますか？
ナターシャ：はい，私のそばにあなたが見えます。
治療者：よろしい。私は今，小さなナターシャに話しかけています……あなたが今必要としているものは何ですか？　私に何かできることはありますか？
ナターシャ：（何も言わず，とても脅えた様子）
治療者：分かりました，それでは私があなたのお母さんに話すことを聞いていて下さい……奥さん，あなたはナターシャのお母さんですね。私はあなたが娘さんにしている恐ろしいことについて話さなくてはなりません。彼女の自転車が盗まれた時，彼女は何もできなかった。そのことで彼女は感情的になっていました。それは普通のことだし，大事なものを失った時は誰でも感情的になります。でも，あなたは，彼女が感情的になっていたという理由で，他の家族の前で彼女に恥をかかせましたね。さらに悪いことに，彼女のせいで自転車が盗まれたのだと言って，彼女を責めましたね。あなたは，彼女はいつも悪いことばかりして，厄介な事を引き起こす，そして，彼女はあなたの不幸の原因だと言いました。しかし，それは真実ではありません，ナターシャはきちんとした女の子です。彼女はあなたに同情され慰められるべきでした。なぜなら，あなたは彼女の母親だし，彼女は苦しんでいたのだから。もしあなたが，彼女や他の子どもたちが必要としていることをしてあげられないなら，それは相当な問題です。でも，どのような場合でも，あなたは彼女を非難するべきではありません。なぜなら，あなたは感情の取り扱いと親であることに関して問題をもっています。ですから，彼女を非難することはやめて，謝ってください！
　ナターシャ，今のお母さんを見てください。彼女はどうしていますか？　何を言っていますか？
ナターシャ：お母さんは驚いているように見えます……お母さんはそのように言われたことに対してどうすることもできない……どう言ったらいいか分か

らない……そう，お母さんは，私はお説教されるべきだと言っています。私が自転車をきちんと管理できていないということに，あらかじめ気づいておくべきだったと……。

治療者：お母さん，よく聞いてください。それは意味のないことです。ナターシャは前もって気づいてはいなかったし，彼女は自転車を無くして悲しんでいます。もし彼女を慰めることができないのなら，この話はやめて，部屋から出て行ってください。ナターシャ，彼女は今，何をしていますか？

ナターシャ：お母さんは話しをやめて，肘掛け椅子に座りました。

治療者：今，子どものナターシャはどのように感じていますか？

ナターシャ：あなたがいなくなったら，お母さんは私に罰を与えるだろうと思うと怖い……。

治療者：あなたを助けるために何かできることはありませんか？　私に頼んでみてください！

ナターシャ：あなたに一緒にいてほしい。私をケアしてほしい。

治療者：分かりました，ナターシャ。私はあなたの側にいて，あなたをケアします……今，あなたに必要なことは何ですか？

ナターシャ：私のケアだけでなく，妹のケアも……。

治療者：あなたの母親を追い払って，あなたの妹も一緒に連れて行きましょうか？

ナターシャ：私たちを一緒に連れて行ってください。

治療者：分かりました。あなたたち２人を一緒に連れて行きます。イメージしてください，あなたはかわいいオモチャと他にも何か好きなものを持って，妹といっしょに家を離れます。私の家まで車で行きます。さあ，家に入りますよ，それから，あなたは座ります。何か飲みますか？

ナターシャ：今は悲しい気分です。（泣き始める。）

治療者：分かりました，私に慰めてほしいのですね？　あなたを腕の中で抱いてもいいですか……どんな感じですか？

ナターシャ：（さらに激しく泣き出す。）

　体験を情緒的に処理するために，子どもに介入し，保護し，罪と悪についての非機能的な考えを修正し，子どもを慰めたりして，治療者がいくつかの役割を担っていることに注目してほしい。言いかえると，治療者の行為は良い親が

行うべきものである。その修正の目的は，患者の幼少期（一般にひどく悪いものだった）の事実を歪めたり，置き換えたりするものではなく，非機能的信念を訂正し，修正された経験を提供し，そして，回避し抑え込んでいた感情を呼び起こすことにある。一般に，イメージを用いた修正は極めて直面化させるような要素を含んでおり，患者が，自分が何を失いどれだけ虐げられていたかを実感し，それと同時に悲嘆が生じて終結していく。治療者は，今ここでの体験と幼少期の記憶の過程の両方に焦点を当てて，バランスを取りながらこの期間を通じて患者を支援していく。また，幼少期の状況のロールプレイがイメージの代わりに用いられることがある。しかし，ロールプレイを実施するための行動の一部は，非倫理的で使いにくい（たとえば，治療者の膝の上の子どもに話しかける）。イメージはより簡易であり，安全な戦略として提供されるだろう。

エンプティ・チェアのテクニック　エンプティ・チェアでは，懲罰的な養育者や実在する脅迫的な人々，懲罰的なスキーマモードが象徴的に演じられる。そして治療者と（あるいは）患者は，その人たちに向けて感情や意見を安全に表現することができる。患者が自分自身を表現することに強い恐怖を感じることがよくある。その場合は，治療者が最初にこのテクニックを用いてモデルになるとよい。ナターシャはたびたび彼女の母親の攻撃的な言葉が反響し，それに伴う懲罰的スキーマモードに苦しんだため，治療者はこのモード（たとえば彼女の攻撃的な母親）をエンプティ・チェアの上に置いた。そして母親にしっかりと反論し，やめるように話し，追い払った。治療が進むと，治療者は彼女ひとりでこれを行えるように援助した。そして，ナターシャは，このモードが活性化するたびに，家でそれを上手く行えるようになり始めた。

感情を体験する　境界性パーソナリティ障害患者は，強いネガティブな感情体験があった時に，それを回避して逃げるために深刻な行動化を起こすのではなく，持ちこたえ耐えることを学ばなくてはならない。そのための練習としては，行動療法で用いられている曝露療法が効果的である。たとえば，過去の虐待者に宛てた手紙を書いて（それは送らないが），彼女のすべての感情を表現するといった練習がある。境界性パーソナリティ障害患者は，怒りの体験によって，コントロールを失い攻撃的になることをとくに恐れている。途中の段階では治療者がまずモデルになるとよい。クッションを強く叩きながら怒りを言葉

で表現し，患者にも加わるよう求める。このことによって，怒りに対する恐怖心が低下する。後になって，患者に，いかなる行動化も起こすことなく，怒りを体験することを求めることが可能になる。やがて患者は，行動で表現することもコントロールを失うこともなく，より高いレベルの感情に持ちこたえられるようになったことを見出すだろう。

 (6) 行動的技法
　ロールプレイ　このテクニックは，適切な自己主張や他者に対して感情を表現するといった，人間関係のスキルを教えるのに役立つ。多くの境界性パーソナリティ障害患者が，感情の効果的な表現の仕方について本当に混乱しているので，一般に，まず治療者が自己主張の表現のモデル役となる。患者がセッション中に練習を拒否する時でさえ，このモデルは，セッション外で彼らが感情や意見を適切に表現し始めるのに役立つことを，私たちは見出した。

　新しい行動を試みる　新しいスキーマと方略を強化するための効果的な方法は，患者にそれらに沿った行動をとるように求めることである。それは，この新しい行動が自分にまだ馴染んでいないと患者が感じている時でさえも役に立つ。ナターシャは，内心では心細く傷ついていた時でも強がった態度を取っていたが，治療の後の方では，このような硬い態度ではなく，心細い気持ちや感情的なつらさを表面に出し始めた。このような態度をとると，大部分の人が彼女を受け入れるようになるので，より機能的であることに彼女は気づいた。彼女は攻撃的な夫と離婚した後で，この新しい行動をデートの時に試してみた。その結果，以前のパートナーよりも親切で脅迫的でない別のタイプの男性が自分に関心をもつことを発見した。

 (7) 薬物治療
　境界性パーソナリティ障害患者は，とても高いレベルのネガティブな感情を体験しているように思われるが，情動に対する耐性は相当低い。そのため彼らはしばしば薬を処方される。研究結果から，抗うつ薬は抑うつ的な感情を減少させる効果があり，神経遮断薬は不安や怒り，衝動性，精神病的症状を減少させることが示されている（Dimmeff, McDavid, & Linehan, 1999; Soloff, 1994 の総説を参照）。治療効果は大きなものではなく，多くの場合，短期間の効果

しかテストされていないことに注意すべきである。一般的に，薬物療法は精神療法を補助するものであり，境界性パーソナリティ障害そのものを治療するものではない。その上，この一群に対する薬物療法には，特有のリスクがある。それらには，逆説的な効果，乱用，依存，自殺目的での使用などが挙げられる。このリスクは，急性の不安状態に対して処方されることがあるベンゾジアゼピンにおいてとくに顕著である。しばしば，その不安は，攻撃的な衝動によって刺激され，患者はコントロールできないと感じる。ベンゾジアゼピンの使用は，衝動の表出としての不安を軽減するものの，表出の閾値を下げることになる。それはアルコールに類似している（実証的エビデンスのために，Cowdry & Gardner, 1988; Gardner & Cowdry, 1985 を参照）。ベンゾジアゼピンを使用した後にアルコールを併用した場合は，とくに自傷行為や自殺企図に至るような感情的危機の高まりがしばしば観察される。この「逆説的」な効果を患者に説明する必要がある。そして，患者にベンゾジアゼピンとアルコールの併用はしないように指導しなくてはならない。不安のレベルが耐えられないほど強い時には，神経遮断薬の使用が安全な代替策となる。また，他者との人間的な交流がより良い代替となるだろう。長期間の神経遮断薬の使用は境界性パーソナリティ障害の多くの症状を抑えるが，重要な感情に取り組むこともできなくなるため，一般的には推奨されない。

6．進歩の維持

　治療の終結は患者にとっては非常に恐ろしいことなので，治療過程の一部として，終結の準備を行い，話し合うべきである。終結に関する感情と否定的な信念を明らかにし，加えて，残っている問題のリストを作り，適切な治療戦略を選択する必要がある。患者が定期的な治療者の支援を受けなくなっても，人生とはどのようなものであるかということを見出すことができるように，セッションの頻度を徐々に減らしていくことが勧められる。ブースター・セッションは患者の機能的な方略を維持し，古いスキーマが再燃することを防ぐ上で，とくに役に立つ。一部の治療者は，終結をオープンエンドにすることを勧めている。それは，必要な時にはいつでも戻ってきて，数回のセッションを受けることができるという感覚を患者が持てるようにするためである。逆説的ではあるが，患者が退避することができる安全な基地を提供することで，再発を減ら

し，健康的なケアを利用することができるように導いていく。境界性パーソナリティ障害患者は，適切なパートナーを選択することが非常に難しく，治療では極端な変化が引き起こされるため，その後で人間関係の問題が起こる可能性がある。カップルが新しい環境に適応するために夫婦療法を紹介することが必要になるかもしれない。問題があり過ぎると患者はその関係から離れる決心をする。治療者は，その患者がより健全なパートナーを選ぶことや不適切なパートナーを選んだことで起こった古いパターンの再燃を防ぐことを学ぶように促していくことになる。境界性パーソナリティ障害患者は，思いやりのあるパートナーと良い関係を維持していると長期間にわたって再発せずにすむと考える治療者もいる。

同様に，患者は，自分自身にとっての本当の興味や能力を発見し，それらを発達させていくことで自信をつけていく。趣味や友人を選んだり，勉強や仕事を選ぶことにおいても同じである。広い意味で，良好で健康的な状況を創造することが，治療の最終段階のアジェンダとして優先順位の高い位置に置かれるべきである。治療で重要な問題が取り扱われていないことに治療者が気づいているにもかかわらず，患者が早期に治療を終わらせたいと希望したり，もう問題はないと主張したりするような危険性がある。この遮断の方略についての共感的直面化が上手くいかない場合は，おそらく治療者にできるベストなことは，もしその患者にそれが必要であるなら，治療の継続を提案することであろう。

結　語

境界性パーソナリティ障害患者は，彼らの機能の多くの側面において顕著な不安定さを呈する。しかし，集中的で指示的な認知的介入によって，不安定さを減らし，人間関係の不信を修正し，困難だが取り組みがいのあるこの障害においてしばしば出くわすトラウマに関連したスキーマや背景にある中核的スキーマを変えることができる。

　謝　辞

　Tim Beck, Christine Padesky, Jeffrey Young に感謝したい。ワークショップとディスカッションを通して彼らが教えてくれたことに対して。また，異なった理論的バック・グラウンドをもっているにもかかわらず，示唆に富んだ議論をしてくれた

Frank Yeomans にも感謝したい。この章で述べたアイデアや方法を発展させ，実証することを手助けしてくれた患者と同僚たちにも，同様に感謝したい。境界性パーソナリティ障害に関する私たちの研究は，医学の発展を目的としたオランダ基金（Dutch Fund）からの OG97—001 助成金によって支援されている。

第10章　演技性パーソナリティ障害

はじめに

　演技性パーソナリティ障害は，過度の感情表出と注意を引きつけようとする態度によって特徴づけられる。この障害をもつ人は身体的な魅力に大いに関心があり，しばしば明らかに人を引きつけ関心の的であることが最も快適であると感じている。彼らの感情は場に相応しくないほど誇張され，変化しやすく，浅薄である。また，彼らは大づかみで印象に基づく話し方をする傾向がある。このような患者は，陽気で，劇的であり，印象的な話し方をする。その振る舞いは過度に敏感で情熱的である。感情的に興奮しやすく，刺激を強く求め，しばしば，不合理ではあるが些細な出来事に反応して，怒りの爆発やかんしゃくを引き起こす。対人関係は損なわれ，周囲には，皮相的で要求がましく，過度に依存的であり，とても神経過敏で世話が焼けると思われている。
　演技性パーソナリティ障害の対人関係は波瀾と不満に満ちたものとなりがちである。他者からの注目・関心に支えられているため，演技性パーソナリティ障害の場合，分離不安に対してとくに脆弱であり，対人関係の破綻によって非常に混乱し治療を求めることになる。演技性パーソナリティ障害の診断で精神科病院に入院した32例についての研究から，SlavneyとMcHugh（1974）は，その中の約80％が自殺かうつ，あるいはその両方のために入院したことを見出した。自殺企図の多くは，生命に危険を及ぼすようなものではなく，ほとんどが怒りと落胆の後に生じていた。広場恐怖を伴うあるいは伴わないパニック障害のような不安障害もまた，演技性パーソナリティ障害においてよくみられる問題である。実際，演技性パーソナリティ障害は，パニック障害に最もよく併存するパーソナリティ障害の1つであることが研究によって示されている（Diaferia et al., 1993; Sciuto et al., 1991）。演技性パーソナリティ障害によく合併し，その障害のために治療を求めて受診するものとしては，アルコール依存や他の薬物乱用，転換性障害，身体化障害，短期反応性精神病などがある。

1. 歴史的視点

「演技性パーソナリティ障害」という用語は比較的最近作られたものである。長い歴史の大部分において、この障害はヒステリー性パーソナリティ障害として知られており、それはヒステリーの概念に由来する。「ヒステリー」の概念は、四千年以上にわたる長い歴史をもつ（Vieth, 1977による要約）。この用語の使用には議論の余地があり、ヒステリーの概念は、性差別主義的レッテルだとして、フェミニストらによって拒絶されてきた。それは、女性が容易に説明できない不平を表明した時や過剰と思われる要求をした時に、彼女たちの問題を割り引いて聞くためにしばしばこの概念が使用されてきたからである。「ヒステリー」という用語は、強いストレスによる一時的なコントロールの欠如、転換性障害、ブリケ症候群、パーソナリティ障害、パーソナリティ傾向、そして、おそらく最も多いものとして、扱いづらい興奮する女性の患者を表現するために用いられてきた。TemoshokとHeller（1983）は、「診断的ラベルとしての『ヒステリー』は、それが伴ってきた種々の現象と同じように、印象に基づいており、不安定で、散漫で、変化しやすく、表面的に人に訴えかけるものである」（p.204）と述べている。「ヒステリー」という用語の使用に関する混乱（そしておそらくは性差別主義的な含意）を減ずるために、アメリカ精神医学会（1980）は、DSM-Ⅲのどこにもこの「ヒステリー」の用語を含めなかった。その代わりに、身体化障害、転換性障害、心気症、解離性障害、そして演技性パーソナリティ障害という別々の区分が用いられている。

ヒステリーの概念は、繋ぎ止められていた子宮が解き放たれると子宮は体中をさまよい、そして、一所に留まるとそこでヒステリーの症状を生むというエジプト人の考えから始まった。その治療は、甘い香りがする物質、あるいは貴重な物質を膣に塗ったり、煙でいぶして子宮を引き寄せたり、逆に、嫌な臭いがする有害な物質を問題の場所に塗ったり吸入したりすることで、留まった場所から子宮を追い払い、子宮を元の位置に戻すことからなる。ヒポクラテスの処方には、しばしば結婚や出産が含まれていたため、それ以来ずっと、医師はヒステリー患者に結婚や出産を勧めてきたものである。

精神分析理論は、ヒステリー症状に対するフロイトの詳細な説明にその起源を有しているが、フロイトの主な関心はヒステリー性パーソナリティ傾向では

なく，転換ヒステリーに向いていた。初期の精神力動的説明では，この障害の主な決定因として，最も特徴的な防衛として観察される抑圧とともに，未解決のエディパルな葛藤を強調している（Abraham, 1949; Fenichel, 1945; W. Reich, 1972)。抑圧された性的情動の解放が治癒をもたらすという考えに従えば，ヒステリーに対する初期の分析治療は，示唆や催眠を用いて除反応を促すことから成り立っていた。フロイトは後に，洞察と除反応をもたらすために，自由連想を用いたり，抵抗や転移を解釈したりすることで，この方法を修正した。ヒステリーの治療は，精神分析的方法の基礎として特徴づけられてきたが，この治療アプローチについての実証的な対照研究はほとんど発表されていない。

Marmor (1953) は，ヒステリー性格と関係がある固着は，男根期よりもむしろ主に口唇期にあるのではないかという疑問を提示して，古典的な精神分析的見解に挑戦した。何人かの精神分析の理論家は，ヒステリー性格のスペクトラムの中に異質性があることを示唆し，この対立する2つの観点の妥協を図った（Baumbacher & Amini, 1980-1981; Easser & Lesser, 1965; Kernberg, 1975; Zetzel, 1968)。

2. 研究と経験的事実

演技性パーソナリティ障害の疫学調査では，この障害が一般人口の 2.1%にみられ，その診断には信頼性があり，妥当な概念であることが示された（Nestadt et al., 1990)。演技性パーソナリティ障害のほとんどは女性であるという臨床的印象にもかかわらず，この調査では男女間で差がみられなかった。

因子分析を用いた研究において，Lazare, Klerman と Armor (1966, 1970) は，ヒステリー性格に関連する7つの傾向の中の4つが，予想どおり1つのクラスターにまとまることを見出した。すなわち，情緒性，自己顕示性，自己中心性，性的刺激性が相互に強く関連しており，一方，被暗示性と性に関する恐怖の傾向は関連していなかった。依存性はその中間に位置した。

DSM-Ⅰ（アメリカ精神医学会，1952）では，何がヒステリーの神経症的側面（転換反応）と考えられ，何がパーソナリティ的側面（情緒不安定性パーソナリティと呼ばれていた）と考えられるかという点で区別がなされた。そして，DSM-Ⅱ（アメリカ精神医学会，1968）では，ヒステリー性神経症（転換反応と解離反応を含む）とヒステリー性パーソナリティの間の区別がなされた。

情緒不安定性に関する特徴的な傾向についてはいくつかの研究がある。Slavney らは，一連の研究において，正常な男性および女性では，気分の変化はヒステリー傾向の自己評価と正の相関がみられること，ヒステリー性パーソナリティ障害と診断された患者では，対照患者と比べて，気分に大きな変動がみられることを示した（Rabins & Slavney, 1979; Slavney, Breitner, & Rabins, 1977; Slavney &C Rich, 1980）。Standage, Bilsbury, Jain と Smith (1984) は，演技性パーソナリティ障害と診断された女性は，自分自身の行動を同じ文化に属する人たちがするようには理解し評価することができていないことを明らかにした。

演技性パーソナリティ障害と反社会性パーソナリティ障害，身体化障害との関連が，Lilienfeld, VanValkenburg, Larntz と Akiskal (1986) によって調査された。彼らは，この3つの障害がかなりの割合で併存することを示し，とくに，反社会性パーソナリティと演技性パーソナリティに強い関連があることを示した。加えて，反社会性パーソナリティ障害と身体化障害との関係が有意であったのは演技性パーソナリティを伴わない場合のみであったため，演技性パーソナリティ障害は，反社会性パーソナリティ障害と身体化障害との関係を弱めているように思われると報告した。このことから，彼らは，演技的であるのが男性の場合には反社会性パーソナリティ障害を来たし，女性の場合は身体化障害を来す可能性を示唆している。また，精神病質パーソナリティの特徴が，演技性パーソナリティ障害や反社会性パーソナリティ障害のように，性別の影響を受けた異なったパーソナリティ障害を顕在化させるという仮説を提示する者もいる。この仮説に関するデータは一貫しておらず，Cale と Lilienfeld (2002) がそれらを要約している。

演技性パーソナリティ障害は，個人の身体的な外見と明確に結びつく唯一のパーソナリティ障害である。Robert Bornstein (1999) による興味深い研究は，演技性パーソナリティ障害の女性は，他のパーソナリティ障害の女性やパーソナリティ障害と診断されていない女性と比較して，身体的により強く人の関心を引く傾向があると評価されたことを報告している。しかし，人の関心を引く程度と演技性パーソナリティ障害との同様の関連は，男性においては見出されなかった。

いかなるパーソナリティ障害をもつ患者においても，パーソナリティ障害をもたない患者と比較すると，機能の全体的評定尺度（Global Assessment of

Functioning Scale）においてより高度な機能障害が認められた（Nakao et al., 1992）が，演技性パーソナリティ障害は，機能障害が最も少ないパーソナリティ障害の1つであった。演技性パーソナリティを有する非臨床群の家庭環境に関する調査（Baker, Capron, & Azorlosa, 1996）では，演技性パーソナリティをもつ人は，支配性と知的－文化的指向性が高く凝集性が低い原家族によって特徴づけられていた。このことは，ある程度までは，演技性パーソナリティをもつ人の家族に関する Millon（1996）の理論に合致している。そして，この凝集性のスコアの低さが，このような家庭における両親は自己陶酔的であるという Millon の仮説を反映しているのかもしれない。

　ヒステリーの治療について行動療法的観点からの報告はほとんどなく，行動療法の限られた研究のほとんどは転換性障害と身体化障害の治療に限定されていた（Bird, 1979）。演技性パーソナリティ障害の行動療法について具体的に記載されたものはなおいっそう少ない。ヒステリーに対して少なくとも部分的に行動療法を用いた2つの非対照化試験では，かなりの肯定的な結果が報告されている（Kass, Silvers, & Abrams, 1972; Woolson & Swanson, 1972）。パーソナリティ障害を有する患者は標準化された治療ではあまり芳しい結果は得られなかったことがしばしば報告されているが，このことは演技性パーソナリティ障害については時に当てはまらないことが示されてきた。Turner（1987）も Chambless, Renneberg, Goldstein と Gracely（1992）も，不安障害に対する構造化された認知行動療法において，演技性パーソナリティ障害を有する患者はパニックの頻度を指標にした場合，他の患者と比較してより良好な反応を示すことを見出した。感情についてのラベルを張り替えることに焦点化することが，演技性パーソナリティの患者においてはとくに有用であったのかもしれないと推測される。

3．鑑別診断

　その名が示しているように，演技性パーソナリティ障害の最も有力な指標は過度に演技的であることと自己呈示的であることである。Slavney（1978）は，研修医や教員スタッフに演技性パーソナリティを記述する上で診断的に重要な項目に順位をつけるように求めたところ，自己演劇化，人の注意を引こうとする傾向，情緒不安定性，誘惑的な傾向が，診断的に最も重要で最も確信の持て

るものとして順位づけられたことを見出した。虚栄,未熟性,転換症状は,どちらかと言えば重要ではない不確かなものとして位置づけられた。

◉ケース

26歳の女性キャシーは,服飾ファッションの販売店で店員として働いていたが,広場恐怖を伴ったパニック障害の治療を求めて訪れた。彼女は,念入りで印象的な髪型をし,派手に着飾っていた。彼女はとても背が低く(150cm以下),少なくとも約30kgは太りすぎていたので,その外見はとくに人目についた。評価面接の間中ずっと,彼女は室内でもサングラスをかけて絶えずそれをいじり,神経質にかけたりはずしたりして,そして,重要な点を強調するためにそれを揺り動かしたりした。彼女は,様々なセッションの重要な時点では,大きな声で表情豊かに泣き,たくさんのティッシュペーパーを使い果たした。彼女は絶えず保証を求めた(「私は大丈夫でしょうか?」,「私はこれをやり遂げることができるでしょうか?」)。彼女は評価の間中とどまることなく話をした。評価者がやさしく話を制止した時,彼女は「私,とてもしゃべりすぎているわね」と言いながら笑い,とても申し訳なさそうにした。しかし,その後も彼女はセッションの間,ずっとしゃべり続けた。

Pfohl (1991) は,その後,DSM-IV-TR(アメリカ精神医学会,2000)において変更されることになる演技性パーソナリティ障害の診断基準のいくつかについて議論をしている。2つの診断項目「絶えず,保証,賛成,賞賛を求める」と「自己中心的で,行為は直接的な満足を得ることに向けられる。満足することが遅れると欲求不満になり,それに対する耐性がない」は削除され,DSM-IV-TRにおいて採用されなかった。これらの特徴は演技性パーソナリティ障害において広くみられるものではなく,他のパーソナリティ障害においてもしばしばみられ,演技性パーソナリティ障害を他のパーソナリティ障害から識別できないため,診断基準から削除された。DSM-IV-TRでは,DSM-III-Rにはみられなかった項目が追加された。それは「対人関係を実際以上に親密なものとみなす」という項目で,古典的な文献で認められる概念に基づいており,その結果,DSM-III-Rで適用された診断項目と同数が維持された。

演技性パーソナリティ障害を有する患者は,虚栄心が強い,皮相的,自己演劇的,未熟な,過度に依存的,自己中心的といった,私たちの文化において女

性的なものとして定義される特徴のカリカチュアとして概念化されてきた。「女性」,「男性」,「演技性パーソナリティ」,「反社会性パーソナリティ」,そして「強迫性パーソナリティ」について評定することが求められた時,精神科のレジデントや精神科医は「女性」と「演技性パーソナリティ」のそれぞれの概念が内包する意味の間に強い関連を示し,それは「男性」と「反社会性パーソナリティ」あるいは「強迫性パーソナリティ」の各概念間の関連よりも強かった（Slavney, 1984）。

臨床的には,演技性パーソナリティ障害は女性においてしばしばよく診断されるものであり,男性で診断される場合にはホモセクシュアリティが連想されてきた。しかし,この性による差異は,実際の差よりもむしろ私たちの社会が有する予測の産物であるかもしれない。極端な女らしさのみならず,極端な男らしさを含めて,演技性パーソナリティ障害は,一般的に言って,性役割のカリカチュアとしてより適当なものとみなされていることが示唆されてきた（Kolb, 1968; MacKinnon & Michaels, 1971; Malmquist, 1971）。極端な女らしさは,かなりしばしばヒステリーと診断されるが,男らしさのカリカチュア（劇的で,興奮を求め,皮相的で,虚栄心が強く,自己中心的な「マッチョ」な男性）は,たとえDSM-IV-TRの診断基準を満たしたとしても,演技性パーソナリティ障害とは滅多に診断されない（**表10.1**を参照）。また,そのような男性は治療を求めないだろうし,それゆえ,診断されることもないだろう。

演技性パーソナリティをもつ人の感情は強く表現されるが,あたかも演劇で役を演じているかのように,誇張しているようにみえたり,現実味がないよう

表10.1 DSM-IV-TRによる演技性パーソナリティ障害の診断基準

過度な情緒性と人の注意を引こうとする広範な様式で,成人早期までに始まり,種々の状況で明らかになる．以下のうち5つ（またはそれ以上）によって示される。
（1）自分が注目の的になっていない状況では楽しくない。
（2）他者との交流は,しばしば不適切なほど性的に誘惑的な,または挑発的な行動によって特徴づけられる。
（3）浅薄ですばやく変化する感情表出を示す。
（4）自分への関心を引くために絶えず身体的外見を用いる。
（5）過度に印象的だが内容がない話し方をする。
（6）自己演劇化,芝居がかった態度,誇張した感情表出を示す。
（7）被暗示的,つまり他人または環境の影響を受けやすい。
（8）対人関係を実際以上に親密なものとみなす。

注）アメリカ精神医学会（2000, p.714）。著作権はアメリカ精神医学会が所有（2000）。許可を得て転載。

にみえる。演技性パーソナリティをアセスメントする際には，臨床家はこの障害を検討する時に役立つ指標として，自分自身の反応を用いることができる。もし患者が極端な苦痛を表現しているなら，なおいっそう，臨床家は，共感するよりもむしろ演技を見るような感覚を抱くこととなり，そのことで演技性パーソナリティ障害の可能性をさらに検討することになるかもしれない。これらの患者は，まったく温かく，魅力的で，誘惑的でさえあるが，深みや誠実さを欠いているようにみえる。

　グループ療法のセッションで，治療者の1人はキャシーがいつも大きなコップ一杯の水を持ち込んでいる事実について意見を述べた。すると，キャシーは「水のことなんかどうでもいいんです。もっと他のものを見てください！」と反応した。彼女はその時，大きなハンドバッグをおおげさにつかみ，聖書，塩，小さなタオル，紙袋，薬の瓶を取り出しながら，パニック発作の時にこれらの小道具をどのように使うかを説明した。彼女はどれほど不安であるかを述べ，そして，これらの小道具なしで外出することがいかに耐えられないものであるかを述べたのだが，それはまるで，それらの道具を見せることを自慢しているかのように見え，自慢の持ち物を「見せびらかして説明する」ことを楽しんでいるように思われた。

　このような患者は，自分の症状や考え，行動が，あたかも不本意ながら外部から押しつけられたものであるかのように，それらを提示する。患者は，おおげさな非言語的ジェスチャーを用い，「一体どうしていつもこんなことが起こるのだろう」というように大づかみな説明をする傾向がある。その話し方は強烈かつ大げさで，非常に多くの誇張を含んでいる。また，時にはとても力強く印象的な言い回しをする傾向があるが，後になって，臨床家は患者が何を言おうとしたのかまったく分からないということに気づく。また，彼らは，大げさな非言語的ジェスチャーや表情とともに，芝居じみた抑揚をつけて話す。明るい色で人目を引くような刺激的な服を着こなし，化粧品を過度に使用し，髪を強烈に染め，人の注意を引くような格好をしばしばする。

　自分自身に関する芝居がかった描写は，演技性パーソナリティ障害の存在を知る有用な手がかりになりうるが，芝居がかったスタイルや奇抜な服装だけでは，診断の根拠としては不十分である。「演技性パーソナリティ障害」という用語は，あらゆる偏見を伴う「ヒステリー」の代用に留まるのではなく，それ以上の意味が含まれるため，臨床家はDSM-IV-TRの診断基準を十分に検討

して使用しなければならず，また，単に芝居がかった傾向（たとえば，赤い服装は演技性パーソナリティ患者のしるしである）を示しているということだけで，患者を演技性パーソナリティと分類してはならない。しかし，これらの特徴は，診断のためのさらなる情報をより慎重に調べる必要があることを示している。

　対人関係についてのデータは，演技性パーソナリティ障害の評価には不可欠である。関係がどのように始まったのか，そして何が起こり，どのようにして終わったのかということについて，詳細なデータを入手すべきである。すぐに壊れる関係，美しく始まり不幸に終わる関係，劇的な結末を迎える激しい関係の情熱的な側面をよく観察することが重要である。尋ねるべきもう1つの領域は，怒りや争い，意見の相違への対処方法である。臨床家は，具体的な例を尋ねて，激しい爆発やかんしゃく，怒りの操作的な使用の徴候を探すべきである。

　キャシーは荒れた異性関係の経歴をもっていた。彼女が10代の頃，ボーイフレンドがいたが，彼はとても嫉妬深く，気づかれないように彼女の後を追いかけたこともあった。この関係は結局，刃傷沙汰で終わったが，治療が始まった頃はキャシーはまだ時々彼に会っていた。20代の初めに，ボーイフレンドが突然彼女に電話をしなくなった時，彼女は別のボーイフレンドを見つけて「腹いせに結婚した」。結婚の良かったところは何かと尋ねられた時，「ふたりとも服が好き」という点で気が合ったのだと彼女は答えた。結婚前の関係はすばらしいものだったが，結婚して間もなく「彼が私を支配し始めた」と彼女は語った。しかし，この報告は彼女から後で聞いた説明とは矛盾していた。つまり，その説明は，結婚式の前夜に自分と結婚しないでほしいと彼にどれほど懇願したかということであり，また，彼が結婚式を挙げなければ殺すと言って自分を脅したというものであった。彼はアルコール依存症で強迫的なギャンブラーであり，彼女を身体的に虐待し不貞を働いていたという事実を打ち明けたのは，彼に支配されているということはどういう意味なのかと慎重に質問された時であった。そして，数カ月後にふたりは離婚した。

　多くの人は，自分が演技性パーソナリティ障害のネガティブな性質を備えていることを容易に認めないだろう。しかし，他の人が彼らをどのように見ているかということを尋ねることによって，関連した事柄を聞き出すことができる。これを言葉で表現してもらう1つの方法は，上手くいかなかった過去の関係について，その相手が彼らにどのような不満を抱いていたのかを尋ねて話し合う

ことである。どのような患者についても，現在の自殺の危険性を評価するために，自殺念慮やそのサイン，自殺企図についての詳細な情報を収集すべきである。潜在的に演技的だと考えられる患者の場合，この情報は芝居がかっているかどうかや，操作的な性質があるかどうかを判断する上でも役に立つものである。患者が最も楽しんでいる活動についてその詳細を尋ねること，そして，とくに注目の的になっていることを楽しんでいるようなところがあるかどうか，活動や興奮を熱望するかどうかといったことを確認することもまた有用である。

気分循環性障害や双極性障害の第Ⅰ軸障害を有する患者と同様に，軽躁的な期間が演技性パーソナリティ障害の患者にも認められることがある。Millon（1996）は，気分循環性障害の軽躁期では，演技性パーソナリティの患者には典型的でない切迫した感じや落ち着きのなさ，緊張がみられることを記述している。演技性パーソナリティの患者の振る舞いは時に不適切なようにみえるが，彼らは一般的には適当な水準の社会技能を有しており，通常の社会的および職業的機能の重篤な障害を来さずに軽躁を経験する。それに対して，気分循環性障害の患者では，軽躁の期間にはより強い混乱を示す。

演技性パーソナリティ障害と他のパーソナリティ障害の間には重なりがあるかもしれないし，複数の特徴が共存しているのかもしれない。演技性パーソナリティも自己愛性パーソナリティも共に注目の中心にいることを求める。しかし，演技性パーソナリティでは注目を維持するために自ら進んで卑屈に振る舞うことがあるが，自己愛性パーソナリティでは自己の優越を維持するためには注目を犠牲にするだろう。境界性パーソナリティも演技性パーソナリティも変動しやすい芝居がかった感情を示すが，境界性パーソナリティでは，自己破壊的行動と強い感情を伴った極度の不快感を，演技性パーソナリティに比べてはるかに示しやすい。

4. 概念化

Shapiro（1965）は，ヒステリー患者の一般的な認知様式をその内容にかかわらず，全体的で，散漫で，印象に基づくものであると記述している。認知行動療法の理論家の中では，Beck（1976）はヒステリーの認知的概念化を提示しているが，彼は演技性パーソナリティ障害というよりはむしろ転換ヒステリーの意味で，ヒステリーについて吟味している。Millon（1996）は，演技性パー

第10章　演技性パーソナリティ障害　271

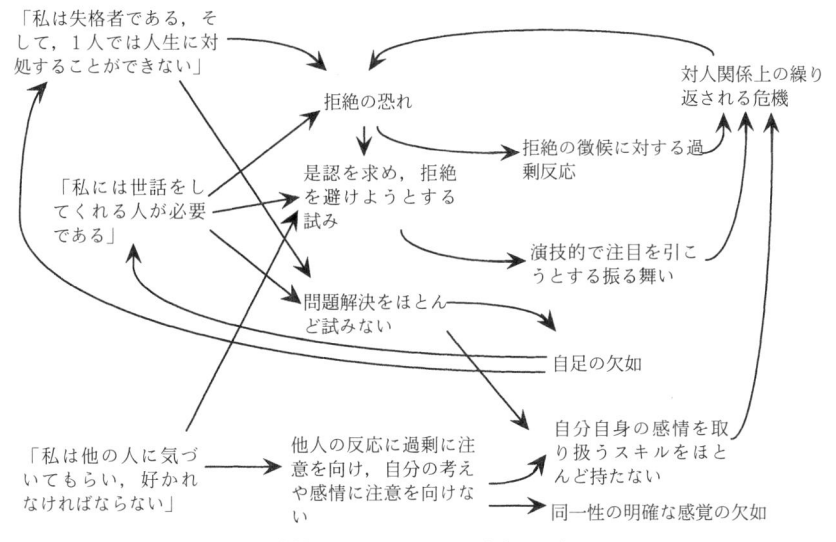

図10.1　演技性パーソナリティ障害の認知モデル

（「私は失格者である，そして，1人では人生に対処することができない」／「私には世話をしてくれる人が必要である」／「私は他の人に気づいてもらい，好かれなければならない」／拒絶の恐れ／是認を求め，拒絶を避けようとする試み／他人の反応に過剰に注意を向け，自分の考えや感情に注意を向けない／問題解決をほとんど試みない／拒絶の徴候に対する過剰反応／演技的で注目を引こうとする振る舞い／自足の欠如／自分自身の感情を取り扱うスキルをほとんど持たない／同一性の明確な感覚の欠如／対人関係上の繰り返される危機）

ソナリティ障害に関して，彼のいわゆる「生物社会学習理論」に基づく見解を提示し，この障害を能動－依存性パーソナリティ様式に含まれるものとみなしている。図10.1は，Millon および Shapiro の考えと Beck の認知理論を結合した演技性パーソナリティ障害の認知行動的概念化の概要を示している。

　演技性パーソナリティ障害患者が有している前提の1つは，「私は失格者であり，自分1人の力では人生を処することができない」というものである。他の障害を抱えた人々も同様の前提をもっているかもしれないが，この前提に対処する方法によって，演技性パーソナリティ障害は他の障害と区別される。たとえば，この基本的信念をもったうつ病患者は，彼ら自身の否定的な側面をくよくよ考え，価値がなく希望がないと感じるかもしれない。依存性パーソナリティ障害をもつ人は，希望のなさを強調し，誰かが自分の世話をしてくれることを消極的に希望するかもしれない。しかし，演技性パーソナリティの人は，何事も偶然起こるままにはしておかないで，より実際的な方法をとる傾向がある。彼らは，自分自身で対処できないので世話をしてくれる他の人を手に入れる方法を見つける必要があると結論づけている。それで彼らは，自分たちのニーズが他の人々によって十分に満たされることが保証される方法を見つけ出すた

めに，積極的に注目や是認を求め始める。

　他の人々はこの世界で生きていくための鍵を握っているように思われるので，演技性パーソナリティの患者はまた，あらゆる行動についてすべての人に気に入られる必要があるという基礎的信念をもつ傾向がある。このことが拒絶に対する非常に強い恐れをもたらす。拒絶されるかもしれないという考えを心に抱くことさえもが，自分が世界において脆弱な位置にいることを思い起こさせるので，これらの人々にとっては非常な脅威になる。拒絶している人が患者にとって実際はそれほど重要な人ではない場合でも，少しでも拒絶を示唆するものがあれば，それは破壊的なものとなる。基本的に不適格であると感じながらも，唯一の救済の手段として是認されることを切望しているので，演技性パーソナリティ障害患者は，心を穏やかにして，偶然的に是認されることを待つことができない。代わりに，彼らはそれらを達成するために，自分たちが身につけた効果的な方法で注目を得ようとして，絶えず圧力を感じている。そして，それはしばしば性役割のお決まりの手段を極端に用いることによってなされる。演技性パーソナリティの女性は，（いくらかの男性例と同様に）小さい頃から，才能あるいは体系的な思考と計画性を獲得する努力に対してよりも，可愛らしさ，肉体的な魅力，器量に対して報酬を与えられてきたように思われる。より「強く，たくましく，男らしい」演技性パーソナリティの男性は，対人関係における能力や問題解決能力よりも，力強さ，頑丈さ，そして体力に対して報酬を与えられてきたので，極端に男性的な役割を演じることを学習してきたのである。それで，当然のことながら，演技性パーソナリティの男性も女性も，それぞれの役割を果たすことと，他人に対して「演じる」ことに焦点を当てて注意を払うことを学習したのである。

　キャシーの両親は，彼女がまだ幼児の時に離婚し，その後，父親はニューヨークに移り，芸能界に入った。子どもの頃，彼女は年に一度，父親に会っていたが，父親の刺激的な芸能界の友人すべてと父親の周囲の「すべての女性」と競争しなければならないとはっきり感じていた。父親は彼女に「完璧な少女」であることを常に望み，彼女は父親を落胆させるのではないかと絶えず心配していたという。

　演技性パーソナリティ障害のケースに関する議論において，TurkatとMaisto（1985）は，患者の問題を「注目に対する過剰な要求と，他人からの注目を得るために適切な社会技能を使用することができないこと」と定式化し

た（p.530）。このように，他人からの是認を手に入れることが主要な目標なのだが，これらの人々はそれを達成するための効果的な方法を学習してこなかった。他の人たちの反応を観察し分析することや他の人たちを喜ばせたり感動させたりする方法を体系的に計画することを学ぶ代わりに，演技性パーソナリティの人はある役割を全面的に演じることによって報酬を与えられることが多かったので，自分が抜きんでていると自覚できるのはこれらの役割を演じることにおいてだけであった。他人を喜ばせるための努力は，そのこと自体は必ずしも非機能的ではない。しかし，演技性パーソナリティの人は，この方略にあまりにも巻き込まれすぎているために，実際に効果的な範囲をはるかに超えてまで，その方略を用いる。演技的であることや注意を引きつけることに夢中になっているために，彼らは現実的な目標を見失い，刺激や劇的効果それ自体を目的として求めるようになる。

　演技性パーソナリティ障害を有する人は，自分のことを社交的で，友好的で，人に気に入られる人間だと思っている。実際，関わり合いの最初のうちは，しばしばとても魅力的だと受けとめられる，しかし，その関係が続いていくうちに，魅力はすり減り，弱まっていくように思われ，次第に，非常に要求が多く，常に保証を必要としているようにみられることになる。自分の望むものを直接的に求めることは拒絶の危険をはらんでいるので，注意を引こうとして操作的になればなるほど，しばしばより間接的な方法を用いることになる。しかし，その巧妙な方法が上手く行きそうでなければ，脅しや無理強い，かんしゃく，自殺の脅しに頼ることになるだろう。

　演技性パーソナリティの人は，外的な是認を引き出すことにとても関心があるので，自分自身の内的な体験以上に外的な出来事を大きく評価するようになる。自分自身の内的な生活にほとんど焦点を当てないので，彼らは他の人から離れた状態では明確な同一性の意識がもてず，主に他者との関係から自分自身を見る。実際，自分自身の内的体験はまったく異質で不快に感じられ，自己についての認識をどのように扱ったらよいのか分からないため，時折，積極的にそれを避けたりする。また，自分の感情の皮相的な性質について漠然とした感覚をもっているので，「それを発見される」という恐れのために他の人と真に親密な関係に入り込むことを敢えて避けようとする。自分自身の内的な資質にはほとんど注意を払ってこなかったので，人と深く付き合うことが要求される時には，どのように反応したらよいのか分からない。このように，彼らの対人

関係は非常に浅く，表面的で，役割を演じることに基づいている傾向がある。

演技性パーソナリティ障害患者の認知は，全体的で詳細を欠いているため，明確な特徴や成果・達成に基づいた自己感覚というよりは，印象に基づいた自己感覚をもたらすことになる。もし人が十分に詳細なやり方で自分自身の行動や感情をみようとしないなら，自己に関する現実的なイメージを持ち続けることは困難である。加えて，思考は感情に強い影響を及ぼすと認知理論は論じているので，全体的で誇張された思考は，全体的で誇張された感情をもたらすということになる。このような全体的な感情はとても強くなったり不安定になったりする恐れがあり，そのため，たとえ自分自身に完全につながっていないと思われる感情であっても，それによって興奮してしまうことがある。もし複雑な認知的統合を利用できなければ，このような区別のつかない感情を制御することが非常に困難になり，結果的にその人は感情の突然の爆発を起こしやすくなってしまう。

演技性パーソナリティの患者の特徴的な思考様式は，J. Beck (1995) によって略述された認知の歪みのいくつか，とりわけ二分法的思考をもたらす。演技性パーソナリティの患者は，突然強く反応し，肯定的か否定的かというように，どちらかの極端な結論に至ってしまう。このようにして，ある人はたちまち素晴らしい人とみなされ，別のある人は完全に恐ろしい人とみなされる。また演技性パーソナリティの患者は，情動を非常に強く感じ，細部や合理性にあまり注意を払わないため，過度の一般化という認知の歪みを来しやすい。もし一度でも拒絶されれば，自分はいつも拒絶されてきたし，これからもずっと拒絶されるだろうと極端に結論づける。しかし，うつ病患者とは異なり，演技性パーソナリティの患者は，人や対人関係についての肯定的な結論においても等しく極端であり，2つの極端の間を容易に移動しうる。また，彼らは感情的理由づけという認知の歪み，つまり，あることが真実である証拠として自分の感情を取りあげるというような認知の歪みに陥りやすい。このように，演技性パーソナリティをもつ人は，自分の不適格さを感じると自分は不適格に違いないとか，自分の愚かさを感じると自分は愚かに違いないと思い込む傾向がある。

5. 治　療

明らかに，特定の問題状況に働きかける過程では認知行動療法の技法のすべ

て（J. Beck, 1995 に概説されている）が役に立つ。患者の目標に応じて，自動思考を正確にとらえそれに挑戦すること，思考を検証するために行動実験を計画すること，活動計画を立てること，リラクセーションや問題解決，自己主張の訓練など，様々な技法を用いることが有益だろう。先に示した演技性パーソナリティ障害の概念化は，患者の直近の目標を達成するために通常必要とされる変化をもたらすことに加えて，患者の対人関係上の振る舞いや思考様式を変化させる取り組みを統合していくための治療戦略を指し示すだろう。最後に，治療が終結した後にも長く持続する変化をもたらすためには，「私は失格者であり，自分1人では人生に処することができない」とか「（すべての人に常に）愛されていることが必要だ」という基礎にある前提に挑戦する必要があるだろう。

1）共同的戦略

演技性パーソナリティの患者と認知療法的に方向づけされた治療者の間では，思考様式が異なるために葛藤を生じ，最初は大きな困難と失望を引き起こす恐れがある。しかし，思考様式に関するこの葛藤を徐々に解決できるなら，治療によって促進される認知の変化が，患者の情緒的な困難を調整できるようになる可能性がある。演技性パーソナリティの患者に認知療法を行う時の第1の挑戦は，治療者が安定した努力を一貫して維持し，最初は患者にとって非常に不自然だと感じられるやり方を徐々に患者が受け入れられるように，十分に柔軟な姿勢を保つことである。体系的で，問題に焦点づけられた認知療法のアプローチは，体験を受けとめ処理していくためのまったく新しい方法に，演技性パーソナリティの患者を曝露させることになる。このように，認知療法を学ぶ過程は，まさしく目的を達成するための手段以上のものとなる，すなわち，認知療法に積極的に参加することによって得られるスキルは，治療の最も重要な部分を構成するのである。

少なくとも治療の最初においては，患者は，治療者を，すべてを良くしてくれる全能の救済者とみなしやすい。このことは望ましいことのように思うかもしれないが，治療効果という点においては，深刻な障害を引き起こす恐れがある。すなわち，治療の中で，患者がより積極的な役割を果たすことが要求されるようになればなるほど，このイメージはよりいっそう維持されなくなるのである。そして，演技性パーソナリティの患者は治療関係において依存的な役割

をとる傾向があるので，共同治療の姿勢を維持し，誘導による発見を活用することがとくに重要である。患者が治療者に援助を求める時はいつでも，治療者は救済者という（何かしら心がそそられる）役割に誘い込まれないように注意し，そして，むしろ患者が問題に対して自分なりの解決へと至ることを援助するために，様々な質問を用いるように心がけておく必要がある。

　軽率な治療者は，容易に「救済者」の役割を引き受けさせられ，もし患者が変化へと向かわないなら，あまりに多くの非難を受けたり，あまりに多くの要求に従うように仕向けられる恐れがある。このため，治療者は操作されていると感じたり，腹立たしく感じたり，欺かれていると感じたりするかもしれない。他人に対して援助的でありたいと強く思っている治療者は，うかつにも患者の無力感を強めてしまったり，最終的には患者のいつもの対人関係を再演させられる羽目になるかもしれない。演技性パーソナリティの患者に対して強い感情反応を示していることや主張的で満足のいく反応を強化するという治療の一貫性が失われつつあることに治療者が気づいたとしたら，それは治療者自身の認知と感情をモニターすべき時なのかもしれない（第5章を参照）。

　キャシーの治療者は彼女に対して複雑な感情を抱いていた。一方では，彼女には非常に好感がもてると思い，友人として彼女と懇意になることがどれほど愉快なことかを理解することができた。しかし，治療者としては，彼女にとてもいらいらさせられていた。たとえば，最近のパニック発作の前やその最中の思考と感情を精査しようと試みた時，彼が得ることができたのは，何度やっても「私は気を失いそうだ」という表層的な思考の繰り返しだけだった。彼はむなしさを味わい，お手上げだ，と諦めたい衝動を感じた。彼は「なぜこんなことで悩んでいるんだろうか？　悪くなってはいないが，これから先，何の違いも生まれないだろう。いずれにしても，何も変わらないだろう」というような考えを抱いた。このような時には「私たちがしていることの結果がどうなるかなど私に分かるはずもない。彼女は良くなっている。だから実際には事態は進展しているのだ。これはまさにやりがいのあることだ。彼女が様々な出来事を処理できるように私はただ援助を続ければよいのだ。何しろ，こういった考え方は彼女にとってはとても異質なものなのだから」と考えることによって，治療者は，先の考えのいくつかに反論する必要があったのである。

　治療セッションにおいて，課題を遂行する能力と細部に注意を向けることに関して，演技性パーソナリティ障害患者を強化することが重要である。細部に

注意を払うことと自己主張が利益をもたらし得ることをセッションの中で学ぶことは，主張的であることと積極的に問題解決をすることが，セッション外の世界において人を操作することや極端に感情的になることよりもずっと大きな利益をもたらし得ることを，このような人たちに教えるための第1段階となる。このように，治療者が，患者の過去の非常に多くの対人関係の中で認められたパターンに陥らないようにすることが重要である。これは経験を積んだ治療者にとっても大きな課題である。というのは，演技性パーソナリティの患者のやり方が非常に魅力的で人の心を引きつけるものであり，体験についての劇的な表現が人の心を奪い，楽しませ，愉快にさせるからである。治療者にとっては，患者が示すドラマに夢中になってしまわずに，治療中にみられる巧みな操作に気づくことが極めて重要なことである。そうすれば治療者は，これらの試みに対して見返りを与えずに明確な限界を設定することができる。

　キャシーは，数カ月の間，治療費の様々な優遇を得ようと試みた。時には，治療者を「さしおこう」としたり，特別「扱い」をしてもらおうとして，治療者には知らせずに病院の管理者に連絡をとったりした。好運にも，そのような試みはすべて，ただちに治療者の気づくところとなった。そこで，治療者はキャシーに対して，他の患者の場合と同じような治療費の取り決めを繰り返しはっきりと行うことができた。自分の要求に応じないことは拒絶であると彼女が思った時には，彼女の感情について話し合ったが，治療費の取り決めに関する例外は作らなかった。彼女は，治療を受ける経済的余裕がないので，どうしても1週おきに予約せざるを得ないのだと訴えることによって，治療費についての限界を壊そうと試みた。しかし，毎週治療に来ることができるように治療費についての例外を作るかわりに，治療者が隔週の治療に同意した時，彼女は驚き，怒りを示した。数週間は隔週で治療に来たが，治療費についての特別な配慮を得る見込みがないことが分かったので，彼女は毎週の治療に戻った。治療の後半で，彼女の収入が実際に変化し，治療者に対してこの問題を主張的に提示した時には，彼女の主張は受け入れられ，治療費は適切に調整された。

2）具体的な介入

　演技性パーソナリティ障害の人は，一度に1つ問題に注意を集中させる方法を学ぶ必要がある。セッションでのアジェンダの設定は，治療セッションの中で特定の事柄に注意を集中させることを患者に教え始める絶好の機会になる。

演技性パーソナリティの患者の自然な傾向として，その週に起こった，興奮するような，そして外傷的な出来事のすべてを劇的に述べることで，セッションのほとんどの時間を費やすということがある。しかし，この傾向と対峙するよりは，むしろそれぞれのセッションの一部をその目的のために前もって予定に組み入れることが重要かもしれない。つまり，アジェンダの1つとして，この1週間にどのような出来事が起こったのかを（時間制限を明確にしつつ）振り返るという項目を設定すれば，治療者は支持的になり得るし，患者は理解されたと感じることができるだろう。そしてその後で，セッションの残りの時間を他の目標に向けた作業に費やすことができる。

　演技性パーソナリティ障害の治療における最大の問題の1つは，通常，彼らが有意な変化を遂げられるほど長く治療に留まることができないということである。他の活動や人間関係と同じように，彼らは興味を失いやすく，より興奮するものへと次々に移っていこうとする。演技性パーソナリティの患者を治療に留める1つの秘訣は，彼らにとって本当に意味があって重要であり，しかも長期的な利益ばかりでなく短期的にも何らかの利益を引き出せそうな目標を設定することである。彼らは，治療中の患者に期待される像を自分なりにイメージして，それに合致するような，大まかで，漠然とした目標を設定する傾向があるが，そうした目標はとりわけ信頼できるものとは思えない。しかし，目標は明確で具体的であること，そして，それらの目標が患者にとって真に重要なものであること（それらは，手に入れるべきだと患者が考えているもののイメージとは違っている）が，治療の成功の鍵を握る。治療者は「あなたが目標を達成してしまったとして，どうすればそれが分かるのでしょうか？」，「一体何が，どのような点で違ったように見え，違うように感じられるのでしょうか？」，「一体どうしてあなたは，それを達成したいと思っているのでしょうか？」などと質問することによって，患者が自分の目標を運用できるように援助することができる。患者が自分の考えをまとめて，自分がなりたいと思っている仮の人物像に合わせ始めるのを助けるには，自分の人生を変えるとどのような感じがするかを，セッションの中で患者に想像してもらうことが役に立つかもしれない。いったん目標が設定されたなら，セッションの中で患者に注意を集中することを教える手がかりとして組み込むことができる。患者が課題からそれて，関係のない話題について詳しく話す時には，双方が話し合うことを合意した目標とそれがどのように関係しているかを，治療者は，優しく，しかし，粘り強

く尋ねることができる。

　キャシーは最初，仕事に戻る，1人で車の運転ができる，アパートに1人でいられる，という非常に実用的な目標をもって治療にやってきた。しかし，目標が広げられ，もっと即座に報いられる状況に入って行くようなことが含まれるようになると，彼女はずっと治療に興奮を覚えるようになった。商店街に行く（「特に靴を買いに！」），ロックコンサートに行く，レストランで外食をする，そして（カリスマ派の信者なので）教会へ行く，というような目標に取り組むことは，実用的な目標よりも，彼女の関心を長く維持するのに役立った。キャシーの最も力強い動機の1つは，彼女が休暇中の海外旅行で飛行機に乗る機会を得た時に生じた。これは彼女にとって差し迫った目標だったので，旅行前の短期間で，彼女は大きな進展を示した。

　初期段階の治療の後では，実際の介入は，ある程度その患者に特有の問題や目標に左右される。しかし，行動様式全体に持続的な変化をもたらすには，演技性パーソナリティ障害の認知的概念化（図10.1）の様々な要素の1つひとつに取り組むことが重要である。

　演技性パーソナリティの患者の問題は，全体的で印象に基づく思考様式（特定の事柄に焦点を当てることができないことを含む）によって悪化するので，特定の思考をモニターし正確にとらえることを彼らに教えることは，今ある問題にかかわらず，治療の重要な部分となるだろう。思考記録表を用いて思考をモニターできるように患者に教える際には，最初の3つのコラムである出来事，思考，感情を特定することに多くの時間を費やす必要があるだろう。多くの他のタイプの患者では，セッション中に簡単な説明と実演を行っただけで，家に帰って正確に思考をモニターすることが可能になるかもしれないが，こういったことを演技性パーソナリティの患者に期待するのは非現実的である。おそらく演技性パーソナリティの患者は，自動思考をモニターする目的を忘れてしまい，代わりにその週に起こったことをそのまま長々しい物語にして持ち込むだろう。治療者は彼らがホームワークをしようとするあらゆる努力に対して報いる必要がある。しかし，思考記録については，その目的が治療者とコミュニケーションをすることではないことを十分に理解してもらうまでに，おそらく数回は説明する必要があるだろう。思考記録の第1の目的は，その時の感情を変えるために，思考を同定し，それに挑むスキルを身につけることだということを患者は思い出す必要がある。すべての自分の思考と感情を治療者に伝える必要

性を強く感じている演技性パーソナリティの患者もいる。もしそうであるなら，思考記録表に加えて（代わりにではなく），型にはまらない散文を書いてもらうとよい。思考記録は，患者がその極端な空想から現実を区別できるように援助したり，原因と結果に関してより正確な帰属を行うのを援助する際に，とくに役立つものである。

　キャシーは，身体状態のわずかな変化すらも重大な病気のせいにし，がんとかエイズにかかっていて間もなく死ぬだろうとすぐに結論づけた。めまいがしたり息苦しくなるのが，部屋が暑くて混雑しているためなのか，あるいはパニック発作を起こしかけているためなのかは，彼女にとっては問題ではなかった。めまいの本当の原因が何であろうとも，彼女は即座に，気を失いかけている，とか，死にかけている，と結論づけた。身体症状の原因として他に考えられるものを立ち止まって調べるように彼女に教えることは，彼女がより適切な原因帰属をすることによって，パニック発作の悪循環を断ち切るための手助けとなった。

　ホームワークで記録することは，退屈で面白くない作業だと思われがちなので，この方法がもつ大きな可能性を示すことによって，そのような考えに対抗する必要があるかもしれない。しかし，患者の演劇的なセンスに戦いを挑むよりも，むしろその生き生きとした想像力を治療の課題のなかで利用することができるだろう。たとえば，合理的反応を記録する時に，それを演劇風に書くように患者を勇気づけることもできる。そして，そのことによって，自動思考よりも合理的反応の方がより力強く説得力のあるものになり得る。演技性パーソナリティをもつ患者の認知は，言語的思考よりも，むしろ，しばしば生き生きとしたイメージの形をとる。そのために，生き生きとしたイメージを用いた修正もまた勧められるのである。自動思考に対して演劇風にアレンジした言語的な挑戦，たとえば，声の外在化，つまり治療者が患者の自動思考を演じ，患者がより適応的な反応を演じることによって，とりわけ演技性パーソナリティの患者を納得させることができる可能性がある。

　キャシーの治療者はホームワークを設定する際に，治療者がキャシー自身の演劇風の言葉を使った時に，彼女が多くの注意を払うことに気づいた。そこで治療者とキャシーは，「上司に会う」というような平凡な言葉の代わりに，「嫌な奴に会う」というような普通ではない響きのするホームワークを出して，そのセッションを終えた。キャシーは，声の外在化が演劇的であるがゆえに，思

考に合理的に反応する強力な方法であることに気づいた。あるセッションにおいて声の演劇的な外在化を行った後で，彼女は家に帰って思考記録を書く時に，自動思考に自分1人で挑戦することが以前よりも上手にできるようになった。

　演劇的な行動実験を設定することは，自動思考に挑戦するためのもう1つの有力な方法である。たとえば，めまいを感じたらいつもキャシーは「私は気を失ってしまって，すっかり物笑いになりそうだ」というようなことを考えた。このような考えに挑戦するには，めまいのきっかけになる内的感覚に対する曝露を行うことが重要であった。そして，それはグループ療法のなかで演劇的な方法を用いて実施することができた。

治療者：キャシー，あなたを怯えさせている主な症状はめまいのようですね。
キャシー：はい，それに困っています，それは恐ろしいものですよね？
治療者：ええ，あなたがそんなふうに感じることは分かっていますよ。でも，単に不快なだけなのかもしれない時でさえ，恐ろしいものだと思いこんでしまっているのはどうしてなのか，不思議に思わざるを得ないのです。どうしてめまいを恐ろしいもののように感じるのか教えてくれますか？
キャシー：それは本当に恐ろしいことなのです。だって，気を失って恥をかくことになるでしょう。
治療者：めまいが起こると気を失うだろうと信じているのですね。それで，気を失うとすると，何があなたを怖がらせるのでしょうか？
キャシー：立ち上がっても何度も何度も気を失う，永遠にくりかえす，そんな姿を想像するだけです。
治療者：そういったことが起こることを想像しているのですね？　どれくらい続くでしょう？
キャシー：まさしく永遠にですね。決して立ち直ることがないように思います。（笑）
治療者：笑っていますね。その予測に疑いをもっていますね？
キャシー：ええ，少しばかげているように思います，でもその時，私が感じたのはそんなようなことです。
治療者：そうですね，あなたはその時の自分の感覚に基づいて予測をしています。それで，これまでに何回めまいを感じたのですか？
キャシー：何千回もです。ご存知のように，私はいつもそのことを話していま

すよ。

治療者：それでは，めまいを感じた何千回かのうちで，何回気を失うと思いましたか，そして，実際に気を失ったんでしょうか？

キャシー：実際に気を失ったことは1回もありません。でも，それは私がめまいに抵抗したからです。抵抗しなければ気を失っていたと確信しています。

治療者：それこそ，私たちが実地で試す必要があることなのです。問題はめまいそれ自体ではなく，むしろ，めまいと関連して生じる恐れなのです。あなたがめまいを受け入れるようになればなるほど，そして，それを破滅的だと思わなくなればなるほど，あなたの生活が，広場恐怖に支配されているようには感じなくなるでしょう。ですから，私たちの課題は，めまいが起きても今よりも安心していられるように取り組むことなのです。分かりますか？

キャシー：ええ，分かります。でも，どうすればいいのか分かりません。私たちはそのことについて話し合いますが，とても恐ろしいことのように思えます。

治療者：その通りですね，そのことが，もしあなたがめまいになっても，何も破滅的なことは起こらないという実際の証拠を必要としている理由です。今の時点で，私たちが持っている証拠はたいへん弱いものです。あなたは，いつも，めまいが起こるがままにして翻弄されていますが，むしろ意図的に自分自身をめまいにさらす必要があります。あなたにとって役に立つ実験をしてみませんか？

キャシー：何かばかげたことをするように言っているのでなければ……。

治療者：これまで私が話してきたことすべてに納得できますか？

キャシー：たぶん。

治療者：それでは，私があなたにしてほしいと思っていることは少し不愉快なことのように思えるでしょうが，それは，あなたが言ったように，あなたが理解したことにちょうど合致するものです。あなたに，グループの真ん中に行って，強いめまいが起こるまでぐるぐると回転してほしいのです。

キャシー：そんなことは嫌だわ。

治療者：それでは，私がやってみましょう。（立ち上がって，何回もぐるぐる回転する。）このようにです。すぐにめまいが起きました。子どもの時は，いつもこんなことをしていたものですよね？

キャシー：ええ，でも今は違います。その頃は楽しかったですが，今は私にとっ

て恐ろしいものになっています。
治療者：すっかり目がまわるまで，ぐるぐるまわることをしていただけないのでしたら，もっと回数を限って，やってみませんか？
キャシー：2回ならやってみます。でもそれ以上はとても無理です。
治療者：すばらしいですね。
キャシー：（嫌々立ち上がり，おそるおそる2回まわった。）この感じが嫌なんです。
治療者：それがこれをする理由のすべてですよ。それを避けようとしないで直接その感覚に直面するので，あなたは，ゆくゆくはその感覚を今よりも受け入れられるようになるだろうと思います。今日の治療でどんなことを発見しましたか？
キャシー：気を失いませんでした。でも，それはたぶん，私が病院にいるのですぐに助けてくれると思っているからだと思います。（微笑）
治療者：そういうわけで，あなたに，最初は家で毎日ぐるぐるまわることをお願いしようと思っています。そうすれば自然な場所でめまいに向き合うことができます。そして，次のグループセッションで，もう少しだけ長くぐるぐるまわることが出来るかどうかを試してみましょう。
キャシー：もう一度それをしなければならないと仰っているのですか？
治療者：あなたの問題に取り組む最も早い方法だと思います。あなたが躊躇していることが，治療が軌道に乗って正しく進んでいることの確かな証拠でもあります。でも，無理のないペースでこの問題に取り組みましょう。
キャシー：それはまともなことではないように思えるけど，納得できることのように思います。

　自動思考を正確に捉えることを学ぶもう1つの利点は，その過程が衝動性を和らげるために利用できることである。反応する前にしばらく立ち止まり，自分の思考を記録できるようになれば，患者はすでに自己コントロールに向けての大きな一歩を踏み出したことになる。
　演技性パーソナリティ障害の人の対処技能を改善するのに役立つ認知的技法に，利益と不利益を表にする方法がある。この技法は，患者が合意した話題に焦点を絞ろうとすることに抵抗を示したら，治療の初期にすぐに導入するのが最もよい。患者に目標に注意を集中すべきだと治療者が単純に主張すれば，主

導権争いが起こり,治療者とは「卑劣」で「理解してくれない」ものだと患者が決めつけることになるかもしれない。一方,もし,治療時間をどのように使うかは患者に選択権があるが,目標に焦点を当てる利点は,そうすることでその目標を達成する可能性が高まることであるということを治療者が一貫して指摘するならば,患者は自分自身で決定する道が残されることになる。その場合,選択されたものが何であろうとも,それは治療者が決めたことではなく,患者自身が決めたことのように感じられる。様々な活動について,その「賛否」を検討し,治療セッションの中で意識的な選択ができるように患者を援助することは,日々の生活の中で,そのような選択をしながら積極的に問題解決することを学ぶための有益な前例になる。

キャシーは主な目標の1つとして「自分のアパートに1人でいられること」を挙げていたが,自分のアパートで短い時間(たとえば,5分間)だけでも過ごすというホームワークをやり遂げることができるとは,決して思えなかった。治療についての取り決めや治療者からの助言などに従うように彼女をせき立てるよりはむしろ,治療者は,キャシーがこれに取り組むことを目標にしたいと実際に望んでいるのかどうかという問題を取り上げた。自分のアパートにいることと母親の家にいることの利益,不利益のリストを作ることは,彼女がこの目標を本当に追求したいかどうかを判断するのに役立った(表10.2を参照)。自分の力でこの決断をした後は,彼女はこれまでよりも堅実にホームワークに取り組むようになった。

これらの認知的戦略に加えて,このような患者は特定の問題解決技能を身につけることによっても多くの恩恵を受けることができる。彼らは行動する前には結果についてほとんど気づいていないので,「手段-目的思考法」(Spivack & Shure, 1974)と呼ばれてきたものを用いることが役に立つ。この問題解決の手続きには,問題に対して考えつく様々な解決策(手段)を提示して,次にそれぞれの選択肢に関して,起こりそうな結果(目的)を正確に評価する方法を患者に教えることが含まれている。

演技性パーソナリティ障害患者の治療は,問題の多い彼らの対人関係を無視して上手くいくということは滅多にない。このような人たちは,拒絶の恐れをあまり伴わないような間接的な方法で対人関係を支配する。彼らが対人関係を操作するために最も一般的に使用する方法は,感情的な危機を引き起こすこと,嫉妬心を刺激すること,魅力や色香を使うこと,セックスをさせないこと,が

表 10.2　自分のアパートで 1 人でいることの利益・不利益に関するキャシーの分析

利益	不利益
母の家にいること	
「多くのことをしてもらえる（食事，掃除）」	「祖母は暖かいのを好み，私は涼しいのが好みなので，母の家は私には快適でない」
「ここには相手をしてくれる人がいる」	「自立することができない」
「私たちはこれまで多くの手芸をいっしょにしてきた」	「自分の場所がない」
「ここにいると，1 人でいる時ほど恐くない」	「母はうるさく文句を言うことが多い（体重を減らすこと，たばこを吸うことに関して）」
「母は，たいていはいっしょにいて楽しい人である」	「自分のアパートにいないことで，失敗者のように感じる」
	「ステレオがない」
	「母のビデオは調子が悪いので，留守の時には録画ができない」
自分のアパートにいること	
「アパートの外観と感じが好きだ」	「今はアパートでは快適な感じがしない」
「私のすべての服と物がある」	「賃貸料が高いし，今はそこを使用していない」
「キャッチホン機能付きの電話がある」	
「テレビやステレオを好きなように大きな音にできる」	「広場恐怖が始まる前はどんなふうだったか考えるし，今はその頃のように楽しめないのをつらく感じる」
「アパートの部屋を涼しくできる」	
「自立していると感じる」	
「私のビデオは普通に動くので，そこにいなくても録画できる」	

みがみ小言を言うこと，口やかましくすること，不平を言うこと，などである。これらの行動は，十分効果的に作用するので維持されているのかもしれないが，短期的な利益に焦点を当てているために，長期的な代価は患者にとってしばしば明らかではない。しかし，演技性パーソナリティの患者は，状況を操作するための方法として感情の爆発を非常によく使用するので，彼らの直接的な思考に挑戦するだけでは十分ではないかもしれない。それゆえ，もし，夫が仕事から遅く帰ってきたために患者がかんしゃくを起こすとすれば，彼女の直接的な思考は「どうして彼は私に対してこんなことができるの？　彼はもう私を愛し

ていないのよ！　私を捨てるのなら，死んじゃうわ！」というようなことかもしれない。そして，かんしゃくの結果として，彼女はたぶん，彼女を永遠に愛しているという彼からの激情的な言葉を受け取り，そのことが保証を求める彼女の要求を満たすことになる。もし，彼女が単に自動思考に挑戦するだけなら，その状況における最も重要な側面の1つに取り組むことにはならないかもしれない。したがって，彼女が感情的になって動転している時に，その思考に挑戦することに加えて，「私が今，本当に望んでいることは何だろうか？」と自問し，それを達成するための代替案を検討できるようになることも必要なことである。

　ある状況から求めているもの（それは演技性パーソナリティの患者にとっては，しばしば保証と注目であるが）を特定できるようになると，問題解決技法を適用することができる。そこで，自動的にかんしゃくを起こすのではなく，かんしゃくを起こすことと他の代替案を試みることの選択に，患者は直面させられる。行動に永続的な変化をきたすよう（たとえば，かんしゃくを起こすことを完全に諦めるよう）に彼らに求めるよりはむしろ，どの方法が最も効果的で，長期的な代償が最も少なくて済むのかを試すために，ちょっとした行動実験を設定してみることを治療者は提案することができる。このちょっとした実験は，行動に持続的な変化をもたらすという考えと比べて，患者にとっては脅威がずっと少なく，新しい行動を促す助けになるかもしれない。

　他の人からどのようにして注目と愛情を得るかということに多くの時間と注意を集中させてきたので，演技性パーソナリティの患者は，概して，自分自身が必要としているもの，望んでいるもの，そして自分自身の同一性についての認識をほとんどもつことができていない。そこで，彼らが望んでいることに注意が向くように，そして同一性を認識することができるように援助することに，治療上の努力が注がれなければならない。そこで，個人のニーズを満たすための個人の権利という概念を含めて，主張的であることの利点を考えることが助けになる。患者が他者に自分たちの望みをより明確に，そして効果的に伝えることができるようになるには，患者はまず自分自身と明確なコミュニケーションがとれるようにならなければならない。

　たとえば，あるグループ療法のセッションで，グループ・リーダーがキャシーを励まして，難しいホームワークを引き受けさせた。彼女はホームワークに同意したが，次のグループ・セッションをさぼり，続くセッションではふくれっ

面をして座った。もう1人のグループ・メンバーが彼女のその行動を真っ向から取り上げた時，彼女はとても不安になり，完全なパニック発作を起こした。最初，彼女は自分の考えていることや感じていることを同定することができず，もうグループにいるのは嫌だといった漠然とした感情を報告しただけだった。結局，彼女は自分の思考を同定することができたし，そのグループ・リーダーに向かって，リーダーからひどく強制されているように感じ，また，あまりにも難しいホームワークを設定されたように感じたと主張的に言うことができた。グループ・リーダーだけでなく他のグループ・メンバーも彼女の主張に対して大いに賛辞を与えた。それで彼女は，不安は耐え忍ぶに値するものだったと結論づけた。

　「同一性」とか「自己意識」の概念は，演技性パーソナリティの患者にとっては，多くの非機能的思考の源泉であるように思われる。彼らは同一性について，他の人は何らかの形で持っているのだが自分自身には欠けている重大で魔術的なものとみなす傾向がある。自らの自己意識を探るという考えはまったく途方もないことのように思われ，彼らは同一性を，人がすでに持っているものかあるいは持っていないものというように考える傾向がある。いったんこれまで述べてきたような認知的技法のいくつかを使うようになると，患者はもう自分の情動や要求や嗜好に何がしかの注意を払っているといえるが，しかし，彼らはこれらを同一性の重要な一部とはみなしていないかもしれない。そこで自己意識の発達について，単に人が自分自身について知っている様々な事柄の総計であると説明することが役に立つ。そして，治療者と患者が治療セッションの中でこれらのいくつか，たとえば，好みの色や食べ物の種類といった平凡で具体的な事柄などをリストにする作業を始めることが役に立つ。このリストを丹念に作り上げることが，その後の治療において進行していくホームワークにつながっていく。そして，患者がセッション中に自分自身について語るどのような種類の発言についても（たとえば「人が私を待たせたりするのが，本当に嫌なんです」など），治療者はいつでもそれを指摘してリストに加えさせることができる。

　最終的には，人間関係を失うことは悲惨なことであるという信念に挑戦することが重要である。たとえ人間関係が順調にみえても，その関係が終われば生きていくことができないと依然として信じている限り，彼らが引き続き主張的であることのリスクを負っていくのは困難であろう。もし関係が終わるなら，

一体どのようなことが起こるのかという現実について想像すること，そして，この関係が始まる前の彼らの生活を思い起こすこと，この２つが患者が拒絶についての考えを「脱破局視」できるようになるための方法である。もう１つの有益な方法は，小さな「拒絶」（たとえば，知らない人からの）を体験できるように慎重な設定を行い，行動実験を計画することである。そうすれば，患者は困惑させられることなく，拒絶されることを実際に練習することができる。

　最後に，患者は最も基本的な前提，つまり「私は失格者だ。生き続けるためには他人に頼らなければならない」という信念に挑戦することを学ぶ必要がある。これまでに述べてきた（主張性，問題解決，行動実験などの）手続きの多くは，患者の対処能力を向上させ，それによって自己効力感を増大させ，彼らが何がしかの有能感を体験できるように援助することを意図している。しかし，論理的に結論を導く際にこれらの患者が有する困難を考えると，彼らが達成しようとしているそれぞれの課題は，自分は不適格だという考えに挑戦するためのものであるということを系統立てて彼らに指摘することが重要である。また，自分には自立する力があるという考えを検証するためには，明確な目標をもって立案された，小さな，そして，具体的な行動実験を設定することが有益である。

6．進歩の維持

　演技性パーソナリティの人は，生き生きとしていて，エネルギッシュで，いっしょにいて楽しい人たちである。そして，もし彼らが感情的であることを完全にやめるなら，多くのものを失いそうである。彼らは，単調でつまらなく感じること，そして他者を退屈させることを恐れている。したがって，目標は感情を排除することではなくて（それはそもそも不可能なことである），より建設的にそれらを用いることだということを，治療中に明確にすることが重要である。実際，自動思考に挑むために演技的で説得力のある方法を使うように援助することによって，治療者は，終始，患者の生き生きとした想像力と演技感覚を適応的に使うように励ますことができる。興奮を追求するための他の建設的な方法，たとえば，演劇やドラマに夢中になること，興奮するような活動や競争的なスポーツに参加すること，劇的な文学や映画やテレビに時折逃避することなどが奨励される。キャシーの場合，新しく見つけたキリスト教の信仰が彼

女の興奮追求に対して，より建設的な方法を提供し，所属する教会の肝要な要素である洗礼と按手のドラマにとても熱中することができた。

　人生における情緒的な傷つきを放棄することに抵抗を感じたり，ひどく抑うつ的になったり動転すること以外には選択肢がないと主張する患者に対しては，「傷つきを予定する」ことを学ぶことによって，彼らが少なくともそれをいくらか制御できるように援助することが役に立つ。患者は，強い感情（抑うつや怒り，かんしゃく，など）が起こるがままに圧倒されてしまうよりは，毎日（あるいは毎週）特定の時間を選んで，その時間はそのような感情のなすがままになることを許容するようにするとよいだろう。そして，普段はその感情を都合の良い時間まで延期し，その決められた時間枠の中で強い感情を体験することを学ぶのである。これにはしばしば逆説的な効果がある。実際に「抑うつを予定」でき，抑うつによって生活が妨害されることなく，その設定された時間の制限を忠実に守ることができるようになると，患者は定期的にそのような時間を予定する必要性をほとんど感じなくなる。しかし，それは彼らにとって1つの選択肢としていつも残されているので，治療が終結した後でも，もし彼らが単に「憂さを晴らす」必要があると思う時は，それを達成するためのより破壊性の少ない方法を彼らは学んだことになるのである。

　演技的な患者は他人から承認や注目を得ることに非常に多くの労力を注いでいるので，構造化されたグループ認知療法はとくに効果的な治療様式になりうる。Kassら（1972）は，グループのメンバーは，主張性を強化したり，非機能的で過度に情緒的な反応を消去できるように援助する目的で集められていることを示した。ほとんどのパーソナリティ障害の認知療法と同様に，全体的に，治療期間は第Ⅰ軸障害の患者の治療よりも長くなる傾向がある。

　キャシーの治療は個人精神療法で始められた。認知療法の基本的な考え方を習得したので，治療を完成させるための1つのステップとして認知療法的グループ療法へと移行した。キャシーは，グループの中で最も演技的なメンバーであったため，すぐに「社交責任者」の役割を引き受け，曝露階層表での進行を演劇風に強化するための雰囲気作りをするようになった。キャシーの励ましによって，メンバーは拍手を送り，時には，とくに困難な課題を成し遂げたことに対して総立ちになって大喝采を送った。主張性とグループを楽しませ喜ばせたいという彼女のニーズに取り組む上で，そのグループは理想的な舞台を提供した。たとえば，あるセッションで，キャシーはジョークを言ったが期待した反応が

得られなかった。次のセッションで，グループは主張性について討論するために時間を割り当てることを決めた。キャシーは「では，主張性について話し合うということなので，この前のセッションで私がどう感じたかを知ってもらいたいと思います」と述べた。彼女は「私が何かおかしなことを言ったので，もうみんなは私を追い出すだろう」「私は何か間違ったことをしたのだ」「みんなは今の私とは違う私を望んでいる」という考えを正確に示すことができた。このことを討論しているうちに，彼女は，男性のグループ・リーダーがどのように反応するかということをとくに心配しているということを自力で明らかにすることができた。この討論，そしてこれらの思考への挑戦の結果，彼女は次の数セッションで，権威をもった男性を含めて他人から切り離して，自分自身が望んでいることや自分にとって最も良いことが何であるかを決めるという目標に取り組むことになった。

現在，重要な関係（夫婦関係）において問題が生じている患者にとっては，夫婦療法がとくに役立つことがある。夫婦療法によって，両者の対人関係のパターンとそのパターンの維持にそれぞれが寄与している様式を認識できるように援助することができる。

キャシーの場合，3年にわたって合計101回のセッションが行われた。治療を始めた時，彼女は広場恐怖のために働くことができなかったし，ベックうつ病評価尺度（Beck Depression Inventory）のスコアは24点であった。6回のセッションの後，彼女は仕事に戻ることができ，ベックうつ病評価尺度のスコアは11点（正常範囲）にまで低下した。彼女は治療の初期に急激な症状の改善を示したが，広場恐怖と抑うつだけでなく，演技性パーソナリティ障害についても持続的な変化をもたらすには，はるかに長い期間を要した。治療を終えてから2年後に，キャシーは何回か大きな危機，つまり，ある関係の崩壊，犬（最愛の友）を安楽死させたこと，そして母親の重病などを経験しなければならなかったが，一度も広場恐怖や深刻なうつ病を再発させることはなかったと報告した。これらの大きなストレスに対処する際には，「恐怖症に打ち勝つことができれば，どんなことにも対処することができる」と自分にいつも言い聞かせていたと彼女は報告した。彼女は問題の多かった関係を終わらせ，彼女の語るところによれば，安定して成熟した，そして，彼女を大切にしてくれる男性と結婚する約束をした。彼女は，生まれて初めて，素晴らしい異性と良好で堅実な関係をもつことができたと報告した。

結　語

　3年にわたる101回ものセッションはとても短期療法とは言えないが，キャシーが演技性パーソナリティ障害に加えて広場恐怖と再発性のうつ病の治療も受けていたことは，注目されるべきである。第Ⅰ軸の症状については，その変化はずっと短い期間で達成されうるが，私たちの経験では，演技性パーソナリティ障害そのものの特徴を変化させるのには，しばしば1年から3年の期間が必要である。たしかに，対照群を置かないいわゆるケース報告では，その有効性を語るのには限界がある。この障害をもつ人たちに対するこの治療法の有効性を示し，治療に必要な要素を明らかにし，そして，最終的にはどのようなタイプの患者がどのような治療技法に最も適しているかを結論づけるためには，実証的な研究が必要である。

第11章　自己愛性パーソナリティ障害

はじめに

　自己愛性パーソナリティ障害では，自己や他者についての広汎で歪んだ関心のパターンが認められる。自分自身についての肯定的な見方をもつことは，正常で健康的なことであるが，自己愛的な人は，自分が特別で優れているといった自己についての肥大した見方を示す。しかし，強い自信というよりも，自己愛は自己への没頭を増大させる状態をもたらす。自己愛者は高い地位を求めることにとても積極的で，競争心が旺盛である。なぜなら，表面に現れている地位が人の値打ちを測るものとして用いられるからである。他者が自己愛的な人の特別な地位を認めようとしないなら，彼らはこのことを我慢できない不当な扱いとみなし，怒り出し，防衛的になり，抑うつ的になる傾向がある。優れており特別だとみなされなかった場合は，自分は劣っており，重要な存在ではなく，無力であるという基底にある信念が活性化され，自己防衛や護身のための代償的方略が活性化される。

　自己愛的な人は社会的な地位にプライドをもっているが，それにもかかわらず，社会的相互関係における規範や期待を遵守する心性が驚くほど欠落していることがある。自己中心的で他者の感情に気を配らないので，自己愛的な人は友好的な交流をいらいらさせるような自己への没頭に変えてしまうのである。ごまかしの温かい振る舞いは，尊大な暴発，無慈悲な意見，鈍感な振る舞いによって台無しにされるかもしれない。他者の貢献を認めるといった単純な問題においても，また，複雑で深みのある大切な情緒を尊重するといった点においても，他人の欲求や感情への配慮が欠けている。彼らは他人の成功をねたみ，不当な競争相手とみなした人を嫉妬して批評する，あるいは，信用しないかもしれない。自己愛的な人はまた，高飛車であり，現実を直視せず，非難や過ちを他の人のせいにするかもしれない。

　限界や批判に直面した時に，自己愛的な人は敵意を伴った防衛的な態度をと

る傾向がある。他の人は，彼らが要求がましく，鈍感で，信用できないということに気づくかもしれない。とくに，情緒的なサポート源としては，影響を与えるのが難しく，尊大な振る舞いによっていらいらさせられる。自己愛的な人は，義務の渦の中に捉えられているかのような崇拝者たちの面倒はみることができるかもしれないが，親密さがしばしば欠けているため，長期的な関係はこじれてしまうのである。重要他者は，外的なイメージを超えたところを観察して，表面的な印象とはまったく正反対なものである自己愛者という彼らの私的な体験に気づくかもしれない。自己愛的な人は，自分が悪くみられるような，あるいは，自分の地位を高めることができないような人たちとは付き合いたくないと思っているため，これまでしばしばぶっきらぼうに他人を拒絶してきたのだろう。

　自尊感情に対する脅威となるような外的環境による困難は，概して，自己愛性パーソナリティ障害をもつ人が治療を受ける要因となる。受診を促進する出来事は，人間関係の障害，仕事でのトラブル，損失，彼らの自己像を脅かすような制約といったものであるかもしれない。しかし，彼らは自分の問題をありふれた言葉では理解せず，独特で複雑な患者であることによって，治療者を引きつけようとするかもしれない。時に，満たされていない誇大的な期待が長期間にわたって少しずつ蓄積し，通り過ぎていく好機や実現されない権利についての失望を引き起こす。抑うつ的な自己愛性パーソナリティ障害患者は，しばしば，能力と状態の早急な回復を求めているように思えるし，彼らを失望させ不当に遇した周囲の状況や人々に対する不平ばかりを口にする傾向がある。誇大的な感覚は，地味な成功やこれまでの人生のある時点において享受していた「特別な」地位を維持することができないことに対して，ひどく憤ることで明白になる。

　自己愛者はまた，不満を増大させた重要他者に命じられて，治療に来るかもしれないし，搾取的または攻撃的な行動や暴力行為のためにトラブルに陥った結果として，治療に来るかもしれない。自己愛的な人によってもたらされる対立は，典型的な場合は，誇大的で特権的な態度と現実の限界の間の食い違いを反映している。

　たとえば，27歳のミスティは医療技術者であり，美人コンテストにおける一流とはいえない経歴を有していた。彼女は，抑うつ気分を引き起こすことになった仕事や私生活での問題が立て続けに起こった後で，祖母にせかされて治

療を受けに来た。彼女は，自分の自己中心的な点や甘やかされた子どものような振る舞いに言及しながら，最近別れたボーイフレンドについてひどく不平を述べ，「だって，結局のところ，彼は私のおかげで昇進できたのよ」という考えをもっていた。自分を傷つけたことを訴えたいと述べた。今回のように，彼女の方からではなく，相手から別れようと言われたのは初めての経験だった。彼女はデートをたくさんして，もっと良い男性が現れるといつもその人の方へ鞍替えしていた。職場では，彼女には問題があり，カウンセリングを受けるべきだと言われていた。他の技術者の前で，主任の外科医から自分の行動の誤りを指摘された時に，大きな声で言い争いをしたために，そのようなアドバイスを受けたのであった。ついに，最近，彼女は事故のために駆けつけ州間高速道路の入り口の車道に駐車していたパトカーに衝突したことを含め，これまでの交通違反歴によって運転免許を失う危機に陥った。ミスティは事故による交通渋滞に巻き込まれていたが，「黙って何もせずに待っているのは嫌だ」と思った。彼女はスピードを落として入口の車道に近づいたが，そこでパトカーに衝突した。ミスティの問題は，自己愛性パーソナリティ障害の患者にみられるいくつかの問題要素を含んでおり，想定される彼女の問題は認知療法の適応になることを示している。

1. 歴史的視点

「自己愛」という用語は，古代ギリシャ神話のナルキッソスから来ている。その若い青年は，水面に映った自分の姿に恋をした。彼は自分自身にひどく恋い焦がれたため，その場所に根付いてスイセンの花になったのであった。心理学領域の文献で，最初にこの神話が引用されたのは，ある青年のマスターベーションや「自体愛」について記述したHavelock Ellis (1898) のケース報告の中であった。

その後，Freud (1905/1953) は，精神性発達についての彼の初期の理論の中に「自己愛的」という用語を組み込み，最終的に，彼は自己愛を，自体愛の後に来て，ゆくゆくは成熟した対象愛に移行する前の健康な発達段階として概念化した。対象愛の発達における大きな葛藤が，自己愛の段階への固着を引き起こすと考えた (Freud, 1914/1957)。

対象関係論者は，自己愛を，早期の発達段階における不十分な養育に起因し

た性格上の欠陥だとみなした（S.Johnson, 1987; Kernberg, 1975; Kohut, 1971）。周囲の世界を探索しに出かけては，保護を求めて養育者のところに戻ってくる行動を繰り返すことから「再接近期」と呼ばれる生後15カ月～24カ月の発達期間において，養育者の態度が一貫していなかったり，子どもの要求に応じられなかったり，子どもに対して自己中心的な要求をしたりするために，子どもはこのような外界への探索に際してしばしば不十分なサポートしか受けられないことがある。そうすると，傷つきやすい子どもは，発達途上の自己，いわゆる「自己愛の障害」に苦しむことになる。それを補償するために，その子どもは，誇大性や養育者の欲求を満足させるような偽りの自己を発達させるのである。怒りと特権は意識できる心からは分割排除され，偽りの自己を通して愛情を得ようと果てしない努力がなされる。このような自己愛の概念化において，絶えず感じられる無価値観や不適切感，そして，偽りの自己に起因する壊れやすい評価を守ろうとして成し遂げられた達成においても，意味や喜びが欠如するといった苦痛な感情が存在するのである（S.Johnson, 1987）。

　初期の頃のFreudの仲間であったAlfred Adler（1991/1929）によって発展した対人関係的な視点からは，パーソナリティ発達における重要な動因の1つは，他者と比較することから生じる劣等感を克服しようとして，奮闘することであると考えられている。彼はこの過程を「補償」と呼んだ。このように，他者と比べて自分のことを劣っていると思っている人は，まさにその領域において，成果を挙げようとして必死になるのだろう。このモデルによると，自己愛性パーソナリティは，他者と比較して自分は重要ではなく劣っていると感じている人が，それを補償しようとした結果だということになるだろう。

　Millon（1985）によって発展してきた自己愛の社会学習理論は，養育者の不適切さや補償仮説を省いており，主に親の過大評価に焦点を当てている。Millonによれば，子どもの自己価値についての感覚や特権意識を過大に膨張させてしまうと，内在化された自己像は現実を超えて誇張する。過剰に膨らんだ自己像は，期待外れに終わった時には怒りを生み，断続的な強化によって歪んだ自己像が維持される。できあがる精神内界の構造は，その人の膨張した自己像に制限されたものとなる。

　Young（1990）によって詳しく述べられているパーソナリティ障害に対するスキーマ・フォーカスト・セラピーのアプローチでは，いくつかの早期不適応的スキーマが挙げられており，それらは，早期の幼少時期に始まる相互交流

から学習された，無条件で自己永続的な信念である。自己愛性パーソナリティ障害は，制約の欠如と厳密な基準に関する早期不適応的スキーマと合致しているように思える。制約の欠如スキーマは，自己中心的で搾取的な行為と関係しており，厳密な基準は，優越感を得ようとして絶えず奮闘していることを反映している。

　自己にかかわる自己愛のテーマは，マスターベーションについての説明から，不適応的信念あるいは膨張した自己像によってパーソナリティ発達が阻害され停止したことで起こる障害にまで展開してきた。自己愛に関する精神力動的な研究は，広範囲にわたる現象学的見方を提供しているのだが，その多くの仮説について，実証的なデータが不足している。認知的アプローチは，自己愛について明らかになってきている事実とより緊密に関連しているし，患者と治療者の双方にとって，より取っ付きやすい治療戦略を提供している。

2．研究と経験的事実

　自己愛はある程度「潜在する」低い自己評価と関連しているという，広く知れ渡った考えを否定する実証的なデータがいくつかある（Baumeister, 2001）。自己愛者は，その特徴として，自分自身を他者よりも優れているとみなしており，自己記入式調査票では，中程度から高いレベルの自己評価を示すことが多い。実験研究と特定の患者群を対象とした研究では，自己愛と高い自己評価は，攻撃性や暴力と関連しているとされてきた。しかし，自己愛者はしばしば，臨床的に自己評価の障害を示し，自己評価を脅かされることに対して概ね非常に反応しやすいので，これらの関連を明らかにするには，患者集団と非患者集団を対象としたさらなる研究が必要である。

　自己確証理論によれば，自己評価はフィードバックを求める行動の背後にある動機となる力である（Swann, 1990）。幅広い文脈にわたって，膨張した自己像をもっている人は肯定的な空想を生みだし，それを維持する傾向がある。そこでは，彼らはポジティブなフィードバックを求め，自己概念の変容を防ぎ，他者に対して不快な要求をし，自己評価が低い人たちとはまったく違った行動様式である敵意や攻撃によって，不和に対処しようとする（Baumeister, Smart, & Boden, 1996）。自己像に対する肯定的な空想傾向は，攻撃的な行動，対人関係の欠損，望ましくない特性，大人の世界での仲間からの拒絶

(Colvin, Block, & Funder, 1995),若者の入院(Perez, Pettit, David, Kistner, & Joiner, 2001)と関連してきた。威張り散らすような人は,学問的な点でも対人的なスキルの点においても,自分自身を過大に評価し,非現実的な高い自己評価を承認するということが示されている(Gresham, MacMillan, Bocian, Ward, & Forness, 1998)。同様に,都市中心部の不良少年に関する研究では,彼らの自己評価は概して低くはなく,相当高い自己評価をもっていることが分かっている(Baumeister, 2001)。

自己愛と敵対的攻撃の関連が,様々な研究で観察されてきた(Kernis, Grannemann, & Barclay, 1989; Rhodewalt & Morf, 1995)。自己愛は,誇大性や自己顕示欲,他者に対する無関心(Wink, 1991)と同様に,支配や敵意(Raskin, Novacek, & Hogan, 1991)と正の相関がある。自己愛者の他者に対する攻撃的な振る舞いは,悪く評価されるといった自我に対する脅威に起因しているように思える(Baumeister, Bushman, & Campbell, 2000; Bushman & Baumeister, 1998)。暴力行為によって投獄されている人たちの中で,高いレベルの自己愛と自己愛性パーソナリティ障害は,とくに家系内に暴力の既往がある場合,家族に対する暴力のリスク指標となることが確認されている(Dutton & Hart, 1992)。暴力犯罪者についての別の研究では,彼らは,標準的な男子大学生と同程度の,中程度から高いレベルの自己評価をもっていた。一方で,暴力犯罪者の自己愛スコアの平均は,これまで報告されている集団のスコアよりも高かった(Baumeister, 2001)。しかし,Baumeisterは,誰かが彼らを侮辱したり批判したりしない限りは,「自己愛者は,他の人よりも攻撃性が低い」と述べている(p.101)。

BushmanとBaumeister(1998)は,高い自己評価それ自体と自己愛を識別するために,精神力動的な動機づけ理論を用いて,認知と感情を区分けしている。彼らは,「高い自己評価は,自分のことを良いように考えることを意味しているが,自己愛は,自分のことを良いように考えようと強く望んでいる状態である」と述べている(p.228)。彼らは,自己愛は高い自己評価の下位分類であると考えているが,自己像は,それが自我に対する外的な脅威に反応したものであっても,膨張し,安定しているのである。定式化の中では,特異的な認知の役割は練り上げられていない。

自己評価と自己愛は関連があるが,その2つの特性は同じではない。高い自己評価をもつ人は,必ずしも自己愛的ではないが,自分の価値についてはかな

表 11.1　DSM-IV-TR による自己愛性パーソナリティ障害の診断基準

誇大性（空想あるいは行動における），賞賛されたいという欲求，共感の欠如の広範な様式で，成人期早期に始まり，種々の状況で明らかとなる。以下の中の5つ（あるいはそれ以上）によって示される。
（1）自己の重要性についての誇大な感覚（例：業績や才能を誇示する，十分な業績がないにもかかわらず，優れていると認められることを期待する）。
（2）限りない成功，権力，才気，美しさ，または理想的な愛の空想にとらわれている。
（3）自分が「特別」であり，独特であり，他の特別なあるいは地位の高い人たち（または機関）にしか理解されない，またはそのような人たち（施設）と関係があるべきだと信じている。
（4）過剰な賞賛を求める。
（5）特権意識，つまり，特別に有利な取り計らい，または自分の期待に自動的に従うことを理由なく期待する。
（6）対人関係で相手を不当に利用する，つまり，自分自身の目的を達成するために相手を利用する。
（7）共感の欠如：他者の気持ちあるいは欲求を分かろうとしない，またはそれに気づこうとしない。
（8）しばしば他人に嫉妬する，または他人が自分に嫉妬していると思い込む。
（9）尊大で傲慢な行動，または態度。

注）アメリカ精神医学会（2000，p.717）より引用。アメリカ精神医学会が著作権を所有（2000）。許可を得て転載。

りの自信をもっている。彼らの評価は，実証された才能，業績，社会的な規範や機会の文脈で検分される結び付きについての現実的な自己評価に基づいている傾向がある。矯正的なフィードバックは，自己評価の劇的な喪失の引き金とはならない。自己愛性パーソナリティ障害の患者にとって，自己評価は表面的な成功によって確立され，この成功にとって問題となるようないかなる体験も自己評価を脅かすものとなる。彼らは，ナルキッソスが水面に映った自分の姿を眺めながらその場所に根付いたように，欠点のないあるいは強力なイメージの重要性に固く根付いたままなのである。欠点のないイメージを持てない場合は，劣っているという中核的信念が活性化される。

3. 鑑別診断

自己愛性パーソナリティ障害は，患者の中の 2—16％に認められる（DSM-IV-TR；アメリカ精神医学会，2000 年；表 11.1を参照）。併存障害としては，気分障害，中でも軽躁，神経性無食欲症，物質関連障害，中でもコカイン，そして，他のタイプのパーソナリティ障害，とくに，演技性，境界性，反社会性，

妄想性パーソナリティ障害が挙げられる。発達的な変化が，実生活における自己像と効力感に影響を与えるので，自己愛性パーソナリティ障害をもつ人は適応障害に陥りやすい。自己愛は，他の症状の存在や性別による期待といった文脈の中で，正確に見分けることが難しいため，併存障害としては過小評価されているのかもしれない。徹底した臨床評価によって，妄想性障害，とくに色情型／誇大型の精神病的な状態を除外すべきである。

自己愛の特性は，高い成功をおさめた人にも認められることを述べておくことは重要なことである（アメリカ精神医学会，2000年，p.717）。認知的概念化において，自己愛的な精神病理を区別可能な特徴は，素晴らしい成功と名声が得られないならその人は重要ではなく価値がないという信念である。

機能的な障害の証拠が，第Ⅰ軸障害と関連した感情面での障害と同様に，その人の現在および過去の仕事ぶりや対人関係，非倫理的な振る舞い，他者からの搾取（たとえば，ごまかし，セクシャル・ハラスメント），法律上の問題，誇大性と特権意識から来る経済的な問題の中に見つかるかもしれない。主観的な苦悩は，他者の不適切な振る舞いに対する怒りや失望，特権意識が最小限になっているか欠如しているような外的な状況や結果に対する不公平感に集約されている。

4. 概念化

劣等感から逃れるために特別であり優れていたいという自己に関する信念は，多くの要因が関与して発達する。自己愛的な傾向は遺伝しやすく（Livesley, Jang, Schroeder, & Jackson, 1993），劣等感や重要ではないという感覚を過剰に代償しようとする親にも，同様にみられるものである。正常なレベルの一時的な劣等感を受け入れて抑制することを学ぶかわりに，このような体験は，主として外的な象徴と確証を得ることによって，うち負かされる恐怖とみなされる。いくつかのケースでは，その人に対処する能力がなく，より顕著な劣等感と重要でないという感覚を引き起こすような否定的な状況があるのかもしれない。何とかして劣等感を打ち負かそうとし，肯定的な自己評価を維持しようとする試みは拡大されて，自己を誇大的に見せようとする方略を過剰に発達させることになる。他者は強力だと考えられており，自己愛者にとっては，他者に承認されることが自分に価値があるという感覚のためにはとても重要なこと

である。同時に，他者の欠点に注意を向けており，彼らの最も肯定的で優れた像を映し出すような人としか付き合わないというのも，自己愛的な補償方略の一部分である。より広範な経験がまた，自己を誇大に見せるやり方の過剰な発達を促進している。文化的に価値のある才能や態度，特別な状態が実際に存在することが，優れている，あるいは，特別であるというスキーマを強化するような社会的反応を引き出す。特権的で優越的な信念を支持してくれるような集団や団体に所属し，部外者を非難することは，このスキーマをさらに発達させることになる。ネガティブなフィードバックから距離を置き，自分を見せることや搾取的な行動を断続的に強化することは，自分が優れているという代償的信念を支持するものである。空想は，誇大性と自己への没頭についての認知的なリハーサルを提供し，さらに過剰に発達した方略を維持するものである。

　自己愛的な患者の行動方略は，成功を追求するという点においては，まったく適応的なものである可能性がある。しかし，彼らは強迫的に利己主義を実践し，自己像への脅威に対して頑なに過剰な反応をし，力のある地位を利用し，適応的なスキル，とくに話し合うことや集団への同一化を発達させないか，あるいは，活用しないということで，不適応を起こす一線を越えてしまうように思える。劣っているように見えたり，悪い気分になったり，特別な地位を失ったり，限界に直面したりすることはすべて，自己像を脅かすものと受けとめられる。私たちは，この自己像に対する脅威を「自己愛に対する侮辱」と呼ぶ。自己愛を侮辱されるようなストレスに直面すると，自己愛性パーソナリティ障害の患者は怒り出し，自己防衛を始め，他者に対して驚くほど無関心な態度をとる可能性がある。

　自己中心的な行動が他者の中に論争や不承認，嫌悪感を呼び起こすと，急な変化が起こるかもしれない。患者はこれを自己愛に対する侮辱と体験し，予想通りに怒り，防衛的になり，特別扱いを要求するようになるだろう。患者はまた抑うつ的になったり不安になったりして，自己や他者への批判的で懲罰的な考えを心に抱くようになる。なぜなら，自分には価値があり重要だという彼らの感覚は，絶え間ない成功と表面的な賞賛に依存しているからである。さらに，自己愛性パーソナリティ障害の患者は，不快な感情やネガティブな感情に対する耐性が低い。不平や要求，気分の苛立ちは，そのような患者に力強さを感じさせ，しばしば，優越感を回復するために，効果的に作用することがある。

　ミスティは，職場での問題や孤立，交通違反歴を抱えている医療技術者であ

るが,「かわいらしい女の子」であることは,他人によって「台無しにされる」資格を得ることであり,あまり魅力的でない人よりは,優れているということを意味しているにすぎないと信じて成長した。彼女の母親と祖母は,相当なお金を彼女の美人コンテストのためにささげてきており,彼女の成功を誇りに思っていた。ミスティの父親は,彼女が幼い時に痛ましい交通事故で亡くなった。彼女の母親は,自分たちの不幸な喪失を埋め合わせるために,彼女とミスティを「大事にする」ことを約束した人と再婚した。これは第1には,物を与えてくれるということを意味していた。ミスティと母親は彼を理想化することによって,彼が人生の成功者であることを証明しようと考えていた。夫婦は2人の男の子を産み,ミスティに家庭内で「特別な女の子」のままでいることを許した。しかし,彼女の弟たちは,「賢い子ども」であり,彼らはしばしばミスティを「馬鹿」だと言ってからかった。実際に,彼女は平凡な生徒であった。彼女の母親は,大家族の世話と社会活動への参加に没頭しており,子どもたちとの関係は,競争に勝つように努力しているかどうかという点に集中していた。彼女の家族は,ある宗教的な団体に所属しており,このことは,特別な礼拝を続けることによって,道徳的に優れ,地獄に行くことを免れ,天国に行く資格を与えられるという集団中心主義的な信念を支持していた。**表11.2**に提示されている認知的概念化は,ミスティの早期の体験と不適応的信念および方略の関係と,このようなパターンがどのように彼女の現在の問題に影響しているかということを要約している。

1) 自己愛の中核的信念

　自己愛性パーソナリティ障害の中核的信念は,自分は劣っている,あるいは重要ではないということである。この信念はある状況下でのみ活性化され,主に,自己評価が脅かされる状況に対する反応として観察されるだろう。もしそうでなければ,顕在化した信念は,「私は素晴らしい特別な人間である」とか「他の人よりも優れている」といったような優越を得るための代償的な見方となる。別の代償的信念は,「他人は,私がいかに特別であるかを分からねばならない」というものである。治療では,自己愛的な患者は,自分の特別な才能に対する賞賛を求めるが,劣等感を探索することには抵抗し,問題の原因が自分の外にあると考えたがる。

　治療で,ミスティは美人コンテストの体験と自分の才能について詳細に話し

表 11.2　ミスティについての認知的概念化

幼少時期の情報
親はあまり気がつくタイプではないが，気前良く物を買ってくれる。子どもが競争に勝つように頑張っているかどうかに，ほとんどの注意を払っていた。
弟と比べて知的能力が劣っていると感じていた。
格別美しい外見を持っており，それが彼女を特別で重要な存在にしていた。

中核的信念
「私は劣っている。それを補うために，特別でなければならない」

前提
「かわいらしいということは，私が特別で優れているということを意味する」
「私は，特別扱いを受けるに値する」
「人は，私を賞賛しなければならない」

対処方略
注目や満足を求めて要求を多くすることと人を利用すること。困難な状況に陥ったりフラストレーションが溜まると，人に不平を述べて攻撃する。

状況
仕事での批判。
自動思考：「いったいどうして彼は私にそんなふうに言うのだろうか」
自動思考の意味：「美しく見られないなら，耐えられない」
感情：怒り。
行動：感情を抑える。同僚を相手に発散する。

交通渋滞に巻き込まれた。
自動思考：「この状況を何とかする必要はないだろう」
自動思考の意味：「これくらいの問題は平気だ」
感情：いらいらする。
行動：クラクションを鳴らす。車のすぐ後ろを進む。スピード違反をする。

美人コンテストで負ける。
自動思考：「私には勝つ資格があった」
自動思考の意味：「彼らは私が劣っていると思っている」
感情：怒り，不安。
行動：判定についての不満を記録する。やみくもに物を買いあさる。

をしたが，経済的，対人的，法的な問題については話すのをしぶった。スピード違反やむちゃな運転については，不公平な状況のせいにした。「世の中には，運転の仕方を知らないで，私の車を避けようとしない人が多すぎるわ」と彼女はぐちをこぼした。

2）条件的前提

（1）優れていることの証明

　自己愛者は，確実な状況や有形の財産が，優れていることや特別な状態であること，重要であることの証拠であると考える。だから，患者は「自分が優れていることを証明するために，成功しなければならない」と信じている。そのような証拠となるものは，社会での影響力や収入のレベル，身体的な魅力，「ふさわしい」車や「ふさわしい」地域に住んでいること，個人に与えられる栄誉，独占的で他者からうらやましがられるような会社といった物質的なものである。しかし，誰もが，このようなものをその人が優れていることの証明であるとみなしているわけではない。達成や地位，所有物，社会的に認められていることが個人の値打ちを示しており，そうでないならその人は値打ちがないと信じることは，自己愛的な前提である。逆に言えば，自己愛者は「もし成功しないなら，それは私が無価値であることを示している」という前提をもっている。このため，このような表面的なものが失われたり，傷つけられたり，達成できない場合は，自己評価が急に下がってしまう。

（2）手段としての人間関係

　他者は，優遇を求める過程における目的や手段とみなされ，自己愛的な患者は他者と自分を比較したり，他者の価値を評価することに多くのエネルギーを費やす。もし，他者が自己愛者を向上させる可能性をもっているなら，その人たちは，理想化され，つきまとわれるようになるだろう。もし，他者が平凡であるか劣っていると感じられるなら，その人たちは忘れ去られてしまうだろうし，おそらく何かの利益のために利用され，そして，捨て去られるだろう。ある自己愛者がまさしく，「付き合うだけの価値のある人はほとんどいない。他の人は私をうんざりさせる」と言ったとおりである。他者の価値は，いかに彼らが自己愛者の役に立ち，自己愛者を尊敬するかで決まるのである。もし，彼らが自己愛者を特別扱いしないなら，このことは，彼らがその自己愛者を劣っていると思っているサインとみなされ，防衛的な反応を引き起こすかもしれない。自己愛的な患者は，他の誰かが，彼らが大切に思っている人から特別な注目を集めていると思ったなら，不安になり，このことによって関係が壊れるかもしれない。他人が正当な競合関係にあるというだけで，友情にひびが入り，家庭内の人間関係がこじれ，上手くいかなくなる。たとえば，ある自己愛的な

男性は，これまで自分を賞賛してくれたパートナーとのセックスによって，自分たちの子どもが生まれた時，妻から注目されなくなることに対して，反応してしまったのである。

ミスティは，人の価値を地位や容姿，頭の良さ，優れていることが世間に認められているような勝者であるかどうかによって，判断していた。彼女は「華のある人」や「人生の勝者」とだけ付き合いたいと思っていた。彼女は自分の容姿が人よりも優れていることを証明することにやっきになっていた。彼女は男の人に拒絶されると非常に屈辱的に感じ，自分の地位が脅かされたと感じた。

（3）権力と特権

自己愛者はまた，権力と特権を自分の優秀さを示すものとして活用する。自己愛者は，「もし私が権力を十分にもっていれば，間違いなく，すっかり自信をもつことができる」と信じている。自己愛者は，自分たちの権力を証明する手段として，枠組みを変えたり，一方的な決定をしたり，他者を支配したり，他の人たちには適用される規則の例外を求めたりするのである。権力を失うことは，自己愛性パーソナリティ障害の患者にとっては，危機的なものとみなされる傾向があり，敵意や抵抗，抑うつを呼び起こす可能性がある。

自己愛者は，優れた人は優れた判断力をもっていると信じているので，他者とのコミュニケーションにおいて，非常に性急に判断を下し，独断的で，強制的である。しかし，認知過程は断定的で，白か黒かの二分法的であり，頻繁に確認をする傾向があり，根拠のない推論が多く，他者に対して一般化しやすい傾向がある。他者の判断や意見は，専門家からのものであっても退けられる。一方，自己愛者がアドバイスを求める際には，通常は，相談相手が優れていることが重要なことになる。興味深いことに，そのような「優れた」人は，その問題がその人の専門としている内容とはかけ離れたものであったとしても，正しい答えを知っていることになる（たとえば，有名人であれば，経営に関する知識をもっていなくても，経営のアドバイスができることになる）。自己愛者は，自分の判断を強く確信しており（「私は何が正しいか分かっている」），他者を支配し命令することに快感を感じるが，他者から影響を受けることを不快に思うので，あらゆる種類の境界の侵害が生じる。自己愛者は，他者が自分の指示に従わない時には，困惑し，露骨な怒りを示す。正当性を疑われたり，間違っていることが証明されたりすることは，まさしく，自分に価値がないとい

うことになるのである。

　ミスティは，上司と口論している時に，同僚が自分の味方をしなかったという理由で，とても怒っていた。「私はそこでどうすべきか分かっているけど，彼は何も分かっていないのよ」というのが彼女の認識であった。

　権力に関するもう1つの条件的前提は，普通の規律や法，また，科学の法則をも免れようとする信念である。危険は遠くにあり，取るに足らないもので，容易に何とかなるものとみなされる。患者は，自分は「例外」であるとの強い信念をもっているので，危険が大きなものであったとしても，それを示すような証拠を頭から追い払ったり，積極的に歪めて認知するかもしれない。「私は特別なんだ。私はそういったことをしても大丈夫なんだ」という場合の「そういったこと」というのは，喫煙や飲酒，無謀な運転，浪費，過食，物質依存，情緒的な虐待であり，性的虐待や自傷行為さえも含まれる。この間違った例外についての信念は，時折，支持されないことがある。例外の原則が崩れる時には，「そんなことは自分には起こりっこない」というのが決まり文句になるのである。生命を脅かすような病気にかかったりして，どうしようもない障害に直面した時には，自己愛性パーソナリティ障害の患者は，自分で何とか対処しなくても他の自分より「劣った」人たちが体験するような情緒的な苦悩は免れることができると信じ続けることだろう。結婚が上手く行かないのではないかというような普通の考えですら，「そんなことは，私にとって簡単なことで，努力する必要なんかない」という信念に基づいて退けられるか，不愉快なものとみなされるかもしれない。

　自己愛者はまた，力をもっていることの証として「他人は自分の欲求を満たすべきである」，「他人の欲求によって，自分の欲求が邪魔されることがあってはならない」と考えている。このようにして，自己愛者は，自分は個人的な満足を得る権利があると迷いもなく思いながら，あらゆる状況に取り組む傾向がある。最良の席や大きなステーキ，寝室を一人占めしたりするといったようなありふれた例から，個人的な問題についての話し合いを完全に支配したり，生活費の過剰な配分を要求したり，過酷なまでにひどい相続要求をしたりするなど，自己愛者が自分の要求を主張する際には，他者のことを考慮するといったような配慮が欠けているように思える。もし，他の人が，素敵に見られたいとか，不都合なことから逃れたいというような欲求も含めて自己愛者の「要求」を満足させられなかったなら，その人は「罰っせられて当然だ」とみなされる

のである。

　ミスティは，自分が誰かと付き合ったなら，その人からの贈り物や宝石，お金，旅行などのプレゼントによって，「大事にされる」のが当然だと信じていた。彼女は，デート相手に，これまでもらったプレゼントや自分の欲しい物について話すことによって，「男の自尊心をくすぐる」才能をもっていることを自慢していた。そうすることで，彼女がその人に興味があろうとなかろうと，現在のデート相手に，もっと豪華で素晴らしいものをプレゼントして彼女を「大事にしたい」という気を起こさせるのである。もし，その人が要求を断れば，彼女は，彼の性行為を馬鹿にするような嘘を広めることによって，復讐するだろう。

（4）イメージの保持
　自己愛者は，「イメージがすべてである」と信じている。というのは，それが自己価値を決める鎧となるからである。自分のイメージを点検し，それを維持することが最高の関心事であり，彼らは常に自分が人目にさらされていると感じている。典型的な自動思考は，肯定的に認識される可能性を誇張するもので，地位の高い人や有名人と比較するようなものである。ある自己愛性パーソナリティ障害患者は，すっかり自信満々に「神が自分を賞賛しているのだ」と言った。よく見られなかったり，賞賛されなかった場合は，否定的な中核的信念とそれに関連した怒りや自分自身に対する疑念，怖れが誘発されるため，極度の動揺が引き起こされることになる。

　うわべの重要性に関する信念は，常にではないが，しばしば彼らが自分自身の延長であるとみなしている人にも及ぶ（たとえば，配偶者，子ども）。このように「私の子ども（配偶者）は，私が素敵に見えるように振舞わなければならない」という前提を持っているのである。このような考えは，他者に，困惑させるような二重拘束的な状況を生み出すかもしれない。もし，彼らが（自己愛者に従って）賞賛的に振る舞わないなら，馬鹿にされ，罰せられ，痛めつけられるだろう。もし，彼らが賞賛を受けたり，自己愛者の能力を疑ったり，より優れたことをした場合には，馬鹿にされ，罰せられ，痛めつけられる可能性がある。

　アマンダとルイスは，アマンダのためにできるだけのことをしたいと思っている彼女の両親の好意により，自家用の高級自動車の中での夫婦面接にたどり

ついた。夫婦間の緊張の原因は，アマンダが満足するようなことをルイスがしようとしないことに対する彼女の不満の増大に起因していた。彼は42歳だが，髪の毛が薄くなり，額の生え際が後退しており，スポーツの専門家としては肉体的に良い状態を保っていたが，腹まわりが少しだぶついてきているようにみえた。ほっそりとした体形のアマンダは，16歳の時から変わらないサイズであることを誇らしげに話した。彼女が満足するようなことをルイスがしようとしないのは，植毛に関することであった。彼女は植毛によって，彼が年齢相応の髪の毛を保持することができるだろうと考えていた。「私は太ったハゲ男と結婚していたくないだけなのよ」，「そのおかげで，私までみすぼらしく見えるわ」と彼女は不満を述べた。

(5) 価値のある貢献に関する前提

自己愛者は，自分の要求や他人の弱さを強調し，自分自身の美点や長所を並べ立てることによって，自分の価値を高めようとする傾向がある。「彼らは私を必要としている」，「私は彼らにサービスしてあげている」という言葉は，おおむね自己満足的，あるいは搾取的な行動を合理化するためのものである。自分自身のことを寛大で気高い慈善事業家，あるいは良き指導者だとみなすことは，他人のリスクや損害を最小限に見積もったり，否認することになってしまう。それが努力の結果であるとしても，自己愛者は他人に生じている利益を大いに誇張し，他人の反応を過度に好意的なものと誤解する。不寛容あるいは権利を侵害したという理由で他人を責める時でさえ，自己愛者は，そうすることを「彼らのために必要なお仕置きなのだ」と考える。

ミスティは，家賃を支払うことなく，祖母の家に住んでおり，祖母に，衣服や装飾品のみならず，高価な化粧品や定期的に行く美容院の費用も「必要経費」ということで出してもらっていた。祖母はこのような費用を捻出するために，小売店の事務員としてパートタイムの仕事をして働き，ひどくなっていく関節炎にも何とか対処していたのだが，ミスティは，祖母は役に立っていて幸せだと感じるために彼女にお金を与える「必要がある」と信じていた。

(6) 感情についての前提

自己愛性パーソナリティ障害をもつ人は，さびしさや罪悪感，不安定さといった感情を，自分の弱さを示すものであり，肯定的な自己像を脅かすものだと考

えることによって，そのような感情の否定的な意味を過大評価しているように思える。一方，解き放たれた怒りや自分に対する賞賛と関連した危険は，最小限に見積もられるか，まったく否定される。自己愛性パーソナリティ障害の患者は挫折に対する耐性が低く，望みが容易にかなえられるというだけでなく，肯定的な強化を受ける安定した状態に留まることを期待している。このようなことが起こらなかった時には，その人は，私たちが以前に名づけた「自己愛に対する侮辱」を体験するのである。条件的前提は，「もし私に欲しいものがあるなら，それを手に入れることがとても重要なことである」，「私はいつ何時でも，幸せであり心地よさを感じていなければならない」，「私が幸せでないなら，誰も幸せになれるはずがない」，「幸せであるためには，特別だと感じる必要がある」といったような考えである。自己愛患者は，「弱さ」と関連している傷つきやすさを馬鹿にし，我慢できないものとみなすかもしれない。彼らは，問題や心配事について議論することに，まったく気乗りがしないのだろう。というのは，それは彼ら自身のイメージを傷つけることになるし，他人に自分の「弱さ」を知らせることになるからである。重要他者についての懸念を表明することは，唯一耐えられることなのだろうが，喜んでそうするわけではない。なぜなら，自己愛者は劣っているとみられることを恐れているからである。治療では，自己愛性パーソナリティ障害患者は「弱さ」について話し合うことを嫌がるかもしれないが，同時に，自分たちの幸福感を治療者がいくらかでも取り戻してくれることを期待しているのである。

3）積極的な代償的方略

　自己愛者は，非常に積極的に自分自身を誇張するような信念を強化し，不快や傷つきを体験することを避けようとする。彼らは大きな夢をもち，名声や理想的な愛，権力を求める。望まれる権力は，富や支配的地位のような客観的なものであるか，あるいは，重要な権威や他人への影響力といった対人的なものだろう。このような努力の目的は，賞賛を得ることや，優秀さを誇示すること，苦痛や評価の喪失に対して強くなることである。このような行動目標を示す方略が少なくとも3つ存在する。これらの方略では，患者が批判されたり，能力を疑われたりしたなら，自己や他人に対して虐待的で暴力的な振る舞いをする可能性がある。

（1）自己を強化する方略

　自己愛者は，こびへつらう反応を求めたり，尊大に振る舞い，自分より下の地位の人を見下すようなやり方で，自分の権力と重要性を強化しようとする。このような方略は，「私がどれほど重要で，影響力もっているか分かっただろう！」と言っているかのようである。

（2）自己を拡大する方略

　自己愛者は，地位や完全な物，力を象徴するような物を真剣に得ようとする。物を所有することに強くひかれて，情緒的にもその物の状態に気をとられてしまうのである。彼らの信条は「私には最高の物が似合っている」といったものになるだろう。他の人の場合は，自己を拡大する方略は，主として達成や評価に絞られていて，外見や物についてはあまり気にかけていないようにみえる。

　自己愛者は，仕事に大金をかける，徹底的にスポーツに打ち込む，デートや結婚をする，美容形成手術を繰り返す，世界中を旅する，娯楽に夢中になるというように，特別な生活をもたらすものなら何でもよいといった，危険をはらんだ自己拡大の努力を続けるかもしれない。このような危険な企ては，躁的あるいは軽躁的な印象を受けるが，それよりも目的がはっきりしており，受け入れられるものであり，躁状態のような無秩序さはない。他人によく見られたり，より大きな達成を成し遂げたり，重要な権力闘争に勝利したりする可能性がある時には，自己愛者は，その行動を止めて結果について考える理由をほとんど持ち合わさないだろう。

（3）自己を保護する方略

　自己愛的方略の中で最も有害なものは，歪んだ自己像に対する脅威を避けることが目的となっているものである。脅威は独特のものであり，多くの様式で知覚される可能性がある。しかし，予測可能な脅威は，個人の反応や評価を含んだコメントと関係しており，もし，そういった反応やコメントがまさに自分の望むようなものでなければ，批判されたと受けとめられるだろう。彼らの意見に賛成しないなら，それは適切な「尊敬」や賞賛を示していないことになり，彼らの信念に疑問を抱くことはすべて自尊感情を脅かすものとなりうる。「イメージがすべてである」ため，自己愛者を脅かす恐れのある状況は，皆の前（あるいは，大切な誰かの目の前）で醜態をさらすことである。友だちのいる

ところで偶然発せられた些細なひと言が，自己愛を侮辱されたという理由で，その後に起こる「爆発」の原因となるかもしれない。他の人は，自己愛者は防衛的であり，受容的でなく，建設的なフィードバックに対して，たとえそれが如才なく思いやりのある方法でなされたとしても反応しないものだと思いがちである。

自己愛は，状況に関連した防衛が一線を越えて破壊的行動や暴力的行動へ向かう場合の危険因子である。自己愛者は，社交場面で噂話を引き起こしたり，相手を避けたり，価値を切り下げるようなことを言って，他人に対して破壊的に振る舞うかもしれない。相手を怖がらせるために，暴力を暗示するような脅し文句を言ったり（「後悔するぞ！」，「誰と話をしているのか分かっているのか！」），懲らしめるという理由で，はっきりと身体的な暴力をふるったりすることが，稀ではあるが不幸にも生じることがある。

「課長」が家族6名を殺害した容疑で逮捕され，その後，自己愛性パーソナリティ障害と診断された。課長の残虐な行為は苦難とストレスが続いた後で起こった。彼は妻と別れたが，小さな子どもたちの保護監督権をもっていた。仕事を休むことで経済的な損失が生じ，家具を失い，家の中にはベットやイスが無い状態であった。伝え聞いたところでは，彼の別居中の妻は，機会を見つけては電話してきて，新しいボーイフレンドの性的な能力や新たな成功を含めた物質的な豊かさについて話すことで，彼を馬鹿にした。課長はしだいに怒り始め，そのボーイフレンドが「自分のものよりも大きなものを持っていた」という考えと，子どもたちが母親とそのボーイフレンドから物を与えられ，自分を捨ててしまうのではないかという考えで，頭が一杯になった。自分の力を主張するために，彼は妻とそのボーイフレンドを殺害する計画を立てた。その日，彼はこの計画を実行するために出かけたが，まず4人の子どもを1人ずつ銃で撃って始末した。そうすれば，妻とボーイフレンドが子どもを世話することはもうないからであった。彼は，彼女の母親の家にいる妻を見つけて殺害した。それから彼は，彼女のボーイフレンドを6時間にわたって追いかけまわし，最終的に，傷を負わせたが殺しはしなかった。詳細な心理学的評価は，その殺人は，課長の自尊心に対する侮辱を振り払うために行われ，彼に脅威をもたらす人を処罰し，権利を守るためのものであったという見方を支持した。

5. 治 療

　自己愛患者は，FreemanとDolan（2001）が述べるところの「反考慮期」のステージにいる状態で治療にやってくると予想される。前考慮期と考慮期の間にあるこのステージでは，患者は変わることに反対している。心の底では，「今のままで幸せなんだ。ここに来る必要はないし，変わる必要もない。その上，あなたには私を変えることはできない」と言いたいのである。苦しい状況にいる時でも，自己愛患者は治療について両価的な思いをもっており，自分を評価することに気乗りしないものである。というのは，そうすることは，自分が劣っているという否定的な中核的信念を活性化させる危険があるからである。この障害の自己擁護的な方略は，苦しみの原因を外部に求める。何かが違っていなければならないのだが，それは彼らが変わる必要があるということではない。善意の治療者が，第Ⅰ軸障害の治療における標準的なやり方で，変化を起こすために行動することを勧めると，非生産的な争いと防衛的な抵抗が生じることになるだろう。

1）共同的戦略

　この障害の防衛的な特徴と激しい方略は，容易に治療者の苛立ちや防衛的な態度，不安，判断ミスを引き起こす。批判と甘言の両方が，自己愛者が用いる対人的方略である。初めての面接においてさえ，自己愛性パーソナリティ障害の患者は，治療者のオフィスの配置や装飾を批判し，治療者の価値を疑ってかかり，スタッフに対して尊大に振る舞い，特別な治療を期待するかもしれない。このような不適切な振る舞いによって，患者に共感したり，情緒的な絆を作り上げることが難しくなるのである。代わりに，自己愛患者は治療者の目をくらませようとしたり，治療者を自分を取り巻く「特別な」仲間の一員に引きこもうとして，お世辞を言ったりするだろう。誇張したり，理想化するような意見を病理的なものだと見抜くことが重要である。そのような意見は，ある程度の患者において通常出くわす可能性がある肯定的な反応からは逸脱しているため，注目に値するものである。たとえば，患者は治療室の窓から見える素敵な眺めについても，しばしば意見を言う可能性がある。しかし，自己愛患者は，自分自身のオフィスのためにその景色を切望し，地位を測る物差しとして，そのよ

うな窓を評価するのである。

　このような方略と強化に対する期待や反応に，波長を合わせておくことが重要である。最も重要な治療戦略は，自己愛的な信念や方略の概念化に基づいて一貫して取り組み，患者の反応に合わせて自分の期待を調整することだろう。治療者が，認知療法のテクニックをスムースに導入できることを期待しているなら，失望することになるだろう。自己愛的な患者は，自分に問題があると思っていないことと，原因を自分以外のところに求めるということを含めて，共同的治療を妨害するように振る舞うという重大な問題をもっている。彼らが治療者からの何らかの影響を受け入れるようになるためには，自分の問題について考えることを繰り返し勧められる必要があるだろう。彼らは治療を脅威とみなしているので，治療を自己を強化する過程とみなせるようになるためには援助が必要である。彼らは，特別な治療を受ける権利があると思う傾向があり，具体的で標準的な勧めを取るに足らないものとみなしてしまうのである。彼らは，努力をせず，リスクも負わずによい気分になることを期待しており，自分たちが何かを学ぶことを期待されると不愉快になるだろう。さらに重要なことに，治療者があまりにも早く認知療法的アプローチを諦めてしまい，このような困難を自分自身の治療スキルだけのせいにしてしまった場合は，パーソナリティの不適応的な側面が取り扱われないままになるかもしれない。

　自己愛的な患者との治療では，患者の長所やそれに関連したものを賞賛し，支持し，必要に応じて構造を修正することが大切である。治療関係についての患者の期待に応えて患者に治療を続けさせるためには，適切な意見やコメントが必要であるが，望ましい行動を強化するためには戦略的に行われなければならない。

　自己愛的な患者に対する情緒的な反応は，それがポジティブな場合でもネガティブな場合でも，時には正常なレベルを超えるので，治療者の普段の対処スキルを相当難しくすることになる。治療者は，患者の不法で，不道徳で，暴力的な行為に反応して，反感や嫌悪感を覚えるかもしれない。あるいは，治療者は，この明らかに目ざとく説得力のある人のお世辞や承認によって，魅了され，そそのかされるかもしれない。ある種の反応は，治療の完全性への脅威を示唆しており，治療的な反応を概念化する必要性を示している。治療者が患者に対して抱いた独特で強い感情反応に対して，別の見方をしたり対処方略を見出すために，非機能的思考記録のような認知療法のツールを用いることがとくに役

に立つ。普段と同じように，脅しや危険な行為，治療構造を破壊するような行動に対処するために，倫理的で法律に乗っ取った臨床ガイドラインを忘れないようにしておき，必要があれば誰かに相談するのが賢明である。

2）具体的な介入

　自己愛性パーソナリティの治療において，主要な標的となる領域は，①技能と目標達成のためのスキルを改良し，成功の意味を検討すること，②他人との境界や他人の見方をもっと認識できるようになること，③自己価値に関する信念と感情を探索し，他の建設的な方法を発達させることである。様々な認知療法のツールは，これらの標的となる領域における問題状況についての情報を収集し，仮説を検証する過程において，自己愛性パーソナリティ障害の患者をガイドするのに有用である。寄与因子についての円グラフは，優先順位を明らかにするだけでなく，より広く複雑な視点から考えるために役に立つ方法であろう。ロールプレイ，とくに役割を交代したロールプレイは，共感を促進し，境界と他人の見方を理解するのに効果的である。批判される状況や権利に関する不満に対する拡大した情緒反応は，スケールを使った方法や選択肢の再検討，代替手段によって弱まるかもしれない。段階的な課題における目標設定と持続性が，空想的な満足に過度に依存するという問題を解決するために有用な方法である。誘導による発見へとつながる様々な質問は，自己についての誇大的な信念と前提を探索し，より適応的な代替となる見方を発達させるために用いることができる。認知催眠療法も，自己愛的思考を，とくに構造的に，あるいはスキーマレベルで修正するのに役立つ方法であろう（Dowd, 2000 を参照）。Dowd（2000）の言うように，治療者と患者の相方が十分にこの特別な介入法を用いる準備ができていることが重要である。

（1）問題リスト，アジェンダ，治療に対するモチベーション

　自己愛性パーソナリティ障害の患者は劣等感にさらされることを恐れているので，患者によって報告された特異な困難に基づいた具体的な問題リストをできるだけ早く作成しなければならない。治療を受けることに対する両価的な思いは，そのリストに載っている問題を取り扱う1つの方法として，治療を活用することの利益と不利益を再吟味することによって解決することができるだろう。このような構造によって，患者は治療を肯定的にみて，自分の役に立つも

のとみなすことが可能になるのである。時には，非常に成功した有名な人を含めて，あらゆる職業の人が治療を活用できること，また，おおむね患者は治療を肯定的なものとみなすということを，それとなく仄めかすことは役に立つことである。特別な問題が不快な感情を引き起こす可能性もあるが，患者は治療者の手助けや助言を喜び，治療に来るのを待ち望むようになるだろう。さらに，彼らは治療者といっしょに取り組みながら，治療過程と治療の有効性を評価するだろう。

　特別な機能的問題に取り組む過程でラポールが形成されるにつれて，特異的な自己愛的信念とその強さを評価するために，パーソナリティと信念に関する質問票（Personality Belief Questionnaire）のような構造的なツールを用いることができる。この評価は，その後さらに，患者と治療者の間で共有されるケースの概念化へとつながるものであり，中核的信念の修正について検討することができるものである。この問題リストに凶悪な犯罪行為を含める場合には，さらなる治療戦略が必要になるだろう（しかし，暴力的な強迫などの犯罪の問題を広く取り扱うのは，この章の範囲を超えている）。

　①目の前の危機や破壊的行為を取り扱うこと，②第Ⅰ軸障害の症状に焦点を当てること，③経験と誘導による発見を通じて基底にある信念を修正すること，が通常は役に立つ。パーソナリティの再構築（たとえば，「私はミスティを謙虚で愛他的な人間にしなければならない」）といったような大きな目標の代わりに，適応的な方略（「ミスティが祖母と他人を不当に扱うのをやめて，現実的な仕事の目標を達成し，自己愛に対する侮辱に上手く対処し，自己評価についてもっと適応的な信念を形成するのを手助けする」）を促進することに焦点を絞ることが大切である。

　すでに述べたように，ミスティは，祖母の提案も含め，複数の人から勧められて治療にやってきた。彼女はどうして自分が変わる必要があるのかよく分かっていなかったが，最初の12回の治療セッションを受けることには同意した。もし彼女が，治療が役に立つと思ったなら継続できるようになっており，対人関係における失望と仕事の目標についての不満，運転に関する法的な問題に焦点が当てられた。彼女は，尊敬していた有名な女優が雑誌のインタビューの中で「健康的な関係を維持する」ために，夫婦療法を受けていることを明かした記事を読んでから，治療を受ける方向に順調に気持ちが傾いた。それを心の中にしまいながら，彼女は実際に，治療セッションを，弱さや困難へと繋がる恐

ろしいものとしてではなく自己を強化する機会として，楽しみに待つことができるという考えを好むようになった。

ミスティは，どの問題に最初に取り組むかについてとくに希望をもっていなかったが，セッションでは自己を誇大的に話す傾向があった。彼女の治療者は，そのようなことが生じた際には認知モデルについての簡単な説明を繰り返した。

治療者：ミスティ，私は治療を始めるに当たって，あなたがとても積極的に取り組んでいることが分かっています。そのような姿勢が，多くの場合，あなたの役に立つと思います。

ミスティ：ありがとう！

治療者：どんなことで気分が良くなるのかを書き留めておくことと，成功から学ぶことが役に立ちます。でも，私たちが作ったリストの中の少なくとも1つの問題に取り組むために，きちんと時間をとるようにしましょう。今日はどれにしますか？

ミスティ：そうですね。それでは，土曜日に経験した重要な事柄について話をしたいと思います。

治療者：分かりました。その話を聞かせてください。もし，その話から自動的に問題リストのテーマに行きつかなかった場合は，決められテーマについて取り組むために10分くらいで話題を切り替えるようにしましょう。それでいいですか？

ミスティ：いいですよ。それでは土曜日の話に戻りますが……。

（2）目標達成と成功の意味

高い目標を達成することは，自己愛性パーソナリティ障害の価値観とアイデンティティにとって，中核となるものである。しかし，たいていの身になる経験に付随する多くの努力と不満が，高い確率で否定的な中核的信念を誘発するように思われる。現実的な熟練や達成が，特権的な振る舞いと過度な空想への依存，融通の利かない誇大的な期待，努力不足によって，しばしば邪魔される。ある程度の成功，あるいはケースによっては顕著な成功が成し遂げられた場合でも，その成功から導き出された意味はその人の価値感に基づいているため問題となり続ける。認知的技法と行動的技法の両方が，より効果的な目標達成と成功の意味についての信念を検証するために用いられる。

経歴についての野心を探索する中で，ミスティは大きな美人コンテストで優勝して女優になり，最終的には映画で賞を獲得することを空想することがよくあることを報告した。彼女はオスカー賞をテレビで見て，「自分がそこに居るべきだ」と思うのであった。しかし，彼女の不満の面白い部分は，女優業を夢見るだけで，それ以上のことはほとんど何もしないことから来ているように思われた。彼女は理想的な未来を空想していた（そして，それについてほとんど何もしなかった）ので，他の目標について，ほとんど注意を払っていなかったのである。

ミスティが優先順位を明らかにすることを手助けするために，治療者は人生の望ましい達成（夢）について，円グラフを作成することを勧めた。有名な女優になるという野心の他に，彼女は幸福で長く続く人間関係と家族とのつながりを望んでいることも認めた。彼女の現在の優先順位に基づいて比率を決め，（治療者のいくらかの促しによって）女優に40％，デートに30％，友人と家族に20％，お金を稼ぐことに10％を付けた。次にミスティと治療者は，夢がかなうのをただ待っているだけでなく，優先事項を実現するために可能なステップを考え出した。ミスティが女優の夢をかなえるために選んだ段階的な課題は，映画とビデオの「エキストラ役」のオーディションを受けること，女優の研修会に参加すること，有名な作品が上演されている地方の劇場でパートタイムの仕事をすることであった。

この練習の重要な部分は，ミスティが小さなステップで進んでいく時に彼女の反応を話し合い，このような努力を軽視しばかにするといった否定的な反応を捉えることであった。彼女の日々の活動の中で，このような反応を追跡するのに非機能的思考記録が役に立った。彼女は否定的な反応の理由を探索することができたので，優秀さと成功とそれに関係した価値についてのいくつかの重要な信念について，正確に述べることができた（たとえば，「私は主役でなければならない。もしそうでないなら私は無価値である」）。このことによって，彼女の目標についての固執と柔軟性（主役ではなく脇役）が価値ある結果をもたらしたかどうかを検討するための実験を行うことができ，基盤にある信念をさらに検証することが可能になった。

期待や夢がかなわず問題が生じる時に，何度も繰り返しくよくよ考えることや努力の必要性を軽視すること，不完全な結果を軽蔑したり放棄することは，最高の業績に対する同様の頑なな期待に起因している。さらに，自己愛性パー

ソナリティ障害の患者は，彼らの進歩を損なった搾取的あるいは攻撃的な行為を軽視するか否定するだろう。

　3つ目の会社から解雇された投資仲買人のスコットは，「こんなことが自分に起こるはずがないんだ」と不満を述べた。彼は，当然自分が享受すべき成功について，絶えず考えを巡らせており，仕事において昔の同級生と自分を比較しては怒り，「彼らの成功が僕を苦しめているだけなんだ」と述べた。彼は「少なくとも」100万ドルの給料を得ることを期待しており，同僚に対する彼のセクシャル・ハラスメントについての不満が職を失ったことと関係していたに違いないとは考えなかった。スコットは，他人のこれまでの成功と自分の能力を比較することは，おそらく最大の利益をもたらすものではないという考えを受け入れた。さらにしぶしぶではあったが，彼は，セクシャル・ハラスメントとそれ以外の仕事上のミスについて何度も（そして間違いなく）非難されているにもかかわらず，社会的に「評判の良い」会社と100万ドルの雇用契約を結ぶことの実現可能性について探索した。最も困難だが重要なことは，彼が，期待した成功の意味について考え，他の目標が価値のないものだとする信念を修正することであった。

　特権意識が傷つけられることに対する嫉みと怒りが問題となる時，もう1つの有効な戦略は，患者にとって利益になるということに同意してもらうことであり，そして，一方で現在の行動の利益と不利益を評価し，代替案について問題解決的な議論ができるように導くことである。たとえば，ミスティは，他人は自分の進む道の妨げにならないようにすべきであり，そうすれば容易に目的地に到達できると信じていた。治療者は，たしかに他の人が道をゆずってくれたとしたら何も妨げなく進めるので素晴らしいことだろう，とその考えを受け入れた。しかし，そのようなことが起こる確率は低いということを考えたなら，このようなストレス状況に対処するためにどのような選択肢があるだろうか？

　そのような甘い考えが，ミスティを免許を失うというような瀬戸際に追いやったのであり，罰金や保険料，自動車の修理のために数百ドルを支払うという結果を招いたのである。ミスティは，遅い車のすぐ後ろにつけることをやめ，交通渋滞の際に自分を落ち着かせるような考え方を試してみることを含めて，少しばかり自己をコントロールするといった修正を試みることに同意した。権利の侵害に関連した怒りを取り扱うもう1つの戦略が，DiGiuseppe（2000）によって実際的に示されている。

治療的に良い関係が十分に形成されているなら,治療者は権利に関する信念の背後にある論理を探索することを選択し,この構えを支持することに対して穏やかに疑問を呈し,権利を放棄することに関連した意味を探索するかもしれない。このような譲歩が得られたとすると現実的な損失は何になるのだろうか？

何かを進めていくことを選択することによって何が得られるのだろうか？たとえば,ミスティは,自分を「大事にしてくれる」証としてデート相手にプレゼントを要求するといったことをやめることによって,何が得られるのかを考えるように勧められた。スコットは,少しランクを下げて「二流あるいは三流の」会社で仕事をするようにして従業員間の規則を遵守することで得られることと,毎日コーヒーショップに座って当然手にしていたはずのことについてあれこれ考えをめぐらすことで失いつつあるものを,比較してみるように勧められた。

(3) 対人的な境界と他者に対する見方

自己愛性パーソナリティ障害をもつ患者は社会技能訓練を受けることを自己愛に対する侮辱とみなしがちであるが,患者の中心的な課題は対人スキルの改善である。それは,基本的な社会技能以上に,傾聴し,共感し,心遣いをし,他者の感情の影響を受けるといったより親密なスキルであり,それらは自己愛性パーソナリティ障害の患者に欠けているものである。その代わりに,自己愛的な人は他者との関係において,批判し,操作し,支配的に振る舞う傾向がある。対人的な境界とものの見方に焦点を当てておくことが,最小限の抵抗のもとでこれらの問題にアプローチする方法を提供するのかもしれない。吟味されるべき特別な境界には,自己と他者へ向ける注意の境界だけでなく,他者との身体的な境界,性的な境界,社交的な境界,情緒的な境界が含まれるだろう。他者の視点に注意を払うという方略は,セッション中の治療者のフィードバックによる教示によって形作られるだろう。さらに,評価することと比較することは情緒的な境界への侵害とみなされる可能性があり,価値判断を含まない説明と受容がより共感的でていねいな代替手段となる。

祖母の健康と心理的健康感について数回調査した後で,ミスティは,2人の間にどのような境界があり,どの程度彼女が祖母の考え方を理解しているかという点から両者の関係を検討してみることに同意した。彼女は意見をはねつける傾向があったが,祖母が自分の人生において重要な人物であることは認めた。

治療者は，祖母の立場に立ってイメージしてみることと，共感的直面化によって，祖母の欲求と限界についてより共感的になれるようにミスティを導いた。

治療者：そうなんですね。特にあなたが夕食の時間までに家に帰って来ない時に，お祖母さんはイライラすることがあるのですね。彼女がどんなことを考えていたのかイメージするようにしてみましょう。お祖母さんになって，あなたに対してどうしてそんな変わったことをするの，と言っているところをイメージできますか？
ミスティ：私は仕事に疲れていて，関節炎で痛みがあるわ。歩き回るのが難しいので，夕食の準備をするのはほとんど不可能なのよ。すぐにでもベッドに行きたいわ。
治療者：あなたのお祖母さんは，その年齢で仕事に行って，あなたにも多くのことで頼りにされることがストレスになっている可能性がありますか？
ミスティ：あら，彼女は喜んで私の世話をしているし，私を幸せにしたいと思っているわ。
治療者：私も彼女があなたを愛しており，あなたを幸せにすることに喜びを感じていると思います。でも，彼女が疲れていて，痛みがあって，自分自身のためにもお金が必要な状況で，働くことのストレスは，肉体的あるいは情緒的に彼女を傷つける可能性があるのではないでしょうか？
ミスティ：分からないけど，可能性はあると思うわ。
治療者：彼女の感情についてもっと尋ねてみて，この仮説を検証するための証拠を集めてみませんか？
ミスティ：そうするわ。
治療者：分かりました。どうすれば，実際にそれができるか話し合いましょう。

　自己愛的な患者は，躁状態の人たちと同様に，とくに他人からの肯定的な反応を過大評価する傾向や，他人の時折問題となる行動の肯定的な影響を誇張する傾向がある。他人を傷つける恐れのある患者には，リスクや損害，特別扱いについての歪曲と彼らの行動の潜在的な影響についての理解を促進することに，徹底して焦点を当てていく必要がある。

（4）自己と感情に関する不適応的信念

　自己と感情についての硬直した評価と不適応的信念は，自己愛性パーソナリティ障害の治療において，取り組まねばならない3つ目の問題である。

　まず最初に，自己愛についての歪んだ自己確信は，自分の信念について批判的に考える患者の能力に相当な影響を与えるかもしれない。影響を受け入れたり，外部からの情報に適応するために態度を変えることは，自己像を脅かすことにつながる弱さや力の喪失とみなされるかもしれない。たとえば，自己愛性パーソナリティ障害の患者は，「いったん決断したら，どんなことがあってもそれをやり遂げるべきである」ということや，「もし考えを変えたとしたら，弱く劣ったようにみられるだろう」ということ，そしてさらに，「影響を受け入れることは他人を勝たせることになり，敗北を受け入れることは屈辱的なことだ」ということを信じているのだろう。自己愛的な人の心のイメージの中には「自信に満ちた成功者は，決して後退せず，態度を変えることもない」という考えがあるのだろう。このような信念に代わるものを探索することは，自己愛的な信念に取り組む過程において重要なステップとなるものである。1つの選択肢は，代わりとなる信念に基づいてやってみる理由と事情を明確にすることである。たとえば，自信をもった人でさえ，危機的な状況や親しい人との関係といった一定の文脈においては，態度を変えるのである。

　どんな時にも心地よく，幸せであり，自信をもてていると感じる必要があるという自己愛性パーソナリティ障害の信念は，もう1つの重要な問題である。患者が肯定的な状態を継続的に取り戻すために（特に）治療者が行動すべきであるという暗黙の，あるいは明確な要求が存在するかもしれない。しかし，この無意識的な反応は，おそらく否定的なスキーマの活性化を最小限にするための回避的な方略なのだろう。自己愛性パーソナリティ障害の患者の中には，気分が悪ければ，そのことは能力がなく不十分だということを意味しており，自信をもった優れた人は，失望や怖れ，寂しさ，不安，あるいはその他のネガティブな感情には無縁だということを信じている人もいる。「能力を疑われたら，自分を守らなければならない」とか「誰かが私を批判するのを許してはいけない」といったような，自己の肯定的なイメージを守る必要性についての信念がこれに関連している。

　情緒的な体験を受け入れるための最初のステップは，単純に共感的なサポートと承認を提供することなのかもしれない。第2に，ポジティブな感情がずっ

と続くことを期待することが，直接どのように自己敗北的なものに繋がるかを指摘することが役に立つかもしれない。というのは，そのような期待のもとでは，ネガティブな感情は自己評価への脅威となってしまうからである。さらに，治療者は，特定の感情に対する患者のさげすみや拒絶に対して注意を払うことができ，「私は愚かで，傷つくことに耐えられないくらい弱いのだ」とか「常に幸せを感じられないなら，それは耐えられないことだ」といったような自動思考の評価的な性質に気づくことができる。これらの評価的な言葉は，たとえば，ある程度の感情の揺れは普通であり，人間的なものであり，生きていくための活力や困難の一部ですらあるという代替的な考えの利益と不利益と同様に，その信念をもつことの利益と不利益という観点から，さらに検討することができる。自己の利益を求める中で，自己愛性パーソナリティ障害の患者に何が起こるのかを知り，そして，彼らのパーソナリティの重要な部分の価値を奪うのではなく認めることによって，より自信をもてるようになれるかどうかをみるために，感情を受け入れた場合の影響を検証するように求めることができる。

　ミスティは，職場で自分の行動を正された時，当惑し，怒り，防衛的になっているのが分かった。しかし，彼女はこのような不快な感情に「耐えられなかった」ので，その原因とみなした監督者の外科医を激しく非難し，職場の評価によって給料が下がったことについてさらに激しく批判した。彼女はまた「私が正しいことを証明するために，自分を守らなければならない」という活性化されている信念を同定した。とくにどういったことが我慢できないのかと尋ねられた時，彼女は「職場の同僚の前で良くみえないこと」と「自分の貢献が認められないこと」だと述べた。治療者が，非難することによって不快感が緩和されたのかどうかを尋ねたところ，彼女はやはり怒りと当惑が続いていたことを認めた。さらに，非難したとしても，実際は彼女の貢献が認められることはほとんどないということに同意した。そこで治療者は，彼女が正された時に不快な感情が起こることを許すことによって，得られるものがあるのかどうかを考えることを勧めた。ミスティは，このことが，自己を受け入れ，あらゆる状況をコントロールするために自分自身に課した要求を理解するための１つの機会になりうることを認めた。その不快な感情の多くは，正されることの意味についての彼女の個人的な解釈と，それに関連した興奮から生じていた。これによって，その外科医は，もし受け入れられたなら，彼女の貢献と承認のための機会を強化するようなフィードバックを与えることで，実際は彼女を支援しようと

していたのではないかという可能性について考える扉が開かれたのであった。

　（5）不適応的信念を検証し適応的信念を強化する

　彼女のパーソナリティと信念に関する質問票（Personality Belief Questionnaire）への回答に基づいて，ミスティの治療者は，賞賛され特別であると感じることの重要性に関する強力な信念を呼び起こし，彼女といっしょにこの信念がどのように行動や生活に影響を及ぼしているかを検討した。この信念に基づいた行動の1つが，美人コンテストに参加することであった。賞賛されたり競争に勝つことによって，人生が幸せで意味のあるものになるという考えを検証するために，ミスティは，競争の体験は実際にはどのようなものであったのか，勝利の喜びはどれくらい続いたのか，逆に，負けることが彼女の人生全体にどのように影響したのか，ということを吟味するように勧められた。競争は，実はまったくのストレスであり，高くつくものであるということに気づいた時に，意味のあるスキーマの変容が起こり始めた。勝利によって幸せを感じるのはごく短い間だけであり，それを求める理由は，勝利によって自分が特別な人間だと考えることができるからである。さらに，彼女は，人間の価値は，肩書きや美人コンテストにおける勝利に基づいて確立されるという考えを，理性的には，妥当なものとはみなさなかったのだ。

　この信念のさらなる変化が，子ども時代の起源や親から与えられたメッセージを探索することによって達成される。そのメッセージは，高い地位を得ることがいかに重要なことであるか，彼女の容姿が特別であることがどのように彼女の価値を高めることになるか，そして，家庭における彼女の価値や重要性が，彼女自身の存在や家族との関係性以上に，いかに家族のイメージに貢献しているか，ということに関するものである。

　ミスティと治療者は，高い地位をもたず，特別な存在ではなく，平均的で普通であることがどのようなもので，何を意味するのかということを探索した。そして，ミスティは，このことが，人より劣っていて無価値であるという不安と潜在的な恐怖を呼び起こすことに気づいた。この中核的信念が活性化されることで，注目に値する容姿でなければ劣等感が生じたり，自分が重要ではないと感じるので特別でなければならないと考えていたことをミスティはよりよく理解することができた。治療者は，困難に対する彼女の強烈な反応は，中核的信念が活性化されていることを示す指標になるのではないかということを提案

第 11 章　自己愛性パーソナリティ障害　323

表 11.3　役割と同一性によって自己評価を構築するための信念

「他の人と同じような人間でありながら，特別な存在にもなりうる」
「自己評価は役割と同一性によって決まる」
「認められなくても，単に楽しむため，関係を作るため，あるいは他の人の役に立つために何かをするのは良いことだ」
「私は平凡でありながらも幸せになれる」
「集団の一員であることによって報われる」
「人と人との関係は体験するものであり，地位を象徴するものではない」
「他人は財産となりうるものであり，単なる競争相手ではない」
「フィードバックは不快なものであっても，妥当で役に立ちうるものである」
「誰もが何らかの点において特別である」
「人の中での優越と劣等は大切な判断であり，それゆえ，常に変わっていくものである」
「私が存在し幸福であるために，絶え間のない賞賛や特別な地位は必要としない」
「私は常に優れていなければならないということはなく，他の人と同じように生きていることを楽しむことができる」
「それが真実であると信じる場合にだけ，地位が私の価値の指標となる」

した。この中核的信念を誘発することは，その信念に挑戦し，それに代わる新しい生産的な信念を生みだすための良い機会だとみなされる。これまでの彼女の人生において十分に発達していない自尊心についての代替的な資産として，異なった信念が試験的に彼女に提供される。ミスティは，このような考えにさらされることがほとんどなかったので，治療者は，彼女がその可能性について考えることを手助けするために，いくつかの信念を取り出し，選択肢を提案した（表 11.3 を参照）。

　ミスティは，「幸せであるためには，常に特別だと感じる必要はない」という考えを検証することに同意した。この後のセッションでは，治療者はこの新しい信念を支持する証拠について尋ねた。たとえば，ミスティは同僚からの賞賛を求めず，代わりに彼らの実生活に焦点を当てるようにすると，いっしょに食事をするのを楽しむことができることに気づいた。新しい信念を脅かす出来事について話し合われ，再検討がなされた。たとえば，彼女は，以前のボーイフレンドが，有名になりつつあるレコーディング・アーチストとデートしているところを目撃して，彼は自分よりも特別な価値をもった人を見つけたのであり，このことは自分が無価値であるということを意味しているのではないか，と考えて不安になった。このことを再検討する中で，彼女は古くからの信念が自動的に誘発されたことに気づいた。彼にかかわらないことの利益と不利益について系統立てて考えてみると，彼女は，ほとんどの点において，彼と関係を

もっていないことが幸せだということに気づいた。さらに，彼の現在の状況は，彼女の個人的な価値や重要性を傷つけるものではなかったのであった。

ミスティはまた，単に楽しむために何かをすること，他人との関係を構築すること，あるいは，主な目標として，自分の利益を考えずに他人に貢献することによって自尊心を高めることができるという考えに興味をもった。彼女はこのことがどれくらい真実なのか分からなかったが，自尊心の新たな源泉を得るために，ホームワークをしてみることに同意した。彼女はいくつかの創造的なアイデアを思いつき，その中には，少なくともだいたい月に1回は，日曜日に祖母を車で親類の家まで送って行って，書物の討論会に参加するといったことも含まれていた。彼女がこのような体験を重ねるにつれて，治療者は彼女に，他人との交流にどれくらい価値を置くか，そして，「普通の」活動に参加することにどれくらい耐えられるか，について点数をつけるように勧めた。ミスティは，かなり高いレベルの喜びが存在することに気づいた。それは，彼女が最初は，そのようなことはしてみる価値がないと思っていたこともあり，予期しないことであった。彼女はまた，誰にでもできるような簡単なことをすることで他人は自分のことを良く思ってくれる，ということに気づいて驚いた。

6. 進歩の維持

たとえセッションの頻度が少なかったとしても，長く自己愛的な患者の相談に乗るような形の接触を維持することは役に立つことである。そのような継続したセッション，あるいはフォローアップのセッションによって，実用的な努力や適応的な信念が持続するのを支援することができるし，自己を誇張する方略への退行について，注意深く観察することができる。困難や変遷が予想されるので，治療において議論された有益なツールについて，その人個人のサマリーを作成することが役に立つかもしれない。

ミスティは1年半かけて40回のセッションをやり終えた。最後の数回のセッションでは，彼女と治療者は，治療による問題の変化に関するリストを作成した。これらには，目標を実現するために具体的なステップを踏むこと，自分の行動についてあれこれ夢想しながら時を過ごさないようにすること，職場の人との共通点を見つけられるようにすること，お金を無心せず身体の健康状態に注意を払うことで祖母に対して共感と思いやりを示すこと，「男のエゴ」につ

けこまないようにすること，そして，運転における状況判断をトレーニングすること，といったことが含まれていた。彼女は，必ずしも特別であったり賞賛されなくても幸せになれるという信念に，90％の支持を与え，他人のために役立つように努力することに心地よさを感じた。彼女の職場での評価は改善し，それ以後は，裁判所に召喚されることもなく，運転免許を保持し続けることができた。彼女は好意的な態度で治療を終結し，もし今後，気分の障害や対人関係の問題が生じた場合は，治療に戻ることに同意した。

結　語

　自己愛についての認知的概念化では，劣っているということに関する歪んだ中核的信念が，自己への没頭と優秀さや名声，権力，功績，感情についての条件的前提に繋がると考えられている。環境とこれらの信念との不調和が生じ，自己評価が脅かされた時には，自己愛が侮辱されたと体験される。積極的な自己誇張的方略は，代償的信念を強化するが，一方で，人間関係や現実適応を損なうことになる。適応と人間関係，目標達成を促進させ，自己や感情についての不適応的信念を再解釈するような代替的スキルが，より弾力的で反作用の少ない自信を発達させる方法として，提案されているのである。

第12章　依存性パーソナリティ障害

はじめに

　依存と愛着という感情は，哺乳類に普遍的で，おそらくはその行動を決定づけるものだと考えられている（Frances, 1988）。個人にとって，他者にある程度頼ることは明らかに適応的な行動であるが，過度の依存は重大な問題になりうる。DSM-Ⅳ-TR（アメリカ精神医学会，2000）では，極端な依存を依存性パーソナリティ障害として定義した。DSM-Ⅳ-TR によれば，依存性パーソナリティ障害の中核となる特徴は，「従属的でしがみつくような行動に繋がる，広範囲で過度な世話をされたいという欲求と分離への不安が，成人期の早期までに始まり，現在も様々な状況で認められること」である（アメリカ精神医学会，2000, p.725, **表 12.1**を参照）。依存的な人は，日常的な事柄についての決

表 12.1　DSM-Ⅳ-TR による依存性パーソナリティ障害の診断基準

世話をされたいという広範で過剰な欲求があり，そのために従属的でしがみつく行動をとり，分離に対する恐れを感じる。成人期早期にはじまり，種々の状況で明らかになる。以下のうち5つ（またはそれ以上）で示される。
（1）日常のことを決めるのにも，他の人たちからのありあまるほどの助言と保証がなければできない。
（2）自分の生活のほとんどの主要な領域で，他人に責任をとってもらうことを必要とする。
（3）支持または是認を失うことを恐れるために，他人の意見に反対を表明することが困難である。
　注．懲罰に対する現実的な恐怖は含めないこと。
（4）自分自身の考えで計画を始めたり，または物事を行うことが困難である（動機または気力が欠如しているというよりは，むしろ判断または能力に自信がないためである）。
（5）他人からの養育および支持を得るためにやり過ぎて，不快なことまで自分から進んでするほどである。
（6）自分自身を世話することができないという誇張された恐怖のために，1人になると不安または無力感を感じる。
（7）親密な関係が終わった時，自分を世話し支えてくれる土台となる別の関係を必死で求める。
（8）自分が世話をされず放っておかれるという恐れに非現実的なまでにとらわれている。

注）アメリカ精神医学会（2000, p.725）より引用。著作権はアメリカ精神医学会が所有（2000）。許可を得て転載。

断が,過度のアドバイスや元気づけがなければできず,容易に人の意見に左右されてしまうことが常である。彼らにとっては,物事を自ら始めたり自分だけで成し遂げたりすることが困難であるし,1人でいることに安心できず,何としてでも誰かと一緒にいようとする。彼らは,反対意見や人が離れていこうとすることに対して大きな衝撃と無力感を感じ,見捨てられるという不安にとらわれていることが多い。他人に対して従属的で,好かれるための努力を惜しまない。拒絶されることは大変な脅威であるため,間違っていると思う人にさえも賛成してしまう。このような人たちは自分に自信がなく,自らの能力や長所さえも評価しない傾向がある。

　依存性パーソナリティ障害の治療は,治療者に興味深いジレンマを引き起こす。治療の初期には,これらの患者は一見治療しやすいように見える。彼らは,とても気遣いをするし,治療者の努力に対する感謝にあふれている。ともすれば,治療者の言うことに耳を貸さず敬意も払わないような他の多くの患者と違って,彼らは治療者に安堵感を与える。彼らは簡単に治療に導入でき,治療の初期には大変協力的で,治療がかなり早く進むのではないかという期待を抱かせる。しかし,このことは治療の後の段階になって,治療者の不満を倍増させることになる。というのは,自律を促進しようとする治療者の努力に抵抗して,彼らは治療にしがみつき続けようとするからである。D. Hill (1970) は,このような患者との治療の中で生じるフラストレーションのいくつかを要約して,「治療は受動的な経験ではないということが分かった時に,患者は必ずや後戻りしてしまう」と述べている (p.39)。

　抑うつと不安感は依存性パーソナリティ障害の症状として,よく現れるものである。依存的な人は自分の生き残りを他人に依存しているために,とくに分離不安を生じやすく,見捨てられて自分で何とかしなければならない状況になることを恐れているからである。新しい責任を負わなければならなくなった時,それを上手く担うことができないと思えば,パニック発作が生じる可能性がある。恐怖症状は,周囲からのケアと保護を引き出す傾向があるし,責任を回避することも可能にする。このような二次性利得は,彼らの基本的な依存欲求とぴったり合致するものである (Millon, 1996)。その他の依存性パーソナリティ障害患者によくみられる症状としては,転換症状にはじまり,心気症,あるいは身体化障害にまでおよぶ身体的な愁訴がある。アルコールおよびその他の薬物への依存も一般的な症状である。

1. 歴史的視点

依存的な人物に対する初期の記述は、概して軽蔑的なものである。19世紀の精神医学の記述では、このような患者の受動性や無力さ、過剰な従順さなどの特徴は、道徳観が発達していないためだとみなされて、「ふがいない」とか「意志が弱い」、「退行している」といった表現が使われている。このようにしばしば観察が行われてきたが、初期の分類体系では、過剰に依存的なパーソナリティのタイプは、独立した診断概念として確立していなかったと考えられている。

初期の精神分析理論では、まったく違った見方がなされている。FreudとAbrahamはともに、彼らの「口唇期−受容的」性格を、発達段階における口唇−吸引期での耽溺あるいは剥奪によるものとしている。Abraham (1924/1927)は次のように述べている。「自分にはいつも必要なものを与えてくれて世話をしてくれる人がいる――もちろん母親代わりという意味であるが――という信念にとらわれている人がいるものである。この楽観的な信念は、彼らを怠惰の中に囲い込んでしまい、彼らはいかなる努力もしようとせず、場合によっては生活のための仕事さえ軽視するようになってしまう」(p.399-400)。

受動攻撃的および依存性パーソナリティ類型についての前駆的な診断分類は、「未熟反応」という第二次世界大戦中のもので、「通常の軍事ストレスに対する神経症的反応で、無力感あるいは不適切な反応、受動性、妨害的あるいは攻撃的暴発などとして現れる」(Anderson, 1996, p.756)と定義されている。依存性パーソナリティは、DSM-Ⅰ（アメリカ精神医学会, 1952）では、欲求不満状況に直面した時の不適切なしがみつき反応を特徴とする、受動攻撃性パーソナリティのうちの受動依存亜型として、ごく短い記述があるのみである。依存性パーソナリティは、DSM-Ⅱ（アメリカ精神医学会, 1968）ではまったく見過ごされており、最も近い分類は不適切パーソナリティ障害で、以下のように特徴づけられている。「情緒的、社会的、知的あるいは身体的な負荷に対する無力反応。患者は身体的にも精神的にも欠陥があるようにはみえないにもかかわらず、適応できず、能力が無く、適切な判断ができず、社会的に不安定で、身体的精神的持久力が無い」(p.44)

Millon (1969)は、能動−受動、快−苦、自−他という古典的な極性を用い

て，8つの基本的パーソナリティ類型からなる分類体系を提唱した。受動依存パターン（元々は Millon の従属的パーソナリティとして知られているもの）は，他者からの援助を受動的に期待しつつ，快を求め苦を避けるものである。この分類は，Millon によっていくつもの草稿の中で拡充され，DSM-Ⅲ（アメリカ精神医学会，1980）の中に依存性パーソナリティ障害として初めて現れた。

現代の精神分析学的な概念では，ある精神性発達段階への固着は，耽溺あるいは剥奪のどちらでも起こりうるが，依存性パーソナリティ障害の過剰で不適応的な依存性は，口唇−吸引期への固着の結果であると考えられている。Levy (1966) は，母性愛の剥奪を研究する中で，このような耽溺は，欲求過剰や主体性の無さや自分ではできないと思われることを他者に押し付けようとするといった過剰な依存傾向に繋がると考えていた。自尊心を保つためには不可欠だと信じるペニスを依存的な愛着を通して得ようとするようなケースでは，過剰な依存は満たされなかったペニス願望の退行的な表現に代わるものと考えられる (Esman, 1986)。Esman (1986) は，依存的な個人の中に，最も大切な人物に対する潜在的で無意識的な攻撃性と敵意が，うんざりするような愛らしさと従順さをまとって明らかに認められることに注目した。これらは，依存的な人が自分にとって必要不可欠な人間関係を脅かすことになるかもしれない自分自身の敵対的な感情を表出してしまうことに対する反動形成だと考えられている。

West と Sheldon (1988) は，依存性パーソナリティ障害は愛着システムの障害の明らかな例であるとみなしている。そのことは Bowlby (1969, 1977) が充分に議論している。依存性パーソナリティ障害の愛着の最大の特徴は「不安な愛着」であり，Bowlby はこれを，愛着対象の利用可能性や感応性に疑いを生じるような体験から発展してくるものとみなしている。このような人が人間関係を構築する時，彼らは過剰に愛着対象に依存的になり，愛着対象を失う不安とともに生きることになってしまう。Pilkonis (1988) の愛着と依存に関する研究は，不安な愛着と過剰な依存の関連をさらに明らかにしている。

2. 研究と経験的事実

Koenigsberg, Kaplan, Gilmore と Cooper (1985) によると，依存性パーソ

ナリティ障害の第Ⅰ軸診断として最も頻度の高いものは大うつ病と適応障害である。ReichとNoyesのパーソナリティ診断のための質問票を使った調査では，うつ状態の患者のうちの54％が依存性パーソナリティ障害の診断基準をみたしていた。彼らは他人からの支持といたわりに過度に依存し，見捨てられる可能性に直面すれば無力感に陥ってしまうため，うつになりやすい素因を強く持っていると考えられる（Birtchnell, 1989: Zuroff & Mongrain, 1987）。Overholser, KabakoffとNorman（1989）は，依存性パーソナリティ障害の診断基準には，主体性のなさとか無力感，優柔不断などのうつ状態でよく認められる特徴が多く含まれていると指摘している。Overholser（1992）は，実証的研究で，依存の度合いの高い患者では，抑うつや孤独感，自己批判が明らかに強く，自尊心は著明に低いことを見出している。依存的な人は幸せを外界の出来事の結果と考える傾向も強く，他人にも自分にも完璧な行動を期待する傾向があるとともに，社会技能に欠け，問題解決能力も低いことが分かっている（Overholser, 1991）。彼らの問題解決能力についての自信は低く，問題にあたってそれに直面することを避けようとする傾向が強い。このような傾向は，知能レベルや抑うつの程度に関係なくすべての群で同等に認められる。

　依存性パーソナリティ障害の患者には，不安障害も多く認められる。Reich, NoyesとTroughton（1987）のパニック障害についての研究では，とくに恐怖症性回避を呈するものの第Ⅱ軸診断として，依存性パーソナリティ障害の頻度が最も高いことが示されている。計測手段による差はあるものの，恐怖症性回避の傾向のある患者の約40％は，依存性パーソナリティ障害の診断基準を満たしている。Overholserら（1989）によれば，精神科入院患者を対象とした調査で，依存的な患者はその抑うつの程度に関係なく，ミネソタ多面的人格目録（Minnesota Multiphasic Personality Inventory, MMPI）で，不安や自己懐疑・社会的不安感を示唆する特徴を示している。不安障害の治療において，依存的な患者は，治療者が不安への曝露を計画し主導する限りにおいては，回避の軽減という面では治療に対する反応が良い（Chambless, Renneberg, Goldstein & Gracely, 1992; Turner, 1987）。

　身体愁訴も依存性パーソナリティ障害患者にはよくみられるものである。D. Hill（1970）は，外来通院中の50例の受動−依存性にあてはまる女性患者の研究において，すべてのケースが身体的症状を訴えており，多くの場合，それが家族と専門家からの相当な配慮を導き出していることを見出している。こ

れらの患者の多くは，薬物療法が最も手助けになりうるものだろうと考えている。GreenbergとDattore (1981) は，身体的疾患（がん，良性腫瘍，高血圧，あるいは消化管潰瘍）を発症した男性は，10年以上にわたって健康に過ごした男性と比べて，MMPIの依存性に関連した指標の病前のスコアが有意に高いことを見いだしている。Vaillant (1978) とHinkle (1961) も同様に，依存性パーソナリティ傾向と一般的な疾病素因との関連を見出している。さらに最近の実証的な研究でも，GreenbergとBornsteinは，「依存的パーソナリティ傾向をもつ人は，特定のタイプの症状を呈しやすいということはないが，様々な身体疾患に罹患するリスクは明らかに高い」と結論づけている (p.132)。さらに彼らは，依存的な人は，自分の問題を心理的なものではなく身体的なものと見なしがちであるし，医療的援助を得ようとすることが多く，早期から援助を求めようとして，依存的でない人よりも誠実に治療をやり遂げるとも述べている。

依存性パーソナリティ障害と診断される率は，女性の方が男性よりも有意に高い（Bornstei, 1996）。依存性パーソナリティ障害をもつ通院患者の家庭環境は，依存性パーソナリティ障害をもたない通院患者や正常対照群と比べると，表出性が低く支配性が高いという特徴がある（Head, Baker & Williamson, 1991）。非臨床群を対照とした家庭環境研究で，依存的な人の家族は自立を重視せず，結束力が弱く，支配性が強いということが明らかになっている（Baker, Capron & Azorlosa 1996）。

Beckと彼の同僚たちは（Beck et al., 2001），Beckの認知理論が予測するように，5つのパーソナリティ障害（依存性，回避性，強迫性，自己愛性，妄想性）のそれぞれに，特定の一揃えの非機能的信念が鑑別できる形で関連して存在しているかどうかを検証する研究を行った。この研究で，依存性パーソナリティ障害患者は，他のパーソナリティ障害の患者やパーソナリティ障害と診断されない患者と比べて，依存性パーソナリティと理論的に整合する一群の信念をもっていることが明らかになった。

3. 鑑別診断

ある人が，自信のなさと過剰な元気づけを必要としていることが明白であるような状態で治療に現れたなら，依存性パーソナリティ障害の診断を考慮すべ

きである。

　デビーは45歳の既婚女性で，パニック発作のため，かかりつけの内科医から紹介されてきた。アセスメントの間，彼女はたいへん不安そうで，過敏で，世間知らずにみえた。彼女はセッションの間中，すぐに感情に圧倒されて断続的に泣き，どのような場面でも自分自身に対して批判的であった。たとえば，他人とどのように付き合っているかという質問に対して，「人は私のことをばかで未熟だと思っています」と彼女は答えたが，なぜそう思うのかという根拠を1つも挙げることができなかった。「私はばか」だから学校が嫌いだったし，いつも自分は駄目だと思っている，と彼女は語った。精神状態の検査の一環として，100から7を順に引く計算をする時でさえ，彼女は事前に治療者から相当安心させてもらわなければならなかった。パニック発作と回避に加えて，少なくとも5年前からときどきひどいうつ状態に陥り，また，重い月経前症候群があると訴えていた。彼女は毎日1〜3杯のアルコールを飲むと言ったが，それが自分の問題点だとは思っていなかった。

　依存性パーソナリティ障害の診断に際しては，最初の印象だけでなく，患者の過去の人間関係について，とりわけ関係が終わった時の患者の反応や他人が患者をどのように認識していたかを注意深く評価する必要がある。日常的な決定から重大な決定まで，どのようにして決断を行っているのか注意して尋ねてみることも助けになる。患者が長期間にわたって1人になった時，どのように感じるのかという情報も集めるべきである。加えて，患者が誰かと意見が違っていたり，好ましくない，あるいは屈辱的なことをするように言われた時に，そのような場面をどのように切り抜けるかを尋ねてみることも有用であろう。治療者自身の反応も，患者が依存性パーソナリティ障害であることに気づく手助けになる。治療者が患者を救いたくなるとか，患者の必要に合わせて普通ではない例外的な扱いをするというようなことがあれば，依存性パーソナリティ障害を確定するにしろ除外するにしろ，さらに情報を集める必要がある。

　デビーは，「それは地獄だった」というが，最初の結婚生活に10年間もとどまっていた。夫は多くの女性と恋愛関係をもち，言葉による虐待もあった。彼女は何度も別れようとしたが，帰ってきてほしいと夫が何度も懇願するのに負けていた。結局，彼女は離婚し，まもなく現在の夫に出会って結婚した。彼女は夫のことを優しくて繊細で支持的な人だと述べた。大事なことは人に決めてもらう方がいいし，対立を避けるために人に意見を合わせてしまうとも語った。

彼女は自分の面倒をみてくれる人がいない状態で1人で取り残されてしまうことを恐れていて，他人に安心させてもらわないと途方に暮れてしまうと語った。また，彼女の気持ちはとても傷つきやすいので，批判されるようなことをしないようにいつも必死だったと述べた。

　依存的な特徴というのは，様々な障害の一部として認められるものなので，よく似た特徴をもつ他の障害と依存性パーソナリティ障害を注意して鑑別することが重要である。たとえば，演技性パーソナリティ障害と依存性パーソナリティ障害はともに子どもっぽくまとわりつくように見えることがあるが，依存性パーソナリティ障害は演技性パーソナリティ障害よりも，派手で自己中心的で浅薄なところが少ない。依存性パーソナリティ障害をもつ患者は，受動的，従属的で，目立たず，従順である。これは，演技性パーソナリティ障害患者の積極的な操作や，社交的で，チャーミングで，誘惑的な行動と対照をなす。回避性パーソナリティ障害の患者が他人の愛情を強く必要としていることは，依存性パーソナリティ障害患者と同様である。しかし，回避性パーソナリティの場合，そのような愛情を手に入れることができるかどうかに，強い疑いを抱いており，一方，依存性パーソナリティ障害の場合は，他人を信じ誠実に他人に依存すれば，それが報いられて愛情といたわりが得られると信じている。広場恐怖症の患者も他人に依存するが，それはパニック発作が起きた時の備えとして，1人になることを避けるためということに限定される。広場恐怖症の患者は，依存性パーソナリティ障害に比べて依存性を前面に出して主張し，積極的に自分が行くところにはどこであれ，ついてきて欲しいと要求する。しかしながら，不安障害と依存性パーソナリティ障害の両方の診断基準を満たすこともあり，その場合，両方の診断（それぞれ第Ⅰ軸，第Ⅱ軸として）が下されるべきである。

　デビーはパニック発作のために治療を求めており，過去7年間に渡って非常に回避的なパターンが認められるものの，多くの問題は恐怖症やパニック発作が生じるよりもずっと前からあったのだということを彼女自身気づいていた。パニック発作の出現よりもずっと前から，1人で何かをするということは嫌いだったし，遅くとも小学校3年生くらいの時からいつも「私は駄目な人間だ」という考えをもち続けていた。彼女は，依存性パーソナリティ障害と広場恐怖を伴う不安障害の両方の診断基準，そしてそれに加えて，大うつ病の診断基準を明らかに満たしていた。

4. 概念化

　依存性パーソナリティ障害は，2つの鍵となる前提に基づいて概念化することができる。第1に，このような患者は自分が生まれつき無能で無力なので，自分だけでは世の中を渡っていけないと考えている。彼らは世間を，冷たく，荒涼とした，危険なところとみなしており，自分1人ではとてもやっていけるはずがないと思っている。第2に，彼らは，この恐ろしい世間に無力な自分が存在するというジレンマを解決する方法は，上手く生きていく術を知っていそうで，しかも彼らを守って面倒を見てくれそうな人を見つけることだと考えている。面倒を見てもらうかわりに責任を負うことをやめ，自分の欲求や望みを諦めても惜しくはないと決心する。このような適応はもちろん，患者に不利な事態を招きうるものでもある。1つには，問題解決や意思決定を他人に任せてしまうことになるため，患者には自律のために必要なスキルを習得する機会がほとんどなくなってしまう。中には自立のためのスキル（自己主張，問題解決，そして決断といった）をまったく習得していない人もいるし，あるいは，自分がそのような力をもっていることを認めず，したがってそれを使わず，依存が永続的なものになる場合もある。つけ加えて言えば，有能になるという考えは，彼らにとっては脅威となる。なぜなら，依存的な人は自分が少しでも助けを必要としなくなれば，自分でやっていく力もないまま見捨てられてしまうだろうと恐れているからである。

　依存的な人のこのようなあり方は，さらにいくつかの不利益を引き起こす。彼あるいは彼女は，現在の最も大切な人間関係が壊れてひとりきりになってしまうことを怖れるあまり，常に細心の注意を払って相手を喜ばせ軋轢を避けようとする。そのため，自己主張することや自分の意見を口にすることなどまったく望めなくなる。また，依存的な人は，死にもの狂いで助けを求め，人にしがみつくように思われてしまうので，嫌がらずにいつまでも彼らの欲求を満たしてくれる相手を探すのは難しくなる。関係が終わると彼らはまったく途方に暮れてしまい，依存することのできる他の誰かを見つけること意外は考えられなくなってしまう。

　デビーは，父親とはいつもすばらしい間柄だったと語り，「私は，彼にとって，小さな天使のような子どもでした」と言った。些細な理由で父親が彼女に

対して腹を立てたことが一度だけあったが，それ以外はいつも2人の間は上手くいっていたと彼女は言った。また，彼女の母親はとても支配的な人で，よく衝突したが，「私は何でも彼女の言うことを聞いていました」と語った。デビーが自分を「のろまで駄目な子」と思うようになったのは，学校に通っていた頃だった。彼女は「逆読みする」ことが多かったので，先生たちに皆の前でからかわれることもあった。彼女は体が弱くて学校でよく吐いたし，時には学校をさぼったりもしていた。

　デビーは若くして結婚し，自力で生活する時期を経験することなく，両親への依存から夫への依存に移っていった。最初の夫が彼女を虐待し不誠実だったにもかかわらず，彼女はなかなか別れることができなかった。そして，実際に別れるやいなや彼なしではどうしようもない自分に気がついた。彼女は離婚してすぐに新しい恋愛を見つけ，再び自分の面倒をみてくれる人を得て，非常に安心したのだった。

　依存性パーソナリティ障害の主たる認知の歪みは，自立に対する二分法的思考である。依存性パーソナリティ障害の人は，次のような基本的信念をもつ傾向がある。「世話をしてくれる人がいなくては，私は生きていけない」，「私には自力で人生を生きていく力はない」，「もし私の夫（妻，両親など）が私をおいて行ったなら，私は駄目になってしまうだろう」，「もし私がもう少し自立的になったとしたら，孤立して1人きりになってしまうだろう」，「自立するということは，完全に自分だけの力でやっていくということだ」といった信念である。この人たちにとっては，人は完全に無力で依存的であるか，完全に自立して孤独であるかのどちらかしかありえず，その中間に様々な段階があることは信じられないのである。彼らは自分の能力についても二分法的思考を示す。つまり，彼らには物事を「正しく」行うか，完全に「間違う」かのどちらかしかない。もちろん，彼らは自分について適切に行動する能力があるとは思っていないので，たいていの場合，自分が全面的に間違っていて，能力がなく，完全な失敗者だと結論づける。彼らにはまた「破局視」という認知の歪みがよくみられる。それはとくに何らかの対人関係を喪失した時に現れる。対人関係を失うことは悲しく困難なことには違いないが，彼らは正常な範囲を越えてその心配にとらわれてしまう。つまり，それが絶対的な不幸であって，対人関係が終わってしまえば，自分は完全に，そして，永久に瓦解してしまうと信じ込んでいる。

このような依存性パーソナリティ障害の基本的信念と認知の歪みは,「私にはできない」,「そんなことは決してできないに違いない」,「私はあまりにも愚かで弱すぎる」といった自動思考につながっていく。何かをするように頼まれた時,彼らはまた,「ああ,私の夫(妻)なら,もっと上手くできるのに」とか,「誰も私がちゃんとやれるなんて,本当は思っていないに違いない」というように考えてしまう。

デビーは最初の検査で100から7を引き算していく計算をするように言われた時,「まあ,私は数学が苦手なんです。そんなこと絶対にできません」,「本当にそんなことをする必要があるんですか? 今言えるのは,私にはそんなことはできないっていうことだけです」などと言った。最初の治療セッションで,治療者が治療計画の概略を話した時,彼女は「まあ,自分の考えを記録するなんてできません」,「きっとそれが役に立つ人もいるのでしょうが,私はばかだからそんなことはできません」と答えたのだった。

5. 治　療

依存性パーソナリティ障害の治療目標は自立であると仮定するのは簡単なことである。しかし実際には,治療が彼らを完全な自立と孤立へと導くのではないかということこそが,多くの依存的な患者の最大の恐怖なのである。つまり,誰からの手助けや支えもないままに,人生にまったく1人で立ち向かわなければならなくなるだろうということである。依存性パーソナリティ障害の治療目標としてもう少しふさわしい言葉は「自律」であろう。自律は,他人に依存することなく独立して行動することができ,かつ,親密な人間関係も持てるようなあり方を表している(Birtchnell, 1984)。これを達成するためには,患者が自分にとっての重要人物(治療者を含む)からだんだん離れていけるように,そして,自信と自己効力感を持てるように援助していくことが必要である。しかし,能力を獲得することは見捨てられることにつながるという恐れが生じやすいことを考えれば,このようなことは少しずつ慎重に行う必要がある。

治療者には治療の初期から依存性が主たる問題であることが分かっているが,患者にはそれが現在の問題の一部だという認識すらないことが多い。事実,「依存」,「自立」,「自律」といった言葉を使うことすら,これらの問題を探求する用意ができていない治療の初期には,患者を驚かせるだけになる。具体的

な治療の目標が何であれ，依存性の問題は治療が進むにつれて治療者にも患者にも明らかになってくるはずである。それでも，患者がそれを口にする用意ができた時に，彼らの方から先にこれらの言葉を実際に使えるようにするのが，患者にとってはずっと自然で脅威が少ないだろう。

「依存性」というような明確な言葉が治療の初期にはっきりと使われることはなかったが，デビーは，治療目標を次のように言語化することができた。「①もっと外向的になって人づきあいを始め，②新しい計画を立て，③仕事を引き受け，④他人といっしょにいる時にもっと気楽にいられ，⑤失敗するのではないかという恐れを減らし，自分のすることにもっと価値を認められるように自信をつけること」。

1）共同的戦略

依存性パーソナリティ障害をもつ患者は，自分の問題を解決してくれる人を探して必死の思いで治療にやってくるのだから，治療に彼らをつなぎ止めるためには，最初に治療の中で依存性を少し許容することも必要なのかもしれない。治療的共同はいつも五分五分の配分である必要はない。治療の初期には，治療者が半分以上の仕事をする必要もあるだろう。しかし，治療が進むにつれてその様式を変えていく必要がある。患者は少しずつ自分からセッションの話題やホームワークを提案するように勧められ，その結果，いっそう明瞭な形で治療が患者自身のものになっていくのである。しかし，治療者は，治療中は一貫して，患者がその依存性から少しずつ脱却して自律に向えるように働きかけていかなければならない。

依存性パーソナリティ障害患者の治療においては，誘導による発見やソクラテス式質問法を使うことがとくに重要になる。このような患者は治療者を「エキスパート」とみなして治療者の一言一句にしがみつくので，患者に問題の核心を指摘してどう対処すればよいか教える，といった権威的な役割を治療者が取りたくなってしまうことが起こりうる。残念ながら，これでは患者の自立性を育むことにはならず，むしろ依存性を助長することになる。初期には，治療者からの積極的な指導や実際的な示唆が治療関係を促進しうる。完全な非指示的アプローチは，このような患者にかなりの不安を引き起こすので，患者はあまり長くは耐えられないだろう。しかし，患者がどうすればよいかという問いかけをしてきた時には，治療者は直接的な指示を与えるのではなく，慎重にソ

クラテス的質問法や誘導による発見の技法を用いて，患者が自分自身の解決法を見出せるように援助すべきである。

　デビーは，特に自分の感情を理解したり説明したりする段になると，治療者にその答えを出してもらうことを期待してしまうようであった。彼女は，「先週，とっても憂うつで落ち込んでいました。どうしてでしょうか？」と言いながら面接室にやってきて，自分は何もしなくても治療者がじっくりと全部を説明してくれると心から期待したものだった。その期待に応える代わりに，治療者は彼女がどのように感じていたかとか，いつ感情が変わったと思うかとか，とくに動揺した時に考えたり感じたりしていたことの詳細などについて質問した。これらの問いかけを通して，デビーは，その週に起きたことや自分の感情と思考がいかに関連しているかといったことへの自分なりの理解を深めることができた。

　患者が思考と感情を探ることを助けるために面接場面での患者と治療者の相互関係を用いれば，治療者があくまでも誘導による発見という手法を使い続ける限りにおいて，それが今まさに起こっているという即時性のゆえに，患者に対してとりわけ大きな影響を与える介入を行うことができる。まさに進行中の依存関係の例として治療者-患者関係を使うためには，治療者に対する思考や感情を他の人たちに対するものと同様に検討してみることを患者に勧める必要がある。患者は自分の生活の中の他の人間関係にとらわれすぎているあまり，治療者に対する思考や感情も検討の対象にすべき重要な事柄であることにまったく思い至っていないかもしれない。

　ある時，治療者がデビーに自動思考を特定してそれを検討することを教えようとしていたところ，デビーはまったく動転して面接に現れ，ホームワークをしてこなかったことをむやみやたらと謝った。治療者はその時の彼女の思考と感情を自動思考をとらえる例として取り上げることにした。デビーはとても強い不安と罪悪感を覚えていると言い，最初の自動思考は「トム（治療者）は私にとても失望するに違いない」というものだと述べた。そして，彼らはこの思考をより客観的に検討することができ，その後，彼女の不安と罪悪感を再評価したところ，デビーはその話し合いの後で，はっきり落ち着いてきたと感じていた。自動思考を探る根拠として，治療者に対するその時の思考や感情を取り上げたことは，その方法が感情を変えるためにいかに有効であるかを示す有力な証明になっただけでなく，治療者に対する感情も率直に話し合えばよいとい

う明白な許可を彼女に与えることにもなった。

　もう1つの重要な共同戦略は，治療者自身が患者に向ける自分の思考や感情を監視することである。依存性パーソナリティ障害患者の場合，治療者は患者を救いたいという強い誘惑に駆られることが多く，簡単に患者自身が信じている無力感を受け入れてしまったり，治療がなかなか進展しない焦りゆえに，彼らを救い出そうと試みてしまうことになる。残念ながら，これらの患者を救おうとする試みは，彼らの自立性と自給自足度を高めるという目的にはそぐわない。「哀れな」患者が今すぐにでも助けを必要としているように思えるという理由で，患者を明らかに特別扱いしている（たとえば，いつものような徹底した評価をしないまま薬を処方したり，介入を行ったりする）自分に治療者が気づいた時には，依存的な患者の自分は無力だという自己評価を簡単に受け入れてしまっていないかどうかを検討する必要がある。治療者が患者に対していっそう指示的になり患者と協力する気持ちが少なくなっていると感じる時や例外的なことをしたいと思う時には，その例外的なことが，長期的にみて患者のために最良のことなのか，それとも患者の依存性を助長するものなのかを明らかにするために，思考記録を書いてみることが有用である。

　デビーの治療者は，しばしば彼女の思考や感情についてごく簡単なように思える質問をしたが，彼女は「私の頭は空っぽなんです。考えられないんです」と答えるのが常だった。何度もこのような反応を取り扱ううちに，治療者は，彼女の自己卑下とあからさまな無力感にうんざりして，強い欲求不満を感じるようになった。その時，治療者は次のような自分の考えに気づいた。「もう，いいかげんにしてくれ！　このくらいのことはあなたにだってできるはずだ」，「本当に簡単なことなんですよ，これは」，「もしかしたら彼女は本当にばかなのかもしれない」，「ああ，無力なふりをするのはやめて，とにかくやってみてくれないか！」。こんなふうにせっかちに彼女に噛みつく代わりに，治療者は自分の考えに，次のような反論で応答することもできる。「彼女は本当はばかではない。彼女は自分をそんなふうに考えることに慣れてしまっているだけだ。それは私にとっては簡単なことのように思えるが，彼女にとっては本当に簡単なことではないのだ。もし私がいらいらして彼女に腹を立ててしまえば，彼女はますます自分がばかだと確信してしまうだろう。ここはとにかく落ち着いて，彼女がその考えに正面から取り組んで，十分に考えることができるように手助けしなければならない」。

また他の場面では，治療者は彼女の進歩が遅いことに不満を感じることがしばしばだった。たとえば，車の運転を実地に練習してみる場面で，デビーが自分1人で車を運転して仕事場に行って帰ってくる間，治療者は正面階段でじっと待っていた。その時，治療者は強いいらだちを覚え，次のような自動思考をとらえることができた。「お願いだから，私たちがここでやっていることを見てくれよ！　たった1マイル半を運転して仕事場に行くだけなのにこの騒ぎだ！たかが1マイル半の運転が何だって言うんだ！　さっさとすませられることじゃないか！」。しかし，彼は欲求不満にひたっているよりも，次のような反応で自分の自動思考に挑戦した。「私の目標は彼女の目標ではない。彼女を私の思い通りにすることはできない。彼女は彼女なりのペースで進むべきなのだ。とにかく私の目標をもっと下げなければ。私にとっては些細なことでも，彼女にとっては大変なことなのだから」。

　治療者が専門家として依存性パーソナリティ障害患者と関わる範囲について，明瞭な限界設定をしておくこともたいへん重要である。私たちの臨床経験では，その他の患者と比べて，彼らは治療者と恋愛関係に陥ったと報告することが多いようである。それが治療者のふだんのやり方の一部であったとしても，これらの患者との身体的な接触は（握手や背中を叩くこと，何気ない抱擁などであっても）避けた方がよいし，どこからみても専門家にふさわしい関係を維持するという通常の規則を曲げないことが大切である。不安を惹起させる状況への曝露を行うために治療者が患者とともに外に出て行かなければならない場合には，その練習の目標を明確にして職務に徹する（たとえば，認知について記録をとり，一定の時間間隔をおいて不安の程度を書きとめる）ようにし，日常的な話は最小限にすることである。たとえば，デビーが車の運転が必要なホームワークを不安のために避けようとした時に，治療者は彼女がそのハードルを越える手助けをするためにいっしょにドライブに出かけた。しかし，彼らは前もってその練習についてじっくり話し合い，具体的な道順をきちんと計画し，運転中はずっと治療者が彼女の認知と不安の程度を監視した。そうすることで，彼女はこれが単なる「トムとドライブに出かける」ことであるといった誤解をせずにすんだのであった。

　患者が治療者に対して恋愛的あるいは個人的な感情を持ち始めている兆しに気づいたり，あるいは患者がそういった感情をあからさまに表し始めたりした時には，治療者は注意深くよく考えて事態に対処する必要がある。治療者に対

する反応を常に検討の対象としていれば，こういった大変微妙な思考や感情についても，わざとらしくないやり方で容易にそれを特定し，検討できるだろう。治療者にとって大切なことは，患者の感情を知り，それが治療の中でいかに普通に生じてくる反応であるかを説明することである。しかし，その一方では，このような感情がみられたとしても，この関係が職業的なものからもっと個人的なものに変わっていくものではないということを，治療者が明確に説明しておくことも極めて重要である。患者はこれらの感情について話し合う過程でも，治療者による明確な限界設定に対するのと同じように，強い感情的反応をおこす可能性がある。そこで，この問題に関する患者の思考と感情は，その後の数回のセッションで，あるいは，場合によっては治療の残りの期間のすべてをかけて，特定し検討しなければならないものである。

2) 具体的な介入

認知療法の中で使われる構造化された共同的アプローチは，患者が自分の問題に積極的に取り組むことを促すために用いるものである。アジェンダの設定さえもが，より自発的になるための練習になる。依存性パーソナリティ障害患者は，治療の中でもすべての力を治療者に委ねてしまおうとすることが多い。たとえば，「今日はどんなことに焦点を当てて話し合いましょうか？」という問いかけに対して，「えーっと，あなたがお望みのことなら何でも」とか「まあ，そんなこと私には分かりません。あなたが思っていることなら何でもいいと思います」といった答えをしてしまう。標準的な認知療法ではだいたいの場合，治療者は患者にセッションで話し合う話題を提案する自由を与えるが，患者が特別に話したいことがなければ治療者の方で話題を提供する。しかし，依存性パーソナリティ障害患者に対しては，もう一歩踏み込むことが大切である。これは彼ら自身の治療なのだから，セッションごとにその時間をどう過ごしたいかを提案するのも治療のうちだと説明することである。

デビーの場合，彼女がセッションの最初に話したことを取り上げて，それをその日話し合う必要があるかどうかを尋ねるという方法で，治療者はアジェンダ設定について彼女の協力を得ることができた。たとえば，あるセッションの冒頭で彼女が出し抜けに「この1週間は何もしませんでした」と言い出した時，治療者は「それではそのことを今週の話題の1つにして話し合ってみませんか？」と言ったのだった。もちろん，もともとそれは彼女がはっきりと話題として出

してきたものではなかった。依存性パーソナリティ障害患者の1週間のホームワークの一部は，次のセッションの話題になるような項目をいくつかざっと書き留めてくることであってもよい。患者に対して，アジェンダの設定について自分の意見を言うようにはっきり伝えたうえで，各セッションのはじめにそのことを患者に尋ね続け（彼らが繰り返し何の提案もしなかったとしても），彼らが何か提案をするまで次に進まないで待つようにするといったことで，積極的な治療への関与を引き出すことができるだろう。これらの患者は，何とかして人を喜ばせようとする傾向があるので，自分に期待されていることはだいたいやろうとする。事実，デビーも自分で考えたアジェンダ（たとえば，「落ち込むこと」，「娘との問題」）をセッションごとに持ってくるようになった。

　明確で具体的な目標の設定とそれに向かって進歩していること自体が，自分は無力であるという依存的な人が根底に抱えている前提に対する強力な反証になりうる。自分が無力であるという確信に挑戦する最良の方法の1つは，何といっても，その人の能力を具体的に証明する事実を集積することである。デビーの当面の主な問題は広場恐怖であったので，彼女の目標には以下のようなものが挙げられた。

① 車の運転ができるようになること
② 1人で食料雑貨店へ行くこと
③ 1人でショッピングモールへ行くこと
④ 教会で自分の好きなところに座ること

　これらの不安惹起状況へ段階的に曝露することは，自分は無力であるというデビーの確信に対する効果的な挑戦になった。1人で食料雑貨店に行って買物をし，小切手を切ることができた時，デビーはたいへん誇らしい気持ちになって少し自信をもてたのだった。しかし，患者の能力を系統的に証拠立てるためといっても，不安の程度を漸増していくような作業の進め方をする必要はない。具体的な目標の達成であれば，どんなものでも同じ目的を達成することができるからである。デビーはある針仕事を完成させた時に，何かもっとやりがいのあることにも挑戦できるのではないかという大きな自信を得たのだった。TurkatとCarlson（1984）の依存性パーソナリティ障害患者の治療のケース報告の中に概説されているように，治療者と患者は，段階的に達成が難しくな

るような自立的行動の階層を協力して作り上げることができる。たとえば，意思決定の階層なら，昼食にどんな果物を食べるかということから，職業や住むところに関する決定までを含んだものになるだろう。どのような決定であっても，少なくとも何かを自力で成し遂げることができるという患者の信念を高めていくことになる。

治療の中でいかなる特殊な介入がなされるにせよ，患者の依存性パーソナリティ障害は，目標へ向かう進歩を妨げる方向に作用するようである。このようなことが生じてきた時には，患者の自動思考に焦点を当てて介入することが有効である。

デビーの2回目のセッションでは階層の概念が提示されたのだが，彼女はその考え方が理解できず，非常に自己批判的になってしまった。彼女は自分の不安を0から100の数字で評価するのは難しすぎると判断し，治療者と相談の末，0から10の尺度で代用することにした。3回目のセッションで弛緩訓練の概念を紹介したところ，彼女は「私にはそんなことはできません」，「難しすぎます」，「きっと失敗してしまいます」と答えた。

とくに，能力のなさに関する自動思考は，次のセッションまでのホームワークをしようとする時の妨げとなることが多いようである。したがって，このような思考はできるだけ治療の初期に引き出して検討しておく必要がある。セッションの中での行動実験はこのような考えに挑戦するのにたいへん有用である。

自動思考をモニターしてそれに挑戦するという考えをデビーに紹介した時，彼女は「私にはできません」という典型的な思考で反応した。治療者は，権威的な役割をとって無理にことを運ぼうとするよりも，彼女が思考記録をつけることの利益と不利益を書き出せるように手助けした。治療者と患者が賛否両論を検討していくなかで，彼女は「私には書いてあることが少しも理解できない」という考えを報告した。この考えに対抗するために，その場で治療者は行動実験を仕組むことができた。まず自分の本棚から本を取り出して，適当なページを開き，声に出して最初の文章を読むように患者に指示したのである。次に，治療者はその文章の意味を説明するように彼女に言った。実際にこれができた時，彼女の自動思考に対して，「たしかに，書いてあるものを理解することは私にとってむずかしいことだけれど，やればだいたいできるだろう」という説得力のある合理的反応を書くことが可能になったのである。

依存的な患者は自分の力を過小評価しているということを考慮すれば，新し

い課題に挑戦したりホームワークを出したりする時には，まず面接場面で練習してから自宅でやってもらうようにするのが理にかなっている。たとえば，ほとんどの患者では，思考記録表の最初の3コラムまでを実際に書き込んでみせた後，次のセッションまでの間の思考をとらえるように指示して患者を自宅に送り返すことができる。しかし，デビーの場合には，1人で思考を正確にとらえることが楽にできるようになるまで，治療者といっしょにセッションの中でやってみることを約束しなければならなかった。彼らは面接室での思考の記録に対して，彼女の責任分担が少しずつ増えていくように作業を進めた。数回のセッションにおいて練習を重ねた後，ようやく彼女はセッション中で実際に思考と反応の記録が書けるようになり，自分だけで書いてみる準備ができたという感じをつかんだのだった。彼女は自分が初めて自宅で書いた思考記録をつまらない出来だと思っていたが，それは他の多くの患者の最初の記録とそう変わらないものだった（図12.1を参照）。治療者がいくつか示唆を与えたところ，次のホームワークでの彼女の記録はたいへん進歩したものになった（図12.2を参照）。

　介入法を計画する際，患者が世の中で上手くやれないようにみえる時でも，患者にそのための技能が欠けていると即断することは危険である。中には自立して上手くやっていくのに必要なスキルを現に数多くもっている患者もいるが，彼らはそのことに気づいていないか，または自分のもっているスキルを上手く使えていないかのどちらかである。もし実際にスキルの欠損がある場合は，自己主張（たとえば，Rakos, 1991），問題解決（Hawton & Kirk, 1989），意思決定（Turkat & Carlson, 1984），対人関係（Liberman, De Risis, & Mueser, 1989）などのスキルを訓練することで患者の能力を伸ばすことができる。

　デビーは長期間にわたって他人に依存してきたので，実際にスキルの欠損を

状況	感情	自動思考	合理的反応
仕事に出てパニックを起こした。	不安 胃がムカつく 震える	人が多すぎる。 胃のためにゆっくり食べよう。 落ち着こう。 リラックスしよう。	どうやって抑えたらいいか分からない。 胃の不調は2時間は続くだろう。 3時頃には落ち着くだろう。

図12.1　デビーが初めて試みた思考記録

状況	感情	自動思考	合理的反応
晩餐会	不安 怖い 怒り 悲しい 100	知らない人たちがいる。100 ばかなことを言ってしまうだろう。100 スープが出ないといいのだが。100 スープを食べる時に震えるのを皆に見られてしまうだろう。100 悪い印象を持たれて，どこか悪いんだろうかと怪訝に思われてしまうだろう。100	一番教養がある訳ではないにしても，私にはよいところもある。 ほとんどの人は私には気づいていない。気づいている人もいるだろうが，気づかない人もいるに違いない。

図 12.2 デビーが 2 度目に試みた思考記録

かかえていた。そのため，自分の能力に対する否定的な考えに挑戦すること以外に，様々な対処スキルを訓練する必要があった。不安を処理する場合には，弛緩法（Bernstein & Borkovec, 1976; Bourne, 1995 など）を徹底的に訓練しなければならなかった。また夫と娘に対応する時の様々な方法について話し合う中で，自己主張スキルをある程度きちんと訓練することが必要であった。実生活の具体的な場面においてさえ，彼女のスキルの水準は，容認できるようなものではなかった。車を運転するという状況への段階的曝露を行うには，不安を軽減するだけでは十分ではなかった。彼女はずっと自分には車を運転する能力がないと思い込んでいたので，運転に必要な基本的な決断（たとえば，「黄信号の時，いつ止まったらよいかをどうやって決めるのか？」）をどう下すかさえ分からない状態だった。そこで，そのような点にも取り組まなければならなかった。

　Overholser（1987）は，依存的な患者に様々な一般的対処スキルや問題解決スキルを訓練することに加えて，Rehm（1977）がうつ病の治療のために開発したような自己制御スキルを教えることを推奨している。自己制御の訓練は，セルフ・モニタリング，自己評価，自己強化という 3 つの基本的要素から成り立っている。セルフ・モニタリングとは，特定の行動の頻度・強度・持続時間

を，それに先行する状況や結果とともに記録することを患者に教えることを意味している。そのような具体的なデータをとり続けることを学ぶなかで，単に治療者に認めてもらうために取り組んでいるのではなく，自分が確かに変化し良くなりつつあることを患者自身が理解できるようになる。自己評価とは自分の行為を観察して，それを自分のもつ行為の基準と比べてみることである。依存的な人たち（デビーのような）は自分の行為について非現実的なほど高い基準をもっているか，もしくは他人の基準に合わせようとするため，自分独自の基準のはっきりしたイメージをもっていないことがある。もっと的確な自己評価ができるように訓練することで，依存的な患者は独自の基準を作り上げ，援助を頼むことが本当に必要な状況を単に自信がないだけの状況から区別できるようになる。自己強化とは，自分の基準に関連させて自分の得た成果に見合った適切な結論を用意することを伴っている。依存的な人に彼ら自身の望ましい行動を強化する方法を教えることは，おそらく自己制御のもっとも大切な要素だろう。というのは，依存的な人たちは，自らの行動の強化までも完全に他人に依存してしまう傾向があるからである。初期の自己強化子は，望ましい行動に対する具体的な報酬を含んだものがよい（たとえば，望みの品物と取り替えられるトークンとか，楽しい散歩に行くこととか，小説の1章を読むこととかである）。しかも肯定的な認知的強化子を組み込むことが必要である（たとえば，「やった。本当に上手くやり遂げられた！」というような）。

　依存性パーソナリティ障害患者は，治療初期にはだいたい協力的で治療者を喜ばせることに熱心であるが，ホームワークをやってこないという問題がしばしば生じる。これは患者が自分にはホームワークをやる能力がないと信じているか，あるいは技能的に欠けるところがあるために起こることである。しかし，患者が治療の中で自分があまりにも急速に変化し，目標に向かってどんどん進歩していくことに驚いてしまっている時にも，同様のことが起こりうる。そうなった場合には，変化することの利益と不利益を挙げて，とくに自分の目標を達成することの不利益について詳しく検討してみることが有効である。治療の中で，進歩することで生じる不利益は何かと質問してみると，患者は驚いて，目標を達成することは絶対的によいことだと言い張ることが多い。しかしながら，慎重に検討してみればどのような形の変化にも不利益はつきものである。どうして変化しないのかということを検討する中で，治療者が患者を無理に自律させようとするのではなく，変化には価値があるのだと治療者を説得する立

場に患者を置くことができる。そのことが患者のホームワークへの意欲を高めることになる。

　治療を初めて数カ月後，デビーは初めての実地曝露セッションを，治療者に同乗してもらって車を運転するという形で行った。この曝露はたいへん順調に行われ，予想通りに彼女の不安は軽減し，予想以上に長距離を運転することができた。それにもかかわらず，彼女はセッションの終わりに自分がどのように感じているかをはっきりさせることができず，「いろいろ複雑な気持ちです」と述べていた。次のセッションで，この点は以下のように処理された。

治療者：車を実地に運転するのはとても上手くいったのに，あなたは何だか複雑な感情を抱いたのでしたね。そのことについて今週はどのように考えていますか？

デビー：先週のことをどう感じているのか自分でもよくわかりません。私，とても混乱しています。治療をやめようかとまで思ってしまいました。

治療者：それはちょっと驚きましたね。運転は上手くいって，あなたの不安はすぐに軽くなったけれど，その一方で治療を途中でやめようかと突然思う。何が起こっているのだと思いますか？

デビー：分かりません。先週，私に何かが起こったんです。私は自分でそれができると分かっているから挑戦しているのでしょうか？　私は自分が自立することを恐れているのでしょうか？　私はジョージ（夫）が面倒をみてくれるのが好きなんです。

治療者：それはかなり大切なことのようですね。私にも分かるように教えてください。あなたにとって運転ができることは今よりも自立的になれることを意味していて，それがあなたには心配なのですか？

デビー：おそらく。

治療者：もしもあなたがもっと自立するとしたら，どうなるのでしょうか？

デビー：そうですね，私はきっと失敗するでしょう。

治療者：どういう意味ですか？

デビー：自立した人は物事を上手くやります。私は失敗してしまうかもしれません。ジョージに頼っていれば，失敗なんかありえないと思うのです。

治療者：ということは，もしあなたが運転できるとなると，今までより自立していることになって，そうなると，様々なことで失敗する可能性が出てくる

ということですね。

デビー：そう思います。

治療者：分かりました。この場で話し合っておきたいことがたくさんありますが，おかげであなたが今どんなことを体験しているか私にも理解できました。あなたは何か，ご自分の成功を恐れていたようですね。なぜなら，成功することで，自分自身に対するあなたの見方が疑わしくなったからです。このことをもう少し時間をかけて話し合って，それが一体どういうことなのか，もっと理解してみるようにしませんか？

デビー：ええ，お願いします。そのために私は混乱してしまっているのですから。

（その後，自立に関する認知のネットワークの検討が続く）

治療者：分かりました。要するに，今より自立的になることでもたらされる様々な変化に対応できる準備が，まだ十分にはできていなかったということですね。少し速度を緩めて，あなたが自分の変化をもっと調節できるようにして，あなたのペースでやっていくようにした方がよいかもしれないと思うのですが。

デビー：そんなふうにできるんですか？　少し気持ちが楽になってきました。ゆったりと落ち着いてきました。

治療者：もっと自分に合った速さになるまで，進歩の度合を緩めるにはどうしたらいいか分かりますか？

　ときに，変化することの利益・不利益を検討してみると，患者がその変化を本当にそれだけの価値があると思っていないことが分かる。

　たとえば，20代前半の主婦メアリーは，うつ状態の治療を求めてきた。彼女はいつも極端に母親に依存していて，自分で物事を処理するスキルをまったく身につけたことがなかった。彼女は，自分1人では何ひとつ上手くできないと頑固に信じ込んでおり，きっと惨めに失敗するに違いないと恐がって，新しいことは何もしようとしなかった。彼女は，高校時代からの恋人と結婚し，彼の仕事の都合でそれまで暮らしていた州を離れなければならなくなるとひどく動揺し，転居の直後から重いうつ状態になった。彼女は妻になるという自分自

身の期待に押しつぶされてしまい，母親がそばにいてくれなければ自分の新たな責任を果たすことはできないと無力感を覚えるようになった。彼女は自分の無能ぶりを反芻し，故郷に帰りさえすれば再びすべてが上手くいくに違いないと考えた。治療が進んでいくにつれて，もし自分のうつが軽くなって故郷を離れていても生活していけるようになれば，夫は帰る気持ちを失うだろうという心配を彼女は漏らすようになった。彼女が自分の目標は夫に故郷に帰る決心をさせることであったと気づいたとき，彼女が治療に従わなかった理由も明らかになったのだ。事実，夫が1年以内に帰郷することに同意するまで，彼女の気分は改善しなかった。

　このように，依存的な人には，変化することに対して両価的にならざるを得ないやむにやまれぬ理由があることが多い。無力さと戦う人は自分には力がないのだと感じるかもしれないが，（メアリーの例にみられるように）無力な役割を演じることには，実は大変な力と強化作用があり，そのためにこの役割を捨てることは難しい。患者がいくらか無力でなくなった時に，何を失うことになるのかを同定できれば，依存性の代わりになりうるもっと建設的な何かを見つけ出すことができるだろう。デビーの例でいえば，彼女は，夫に買い物にいっしょに行ってもらわなくてもすむようになれば，夫と過ごす時間がなくなってしまうのではないかと心配していた。そこで，彼女は彼との毎週の「デート」を計画することにした。そうすれば，無力でなくても夫と過ごす時間を確保できるのだ。

　自立性に対する患者の二分法的な見方について検討することは，必要不可欠なことである。人は完全に依存的で無力であるか完全に自立的で孤立無援であるかのどちらかであるというような信念を患者がもっているなら，自立性を獲得しようとするどんな動きも，完全で永久的な疎外に向かうものとしか感じられないだろう。患者といっしょに依存から自立までの連続体を描く作業をすることが非常に有用である（図12.3）。完全な依存と完全な自立という両極端の間には多くの段階があることが分かると，自立への小さな一歩はそれほど恐ろしいものではなくなる。自立した一人前の大人であっても，必要な時に確実に援助が得られるような手段（たとえば，自動車共済組合に入っておくといった）を講じていることを患者に例示するとよい。つまり，誰一人として常に完全に自立していなければならないということはなく，時に応じて援助が必要であることを認めるのは不名誉でも何でもないのである。

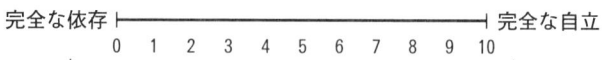

```
完全な依存 ┤                              ├ 完全な自立
          0  1  2  3  4  5  6  7  8  9  10
```

完全な依存側	完全な自立側
1人では何もしない	何でも1人でする
すべての決定を他人にしてもらう	他人のことを考えずに自らの決定を下す
言われたことを何でもする	やりたいことを何でもする
言われたことすべてに同意する	他人がどう考えようと自分の意見を主張する
問題を処理してくれる人がいつもそばにいる	問題はすべて自分で処理する
完全に無力である	まったく十分な能力をもっている
卑屈で従順	他人を必要としない
仔犬のよう，いつも幸せで嬉しそうな振りをしている	率直で攻撃的で無作法
	孤立していて孤独である

図12.3 依存的な患者と協力して作成した典型的な自立の連続体

　デビーは二分法的思考の故に，自分が完璧でないと思ういつも（それが些細で単純なミスであっても）自分を「ばか」とか「のろま」と決めつけてしまうのだった。彼女の態度に内在する二重基準に焦点を当てながらこの認知の歪みを変えていくことは，彼女にとってたいへん役に立った。自分と同じミスを友人がした場合にも同じ判断を下すかどうか問いかけてみると，自分が他人に当てはめているのとはまったく違った基準を自分自身に対して適用していることが彼女にも理解できた。ホームワークを出す時，治療者は彼女の二分法的思考を念頭において，彼女に思考記録をわざと不完全な形で書く（たとえば，綴りを間違えたり，雑な字で書いたり，すべての思考を記録しなかったり，違う欄に書き込んだりする）ように特別に指示したのだった。デビーには，これは，何かを始めたとしてもそれが完全にできないと思ったら，すぐにやめてしまって自分はばかだと結論づけてしまう彼女の傾向を防止するための試みなのだと説明された。

　依存的な患者の場合，治療のどこかで，自分が有能になっていけばそのために見捨てられることになるだろうという信念について検討する必要が出てくる。この信念に挑戦するには，次のような特別な行動実験をするとよい。つまり，少し有能そうに振る舞って，周囲の人たちの反応を見るのである。この種の行動実験は他人を巻き込むものであるから，それは文字通り「実験」であって，どんな結果が出るかは患者にはもちろん治療者にも分らない。自己主張が強くなれば必ず完全に見放され永久にひとりぼっちになってしまうという確信は合理的なものではないとはいえ，より自律的になると，実際に，ある特定の人か

ら見捨てられてしまうのかどうか，本当のところは治療者にも分からない。デビーの夫のジョージに会ったこともないので，治療者といえども彼がデビーの変化に対してどのように反応するかを知るすべもなかった。依存的な人に心引かれる人は多数存在するし，自己主張をし始めて依存的でなくなった患者に対して，配偶者（場合によれば親）が拒否的に対応することもありうる。依存的な行動は，患者にとっては，重要な人物によって積極的に強化されるようなものなのかもしれないし，変化しようとする試みは罰せられることもある。しかし，患者がきっと自分の配偶者の反応は否定的だろうと感じている時でも，彼らが患者の変化に対して好ましい反応をする可能性も残っている。徐々に始めるなら，多くの場合，患者は重大で取り返しのつかないことになる危険を冒さずに，配偶者の反応を観察できるだろう。

　デビーは自分が依存的でなくなっていくことに対して，夫がどのように反応するかをたいへん気にしていた。最初の妻が浮気をしていたこともあって，デビーもそうなるのではないかという恐れを彼は何度も口にしていた。彼はデビーの依存性を様々な形で助長しているようであった。たとえば，彼女の買い物に付き合い，彼女が1人でできそうなことまでしてやると言い，いつも彼女がどこにいるのか分っていなければ安心できなかったのである。デビーは夫の反応を気にしながらも，食料雑貨店に行ったり，自分で車を運転したりといった不安惹起状況に対する段階的曝露をこなしていった。彼女は夫の反応をいつも注意深く見ていたが，自分の進歩に対して肯定的な反応しか返ってこないことに彼女は驚いた。治療者は，必要なら，デビーと夫の合同面接を何回か行ってみてはどうかと提案した。しかし，事態を客観的に見られるようになると，彼女は夫が自分の進歩に上手く適応できていることが分かり，夫婦面接は必要ないだろうということになった。

　自己主張が増すことに対する配偶者の反応が実際に否定的であるような例については，別の治療的配慮が必要であろう。患者の変化に適応できるように配偶者双方を援助し，場合によっては，双方がいっしょに変化できるようにするには，夫婦療法や家族療法が有効であることが多い。しかし，患者か配偶者のどちらかが合同治療を望まない時には，それ以外の選択肢について利益と不利益を検討していくことが必要になる。その中には，これまでのような対人関係のとり方を維持していくとか，配偶者に受け入れられやすいように自己主張の方法を変えてみるとか，あるいはその関係を断ってしまうことまで含まれる。

その関係を終わりにするという発想は,患者にとってたいへんな驚きかもしれないが,多くの選択肢の中の1つとして受け入れておくべきだろう。

患者がその人間関係の中にとどまりながら変化に向けて作業をしていく決心をするにしろ,その関係の中にとどまってその状況をあるがままに受け入れるにしろ,あるいは,その関係を終わりにするにしろ,治療者には,その関係が終わってしまう可能性について話し合い,人間関係を失うことについて患者が抱く破局的思考に挑戦していかなければならない時が必ず来るものである。依存的な人間関係の中で何もかも上手くいっていると患者が言い張るとしても,予期せぬ出来事というものもありえるのだから,いつも身近に他の人がいてくれるのだと完全に当てにする訳にはいかない。もちろん,治療者は大切な人間関係を失う悲しみを過小評価するようなことがあってはならない。その目的は,他人は大切なものではないと信じこませることではなく,人間関係を失うのはたいへん辛いことであるが,自分はそれに耐えていけるだろうということを,依存的な患者に理解してもらうことである。

6. 進歩の維持

治療の構造そのものを変えることによって,依存から自律に至る治療の進展を促進することも可能である。個人療法からグループ療法に移すことで,治療者に対する患者の依存性を軽減し,治療関係の濃度を薄めることができる。グループ療法の中でも患者は大いに支持を得ることができるが,それは,治療者よりも,仲間から多く支持されるものになっていく。このことは,患者が家族や友だちの輪の中で自律のための援助をもっと自然に得る方法を見つけることに繋がるよい一歩となる。自立した行動を増加させるにはモデリングが有用だと言われている(Goldstein et al., 1973)。グループ療法の中では,様々なスキルを身につける際のモデルの役割を他の患者が果たすのである。さらに,グループ療法という構造は,自己主張といった新しいスキルを試してみるのに,比較的安全な場所を提供する。

依存性パーソナリティ障害者にとって治療の終結はたいへんな脅威になる。というのは,彼らは治療者の支持がなければ自分の進歩を維持することはできないに違いないと信じているからである。この信念に対しては,純粋に言語的に挑戦するよりも頻度を漸減していくことによって面接を「少しずつ薄める」

過程が，その信念を検証するための行動実験として役に立つ。たとえば，患者が1週間ではなく2週間にわたって上手く過ごせたなら，次は，月1回の面接頻度で試してみる。2週間の維持ができないようであれば，その患者はまだ終結の時期に至っていないということなので，さらに問題が解決できるまで週1回の面接に戻す方がよい。面接間隔の設定について患者にほとんど任せてしまうことができれば，そこでの選択は変更不可能なものではないので，終結に対する患者の恐怖感は軽減し，患者は進んで少しずつ治療から離れていこうとするようになる。治療者は面接の間隔を，1カ月ごと，3カ月ごと，半年ごとといったように，どんどん長くしていくことができる。しかし，この種の自由選択的な期間設定をした場合，患者は普通，まる1カ月間治療なしで上手くやって行くことができたところで，もう治療は必要ないと思うようになる。

依存性パーソナリティ障害患者の治療終結を容易にするもう1つの方法は，必要ならばブースター・セッションを行う提案をすることである。治療を終えるにあたって，治療者はいつも，将来患者が何らかの問題に直面した時には，それがすでに話し合ったことであるにしろ新しいことであるにしろ，治療者と再度連絡をとって，1〜2回のブースター・セッションを行えばよいと伝えておく。そういったブースター・セッションでは，以前に役立った介入方法をもう一度やってみるように励ますことによって，患者を「元に戻して」くれる場合が多い。治療者ともう一度連絡をとり合うことができるということを知っているだけでも，大部分の患者にとっては，治療を終結しやすくなる。依存的な患者にいっそうの自律性を獲得させるということは，彼らが独自の判断を下して，たとえば，治療者が予測したのとは違った方向に治療を進めてしまうことを意味するだろう。ときには，患者がもっと自立できるように彼らの自由にさせることも必要なのかもしれない。

治療後期になって，デビーはセッションにおいて治療意欲が衰えかけているようにみえ，ホームワークをしない状況が続いた。何回かのセッションにわたって，ホームワークに関する彼女の思考と感情が詳しく話し合われた。このセッションにやってきたデビーは，大いにためらいながら次のように話し始めた。

デビー：もう何もしたくないんです。
治療者：私にも分かるようにもう少し説明してください。あなたはもっと遠くまで車の運転ができるようになりたかったのではなかったのですか？

デビー：ええ，でも今は違うんです。あなたに強制されているように感じるんです。
治療者：少し怒っておられるようですね。
デビー：（しばらくして）あの，そうかもしれません。それに後ろめたい気持ちもあります。
治療者：後ろめたいとは？
デビー：何ていうか，たぶんもっと努力しなくてはいけない。私がそうしないと，あなたが怒ってしまうというか。
治療者：どうしたいのですか？
デビー：（断固とした調子で）自分のペースで少しずつ車に乗れるようになりたいんです。
治療者：少しはっきりしてきたようですね。そのことのどこがいけないんですか？
デビー：そうですね，何も悪くないと思いますけど。でも，そうすると，私は何も進歩しなかったんじゃないかと思ってしまうんです。
治療者：これまでの進歩を振り返ってみる時間を取ってみてはどうでしょうか？　そうすれば，本当のところがどうなのかが分かるでしょうし，これからどうしていけばよいかも分かってくるのではないでしょうか？
デビー：そうですね，本当によい考えだと思います。もう気持ちが落ち着きました。あなたが私に腹を立ててしまうだろうと思ったんです。
治療者：私を喜ばせなくてはというプレッシャーを感じていたのではありませんか？
デビー：そうです。でも，それは私自身に原因があって，あなたのせいではなかったと思います。（デビーのこれまでの進歩について振り返る話し合いが行われた。デビーは8つの自分の目標のうち7つについて重要な進歩がみられたと感じていた。）　今はずっと落ちついた気分です。こんなに進歩していたのに気づいていませんでした。
治療者：得られた証拠は，あなたが進歩していることを示しているようですね。さて，これからどちらに向かって進んでいきたいと思いますか？
デビー：ただ自分1人で車が運転できるようになりたいだけなんです。とにかくやってみなくてはいけないことも分かっています。
治療者：では，少し時間をかけて，どのようにしてそれをやっていくかを話し

合ってみませんか？　それから，さらに進歩していくのに，どんなことが邪魔になる可能性があるのかについても考えてみませんか？（デビーの運転計画について15分間の話し合い。）いいですね。さて，もっと進歩するためにはどうしたらよいかという計画をはっきり立てることができたようですね。それから，何か問題が突然生じた時にどうすればよいかについても，いくつかアイデアが出たようですね。どんな感じがしていますか？

デビー：本当にすっきりしています。今日はきっと頭が混乱したままでここから帰ることになるだろうと思っていたんです。でも，これこそ私が望んでいることなのですね。

治療者：それでは，あなたはご自分が私に対して望んでいることを明らかにしてしまうと，破滅的な事態になってしまうと予想していたのですね。実際はどうでしたか？

デビー：正反対でした。私がしたいようにすればよいのだということが分かりました。

治療者：もちろんあなたがもっと手助けをしてほしいと思ったり，後戻りするような兆候があった時には，私に電話をしてきて，どのように行動するのが最も望ましいか，その答えをいっしょに出せばよいことも分かっていますね。

結　語

　依存性パーソナリティ障害の治療はなかなか進展しない困難な過程で，ときには挫折感を覚えるものであるが，報いもまた大きいものである。TurkatとCarlson（1984）による依存性パーソナリティ障害患者のケース研究に示されているように，障害に対する認識，包括的なケースの定式化，そしてその定式化に基づいた戦略的な介入計画によって，対症療法だけの場合に比べて，より効果的で挫折感の少ない治療を行うことができる。妥当な概念化と治療全般にわたる慎重な戦略的計画があれば，治療者は，患者がやがて立派に自律した大人になっていくのを目の当たりにすることができるだろう。それは子どもが成長していくのを見るのとよく似た喜びを与えてくれるものである。

第13章　回避性パーソナリティ障害

はじめに

　回避は日常生活のなかで時折使用されている。特に不安を軽くするために，また人生の決断といった困難な状況に直面した場合に使われる。回避性パーソナリティ障害は，行動，感情，認知において広範に回避を示すことが特徴である。その人の目標や願い事が，この回避によって達成できなくなったとしてもである。回避性パーソナリティ障害において回避を助長する認知には，自己への非難，不快な思考や感情には耐えられないという信念，「本当の」自分を人前にさらしたり自己主張したりすれば拒絶されるという前提が含まれる。

　回避性パーソナリティ障害の患者は，周囲の人から愛されたい，受け入れてほしい，親しくしたいと言うが，ほとんど友だちがおらず，誰とも親密な関係が持てないことが多い。実際，患者は人間関係について治療者と話をするのさえつらく感じる。拒絶を恐れるために，人間関係において孤独，悲哀，不安が続き，さらに，人間関係を構築しそれを深めることを抑えてしまう。

　回避性パーソナリティ障害の典型的な患者は，「私は社会的に不適切で，好ましくない人間だ」とか，「周りの人は私より優れていて，私のことを知れば，きっと拒絶や批判をするだろう」と考えてしまう。こういった信念に基づく思考や不快な感情を治療者が引き出すと，患者はしばしばそれを回避したり，「抑え」ようとする。つまり，話題を変えたり，立ち上がって歩き回ったり，「頭がボーッとする」と言って，患者は治療を妨げる。治療が進むにつれ，感情や認知の回避には次のような認知が伴っていることが分かる。それは，「私は強い感情を処理することができない」，「私が弱い人間だとあなた（治療者）は思うだろう」，「たいていの人はこんな感情をもっていない」，「否定的な感情を体感するがままにしておくと，この感情は増大し，永遠に続くだろう」といった認知である。回避性パーソナリティ障害の患者は，治療場面でもそれ以外でも不快な事柄に対する耐性が低く，否定的な認知や気分を紛らわすために，物

質乱用を含む様々な行動をとる。

回避性パーソナリティ障害の患者が初めて治療の場に登場する時の診断は，うつ病，不安障害，物質乱用，睡眠障害，摂食障害などの心理生理的障害を含むストレス関連障害である。患者は認知療法に興味を示すだろう。なぜなら，認知療法は短期療法であり，自己開示や生活歴を話すことを求められない治療法だと患者は（誤って）理解しているからである。

1. 歴史的視点

Millon が 1969 年に「回避性パーソナリティ」という用語をはじめて作り出した。Millon の回避性パーソナリティ障害の記述は，主に社会学習理論に基づいている。このパーソナリティは「他者への恐怖と不信」を示す「積極的孤立」からなると Millon は述べた。

> 彼らは，人から愛情を強く求めることが，これまで経験したような苦痛と苦悩を味わう結果にならないように絶えず警戒している。積極的な引きこもりによってのみ，彼らは自分を守ることができる。彼らは人との交流を持ちたいと思うけれども，その思いを否認して人との距離を保つことが最善であることを学んでしまった（Millon, 1981a, p.61）。

さらに認知的な視点が，Karen Horney（1945）の著述の中にみられる。Horney は DMS-Ⅲ-R（米国精神医学会，1987）が世に出る 40 年以上前に「対人関係を回避する」ケースについて記述した。一節を引用すると，「人と交流する際に耐えがたい緊張があり，主として，孤独が緊張を避ける手段となる。……あらゆる感情を抑圧し，その感情の存在さえも否認してしまう傾向がみられる（p.73-82）」。Horney のその後の著述（1950）には，回避性パーソナリティについて，認知的定式化と矛盾しない次のような記述がある。

> 回避性パーソナリティをもつ人は，他人が自分を軽蔑し，まじめに応対せず，自分に関心を払わないと感じる。しかし，他人に腹を立てることはない。実際のところ，他人は彼を軽視しているのである。回避性パーソナリティをもつ人は，自分を卑下するため，自分に対する他人の態度について自信をもって判断できない。彼はあるがま

まの自分を受け入れられないので，自分の欠点も含めて自分をよく知る他人が，温かく正当に自分を受け入れることができるとは思えない (p.134)。

回避性パーソナリティ障害について認知的観点から論じられるようになったのは，ごく最近のことである。この章では，回避性パーソナリティ障害の患者の自動思考，背景にある前提，中核となる信念を調べることにより，どのようにして概念化に至るかが示される。そしてこの概念化からこの障害の発症と経過が述べられる。概念化の次に治療戦略が提案される。この治療戦略は，問題のある思考や行動だけでなく，この障害を持続させる前提や信念の修正をも支援することができるものである。

2. 研究と経験的事実

回避性パーソナリティ障害における認知療法の研究デザインは，対照群をおかない臨床報告と一例研究がほとんどであった (Beck, Freeman, & Associates, 1990; Gradman, Thompson, & Gallagher-Thompson, 1999; Newman, 1999)。その中で，一篇だけ転帰調査が行われているものがある。それは回避性パーソナリティ障害の患者に社会技能訓練と認知的介入を行ったものである（ここでの介入は認知療法の全過程を用いたものではない）。結果として，社会技能訓練だけを用いた患者と同様に，両方を用いた患者では，社交不安は減り，対人関係は増加した (Stravynski, Marks, & Yule, 1982)。

多くの研究者 (Heimberg, 1996; Herbert, Hope, & Bellack, 1992) は，回避性パーソナリティ障害は全般性社交不安障害の重症な形であると主張した。また，非全般性の社交恐怖と比較して治療の反応性は低いが，全般性社交恐怖に認知療法が有効であるということがいくつかの研究で示された (Brown, Heimberg, & Juster, 1995; Chambless & Hope, 1996)。しかしながら，回避性パーソナリティ障害と全般性社交不安障害が同じものだという合意が得られるまでは，回避性パーソナリティ障害に認知療法が有効だという研究成果は，未だ確立されたものではないということになる。

しっかりした認知療法を用いた転帰研究がさらに必要とされている。認知療法が有効だという結論が得られたならば，まだまだ探求すべき領域が存在する。たとえば，この章では，患者の生育史に関連していると思える社交と認知の因

第13章 回避性パーソナリティ障害

表 13.1 DSM-Ⅳ-TR による回避性パーソナリティ障害の診断基準

社会的制止，不全感，および否定的評価に対する過敏性の広範な様式で，成人期早期までに始まり，種々の状況で明らかになる。以下のうち4つ（またはそれ以上）によって示される。
（1）批判，否認，または拒絶に対する恐怖のために，重要な対人接触のある職業的活動を避ける。
（2）好かれていると確信できなければ，人と関係をもちたいと思わない。
（3）恥をかかされること，またはばかにされることを恐れるために，親密な関係の中でも遠慮を示す。
（4）社会的な状況では，批判されること，または拒絶されることに心がとらわれている。
（5）不全感のために，新しい対人関係状況で制止が起こる。
（6）自分は社会的に不適切である，人間として長所がない，または他の人より劣っていると思っている。
（7）恥ずかしいことになるかもしれないという理由で，個人的な危険をおかすこと，または何か新しい活動にとりかかることに，異常なほど引っ込み思案である。

注）アメリカ精神医学会（2000, p.721）より引用。著作権はアメリカ精神医学会が所有（2000）。許可を得て転載。

子について述べられている。対人関係の経験とそれに付随する信念が，この障害の発症と進行に重要であるかどうかを研究する必要がある。このように病因を決定することが，方向付けとしては重要なことである。それにより子どもの時期にこの障害を予防したり，診断・治療するプログラムを発展させることができる。

3. 鑑別診断

表 13.1 には，DSM-Ⅳ-TR（アメリカ精神医学会，2000）による回避性パーソナリティ障害の診断基準がまとめられている。この障害の病像が他の診断カテゴリー，とくに全般性社交恐怖，広場恐怖を伴うパニック障害，および依存性，統合失調質，統合失調型の各パーソナリティ障害と重なっていることは明らかである。鑑別診断を行うためには，回避行動の臨床経過を調べるだけでなく，症状に関連する信念や意味を調べることが重要である。

社交恐怖は回避性パーソナリティ障害と多くの点で共通している。社交恐怖をもつ人は，限られた特殊な場面で社交不安を経験する（たとえば，人前で話をする，人前でサインをする，など）。一方，回避性パーソナリティ障害をもつ人は，あらゆる社交場面で不安になる。この点で，全般性社交恐怖は回避性パーソナリティ障害と似ている。全般性社交恐怖と診断される時には，回避性パーソナリティ障害を併記することを考慮すべきである。

パニックと広場恐怖のある人では，社交場面での回避が回避性パーソナリティ障害の人と似ている。しかしながら，回避の理由はまったく異なっている。パニックと広場恐怖の場合，予期不安，パニック発作に関連する身体感覚，安全な場所やひどい状況（身体的あるいは精神的）から「助け出してくれる」人から距離があることによって，回避が生じる。一方，回避性パーソナリティ障害の場合，批判される恐れや人間関係を拒絶される恐れから回避が生じる。

依存性パーソナリティ障害と回避性パーソナリティ障害では，「私は不適切な人間である」という自己像をもっている点ではよく似ている。しかし両障害の他者像は異なっている。依存性パーソナリティ障害では，他者を強い人で自分を心配してくれる者とみなす。一方，回避性パーソナリティ障害では，他者を批判的で拒絶する可能性がある者とみなす。このため，依存性パーソナリティ障害の人は，親密な人間関係を求めそれによって癒される。一方，回避性パーソナリティ障害の人は，親密な人間関係にしばしば恐怖を感じ，それによって傷つく。

統合失調質パーソナリティ障害と統合失調型パーソナリティ障害の人と同様に，回避性パーソナリティ障害の人も社会的に孤立しがちである。回避性パーソナリティ障害と他の2つの障害の主な違いは，回避性パーソナリティ障害の人は，他人が受け入れてくれて親密な人間関係を作ることを切望しているという点である。統合失調質と統合失調型パーソナリティ障害と診断される人は，社会的孤立を好んでいる。統合失調質パーソナリティ障害の人は，他人からの批判や拒絶に無関心である。統合失調型パーソナリティ障害の人は，他人の拒絶に反応するかもしれない。しかしながら，その反応は，回避性パーソナリティ障害の人によくある自己非難による反応ではなく，妄想的なもの（「彼らは何をたくらんでいるのだろうか」）である。

先に疾患名を挙げたように，回避性パーソナリティ障害患者は，関連する第Ⅰ軸障害の治療をしばしば求める。回避性パーソナリティ障害の正確な診断が，治療早期になされることが重要である。なぜなら，特徴的な回避を克服する技法を治療者が持っていさえすれば，標準的な認知療法の手法で，第Ⅰ軸障害は上手く治療されうるからである。もし特徴的な回避を克服する技法を持っていなければ，治療の成功が妨げられるだろう。

身体表現性障害と解離性障害は，頻度は多くないが，回避性パーソナリティ障害を伴う可能性がある。身体症状が社交を回避する理由になれば，身体表現

性障害が起こるかもしれない。同一性の障害や記憶や意識の障害を呈するほど患者の回避パターンが極端であるなら，解離性障害が生じるだろう。

4. 概念化

　回避性パーソナリティ障害患者は，人と親しくなることを望んでいる。しかし，彼らは一般的に対人関係をあまりもっておらず，特に親密な人間関係はほとんどない。彼らは自ら進んで，あるいは人からの誘いに応じて人間関係を作ることが怖いのである。なぜなら，彼らは人に拒絶されると確信しており，人に拒絶されるのには耐えられないと考えているからである。対人関係の回避は通常明らかである。認知的・感情的回避はそれほど目立たず，彼らは不快になる事柄について考えることを避けてしまう。不快な気分に対する耐性が低いことによっても，彼らは回避行動をとり，否定的認知に注意を向けなくなる。本章では，対人関係，行動，認知，感情の回避を認知的視点から解説することにする。認知的概念化図（J.Beck, 1995）によって，回避性パーソナリティ障害患者の概念化の一例が示されている。この図では，人生早期の体験と否定的信念，対処行動の関係が示されている。さらに，患者の中核的信念，前提，行動様式が，現在の状況への反応にどのように影響しているかを示している（**図13.1**）。

1）対人関係の回避
（1）中核的信念
　回避的な患者は，対人関係の機能を妨げる非機能的信念を長年にわたりもっている。こうした信念は完全な形で言語化されたことはないかもしれないが，自分自身と周囲の人に対する患者の理解を反映している。患者は子ども時代に重要な人物（親，教師，きょうだい）に批判され拒絶されてきた可能性がある。そこで，次のようなスキーマが重要な人物との相互作用から生まれたのである。つまり，「私は駄目だ」，「私には欠陥がある」，「私は人に好かれない」，「私は変わっている」，「私は人の中に溶け込めない」といったスキーマである。また，「人は私を気にかけない」，「人は私を拒絶するだろう」といった周囲の人についてのスキーマも生まれた。

関連する子ども時代の情報
母親はアルコール依存症で，境界性パーソナリティ障害であった。
両親は身体的にも感情的にも患者を虐待していた。
友人はほとんどおらず，いても患者のような適応できない人だけだった。

中核的信念
「私には魅力がないし，価値がない」「（否定的感情に対して）私は傷つきやすい」

条件的前提
「もし本当の自分を隠したなら，人は私を受け入れてくれるかもしれない。
でも，本当の私を出すと，人は拒絶するだろう」
「もし感情にふたをしたとすれば，私は大丈夫だろう。
でも，まずいと感じ始めたら，耐えられないだろう」

対処方略
人と話すことや自分に注意が向くようなこと，自分を出すのを避ける。
注意散漫になったり，社交場面を回避することによって，自分を不快にさせる物事について考えるのを避け，できるだけ否定的な感情を避ける。
自己主張することや人を不快にすること，人と対立することを避ける。

状況 1	状況 2	状況 3
招待されたパーティーのことを考える。	今度のスタッフミーティングが心配である。	治療者が子ども時代の出来事を聞く。
自動思考「話す話題がない。誰も私といっしょにいたいと思わないだろう。恐怖の時間だ」	**自動思考**「こういった感情に耐えられない」	**自動思考**「もし治療者に話せば，ひどい人と思われる」
自動思考の意味「私には魅力がない」	**自動思考の意味**「私は傷つきやすい。自分の感情をコントロールできない」	**自動思考の意味**「私は駄目な人間／誰にも受け入れられない」
感情 不安，悲しみ	**感情** 不安	**感情** 不安
行動 家にいる。	**行動** 食べて気晴らしをする。	**行動** 自分を出さないようにする。

図 13.1　認知的概念化図

（2）基礎にある前提

しかし，重要な人物に批判され拒絶されてきた子どもがすべて回避的になるとは限らない。回避性パーソナリティ障害の患者は重要人物との否定的な関係を説明できるような前提を作る。それは次のようなものである。「この（重要な）人が私をそんなにぞんざいに扱うのなら，私は駄目な人間に違いない」，「親でさえ私を好きでないとしたら，どうして他人が私を好きになってくれるだろう？」

（3）拒絶への恐れ

回避性パーソナリティ障害の患者は，子どもの時も大人になってからも，過去の重要な人物がそうであったように，人は自分に対して批判的な対応をするだろうと誤解している。つまり，患者は，絶えず，自分には欠陥があると思い拒絶されるのを恐れている。拒絶されることによって生じる不快感に耐えられないだろうと恐れているのである。だから，患者は社交の場や人間関係を避け，時には生活をかなり制限してしまう。その結果として，（彼らの考えでは）必ず起こる拒絶の際に感じる苦痛を回避できるのである。

このように拒絶を予想することは，不快感を引き起こし，それはかなり苦痛なものとなる。しかし，回避的な人は他人の否定的な反応をもっともなことだと思うため，拒絶を予測すること自体がさらに苦しいものになる。拒絶は，個人的な欠陥だけがその原因であると解釈される。たとえば，「私は無能だから彼に拒絶された」，「彼女が私のことを頭が悪い（魅力がない）と思うなら，その判断は正しいに違いない」というようにである。このような帰属の仕方は，自分についての否定的な信念によって生み出される。そして，今度はこのような帰属の仕方が非機能的な信念を強化し，いっそう無能でどうにもならないと感じてしまうのである。積極的な対人関係を作っても，拒絶の恐怖からは逃れられない。「もし私を好きだという人がいれば，その人は本当の私を知らないのだ。私のことが分かれば，拒絶するだろう。そうなる前にその場を去った方がよい」と考えるのである。このようにして，回避性パーソナリティ障害の患者は，対人関係を避けることによって，不快な気分を感じなくてもすむようにしているのである。

（4）自己批判

回避的な患者には，現実の対人関係場面においても，また先々人と出会うことを考えるだけでも，一連の自己批判的な自動思考がみられる。これらの思考は不快感を生み出すが，患者はそれを正しいことだと考えてしまうので，滅多にその妥当性を検討しようとしない。この自己批判的な自動思考は，上述した否定的信念から生じる。典型的な否定的認知は，「私には魅力がない」，「私は人をうんざりさせる」，「私はまぬけだ」，「私は敗北者だ」，「私は救いようがない」，「私は人と合わない」といったものである。

さらに，人と出会う前にも，また出会っている最中にも，起こりそうなことを否定的な方向で予測する一連の自動思考が，回避的な患者には生じる。「私には話題がない」，「私は物笑いの種になるだろう」，「彼は私を嫌うだろう」，「彼女は私を批判するだろう」といった自動思考である。患者は初めからこの自動思考を十分認識していることもあるし，認識していないこともあるだろう。また，この自動思考が生み出す不快感に最初から気づいているかもしれない。患者がこの認知に気づいている時でさえ，妥当なものとして受け入れてしまい，正しいかどうかを検証しようとはしない。患者は，検証する代わりに，自己批判的な認知と不快感を生み出す状況を積極的に避けてしまう。

（5）対人関係に関する基礎的前提

回避性パーソナリティ障害の患者の信念から，対人関係に関する非機能的前提が生じる。患者は基本的には人に好かれないと思っているが，もし本当の自分を隠すことができれば，しばらくは人をだませるかもしれないと考えている。患者自身が真実だと「知っている」事柄，たとえば，自分は駄目だとか自分は人に好かれないといったことを，人に見破られるほど親密になってはいけないと患者は思っている。次に挙げるのが典型的な基礎的前提である。「人に好かれるように装わなければならない」，「本当の私を知られたら，嫌われるだろう」，「人が私のことを知ったら，私は本当は劣っているとみなされるだろう」，「人が私と親しくなって，本当の私を知るのは危険だ」。

回避性パーソナリティ障害の患者は，対人関係を作る時，交友を維持するためにしなければならない事柄に関する前提を設ける。そして，患者は対立するのを避けるためにその場を離れたり，まったく自己主張しなくなるかもしれない。典型的な前提には次のようなものがある。「いつも人を喜ばせないといけ

ない」,「私は人が望むことをする時だけ,好かれるだろう」,「私は断ることができない」。患者はいつ拒絶されるか分からないと恐れている。つまり,「もし私が何か1つでも間違いを犯せば,私に対する人の見方は一変するだろう」,「何であれ,人を不快にさせたとしたら,交友関係は終わってしまうだろう」,「何らかの私の欠点に気づかれたら,拒絶されるだろう」という前提をもっている。

(6) 人の反応に対する間違った評価

回避的な患者は,周囲の人の反応を正しく評価することができない。患者は中立的ないし肯定的な人の反応を否定的なものと読み違えてしまう。そして,社交恐怖の患者のように,今交流している人の表情と態度に焦点を当てるよりも,自分の心のなかの否定的な思考,感情,生理的反応に焦点を当てる傾向がある。彼らは,店員やバスの運転手など,患者の生活に重要でない人から肯定的な反応を引き出したいと思う。「誰かが私を否定的に評価するなら,その批判はきっと正しい」という信念をもっているので,患者にとっては誰からも悪く思われないことがたいへん重要なことなのである。さらに,人の否定的な反応や中立的な反応でさえ(それを患者が感じ取ると),「私は嫌われ者だ」とか「欠陥人間だ」という信念を強化するものにしてしまうので,評価される立場にいることは危険なことのように思えるのだ。患者は肯定的に自分自身を評価する内的基準をもっていない。その代わりに,患者が感知する他人の判断だけに頼るのである。

(7) 肯定的情報の過小評価

回避性パーソナリティ障害の患者が受け入れられたり好かれたりする証拠があり,それが第3者の目から見て明らかなものであっても,患者はその証拠を過小評価する。彼らは人を欺いたのだとか,人の判断が間違っていたのだとか,それは誤った情報に基づいていたためだと決め付けてしまう。典型的な自動思考には次のようなものがある。「私は賢いと思われているが,そのように装って相手をだましているだけだ」,「本当の私を知ったら,人は私を嫌うだろう」,「本当は私がそんなに素晴らしい人間ではないことが,必ず分かるだろう」。

（8）臨床例

ジェーンはまさに回避性パーソナリティ障害の典型例である。母親はアルコール依存症で，境界性パーソナリティ障害でもあった。母親は暴言と暴力でジェーンを虐待した。子どもの頃，ジェーンは自分が価値のない人間だからそんなふうにひどく扱われるのだと，母親の虐待を理解していた。しかし，自分の行いが悪いからだとは思えなかった。実際，彼女は母親を喜ばそうとして，すごく行儀の良い子であった。そこで，彼女は根深いところに自分の悪い部分があるので，母親がひどい扱いをしたのだと結論づけた（彼女は一度も母親の行動の原因が母親自身の問題であるとは考えなかった）。ジェーンは20代後半の大人になった頃，人から拒絶されるだろうと常に予期していた。なぜなら，自分が生まれつき価値のない駄目な人間だと人に思われていると信じていたからである。

社交の場に出る前にはいつも，たくさんの自動思考がジェーンの中に生じた。彼女は非常に自己批判的であり，人に受け入れられないと思っていた。私は人に好かれないとか，駄目人間だということがばれてしまうとか，話題が乏しい人間だとジェーンは考えた。出会う人すべてが彼女に肯定的に応じることがジェーンには必要だったのだ。出会う時間がすごく短くても，人が否定的ないしは中立的に反応したと感じられたなら，彼女は混乱してしまった。たとえば，新聞売りが彼女に微笑みかけなかったり，セールスマンが少しでもそっけない態度をとったなら，自分に価値がなく人に好かれないためにこうなるのだという自動思考が生じた。その時，彼女は非常に悲しかった。また，彼女は友だちから肯定的に受け入れられた時でさえ，それを過小評価した。外見を装っているだけなので，本当の自分がどのような人間であるかを知れば，友だちは去っていくだろうと彼女は信じていた。その結果，ジェーンは友だちがほとんどなく，親友は1人もいなかった。

2）認知，行動，感情における回避

回避性パーソナリティ障害の患者の多くは，対人関係の中での回避に加えて，認知，行動，感情における回避を示す。患者は不快感が生じる事柄について考えることを避け，ずっと考えなくてもすむように行動する。典型的なパターンは以下である。

① 回避的な患者は不快な感情に気づくようになる（その感情に先行する，あるいはその感情に伴う思考については，患者が十分に気づいていることもあれば，そうでないこともある）。
② 患者は不快感に対する耐性が低いので，気を紛らわし楽になるために何かをする。計画していた課題を途中でやめたり，始めることができなかったりする。また，テレビのスイッチを入れたり，書物を手にしたり，食べ物や煙草を取ろうとしたり，立ち上がって歩き回ったりする。要するに，患者は頭から不快な思考や感情を追い払うために気晴らしを探すのである。
③ このような認知，行動上の回避様式は，不快感が減少することによって強められ，結局，患者の奥深くまで浸透して自動的なものになる。

患者は，少なくともある程度は行動上の回避に気づいている。患者は「私は怠け者だ」，「私は反抗しているのだ」と，いつも包括的な決まり文句で自己批判をする。このような見解は，不適格だとか欠陥があるといった患者の信念を強化してしまい，絶望をもたらすことになる。患者は，回避することが不快な感情に対処するための自分なりの方法であるとは考えない。この一連の流れが分かるまで，患者は自分の認知，感情における回避を概ね自覚していないのである。

　（1）不快な気分に対する姿勢
　回避的な患者は不快な気分に対して，しばしば非機能的な考えをもつ。それは，「嫌な気分になることは悪いことだ」，「不安になってはいけない」，「いつも良い気分でいるべきだ」，「人は怯えたり，まごついたり，嫌な気分になることはほとんどないのだ」といったものである。回避的な患者は，もし自分自身が不快な気分になることを許したとしたら，その気分に飲み込まれ，回復は不可能だと信じ込んでいる。それは，たとえば，「感情を封じ込めておかないなら，感情に圧倒されてしまうだろう」，「ほんの少しでも不安を感じ始めたなら，最悪の事態にまで至ってしまうだろう」，「気分が悪くなり始めたら，制御できなくなって，私は駄目になるだろう」といったものである。

　（2）弁解と合理化
　回避的な患者には，親密な対人関係を作るという長期目標へ向かう強い願望

がある。この点で彼らは統合失調質パーソナリティの患者とは違っている。統合失調質パーソナリティの患者にとっては，他人との親密な関係が乏しいことに違和感はない。回避的な患者は空虚感と孤独感を味わい，親友を作りたいとか，もっとよい仕事につきたいとか，人生を変えたいと思う。患者は自分の願望を実現するために何をすべきか分かった時でさえ，ネガティブな感情を少しでも体験することの辛さを受け入れがたいものと見なしてしまう。患者は目標に到達するために必要なことをしない言い訳をたくさん用意する。たとえば，「それをするのは楽しくない」，「疲れきってしまうだろう」，「それをすると気分が悪くなりそうだ（不安になる，うんざりするなど）」，「後でそれをするようにしよう」，「今はそれをしたくない」といった弁解である。「後で」というその時が来たら，患者はいつも同じ言い訳をして，行動の回避を続ける。さらに，回避的な患者は目標に到達できるということがまったく信じられないようである。患者には次のような前提がある。「今の状況を変えるために，私にできることは何もない」，「試しにやってみて何になるのか？　どうせ，私にはできない」，「やってみて失敗するより，怠けて失敗する方がまだましだ」。

（3）何かが私を変えてくれる

回避的な患者は，未来に対する希望的な観測をもっている。ある日突然，完璧な対人関係や完璧な仕事が，努力せずして可能になると患者は信じている。実際，患者は，努力を続ける中で目標に到達することができるとはあまり思っていない。「ある日，目が覚めたら，すべてが素晴らしく変わっているだろう」，「私は独力で人生を変えることはできない」，「物事は良くなるだろう。しかし，私が良くするのではない」と思い込んでいる。

（4）臨床例

先に述べた患者のジェーンは，自分の能力以下の仕事をしていた。しかし，彼女は地位を上げるための手段を取ることを避けていた。たとえば，昇進について上司に話すとか，別な仕事を探すとか，人脈を作るということをしなかったのである。何かが起きて，今の状況を良くしてくれるという思いを持ちつづけていた。このような態度は治療でもみられた。彼女は努力しなくても治療者が「治してくれる」ことを期待していた。実際，彼女は自分を変えることはできないと思い，「治癒」は外から与えられるものだと信じていた。

3）概念化の要約

　回避的な患者は，自己と他者に関する根深い否定的な信念と不快な感情体験を持ち続けている。その信念は，子どもの頃に経験した拒絶的で批判的な重要人物との関係からしばしば生じる。患者は，自分自身を不適切で価値がないとみなす。また人を批判的で拒絶的な存在とみなし，不快な感情を圧倒的で耐えられないものとみなすのである。対人的には，患者は親しくなって「本当」の自分を人に知られる状況を避ける。行動的には，不快な感情を引き起こす思考が生じる課題を避ける。認知的には，不快な感情を伴う事柄について考えるのを避ける。患者の不快感に対する耐性はかなり低く，不安や悲しみや退屈を感じ始めたら，いつも気を紛らわせてくれるものに逃げる。患者にとって今の状況は幸せではないが，この状況を自分の努力では変えられないと思っているのである。

5．治　療

1）共同的戦略

　回避性パーソナリティ障害の治療関係に関して，2つの問題が予想される。1つは，治療者に拒絶されるという患者の恐怖である。もう1つは，治療の中で治療者の発言を患者が信用できないことである。他の人間関係でも同様であるが，治療関係についても多くの否定的な認知が患者に生じる。治療の中でこのような非機能的思考を同定し検討することは，活発な共同関係を作る上で重要なものである。また，他の人間関係を作る際にもモデルとして役立つであろう。

　回避的な患者は，治療者や治療関係に関する自動思考を自覚した時でも，たいてい初めのうちは話そうとしない。患者は治療者に批判され（「きちんとホームワークをしなかったとあなた（治療者）は思っているでしょう」），また，受け入れられない（「私がこんなふうに泣くと，きっとあなたは愛想をつかすでしょう」）と思い込む。また，治療者が是認や関心を表現しても，回避的な患者はそれらを過小評価しがちである。たとえば，「あなたは治療者であって，すべての人を好きになる訓練を受けているから，私のことが好きなだけです」とか「私のことを良い人だと考えているかもしれませんが，もし私と母の関係

を話せば，あなたは私を嫌いになるでしょう」というように考えるのである。

　患者が感情の変化を示す時，治療者は，「今，どんな考えがあなたの心をよぎりましたか？」と質問して自動思考を引き出すことができる。また話し合いの最中にも，「今，私が何を感じ，何を考えていると思いますか？」と介入することができる。あるいはセッションの終わりの方で，「今日のセッションで，私の思考や感情についてのあなたの思い込みは何かありませんでしたか？　たとえば，今週のホームワークをするのが難しいという話をしていた時は，どうでしたか？」と介入し，自動思考を引き出せるかもしれない。

　自動思考が引き出せたなら，それをいくつかの方法で評価することができる。はじめに，治療者が何を考えていたかを直接患者に説明することができる。また，治療者のフィードバックを患者がどの程度信じているかを0-100％の評価スケールを使って表してもらい，そして，治療者への信頼が増すにつれて，その確信度がどう変化するかをモニターしてもらうことが有用である。それをした後で，これまでの治療関係をふまえて，患者に治療関係に関する否定的な認知を評価するように促すことができる（「あなたがホームワークをしなかった前回のセッションで，私がどのように応じたか，覚えていますか？」）。

　また，患者はちょっとした実験をして自動思考を調べることもできる。次の例で示すように，治療者がきっと受け入れないだろうと思うような体験について語ってもらい，小さなステップで，その信念の妥当性を患者に評価するように求めることができる。

　ジェーンは，子どもの頃に母親からひどい虐待を受けていたことを話したら，治療者が自分を否定的に評価すると決めつけていた。この治療経過を用いて，治療者が彼女の自動思考をどのように扱ったか，さらに，話し合いを通して，治療関係に関する彼女の自動思考をいかに同定し評価したかを示す。

ジェーン：そのことはお話しできません。
治療者：別に話さなくてもいいですよ。でも，もし話したらどうなってしまいそうなんですか？
ジェーン：先生は私をもう診たくないと思うでしょう。
治療者：もしあなたが話してくれないなら，私はどうすると思いますか？
ジェーン：そうですね。難しいことですが，私の嫌な面を先生に知られたくないんです。

治療者：あなたのことを診たくなくなるだろうということ以外に，考えられる答えはありませんか？ あなたが話すのを恐れている事柄について私たちが話し合えば，あなたの問題をより理解し合えると思いませんか？

［ジェーンと治療者はこの問題を数分間話し合った。ジェーンは生育歴に関して話すことを決めた。ジェーンが過去を振り返るのは難しいことであるが，治療者が拒絶とは違った反応を示すように思えた。ジェーンが情報を小分けにして出してみて，このやり方を試すことに2人は合意した。］

ジェーン：かなり恐ろしい子ども時代を過ごしたと思うでしょうね。
治療者：ええ。
ジェーン：私の母は，……何度も私を叩きました。
治療者：ごめんね。辛いだろうけど，もう少しそのことを聴かせてもらえますか？

［ジェーンは被った身体的，感情的な虐待を少しずつ話しては泣き崩れた。］

ジェーン：私が本当に駄目な人間だということが分かったでしょう。（**泣き崩れる。**）
治療者：困りましたね。あなたは自分が悪い子だったと言うんですか？ 虐待を受けて**当然**だと言うんですか？
ジェーン：ええ，そうだと思うわ。母が私をそんな風に扱った理由が他に何かあるかしら？
治療者：うーん，どうしてそう考えるんだろう。あなたの**お母さん**の方に深刻な問題があったということじゃないのかな。……たとえあなたが悪い子だったとしても，どうして私があなたの事をもう診たくないと思うんでしょうか？
ジェーン：（**ためらいながら**）もう先生は私を好意的には見ないでしょう？
治療者：ああ，それは興味深い話ですね。あなたが辛い子ども時代を過ごしたことを知って，私は**もっと**あなたの手助けをしたいと思いますよ。この思いは自然じゃないですか？
ジェーン：（**静かに**）私には分かりません。
治療者：じゃあ，どうすれば分かりますか？

ジェーン：分かりませんわ。
治療者：私に尋ねればいいじゃないですか。
ジェーン：（ためらいがちに）もう私のことを診たくないでしょう？
治療者：いいや，全然。その逆です。私を信用して話してくれて嬉しいですよ。あなたがどうしてそんなに自分自身を否定的にみるのか，もっと考えてみましょう。……今は私の言葉をどのくらい信用できますか？
ジェーン：うーん。……たぶん半々かな。
治療者：それはかなりいいですね。1回のセッションで少しずつですが，この作業を続けて行くことができるでしょう。そのうち，私があなたを理解し，手助けしたいと思っているということをもっと確信することができるでしょう。よろしいですか？
ジェーン：お願いします。

　この対話では，ジェーンは自分が悪くて拒絶されると思ったが，治療者はその考えに同意しなかった。この点をジェーンが認識するように治療者は援助した。治療者は，ジェーンを説得し，彼女に過去の虐待を少しずつ語らせ，拒絶される恐怖に挑戦させることができた。治療の中でそうすることによって，後に親しい友人との間で同じことをする時のモデルとして役に立ち，拒絶される恐怖が根拠のないものだと知る機会となった。実際，彼女が過去を語ったことにより，友だちとさらに親しくなり，友だちの関心が高まったのである。
　治療者に駄目だと思われそうな事柄について，回避的な患者が語るのは辛いことである。だから，患者が何かについて語る時は，怖い感じがしないかどうかを治療者の方から問いかけてみることが重要である。回避性パーソナリティ障害の患者がこのような抑圧したテーマを語らない場合は，その内容が治療者に知れたら拒絶されるだろう（少なくとも，否定的にみられるだろう）と思い続けているのである。たとえば，治療者が次のように語りかけてみても良いかもしれない。「ご存知のように，患者さんたちは，時には私に話したくない事柄をもっています。なぜなら，取り乱したらどうしようとか，私に否定的に評価されたらどうしようと心配するからです。おそらく，あなたにも隠しておきたいことがあるかもしれません。話したくなければ，話す必要はないですよ。でも，隠していることがあるかどうかを話してくれたら，治療の役に立ちますよ」。

しばしば，回避的な患者は，人と知り合いになると絶えず相手を楽しませなければならないと思い込んでいる。もし自分の願いを話したとしたら，きっと相手は関係を断つだろうと患者は信じている。このため，治療では，極端に従順になったり，治療者に否定的な話をするのを避けるようになる。

治療の中で患者に自己主張を促す1つの方法は，セッションの終わりに治療者へのフィードバック用紙を用いることである。つまり，治療の経過や内容に関するチェックリストを使って，患者に治療過程（「今日，治療者は上手に話を聴き，私のことを理解した」など）と内容（「治療者ははっきりとホームワークの説明をした」など）について治療者を評価させるようにする。次のセッションで，治療者は患者がつけた評価を振り返り，相対的に低い評価項目について話し合うようにする。治療者が防衛的でない態度をとり，セッションの内容と過程について改善できそうな点を話し合うことによって，患者が自己主張して批判することができたことを褒め，患者の不満が適切であればそれを受け入れ，今までとは違った関係をもつことができることを示すのである。後には，もっと直接的に，言葉で治療者にフィードバックができるように患者を促す。また，治療者以外の人に自己主張する実験を企てることもできる。ロールプレイやイメージ練習は，現実場面での自己主張の前に行うとたいへん有用である。

2）具体的な介入

標準的な認知療法アプローチ（Beck, Rush, Shaw, & Emery, 1979; J. Beck, 1995; Greenberger & Padesky, 1995; Padesky,1995; Salkovskis, 1996）は，回避性パーソナリティ障害の患者に適用でき，うつ病，不安障害，物質乱用，および第I軸のその他の障害に対して，患者が上手く対処するのを手助けすることができる。自動思考と基礎的前提を検討するための標準的な認知行動技法である誘導による発見によって，回避性パーソナリティ障害患者が，自己批判，否定的な予測，不適応的な前提，さらに人の反応に対する間違った評価に対して，反論するのを手助けすることができる。次に述べる特殊な技法は，回避性パーソナリティ障害患者が認知的・感情的回避を克服する手助けとなるだろう。また認知的・感情的回避は標準的なアプローチでは対応しにくいことがある。

（1）認知的・感情的回避を克服する

回避性パーソナリティ障害の患者は様々な不快な気分を体験するが，単に抑

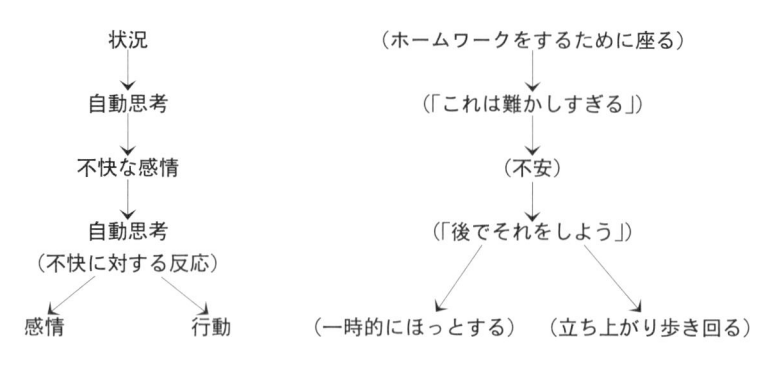

```
状況                    (ホームワークをするために座る)
 ↓                              ↓
自動思考                  (「これは難しすぎる」)
 ↓                              ↓
不快な感情                      (不安)
 ↓                              ↓
自動思考                  (「後でそれをしよう」)
(不快に対する反応)                ↓
 ↓         ↓                ↓           ↓
感情      行動        (一時的にほっとする) (立ち上がり歩き回る)
```

図 13.2　回避過程の図

うつや不安を取り除く方法を患者に教えるだけでは十分ではない。標準的な認知療法の障害になる厄介な問題の1つに，患者が不快な気分の原因となる事柄について考えるのを避けてしまうということがある。また患者は，先に述べたように，否定的な感情を体験することに関して，否定的な前提を数多くもっている。認知療法はこのような感情を体験し，様々な感情体験に伴う思考やイメージを記録することを患者に求めるので，認知と感情における回避があると治療に重大な障害が生じる。

　回避的な患者は，治療の外で不快な感情を体験しようとしないばかりか（たとえば，ホームワークに手をつけなかったり，仕上げなかったりということがよくある），治療セッションの中でも不快感を味わうことを避ける（たとえば，否定的な思考を報告しないとか，話題を変える，など）。この時，回避の過程を図で示すのが有効である。そうすると，回避がどのように作用するのか，また回避を止めるためにどのように介入できるのかを患者は検討することができる。典型的な例を図13.2に示す。そして，日常生活の中で同様のパターンを見つけるように患者に勧めてみる。それが妥当であれば，もし自分は「怠けている」とか「反抗的である」（より特性的であり，修正するのが困難と思える性質）と患者が言う場合には，その考えを再構成することが役に立つ。あるいは，図に照らして自分自身を評価すると，不快感を生む自動思考が生じる状況を自ら避けていることを患者は理解することができる。治療者と患者はこのような否定的認知をいっしょに検討し，不快な感情に対する患者の耐性を高めることができる。

耐性を高める過程に入る前に，理論的な説明をすることが有効である。誘導による発見によって，患者は回避が不利益を生むことを確認する。回避による不利益とは，目標に到達できないことであり，また，不快感と同様に爽快感も十分に体験されない人生になるということである。それが該当していれば，治療者と患者は，不快感を回避するようになった起源を探索することができる。このような回避はしばしば子ども時代に始まっている。その当時，患者はもっと傷つきやすく，不快感や苦しさに上手く対処できなかったのである。

　感情的な耐性を高める最善の方法は，患者が不快だと語る体験についてまず話し合うことによって，治療の場に感情を喚起することである。患者の中に不快感が高まると，認知的な回避が始まるだろう（たとえば，患者は話題を変えたり，立ち上がって歩き回ったり，頭が「真白になった」と感じたりする）。回避を起こす信念を同定し評価するために，治療者は患者を不快な感情状態へ戻すようにする。治療場面を抜粋してこの過程を示す。

ジェーン：**（イメージ訓練の最中）** もうこれ以上このことを話したくありません。
治療者：今どんな感じですか？
ジェーン：落ち込んでいます……怖い，本当に怖い。
治療者：今の気持ちのままでいると，どうなると思いますか？
ジェーン：気が変になりそう。先生は私のことをばかだと思うでしょうね。
治療者：前に話し合ったように，あなたが避けているこの感情は有益な情報をもたらすでしょう。今の気持ちのままでいるようにしてください。友だちといっしょにレストランにいる状況を引き続きイメージしてください。そして，どうなるか私に話してください**（長い沈黙）**。
ジェーン：**（すすり泣きながら）** 彼は私に対して腹を立て始めている。私は彼を不幸にする駄目な女です。

　セッションのこの部分では，患者が自分を苦しめている思考とイメージに気づき，それを「味わい続ける」ように治療者は援助した。同時に，強い感情を体験すると，「気が変になって」自分自身を抑制できなくなるという信念を患者は検討することができた。つまり，治療者は，このような予測を患者に思い出させた後で，強い感情を体験しても，実際には自分自身を「抑制できなくな

る」ことは決してないということをじっくり考えてもらう時間を患者に与えた。

　このような経験を繰り返すことが，不快に対する耐性を作り，不快な感情体験に関わる患者の非機能的信念を弱めるために必要なことである。さらに，患者を脱感作するには，治療中に話し合う話題について，徐々に苦痛の程度が増すように配列した階層表を作成してもよい。治療者は，順次それぞれの話題について話し合う前に，どのような恐ろしいことが起こるかを患者に予測してもらい，次にその予測を検証してもらい，患者の誤った信念（たとえば，「そのことは辛すぎて話し合うことができないだろう」，「気分が悪くなり始めたら，絶対にその気分から逃れることができないだろう」など）と矛盾する証拠を蓄積するようにする。また，患者は，否定的な感情に対する耐性を強めるために，ホームワーク用の階層表を作ってもよい。このようなホームワークは，「感情耐性練習」とか「回避克服法」と呼ぶことができる。これには，ある行動を始めること（たとえば，「休まずに30分間自分の課題に取り組む」）とか，ある状況を頭の中で考えてみること（たとえば，「休暇をもっと増やすように上司に要求することについて考える」）が含まれるだろう。繰り返しになるが，与えられた活動を行おうとすると，どのような恐ろしいことが起こる可能性があるのかを患者が予測し，次にその予測を検討し，修正することが有益である。

　回避的な患者では，ホームワークにおいて自動思考を同定するのが難しいことがしばしばある（治療セッションの中でさえそうである）。そこで，通常はセッションの中で患者にホームワークをイメージするように求め，イメージの中で生じている状況を1分ごとに話すように患者に求めることが，自動思考を同定するのに役立つ。それが妥当であれば，もう1つの技法としてロールプレイが挙げられる。ある具体的な状況を設定し，患者は自分自身を演じ，治療者はその相手役を演じる。気持ちが動転した状況を再現しながら，自動思考を捉えるように患者を指導するのである。このような標準的な技法が上手く行かない場合，想定される思考のチェックリストを使う方法がある。そのチェックリストは，同じ障害の他の患者において同定された自動思考と信念とケースの概念化に基づいて作成されたものである。患者は，その状況において，これらの思考の中のどの思考が生じているかを検討するために，このチェックリストを吟味するように指示される。患者は，悲惨な状況にいる時に，その認知を同定するためにこのチェックリストを使用することもできる。

　自動思考をとらえることはできるが，ホームワークができない患者に対して

は，イメージを用いて，ホームワークを治療の場でリハーサルすることが有効である。以下にその例を示す。

治療者：金曜日に早退する許可を上司に求めることに決めたのでしたね。上司の部屋に入る少し前のあなたをしばらく想像してみましょう。それから，あなたがそれをすることの妨げになりそうなものがあるか，調べてみましょう。

ジェーン：（しばらくして）はい。私はオフィスにいます。「もう少し後にしよう」と思っています。

治療者：その考えにあなたはどのように答えますか？

ジェーン：分かりません。おそらくそれには答えないでしょう。たぶん上司の部屋には行かないでしょう。

治療者：上司の部屋に行かないことで，旅行のために早退するという目的を達成することができるでしょうか？

ジェーン：いいえ。

治療者：上司に早退を求めるという行動を実現するために，今あなたにできることは何でしょう？

ジェーン：今日の治療で作ったカードがあります。あのカードを読めばいいと思います。そうすれば，何かを避けるたびに昔からの習慣が強まり，計画を達成するたびに新しい良い習慣が身につくということを思い出すことができます。

治療者：そうです。カードを手にしている自分を想像してみてください。その次はどうなりますか？

［ジェーンは，上司と会う勇気を得る方法とその邪魔をする自動思考に関する話を続ける。治療者と患者は，回避するより行動することを支持するために，それぞれの自動思考に対する反応をいっしょに考えている。］

必要であれば，治療者は，この時，役害交替法を使うことができる。はじめに，患者は「感情的な」立場からホームワークをする必要がない理由を話す。一方，治療者は「回避を阻止する」立場からそれに答える（そして模範を示すことになる）。次に役割を交替して，患者は回避を阻止する立場で話す練習をする。最後に，患者は予想される自動思考をカードに書き，その裏には回避を

阻止する返答を自分の言葉で書く。患者は毎日このカードを読むことになる。とくに，避けてしまいがちなホームワークをする前に読むと有効である。

　上述したような治療セッションやこれまで述べてきたような治療セッション外での体験は，患者が不快な思考を同定し，不快な感情に耐えるのを手助けしてくれる。耐性が強まるにつれ，家族への患者の関わり方が変わり始める（たとえば，患者がより主張的になる）。患者はまた長年避けてきた記憶や反応を意識するようになるので，より強い悲しみや恐れや怒りを体験するかもしれない。この時，こういった感情に対処するための認知的・行動的方法を患者に教えることが有用である。

　たとえ患者が今では不快な感情の意義を理解し，その感情に耐えることをいとわないとしても，強烈な感情を体験することが常に必要というわけではなく，有益とも限らない。この点を治療者は患者に指摘するとよい。患者は，不快な感情や思考が生じたら，それを日記につけ，不快な感情に密接に関連した「熱い認知」を検討するために自動思考記録表を用いるように教えられる（cf. Greenberger & Padesky, 1995）。認知再構成法をまだ学んでいないなら，患者は思考や感情を記入した後で気晴らしをしてもよい。そして，治療においてその思考を検討するために，その時の記録を持ってくることができる。

　この時，患者が結婚していたり両親と同居しているなら，夫婦療法や家族療法もまた有用である。関連する信念や思考の妥当性を患者が検討するのに，夫婦や家族の単位での治療セッションは，関係の悪化を招かない話し合いの場を提供する。たとえば，ある患者は外に仕事に行かなかったので，夫が長い間自分に腹を立てていたのではないかと恐れていた。何回目かの夫婦セッションで，治療者は患者にそれが本当かどうか質問するように勧めた。そのセッションの中で夫は否定し，夫を苦しめている別の問題が明らかになった。この問題は，共同的なやり方によって，その後すぐに解決した。

　患者と周囲の人との対人関係様式によって回避行動が維持されている時も，夫婦療法や家族療法が必要とされる。たとえば，別の患者の夫は，感情表出に関して否定的な前提をもっていた（「感情を表すと，対立と回復不能な弊害が生じる」）。家族を交えたセッションで，家族の中にある非機能的前提が取り扱われ，家族間の情報伝達と問題解決のための建設的なスキルを教えることができた（たとえば，Beck, 1988; Dattilio & Padesky, 1990）。

（2）スキルの向上

　回避性パーソナリティ障害の患者は人づきあいが少ないので，対人スキルに問題を抱えていることがある。この場合は，技能訓練を治療に導入するのがよい。その結果，非機能的信念を検証するために計画された対人関係の場で，患者が成功する見込みはかなり高くなるだろう。場合によっては，社会技能訓練は非言語的なもの（たとえば，視線，姿勢，微笑）から始められる。患者はこれを，治療セッション内および家庭で，そしてさらに苦痛を味わうが危険の少ない対人関係の場で，練習するのである。対人関係の少ない患者には，教育を行い，自分の経験をより正確に評価できるようにする必要があるかもしれない（たとえば，「あなたが遊ぶ計画を立てるのを週末ぎりぎりまで延ばしているなら，多くの人はもう予定が入ってしまって，忙しくなっているだろう」）。さらに上級の社会技能訓練では，会話の方法，自己主張，性別による違い，葛藤処理などを指導する。

　新しく獲得したスキルを試すのに，患者自身についての否定的信念が障害になることがある。患者にはある特定の資質がある「かのごとく」演じるように，患者を勇気づけることが必要な場合もある。たとえば，ある患者は「私はパーティーで短い会話もできないだろう。私はまったく自信がない」という思考をもっていた。その患者はあたかも自信をもっているかのごとく振る舞うように励まされた。実際，患者は適切に会話ができることを発見したのである。行動面の技能訓練の最中に，患者の進歩を阻んだり，訓練そのものを妨害する自動思考を引き出すことは重要である。たとえば，「この練習は，人をだますことを私に教えるものだ。私の不適切さが人に分らないようにするためのものだ」とか「私はどうしようもない負け犬だから，この年になって話し方を習わなければならないのだ」といったものである。このような思考が生じたら，治療者と患者はいっしょにその妥当性と有用性を検討する必要がある。

（3）不適応的信念の同定と検討

　治療の主要な部分として，回避的行動様式を生む認知的基礎を患者が同定し検討することがある。これを行うために，治療者と患者はまずはじめに否定的信念が形成される生育史上の起源を把握する。この否定的信念が患者の人生早期の段階で，どのように役立ったのかにとくに注意を払う。次に，代替となる新しい信念が同定される（Mooney & Padesky, 2000; Padesky, 1994）。患者

はこの新しい信念が真実であることを願っている（たとえば，「私は人に好かれる」，「もし間違っても，人は理解してくれるだろう」など）。そして，新旧2つの信念が検討される。実験を通して，治療者の誘導による観察を通して，さらにスキーマに関連した人生早期の出来事をロールプレイで再現することを通して行われる。最後に，妥当性のある新しい信念を裏づける患者とその相手とのやりとりに患者が気づくように誘導する。この点については，ケースを用いて示すことにする。

　24歳のジェーンはデートをしたことがほとんどなく，1人しか友だちがいなかった。ジェーンは数カ月の治療を受けた。治療の中で認知再構成法を学び，基本的なスキルを身に付け，仕事で知り合った男性と安定した交際ができるまでになったが，ジェーンは依然として「私は人に好かれない」という信念を強くもち続けていた。この信念がジェーンの否定的自動思考の中核的なテーマと思われたので，治療者とジェーンはその妥当性を検討することに焦点を当てることとした。まず初めに，治療者とジェーンはこの信念の生育史上の起源を振り返った。ジェーンは物心がつく頃にはすでに人に好かれないと信じていた。虐待的な母親は，「駄目な子だね！　お前なんか生まなければ良かったよ！」と何度も怒鳴ったが，それによってジェーンの信念は強められた。

　患者がこのように生き生きとした子どもの頃の情景を想起する際に使える強力な方法が，サイコドラマである。初めに，ジェーンが彼女自身を演じ，治療者が母親を演じた。ジェーンは6歳に戻ったつもりで子どもの頃の感情を再体験し，それから治療者にその体験を話すように求められた。次に，ジェーンが母親を演じ，治療者が6歳の頃のジェーンを演じた。そしてもう一度，ジェーンは母親の感情および認知における体験を報告した。

　このケースでは，ジェーンは母親に共感することができ，父親が母親を捨てた時，母親は不幸でどうしようもない気持ちになったことをジェーンは追体験できた。母親は自分自身を恐ろしく感じていたが，母親は自分自身を責める代わりに，安易な攻撃目標であるジェーンを責めたのだということを初めて悟った。いったんジェーンがこの状況全体を理解すると，母親が言うほど自分は人に嫌われてはいなかったのだと考えることができた。

　3回目のサイコドラマで，ジェーンは新しい観点で「演じてみた」。もっと健康的な母親であったなら，夫がいないことにどう対処しただろうかと治療者とジェーンは話し合った。次いで，ジェーンと同じ状況に置かれたとしたら，

ほとんどの子どもが自分自身に関する否定的で説得力のない結論を導き出しただろうということを話し合った。様々な状況において母親にどう反応するかを話し合った後で，ジェーンは再び6歳の頃のジェーンを演じた。しかし，今回は自己主張して自分を守る6歳のジェーンであった。

母親：［治療者が演じる］お前は何ひとつよいところがない！ お前なんか生まなければよかった！ お父さんが出て行ったのは，お前に会いたくなかったからさ！ わかってるの！
ジェーン：お母さん，そんなふうに言わないでよ。どうしてお母さんはそんなに怒っているの？
母親：お前が出来の悪い子どもだからだよ！
ジェーン：私がどんな悪いことをしたって言うの？
母親：何もかもだよ。お前はお荷物さ。厄介すぎて面倒見きれないよ。お前が動き回っているのをお父さんは見たくなかったんだよ。
ジェーン：お父さんがいなくて寂しいよ。お母さんもそうでしょ？
母親：そうよ。これからどうやって暮らせばいいか分からない。
ジェーン：私に当たらないでよ。私はまだ子どもなのよ。私じゃなくて，お父さんに当たってよ。出て行ったのはお父さんなのよ。私は出て行かないで，お母さんといっしょにいるのだから。
母親：わかったわ。お前は間違ってないよ。責任を果たしてないのはあの人ね。
ジェーン：お母さんがかわいそう。お母さんは何も悪くない。でも，できたら大声で私を怒らないでほしい。
母親：私が不幸だから，お前に大声を出すんだ。そう思うよ。悪かったね。

　母親の虐待は，幼いジェーンを正しく評価した上での行動ではなく，夫に去られた母親の個人的な辛さから生じているのだということをジェーンは理解できた。いったんそれが理解できると，「まったく人に好かれない」という自分の信念をもう少し詳しく検討してみる必要があると彼女は思った。この時点で，信念の生育史検査（Padesky, 1994; Young, 1984）が開始された。生育史の数年を1ページごとに割り当て，ジェーンが「まったく人に好かれない」という信念を支持する生育史上の証拠と矛盾する証拠が集められた。この信念が真実であれば，「矛盾する証拠」の欄にはほとんど記載がなく，「支持する証拠」の

欄には年を経るにしたがって記載が増えていくだろうとジェーンは予想した。

実際，ジェーンが好かれていたことを支持する証拠が，彼女の想像よりも多いことが分かった（たとえば，小学校の時は最良の友人がいた。職場の同僚はジェーンに好意的だった。ハウスメイトは何かをする時はジェーンをよく誘ってくれた。また，従兄弟はジェーンに会う時や電話してくる時はいつもとても楽しそうに思えた）。さらに，ジェーンが家を出て自立し，治療を受け始めた後では，人に好かれているという記載の方が多くなった。ジェーンは自分を孤立させたために，人と知り合う機会がほとんどなかったのだということを理解した。

中核となる否定的な信念を生育史上で振り返っても，その信念の力は強いままである。ジェーンの例で示されたように，明白に矛盾する証拠があってもそうである。ジェーンは，自分の否定的な信念を支持するように出来事を解釈（あるいは誤って解釈）して暮らしてきたので，「人に嫌われている」という信念を置き換える肯定的な信念を持つことができなかったのだ。このため，治療の次の重要な部分は，「私は好感をもたれている」というより肯定的な信念をジェーンが身につけ，その妥当性を確かめるのを援助することであった。

治療のこの段階で有効であった技法は，予想を記録する方法，肯定的な体験を記録する方法，新しい行動のイメージ・リハーサルである。予想記録法では，ジェーンは様々な対人場面での予想を記録した（たとえば，「明日の夜のパーティーで3人と話をするつもりだが，誰も私と話をしようと思わないだろう」）。そして，現実の結果を記録した（「2人と親しく話をした。そのうちの1人は私に関心を向けてくれた」）。多くの場面で実際に起こったことを検討することにより，中核となる否定的な信念に基づく予想が現実の体験とは一致しないことにジェーンは気がついた。

さらに，ジェーンは新しい信念を支持する対人交流を記録するようにした。この肯定的体験記録法を実行することで，拒絶される体験から，受け入れられる体験，対人関係を楽しむ体験へとジェーンの関心が移って行った。ジェーンが自己批判的になったり，中核となる否定的信念が活性化された時には，彼女は肯定的信念を再活性化するために，この肯定的体験記録法を復習した。

最後に，好感をもたれる方向に信念を変えていくにつれて，ジェーンは対人交流の場に入って行こうとするようになった（たとえば，写真の学校に入学したり，毎週，同級生と会話しようと努力したり，同僚をランチに招いたり，ルー

ムメイトの誕生日にパーティーを企画したりした)。ジェーンは治療者とのイメージ・リハーサルを通して，このような新しい体験の準備をした。イメージ・リハーサルの中で，ジェーンはありありとその体験をイメージすることができた。そして，そこで出合う困難や困惑を治療者に報告した。それから，そうした問題点に対する可能な解決法を話し合った。ジェーンは実地練習の前に，イメージの中で望ましい行動や会話をリハーサルしたのだ。

3) 治療の要約

　回避性パーソナリティ障害患者の治療は，信頼できる治療同盟を確立することから始まるが，それは治療関係に関する患者の非機能的思考や信念を同定し修正することによって促進される。とくに，治療者に拒絶される恐れに関する信念が重要である。様々な対人関係における信念を検討する前に，治療関係が実験室として機能し，様々な信念を検討するのに役立つ。また，治療関係は，新しい行動（たとえば，自己主張）を試すのに安全な環境を提供することができる。さらに，気分対処技法を使うことにより，抑うつや不安やその他の障害に対処することを患者に教えることができる。

　治療の目標は完全に不快な気分を取り除くことではなく，否定的な感情に対する患者の耐性を高めることである。回避の過程を示す模式図や不快に対する耐性を高めるための明確な理論的根拠を示すと，セッションの中で不快な気分を体験してもらうのに患者の同意が得やすくなる。なお，この治療戦略は階層表を使って段階的に実施される。治療セッションの中で否定的な感情への耐性を高めた後で，日常生活の中で「不快に耐える」練習や「回避阻止」訓練が行われる必要があるだろう。耐性を高める秘訣は，不快感を体験する時に患者が恐れていることが起きるという信念を，その都度検討することである。

　社会技能訓練や，夫婦療法や家族療法が必要とされる場合もある。またイメージ・リハーサル，サイコドラマ，生育史検査，予想記録法などの介入法を通じて，不適応的な中核的信念を同定し修正することも治療に含まれる。さらに上述した肯定的体験記録法をはじめ様々な技法を使って，より肯定的な信念が生まれ，その妥当性が立証できるのである。

4) 治療者の反応

　回避性パーソナリティ障害の治療はたいていゆっくりとしか進まないので，

治療者はかなりの苛立ちを経験するだろう。実際，回避的な患者に治療を続けさせるだけでも，治療者にとっては難しいことなのである。なぜなら，患者は予約をキャンセルして，治療を回避する可能性があるからである。患者がホームワークや治療そのものを回避する時こそ，回避と関連した自動思考や態度を明らかにできる機会であるということを，治療者が認識していることが役に立つ。

　もしそのような回避が生じると，治療者は（そして患者も）治療に希望をなくすかもしれない。治療によって前進した部分を確認することにより，この絶望感を表面化させないことが重要である。ホームワークの回避に対処する実際的な方法は，課題に着手したり達成するのを妨げる思考に焦点を当てることである。その結果，患者が将来そうした思考に対処するのを援助することができる。

　回避的な患者に対する治療者の典型的な認知には，以下のようなものがある。「患者は努力していない」，「患者は私が援助するのを望まない」，「一生懸命治療しているのに，患者は来なくなってしまう」，「治療が思うように進まないので，私の体面に傷がつく」，「別の治療者なら，もっと上手くやれるだろう」。このような思考が生じると，治療者は希望を無くし始め，重要な変化をもたらすように患者を援助することができなくなる。そういう時には，治療で達成できた事を振り返ることにより，この認知の妥当性を検討してみるのがよい。治療の進展を現実的に予想し，小さな前進が得られているのを確認することが重要である。

　最後に，現実の障害と回避するために患者が使う合理化とを区別する必要がある。たとえば，ジェーンは叔母夫婦の記念のパーティーに行けないと訴えた。その理由は，彼女が混乱してしまうからということと，叔母夫婦に彼女の夕食代を払わせたくないからというものであった。ジェーンは合理化して，叔母夫婦はジェーンがいなくても寂しくないのだと思った。治療の中でこのもっともらしい理由づけを評価したところ，ジェーンは，叔母夫婦が彼女の訪問を待ち望んでいるということを悟った。というのは，この夫婦はいつもジェーンに温かく接しており，振り返るとたくさんの行事に彼女を招いていた。夫婦とジェーンだけの時間を持つようにしていたのである。この話し合いの後では，彼女は叔母夫婦のところへ行くのをいとわなかった。回避的な患者の言い分に対して直面化をしない治療者は，患者と同じように，希望をなくし，自分を無能だと

感じるだろう。

6. 進歩の維持

　治療の最終段階は，改善を維持できるように計画を立てることである。なぜなら，回避性パーソナリティ障害の患者は，容易に再び回避的になるからである。改善を維持するために，行動と認知の両方の領域に働きかけることになる。継続中の行動目標にはしばしば次のような活動が含まれる。「新しい友だちを作る」「現在の対人関係を深める」「仕事でもっと責任を負う（あるいは転職する）」「人に意見を言い適切な自己主張の方法を行う」「仕事，学校，家庭で以前なら避けていた課題に取り組む」「新しい経験をする。たとえば何かの講習を受ける。新しい趣味をもつ。ボランティア活動をする」などである。

　こうした目標は，患者にとっては危険なように思えるかもしれない。この行動目標について考えると苦痛が生じるなら，その不安を肯定的な方法でとらえることができる。不安の出現は，患者が治療目標に到達するのを妨げる非機能的態度が再活性化されている証拠である。このために，目標に到達するのを妨げる自動思考と基礎的前提を探す目印として，不安が使われる。治療が終わった後で，患者がこうした否定的な認知や態度に対処できるような体系的方法を工夫するために，治療で役に立ったことを振り返ることができる。

　まだ残存している非機能的態度を弱め，新しい機能的な信念を強めることは，患者にとって重要なことである。毎日あるいは毎週，古い信念に矛盾する証拠と新しい信念を支持する証拠を調べてみるのがよい。この目標を達成する1つの方法は，ある信念が活性化されている間中ずっと，肯定的なものであろうと否定的なものであろうと，自分の体験した事柄を毎日書き留めるように患者に勧めることである。そうした上で，治療者と患者は，非機能的信念を弱め機能的信念を強める話し合いをセッションの中で行うようにする。

　ジェーンの典型的な記録を以下に2つ示す。

　　9月27日
　　2人の同僚が私を誘ったので，誘いに応じてあるクラブでブルースを聴いた。私は同僚と話をした。同僚は私がそこにいっしょにいることを喜んでいた。これは私の古い信念に矛盾する証拠だ。「私は嫌われていない」という今の信念に合致する証拠だ。

10月1日
　夕食を食べに出かけたくないと私が言った時，ルームメイトはがっかりしたように見えた。嫌な気分になるとともに，「そんなことを言わなければよかった」と考えた。以前なら「人を不快にさせたとしたら，私が悪いのだ」という古い信念に従って，自分が悪いと思っただろう。しかし，新しい信念によると私は悪くないのだ。時には人ががっかりすることもあるだろうが，それは避けられないことだ。それは人間としての私の価値とは何の関係もない。常に人のことを優先的に考えるのは良くない。自分の希望を主張するのは良いことだ。

　どんな状況を避けているのかということに注意をこらし，回避を助長する認知に気づくことは患者にとってとりわけ重要である。回避を求める願望の背後にある非機能的思考を明らかにし，より機能的な思考を発展させ強めるためには，上記のような記録を使うか，または思考記録を用いるのがよい。次に，ジェーンの典型的な回避に関する思考記録を示す。

10月24日
状況：上司に休暇を求めることを考える。
感情：たいへん不安になる。
自動思考：上司は私を怒るだろう。
非機能的思考：人を怒らせると，恐ろしい。
機能的思考：たとえ上司が怒ってもかまわない。上司は怒らないかもしれない。たとえ怒ったとしても，永久に怒り続けはしないだろう。これは自己主張のよい練習になる。そのような思考に従っているかぎり，望むものを手に入れることはできないだろう。最悪の場合でも，上司が「休暇はダメ」と言うだけだ。

　回避的な患者にとってとくに厄介な信念は，「人が本当の私を知ったなら，私はきっと拒絶されるだろう」というものである。この信念は，患者が初対面の人と付き合う場面や，自分のことをもっと人に話すような場面で活性化されるようである。そうすることが適切な場合は，患者が治療初期に自分のことを治療者におそるおそる語った時のことを思い出してもらい，その時の自己開示を現在どのように考えるかを患者に尋ねるのが有用である。次に，自分自身に関することでまだ話していない比較的「無難な」事柄を誰か他の人に話し，何が起こるかを試すような実験ができる。さらに，自分に関することで，人に話

しやすいことから話しにくいことへと，徐々に話を進めて行くことができる。

　上記の信念の記録や思考記録に加えて，日に1度か週に1度の頻度で，特別に用意したカードを振り返ってみることも有効である。つまり，カードの一方の面には厄介な非機能的信念を記録し，その下にその信念に矛盾する証拠を書き込む。裏面にはより機能的な信念とそれを支持する証拠を記入する。次に，各々の信念に対する確信度を患者が定期的に評価するのである。非機能的信念に対する確信度が有意に増加するとか，新しい信念に対する確信度が有意に減少する場合は，そのことについて検討してみる必要がある。

　治療の終結に向けて，治療者はセッションの間隔をあけることを考えるべきである。回避的な患者の場合には，しばしば，治療セッションの間隔をあけるように促す必要がある。間隔をあけることによって，日常生活で新しい体験をして，それに伴う恐怖について吟味する時間を多く持つことができる。他方，治療の終結を希望し，その心構えができたと思っている患者がいるが，そのような提案をすることで治療者の気分を害するのではないかと恐れている場合がある。

　最後に，治療が終わる時に，今後，患者が1人で治療を続ける計画を，治療者と患者が共同で立てておくことが有用である。たとえば，治療による改善を持続させる活動を1週間に少なくとも数分は行うことができる。この時，患者は，以前自らに課したホームワークを振り返り，自分が避けてきた状況を検討し，障害について調べ，次の週に備えて厄介な状況を予想し，回避しそうな状況に対処する方法を見つけることができる。また，治療で使った重要なノートや思考記録を振り返ることができる。そして，最終的には，自分自身にホームワークを課し，次回の自己治療セッションの予定日時を計画することができる。

　改善を維持するための重要な課題は，治療終結後に起こりそうな困難な状況を予想することである。予想ができれば，面倒な状況に対処するための計画を工夫するように患者を励ましたり，助言することができる。たとえば，以下のような困難に対処するために，いくつかの文章を作成することが役に立つだろう。

　　もし，再び回避していることに気づいたら，どうすべきか？
　　もし，新しい信念より，古い信念に戻りはじめたとしたら，どうすべきか？
　　もし，ぶり返したなら，どうすべきか？

適切な時に，この文章を復習することが，改善の維持に重要である。

結　語

　回避性パーソナリティ障害に対する認知的定式化はまだ不十分であるが，認知療法が効果的であるとする臨床報告と一例研究が存在する。比較対照研究において認知療法が有効であるということが実証できれば，次は，どのような非機能的思考が回避性パーソナリティ障害の維持に中心的な位置を占めているかということを研究することが，この治療を強力にし効率化することに役立つだろう。ここで提供された概念化は，そうした研究の主題になりそうな認知的テーマを示唆している。

第14章　強迫性パーソナリティ障害

> いやしくもなすに足る事なら，立派にやるだけの価値がある。
> 時を得た一針は，九針の手間を省く。
> あらゆる物は，それぞれしまうべき場所というものがある。

はじめに

　強迫性パーソナリティの様式は，現代の西洋文化において一般的にみられるものであり，男性において特にそうである（アメリカ精神医学会, 2000）。これは，社会がこのパーソナリティ様式のある特徴に高い価値を置いていることに部分的に起因している。これらの性質には，細部に対する注意，自己鍛錬，感情の制御，忍耐，確実性，礼儀正しさなどが含まれる。しかし，人によっては，こうした特徴が非常に極端な形で表現され，重大な機能障害や主観的な苦しみをもたらすことになる。このように，強迫性パーソナリティ障害と診断されるようになると，堅苦しく，完全主義的であり，独断的で考え込みやすく，道徳的で，柔軟性に欠け，決断することが困難になり，そして，感情的にも認知的にも妨げられた状態となっている。

　強迫性パーソナリティ障害をもつ人が示す最も一般的な問題は，不安のある種の様式である。強迫的な完全主義，堅苦しさ，規則に支配された振る舞いのために，全般性不安障害の特徴である慢性不安を被りやすい。多くの強迫的な人は，十分に上手くやれているかどうか，あるいは，間違ったことをしていないかどうかということについて，いろいろと思いをめぐらし，その結果，しばしばよくみられる訴えである優柔不断さや先延ばし傾向を示すことになる。強迫傾向と外からの圧力との間に強い葛藤を感じたなら，慢性の不安は，パニック障害と言ってもよい程度にまで増強されるかもしれない。たとえば，強迫的な人が，プロジェクトの期日が迫ってきているのに，完全主義のために非常にゆっくりとしか進捗していないとすれば，不安は激しさを増すかもしれない。強迫的な人は，その時，鼓動や呼吸が速くなるというような些細な身体症状をとても破滅的な症状だと感じるかもしれない。このため，パニック障害でしばしばみられるような悪循環に至るかもしれない。すなわち，心配が身体症状を

増強させ，それがさらに心配を増強させる，というように。

　強迫性パーソナリティ障害の人は，平均以上に，特定の強迫観念や強迫行為に苦しんでいる。Rasmussen と Tsuang (1986) は強迫症状を有する 44 名について調査し，そのうちの 55％が強迫性パーソナリティ障害を有していることを見出した。

　強迫性パーソナリティ障害でよくみられるもう 1 つの問題はうつ病である。これは，気分変調性障害や単極性大うつ病エピソードの形を取るかもしれない。強迫は，どちらかと言えば，単調かつ退屈なものであり，不満足な生活にしばしばつながり，慢性の軽度なうつに悩まされる。ある人は，長い時間が経過した後でこのことに気づくようになる。しかし，なぜこんなことになるのかを理解できず，また，喜びや関心がわかず，退屈で，活力に乏しく，そして他の人のように生活を楽しむことができないということで治療に訪れることになる。時には，彼らは，抑うつ的な状態に陥り，配偶者に後押しされて治療に訪れる。その堅苦しさ，完全主義，そして，自分自身，感情，状況をコントロールすることへの強い欲求のために，強迫的な人は，困惑したり，希望が見出せなかったり，抑うつ的になりやすいところがある。このようなことは，彼らが人生を制御不能だと感じたり，いつもの対処方法が役に立たないと感じた時に，生じるかもしれない。

　強迫的な人は，しばしば種々の心身症を経験している。彼らは，慢性的な過覚醒状態と不安の高まりによる身体への影響の結果として，心身症的問題を抱えている。彼らはしばしば筋緊張性頭痛，背部痛，便秘，消化性潰瘍に悩まされている。彼らはまたタイプ A パーソナリティを有しているかもしれないし，とくに，しばしば怒りや敵意を抱くようであれば，心血管系疾患のリスクが高い状態にある。これらの障害を有する患者は，その障害は身体的な原因によるものだと通常はみなしているので，受診した内科医によって精神療法が必要だと判断されて，しばしば紹介される。これらの問題の心理的側面を理解させ，それについて検討させることは，相当な困難を伴う可能性がある。

　強迫性パーソナリティ障害患者の中には，性的な問題を抱えている者がいる。強迫的な人たちの情動に対する不安，自然さの欠如，過度のコントロール，堅苦しさは，性行為の自由で心地よい表現には役立たない。強迫的な人によくみられる性的な機能障害は，性的衝動の抑制，オルガスム不全，早漏，性交疼痛症である。

最後に，強迫的な人は，他の人が彼らに関わる時に感じる問題のために，治療に訪れるかもしれない。配偶者は，強迫的な人と感情的なやり取りができないことや仕事中毒のせいで家族と過ごす時間がほとんどないことへの不満のために，夫婦療法を受け始めるかもしれない。強迫的な両親をもつ家族は，両親と子どもの間で慢性的に喧嘩が絶えない結果となるような，柔軟性がなく厳格な育児の仕方のために，治療に訪れるかもしれない。強迫的な従業員は，仕事でいつも先延ばしをしたり，対人関係において上手く機能できないという理由で，雇い主から治療を勧められるかもしれない。

1. 歴史的視点

強迫性パーソナリティ障害は，20世紀初頭以来，精神保健分野での主な関心領域の1つであった。Freud（1908/1989）とその他の初期の精神分析家（Abraham, 1921/1953; Jones, 1918/1961）は，強迫性パーソナリティ障害の人に関する系統的な理論と治療を発展させた最初の人たちである。ある混乱が「強迫観念」と「強迫行為」という用語に関連して生じた。というのは，それらの用語は，特定の症状や病的な行動に言及する際にも，パーソナリティ障害に言及する際にも，初期の分析家によって用いられたからである。第Ⅰ軸障害である強迫性障害とパーソナリティの障害である強迫性パーソナリティ障害の両方について，その起源が，発達段階の肛門期（1～3歳）における不適切な排泄訓練にあると仮定された。

Sullivan（1956）は，彼が発展させた理論である対人関係的精神分析の観点から，強迫性パーソナリティ障害を記述した。Sullivan は，強迫性パーソナリティ障害を有する人の主な問題は，自尊心が極端に低いことであると考えた。このようなことは，表面的な愛情と「心地よさ」の背後に多くの怒りと憎しみが存在する家庭環境で子どもが育った時に生じるという仮説を立てた。このことのために，強迫的な人は，言葉は出来事の本当の状態を隠蔽し弁解するものであるというような「言葉の魔法」を身につけている，と Sullivan は仮定している。その例として，「あなたへの今の平手打ちは，あなたを傷つけるよりも，私をもっと傷つけるでしょう」といったものを挙げることができる。彼の見解は，強迫的な人は，行動を導く言葉や外的な規則を主なよりどころとしているというものである。彼らは，感情に関するスキルや対人関係のスキルを発

達させる傾向はなく、そして、自分自身のことを他人が知るがままにしておくのを恐れているため、通常は親密な関係を避ける、という理論をSullivanは提示している。

　より最近では、Millon（1996; Millon, Davis, Millon, Escovar, & Meagher, 2000）が、生物心理社会 - 環境理論の観点から、強迫性パーソナリティ障害について記載している。Millonは、強迫的様式は、発展した社会の要求にとてもよく適っていると述べている。彼は、強迫性パーソナリティの様々な形態のみならず、「純粋な強迫」をも同じく同定し、そして、それらは比較的正常なレベルからより病的なレベルにまで及んでいることを明らかにした。また、Millonは、強迫性パーソナリティを対人関係上の2つの葛藤様式の1つとみなしている。その根本的な葛藤は、従順と反抗との間で生じている。

　Beckのモデル（たとえば、Beck, Rush, Shaw, & Emery, 1979）によれば、認知理論は以下のように記述されている。「個人の感情や振る舞いはその人が世界を構成する仕方によって大いに決定づけられているという理論的原理に基づいている。個人の認知は態度あるいは仮説に基づいていて……過去の経験によって構築されていく」(p.3)。

　主として認知的な観点から強迫性パーソナリティ障害について広く記載した最初の理論家はDavid Shapiroであった。精神分析家として訓練を受けたShapiro（1965）は、パーソナリティ障害に関する精神分析理論に不満があったため、独自の概念を展開した。Shapiroは、彼のいう「神経症的様式」の多くについて、その構造と特徴を叙述した。人の「思考の一般的な様式は、ものを産み出す1つの母体であって、そこから種々の性格傾向、症状、防衛機制が結晶化してくると考えられる」と彼は記述した（p.2）。

　Shapiroは、強迫性パーソナリティ障害に関する包括的な理論を提示してはいないが、自らが3つの主要な特徴と考えたものについて論じている。第1は、堅苦しく、極端で、焦点が鮮明な思考様式である。強迫的な人の認知には、ある点では器質的な脳損傷を伴った人たちの認知と同じような、「刺激に拘束された」性質が認められることをShapiroは見出した。それは、彼らは常に注意深く、一点に集中し続けていて、めったに注意が散漫になることはないということを意味している。つまり、彼らは技術的で、細かな仕事に長けている場合が多いが、パーティの雰囲気のような、物事のより全体的で印象に基づく性質を識別するのは苦手である。Shapiroは、強迫的な人は「積極的な不注意」

を有していると述べている。彼らは自分が集中している狭い領域以外の新しい情報や外部の影響によって，容易に注意をそらされ混乱させられる。そして，彼らはこのような注意の拡散が起こるのを積極的に防ごうとする。このことのもう1つの帰結として，彼らはめったに驚くことがない。

　Shapiroが論じている第2の特徴は，自律について，強迫的な人の意識に歪みがみられることである。意志と選択に基づく通常の自己決定ではなく，強迫的な人は，慎重にそして目的を持ってそれぞれの行動を自己決定する。このように強迫的な人は，あたかも「監督者」によってなされるように，自分自身に絶えず向けられる意図的な圧力や命令を働かせ，「自分自身の欲望と感情を意のままに管理しようとする努力」を行使する（Shapiro, 1965, p.36-37）。強迫的な人の体験の最も基本的な特色は，「私は○○すべきである」という思考である。強迫的な人は，熟慮することや目的を明らかにして行動するスタイルを緩めることは，不適切で危険なことであると体験する。彼らは，ある与えられた状況において「すべし」がどのようなものであるかを明らかにするために，道徳，論理，社会習慣，礼儀，家庭の規則，同じような状況での過去の行動を思い起こし，それに従って行動する。

　Shapiroによって同定された最後の特徴は，強迫的な人が示す現実の欠如あるいは世界についての確信の感覚の欠如である。強迫的な人は，自分たちの欲求，嗜好，情緒からかなりの程度切り離されているため，彼らの決定，行動，信念は，多くの人に比べてずっと不明瞭になりがちである。その結果，疑念と独断的態度が交互に反復することとなり，このことをShapiroはその葛藤を処理するための相補的な試みとみなしている。

　GuidanoとLiotti（1983）もまた認知的観点から強迫性パーソナリティ障害について記述した。彼らは，完全主義，確実性に対する要求，そして人間特有の問題に対して絶対的に正しい解決が存在するという強い信念が，強迫性パーソナリティ障害と強迫性障害における儀式的行為の基礎にある不適応的な構成要素であると述べている。そして，これらの信念は，過剰な疑念，引き延ばし，細部に対する過剰な気づかい，そして決定することに対するためらいをもたらすと理論づけている。GuidanoとLiottiは，Sullivan（1956）やAngyal（1965）と同じように，通常，強迫的な人は，少なくとも一方の親から混同した矛盾するメッセージが与えられるような家庭で育てられているということを見出した。

2. 研究と経験的事実

　強迫性パーソナリティ障害についての確実な研究はまだほとんどない。現在までのところ，この障害に関する知見のほとんどは臨床研究から得られたものである。しかし，強迫性パーソナリティ障害は独立した単位として存在するという多くのエビデンスがある。いくつかの因子分析を用いた研究では，強迫性パーソナリティ障害を構成すると仮定されている種々の傾向が共に抽出される傾向があることが見出されている（A. Hill, 1976; Lazare, Klerman, & Armor, 1966; Torgerson, 1980）。しかし，精神分析理論が提示した不適切な排泄訓練に由来するというエビデンスは，ほとんど得られていない（Pollock, 1979）。Adams（1973）は，強迫的な子どもに関わってきたが，子どもの両親が，厳格で支配的，そして，過度に規則を守らせ，非共感的で，感情の自発的な表出を良しとしないなど，多くの強迫的傾向を有していることを見出した。強迫性パーソナリティ傾向を有する子どもの何割が大人になって強迫性パーソナリティ障害に発展するのかは，まだ議論のあるところである。

　強迫性パーソナリティ障害の遺伝的および生理学的基盤に関する研究がいくつかある。Clifford, Murray と Fulker（1984）の研究では，レイトン強迫性検査（Layton Obsessive Inventory）を用いた時，一卵性双生児では，二卵性双生児よりも強迫傾向において有意に高い相関が見出された。他の研究では，Smokier と Shevrin（1979）が，側方眼球運動によって反映される大脳の半球依存性と関連して，強迫性と演技性パーソナリティ様式を研究した。その結果，強迫的な被験者は実験課題に応答する際に右側を主に見ており，左半球の活性化の程度がより高いことを示していると考えられた。一方，演技性の被験者は，主に左側を見ていた。左半球は言語，分析的思考，判断力と関連しているため，強迫的な被験者で優位になっていることが予想された。右半球はイメージや総合的思考と関連している。

　最近の研究において，Beck と共同研究者（Beck et al., 2001）は，非機能的信念が強迫性パーソナリティ障害を含む各パーソナリティ障害間で，区別されるかどうかを研究した。その研究では，多くの精神科通院患者（平均年齢34.73歳）が，パーソナリティと信念に関する質問票（Personality Belief Questionnaire, PBQ）にインテーク時に回答し，標準化された臨床面接を用

いてパーソナリティ障害の評価がなされた。被験者はまた，DSM-Ⅳ・Ⅱ軸パーソナリティ障害のための構造化面接・自己記入式質問票（Structured Clinical Interview for DSM-Ⅳ［SCID-Ⅱ; First, Spitzer, Gibbons, & Williams, 1995］Self Report Questionnaire）に回答した。その結果，強迫性パーソナリティ障害の患者では（回避性，依存性，自己愛性，そして，妄想性パーソナリティ障害の患者と同様に），彼らの障害と理論的に関連する PBQ の信念が優先的に認められた。そこで，Beck ら（2001）は，これらの結果はパーソナリティ障害の認知理論を支持していると解釈した。

多くの臨床家が認知療法を用いて強迫性パーソナリティ障害を治療することに成功している（たとえば，Beck, Freeman, & Associates, 1990; Freeman, Pretzer, Fleming, & Simon, 1990; Pretzer & Hampl, 1994）が，最も信頼できる結果をもたらす方法を用いた研究は，まだ実施されていない。しかし，強迫傾向と強迫性パーソナリティ障害への認知的介入の適用を支持する最近の研究がいくつかある。

Hardy と共同研究者（Hardy, Barkham, Shapiro, Stiles, Rees, & Reynolds, 1995）は，クラスター C のパーソナリティ障害がうつ病の短期精神療法の結果に及ぼす影響について調査した。114 名のうつ病患者の中の 27 名が DSM-Ⅲでクラスター C のパーソナリティ障害，すなわち，強迫性，回避性，依存性パーソナリティ障害と診断され，残りの 87 名はクラスター C のパーソナリティ障害に該当しなかった。すべての患者が，8 回か 16 回の認知行動療法あるいは精神力動的 – 対人関係療法を受けた。ほとんどの尺度で，パーソナリティ障害患者は，そうでない患者と比較して，より重度の症状を治療開始時点で有していた。精神力動的 – 対人関係療法を受けた患者のうち，パーソナリティ障害患者ではその差違は治療後と 1 年後のフォローアップ時にも持続していた。認知行動療法を受けた患者ではパーソナリティ障害の有無によって治療後にはその差違が有意ではなかった。治療期間はこれらの結果に影響していなかった。しかし，Barber と Muenz（1996）が，強迫性パーソナリティをもつ患者が，認知療法よりも対人関係的精神力動的療法において良い結果が得られたことを見出したのは注目すべきことである。

認知療法と薬物療法を比較した研究では，Black, Monahan, Wesner, Gabel と Bowers（1996）が，異常なパーソナリティ傾向があるパニック障害患者を調査している。その結果，改訂パーソナリティ診断質問票（Personality

表 14.1　DSM-IV-TR による強迫性パーソナリティ障害の診断基準

秩序，完全主義，精神および対人関係の統一性にとらわれ，柔軟性，開放性，効率性が犠牲にされる広範な様式で，成人期早期までに始まり，種々の状況で明らかになる。以下のうち4つ（またはそれ以上）によって示される。
 (1) 活動の主要点が見失われるまでに，細目，規則，一覧表，順序，構成，または予定表にとらわれる。
 (2) 課題の達成を妨げるような完全主義を示す（例：自分自身の過度に厳密な基準が満たされないという理由で，1つの計画を完成させることができない）。
 (3) 娯楽や友人関係を犠牲にしてまで仕事と生産性に過剰にのめり込む（明白な経済的な必要性では説明されない）。
 (4) 道徳，倫理，または価値観についての事柄に，過度に誠実で良心的かつ融通がきかない（文化的または宗教的同一化では説明されない）。
 (5) 感傷的な意味のない物の場合でも，使い古した，または価値のない物を捨てることができない。
 (6) 他人が自分のやり方に従わない限り，仕事を任せることができない。または一緒に仕事をすることができない。
 (7) 自分のためにも他人のためにも，けちなお金の使い方をする。お金は将来の破局に備えて貯えておくべきものと思っている。
 (8) 堅苦しさと頑固さを示す。

注）アメリカ精神医学会（2000, p.279）から引用。著作権はアメリカ精神医学会が所有（2000）。許可を得て転載。

Diagnostic Questionnaire-Revised) (Hyler & Reider, 1987) で測定された異常なパーソナリティ傾向をもつ患者において，認知療法で有意な症状改善がみられた。このことは，統合失調型，自己愛性，境界性パーソナリティと同様に，強迫性パーソナリティにおいても同じ結果であった。

McKay, Neziroglu, Todaro と Yaryura-Tobias (1996) は，強迫性障害に対する行動療法によって，パーソナリティ障害が変化するかどうかを調査した。強迫性障害と診断された21名がこの研究に参加した。治療前は，パーソナリティ障害の併存数の平均は，おおよそ4つで，治療後はおおよそ3つであった。この変化は，明らかに小さなものであるが，パーソナリティ障害数の変化は治療効果と有意に関連しているため，臨床的には有用なことであることをこの分析は示している。治療は強迫性障害の症状を低減させることに成功しているが，強迫性パーソナリティはより難治であった。

3. 鑑別診断

強迫性パーソナリティ障害の DSM-IV-TR における診断基準は**表 14.1** のと

おりである。強迫性パーソナリティ障害の診断と評価は，臨床家がその様々な表現を注意深く理解していれば，通常は困難なものではない。強迫的な人との最初の電話での接触において，治療者は，初回の予約を取る時に堅苦しさと優柔不断さの徴候を見出すかもしれない。強迫的な人の優柔不断さは，依存性パーソナリティ障害でみられるような治療者の気を悪くしたり迷惑をかけたりすることへの恐れというよりも，むしろ誤りを犯すことへの恐れに基づいている。

　初めて会った時，臨床家は，強迫的な患者がかなり堅苦しく改まった態度であり，とりわけ，温かさや表情の豊かさが乏しいことに気づくかもしれない。自分自身を正確に表現しようとする時，強迫的な人は，しばしば1つの話題について非常に熟考し，細部についてすべてを治療者に語り，すべての可能性について考慮していることを確認する。逆に，彼らはゆっくりと，そして躊躇した様子で話をするが，それはまた，自分自身のことを正確に表現できていないのではないかという不安によるものである。強迫的な人の語る内容は，感情や好みよりもむしろ，多くの事実と考えから成り立っている。以前の，そして，最近の生活に関する情報を得る時に，強迫性パーソナリティ障害の可能性を考える指標として，以下のようなものがある。

① 患者は，前述のような堅苦しく支配的なタイプの家庭で育った。
② 患者は，親密で自己開示的な対人関係を欠いている。
③ 患者は，会計士，法律家，エンジニアのような技術が求められ細部が重視される職業に就いている。
④ 患者は，多くの娯楽活動を欠いているか，単に楽しみを追求するのではなくはっきりとした目的を持ち，目標へと方向づけられた娯楽を有する。

　正式な心理テストが，時に強迫性パーソナリティ障害の診断に役立つかもしれない。ミロン臨床多軸目録（Millon Clinical Multiaxial Inventory）(Millon, Davis, & Millon, 1996) は，パーソナリティ障害の診断のために特別に作られたものであり，強迫性パーソナリティ障害の様々な徴候を理解する時にしばしば役に立つ。投影法検査の典型的な反応は，ロールシャッハテスト（Rorschach Test）で詳細部分に対して多くの反応がみられることや，主題統覚検査（Thematic Apperception Test）で長く細部にわたる道徳的なストーリーがみられることである。治療者は，投影法検査に時間と費用を費やすだけ

の価値があるかどうかを考慮する必要がある，なぜなら患者の正確な診断と理解は，おそらく投影法検査をしなくても得られる可能性があるからである。

　強迫性パーソナリティ障害を診断する上で最も簡便で経済的な方法は，通常，淡々とした批判的でない仕方で，DSM-IV-TR の診断基準が患者に当てはまるかどうかを，彼らに直接尋ねることである。ほとんどの強迫的な人は，感情を表現することに快さを感じないこと，完全主義であること，古い物を捨て去ることに困難があることといった診断基準を容易に認めるだろう。しかし，彼らは，そのような特徴と治療に対して彼らが提示する問題との間に関連があることを理解しないかもしれない。

　強迫性パーソナリティ障害は，正確な診断のために除外される必要がある他の第I軸および第II軸障害（アメリカ精神医学会，2000）と共通した多くの要素を有する。強迫性パーソナリティ障害と強迫性障害の違いは比較的容易に確定することができる。強迫性障害は真に自我異和的な強迫観念と強迫行為を有するが，強迫性パーソナリティ障害はそうではない。しかし，両方の障害の診断基準を満たすなら，両方の診断が付けられるべきである。

　強迫性パーソナリティ障害と自己愛性パーソナリティ障害は，完全主義と他の人たちは自分たちほど物事を上手く行うことはできないという信念を共通してもっている。重要な違いは，強迫性パーソナリティ障害の人は自己批判的であるが，自己愛性パーソナリティ障害の人は自分は完璧であると思っている点である。自己愛性パーソナリティ障害の人も反社会性パーソナリティ障害の人も寛容さを欠いているが，自分自身には大変甘い。しかし，強迫性パーソナリティ障害の人は，他人に対するのと同様に，自分に対しても寛容ではない。強迫性パーソナリティ障害と統合失調型パーソナリティ障害は，明らかに形式的で堅苦しい点や社会的孤立の特徴を共有している。統合失調型パーソナリティ障害では，これは親密さについての基本的な欠陥によるものであるが，強迫性パーソナリティ障害では，感情に対する不快と仕事への過度な専念によるものである。

　時には，病気の過程で中枢神経系に影響するような一般身体疾患によるパーソナリティ変化と強迫性パーソナリティ障害を鑑別する必要があるかもしれない。強迫性パーソナリティ障害の症状はまた，長期の薬物使用（たとえば，特定不能のコカイン関連障害など）に関連して生じる症状とも鑑別を行う必要があるかもしれない。

4. 概念化

　この章で用いられる強迫性パーソナリティ障害の概念化は，これまでに述べてきた見方を統合しており，Freeman ら（1990）および Pretzer と Hampl（1994）に従っている。強迫性パーソナリティ障害を促進しているスキーマとして，「どんな犠牲を払っても誤りを避けるべきだ」「それぞれの状況には1つの正しい道，答え，振る舞いがある」「誤りは容認できない」といったものが考えられる。強迫性パーソナリティ障害の問題のほとんどは，誤りを避けるために使用する方略の結果としてみられるものであり，「注意深く完全でなければならない」「細部に注意を払わなければならない」「正しく修正できるように，誤りにただちに気づかなければならない」「誤りを犯すことは批判に値する」といった考えが認められる。強迫的な人の目標は，誤りを単に最小にすることではなく，それらを排除することである。そして，このことが，自分自身を，そして環境を完全にコントロールしたいという願望をもたらすことになる。

　このような人たちの重要かつ特徴的な歪みは二分法的思考である。この二分法的思考は，「正しいことからの逸脱はどんなものであっても，ただちに誤りである」という信念で示される。そのような信念は，前述した多くの精神内界の問題を超えて，対人関係上の問題をもたらす。なぜなら，対人関係というものにはしばしば強い感情が伴い，あいまいさのない正しい答えなどは存在しないからである。対人関係はまた，これらの人々の注意をそらし，誤りを犯すことを助長してしまうので，厄介なものとなる。そのため，強迫的な人の解決法は，感情とあいまいな状況の両方を避けることになる。

　強迫性パーソナリティ障害にみられるもう1つの顕著な認知の歪みは，「災難や誤りは，そのことについて心配すれば防ぐことができる」という魔術的思考である。行為については，その成り行きが不確かであれば何もしない方が良い。それゆえ，強迫的な患者は，あえて積極的な行動を避けようとする傾向があり，怠慢なわけではない。彼らは，人生に対するこのアプローチを変えることで，破局がもたらされたように大騒ぎする傾向があり，強迫性を除くと，自分自身と怠惰や混乱の間には何もないと信じている。

　以下のケースによって，強迫性パーソナリティ障害に対する認知的アプローチの様々な側面を提示することにする。

S氏は45歳の既婚の白人男性で，エンジニアの仕事をしており，学齢期の子どもがいる。最近，背中や首，肩の慢性でひどい筋肉痛が増悪したため，認知療法を求めて相談に訪れた。S氏は20代後半からこの症状に悩まされてきた。S氏は，当初はこの痛みを身体的な問題と考えていたため，理学療法，カイロプラクティック，マッサージ療法による治療を求め，また種々の筋弛緩剤や抗炎症剤を服用した。このような治療もいくらかは役に立ったが，30代の後半になり，痛みがかなり強くなり，仕事を3週間休まなければならなかった。その当時，彼は仕事で重要かつ複雑なプロジェクトに関わっていた。その時，彼は，首と背中の痛みは，自分が感じている仕事のストレスの程度と関連があるかもしれないと真剣に考えるようになった。

　S氏はアメリカの中堅都市で生まれ，保守的で信仰の厚い中流階級の家庭で育った。彼はふたりきょうだいで，7歳上の姉がいた。父親は立派な人だがいくぶん心配性で，S氏との関係は良好だが，必ずしも親密な関係ではなかったと述べた。彼は母親の方とずっと親密であり，彼についての母親の意見にいつも関心があったと述べた。彼が子どもの頃，母親は熱心に彼の世話をした。彼はその心遣いを好んだが，しかしまた，母親については，行動に対して多くの規則を持ち，批判的で断定的な人であると感じた。S氏は，友だちが市民賞を受賞したのに自分は受賞できなかったという小学1年生の時の出来事を覚えていた。母親ははっきりとは口にしなかったが，不満そうで，「友だちは賞をもらったのに，どうしてあなたはもらえなかったの？」と思っているような印象を受けた。

　S氏は，子どもの頃はそこそこ幸せだったと述べた。しかし，6年生になる頃には，彼は成績と評価に関心を抱き始めた。上手くいくように一所懸命に勉強をするか（十分に上手くいっているかどうかをいつも心配していたが），本来しなければならないことを先延ばしにしたり考えないようにすることによって，学校の中で対処してきた。彼は，社交面では内向的かつ回避的であり，感情面では抑制的であった。彼は，あまり人とかかわらず，表情を抑制することによって，批判されたり拒絶されたりする機会がより少なくなるような気がした。この行動パターンは思春期を通して徐々に強まっていった。

　大学2年生の時，S氏は勉強が思うようにできないことに非常な不安を感じた。筆記課題の出来が不十分なのではないかと心配だったため，課題をやり遂げるのがますます困難になってきた。加えて，S氏は家から離れていたことと，

大学で友人関係や異性関係を作れないことのために，非常に心細く，孤立感を味わっていた。彼はますます自分自身と自分の将来について悲観的になった。これが極みに達し，大うつ病エピソードを経験することとなった。その間，彼はほとんどの活動に興味を失い，大半を寝て過ごした。このエピソードが2〜3カ月続き，その結果，彼は学校を中途退学し，軍隊に入った。軍隊生活の強固でしっかりした構造と交友関係が助けになり，彼は兵役に就いていた3年間は上手くやれていた。それから，彼は学校に戻って，工学の学位を取得した。

S氏は20代後半から技術者として働き，職業上は適度な成功をおさめていた。治療を求めてきた時には，彼はいくつかの管理的・監督的な仕事を行っていたが，それは，これまでほとんどの時間を費やしてきたより構造的・技術的で細部志向的な技術業務と比べると，彼にとってはあまり気楽な仕事ではなかった。

S氏は気楽にデートすることが一度もなかったし，デートがとても上手くいった経験もなかった。30代の初めに，彼は，数年前にほんの少し会ったことのある女性に再び引き合わされた。彼女が彼のことを覚えていたので驚き嬉しくなった。そして，2人はデートをするようになった。彼らは1年後に結婚し，それから2年後に男の子が生まれた。S氏は，結婚生活は上手くいっているが，彼が望んだほど親密なものではないと語った。彼は妻に対して感情的にも性的にも抑制されていると感じており，それが問題の一部であると理解していた。彼には親しい友人がおらず，かろうじて種々の教会グループと市民グループに参加していただけであった。

認知療法の治療者は，これらの情報を用いて，S氏の概念化を作成することから始めることができる。多くのテーマが現れ，可能性のあるスキーマが示唆される。S氏は自分が不適格であると感じることを繰り返し表出している。これは，1年生の時の母親とのやりとりについての彼の説明の中に示されている。他の人と比べて自分が不適格であるという感覚は，生涯にわたる回避と孤立のパターンによって示唆される。彼は，かかわりや表出を少なくすればするほど，批判されたり拒絶される可能性が低くなると述べている。このことは，S氏の生活史におけるもう1つのテーマへとつながる。彼は，母親や子ども時代の仲間から最近の上司に至るまで，他の人からの批判を強く予想しているようにみえる。不適格であるということや批判を浴びせられるというS氏の強い感覚は，彼の完全主義に起因しているように思われる。彼は，上手くできた時でさ

え，誤りを犯しているのでないかと心配し，十分に上手くいっているとは決して信じることができない。このことは，小学校時代の早期からみられ，現在の仕事においても引き続き認められることである。Ｓ氏は強迫性パーソナリティ障害の多くの特徴を示しているので，治療者は，治療を実施している間，この障害の可能性を心に留めているだろう。そして，情報がさらに追加されれば，それはＳ氏についての治療者の認知的概念化に影響を与えるだろう。

5. 治　療

　感情に関する認知療法の理論を患者に教えることに加えて，認知療法の開始の時点で，治療目標を設定することは重要なことである。これらは明らかに現在の問題と関わりがあるもので，強迫的な人にとっては「仕事での業務を時間通りに終えること」とか「筋緊張性頭痛の回数を減らすこと」とか「オルガスムを得られること」といったものを含んでいる。目標のリストを作る際には，具体的なものにすることが重要である。「憂うつでないこと」といった漠然とした目標は取り組むのが難しい。患者が主に抑うつに関心を持っている場合，抑うつに効果的に取り組めるようにするには，それを，朝起きることができない，何もやり遂げることができない，仕事が効率的にできない，といったような様々な側面に細分化する必要がある。

　当面の問題に関係があり，患者と治療者が合意して取り組むことができる目標が確立されたら，次にそれらの目標を取り組む順に並べるようにする。なぜなら，そのすべてに同時に取り組もうとすることは難しく，しばしば非生産的だからである。目標に序列をつける時に用いる2つの基準は，それぞれの問題の重要性とそれがどれほど容易に解決できるかということである。治療過程において，患者のモチベーションや信用を高めるには，治療の早い段階で急速な成功を成し遂げることが，しばしば役に立つ。問題領域が確定されたら，それらに関連した自動思考とスキーマを同定することが重要である。

　認知療法による治療の早い段階で，感情と行動は生活上の出来事に対する知覚と思考と意味づけに基づいているという認知モデルを患者に説明しておくことは，きわめて重要である。この認知モデルは，セッションの中での感情の変化に注意を払い，その直前に何を考えていたかを患者に尋ねることによって，実例を示して説明することができる。このことを例示するもう1つの方法は，

遅刻した友だちを待っているといった状況において，待っているその人が感じている可能性のある様々な感情，たとえば，怒りや不安や抑うつのような感情を列挙し，これらの感情と，それらを生み出していると思われる思考，たとえば，「どうして彼は私を待たせるなどということができるのだろうか」とか「彼はたぶん事故に遭ったのだろう」とか「これはまさしく，私のことを好きな人なんて誰もいないということを示している」といったような思考を関連づけて記述することである。

　一般に，取り組む問題は，通常，思考記録表（Beck et al., 1979）を使って，各セッションの間の週ごとにモニターされる。思考記録表によって，患者は，その状況がどのようなものであるか，自分がどのように感じているか，問題が起きた時の思考はどうであったかを列挙することができる。そこで，ぐずぐずと物事を引き延ばす傾向を治療課題として取り組んでいる強迫的な人は，職場で仕事をしていて不安を感じた時に，「私はこの仕事をやりたくない。なぜなら，私にはそれを完璧にこなすことはできそうにないからだ」と考えていることに気づくようになるかもしれない。同じような自動思考の例が数多く集められた後で，不安とぐずぐず先延ばしにする癖の多くが完全主義のせいであるということが，強迫的な人に明らかとなる。次に，様々な自動思考の基礎となっている前提やスキーマを明らかにすることが極めて重要である。完全主義の例では，基礎となっている前提は，「価値のある人間であるためには，間違いを避けなければならない」といったものであるかもしれない。この時点で，そのスキーマをどのようにして身につけたのかを理解できるように，患者を援助することがしばしば有益である。スキーマは，時には文化的な規範にかなり基づいていたり，より個々人に特異的に形成されたりするが，通常は，両親や他の重要な人物との関係から発展してくる。その後の治療は，これらの前提やスキーマがもたらす否定的な結果を同定して理解し，次いで，それらがもはや患者の感情や行動を支配せず，受診の動機となった問題を引き起こさないようにするために，それらに反駁する方法を発展させられるように強迫的な患者を援助することから成る。

　S氏の治療目標は，背中と首に感じている痛みを除去すること，あるいは少なくともかなり減少させることであった。多くの心身症患者と違って，彼は心理的な要因が痛みの主要な部分を占めていることをすでに受け入れられるようになっていた。治療者は，認知モデルについてS氏と話し合い，彼はそれを

すっかり受け入れた。最初の2～3週のホームワークは，毎週の日常活動表を用いて痛みをモニターすることであった。これは，1時間ごとに痛みの強さを1～10で評価し，もう一方で，自分のしていることを1時間ごとに書きとめることからなっていた。最初，S氏は，夜，すなわち家で家族といっしょにいる時に最も強い痛みを感じることに気づいた。彼はいつもはこの時間帯を楽しんでいたし，くつろげると思っていたので，このことは彼にとっては理解困難なことであった。集められたデータから，S氏は，昼間は痛みが強まっていたとしても痛みから上手く気をそらすことができている，ということに気づいた。時に注意をそらせることは，強迫的な人にとって有益な技法であり，とくに彼らの非生産的な思い煩いに対してはそうである。しかし，S氏の場合，それは問題の評価を妨げた。前よりも痛みに気づくようになるにつれ，痛みが一種のひりひりする日焼けのような感覚として始まり，次に軽度の痛みからいっそう強い痛みに進行することが彼には分かった。長くストレスが続くと，背中と首の筋肉にこぶができ，2～3日の間，彼は家のベッドで過ごさなければならないことがよくあった。

1）共同的戦略

　強迫的な人は様々な理由で治療を求めてくる。しかし，パーソナリティ障害と関連して援助を求めてくることはめったにない。ときには，完全主義のようなパーソナリティのある側面が心理的問題に寄与していることに気づいていることもある。

　強迫性パーソナリティ障害患者の精神療法における一般的な目標は，行動や感情が変化するように，その基礎にひそんでいる問題のある前提を彼らが変えたり再解釈したりするのを援助することである。認知療法の治療者は，一般に，（無意識の要因にはるかに多くの注意を向ける）精神力動的治療者よりはずっと快く患者の訴えを額面通りに受け入れる。それで，患者が最初に不安を訴えようと，頭痛を訴えようと，あるいはインポテンツを訴えようと，しばしばそれが取り扱うべき問題となる。時々，強迫的な人の訴えは，たとえば，「私の上司はとくに理由もないのに，私の仕事にとても批判的なのです」というように，外部にその原因が向けられている。問題がこのような形で提示される場合には，治療がより困難になる恐れがある。治療者はそれでも当面の患者の訴えに直接取り組むことができるが，そのためには，上司の行動は治療によって直

接変えられないので，治療の目標は上司の行動が変化するように患者の行動を変えることでなければならないということを，はっきりさせる必要がある。

　あらゆる治療の場合と同様に，最初に患者とのラポールを確立することが重要である。しかし，彼らの堅苦しさ，感情に対する不快感，対人関係の重要性を軽視する傾向のために，このことは強迫的な患者については困難なことがある。強迫的な患者の認知療法は，感情的な支持や対人関係の問題をあまり強調せず，より事務的で問題に焦点を当てたものになりやすい。普通，ラポールは治療者の能力に対する患者の敬意と，治療者は患者を尊重しており患者の助けになり得るという信念に基づいている。強迫的な人にリラックスできる範囲を超えた親密な情緒的関係を治療の初期に発展させようするのは有害なことがあり，早期の治療中断を引き起こす恐れがある。このことについての詳しい議論は，自律型のうつ病の治療に関する Beck（1983）の論文を参照されたい。

　強迫的な患者は，治療者から様々な感情反応を引き出す可能性がある。彼らの情緒性の全般的な欠乏と，とくに出来事について情緒的な側面よりもむしろその事実に関する側面に焦点を当てる傾向のために，これらの患者をどこかそっけなく退屈に感じる治療者もいる。また，彼らは，ゆっくりしていて，細かなことに集中するので，とりわけ効率と目標志向性を重んじる治療者にとっては，腹立たしく感じられるかもしれない。多くの患者が治療中に発展させる理想化と依存性を好む治療者には，強迫的な患者がこの種の治療関係を形成しようとしないので，しばしば報いが少ないもののように感じられる。ある強迫的な人は，直接的あるいは受動攻撃的な方法で，治療の中でのコントロールを求めてその欲求を行動化する。たとえば，ホームワークが出された時，彼らはそのホームワークは見当はずれだとか，ひどくつまらないものだと直接治療者に告げるかもしれないし，でなければ，ホームワークをすることに同意しても，その後で忘れたり，ホームワークをする時間をとらないかもしれない。このような患者は，治療者から怒りと不満を引き出し，支配したいという治療者自身の欲求に関連した葛藤を引き起こす恐れがある。

　もう1つの問題状況は，治療者のスキーマが同様に強迫的である場合に生じるかもしれない。この章の初めに述べたように，臨床的に問題とならない程度の強迫的な特徴は，西洋文化においては，成功するうえで有益であるかもしれない。認知療法の治療者は，自身の学問上と職業上の成功を，真面目さ，細部への配慮，自制，忍耐，信頼性などによって実現しているかもしれない。治療

者もまた完全主義的で杓子定規であり，明らかに支配的で洞察に欠けているなら，患者の病理がみえない恐れがある。そのような治療者は，患者の理解を無批判に受け入れ，その結果，患者を援助する機会を逃す恐れがある。

　強迫的な患者に対する治療者の反応は，患者と彼らが抱える困難の原因について，価値ある情報を提供する可能性がある。しかし，治療者は，患者のニーズと直面している問題に基づいてではなく，治療者自身の価値観に基づいて患者に変化を起こそうとするのは避けるべきである。たとえば，S氏は治療者にとって好ましく感じられないくらい感情表現が乏しいかもしれないが，患者にとっては，このことは重大な障害の原因や主観的な苦痛の原因ではないため，治療の焦点にはならない。

2）具体的な介入

　認知療法の広範な一般的構造の中で，多くの特定の技法が強迫的な患者に対して有益である。アジェンダを設定し，問題の優先順位を決め，問題解決技法を用いることによって，治療セッションを構造化することは重要なことである。これは，優柔不断で，様々に思いめぐらし，ぐずぐずと物事を引き延ばすといった，強迫的な患者の特徴の多くに働きかける場合に有用である。構造があることによって患者は，問題が受け入れられる程度に改善されるまで，特定の問題を選び出し，それに取り組むことを余儀なくされる。もし強迫的な患者が構造化された中で作業することが困難であるなら，治療者は患者に対して，そのことに関する自動思考について考えてもらい，この困難を，優柔不断およびぐずぐず引き延ばす癖といった一般的な問題に関連づけてもらうことができる。また，日常活動表（Beck et al., 1979）は，患者が1週間にわたって1時間ごとの活動の時間割を作れるようにした用紙であるが，彼らの生活に構造を与え，より少ない努力で，より生産的になれるように，患者を援助するという点で，大いに有益である。

　治療者は，強迫的な患者が完全主義的なやり方でこれらの技法や他の特定の技法を使用することに備えておかなければならない。たとえば，強迫性パーソナリティ障害の患者が，完璧にタイプで打たれた非機能的思考記録表の分厚い束を，1週間のホームワークとしてセッションに持ってくることはめずらしいことではない。この真面目さは，最初は治療の進展にとって役立つように思えるかもしれないが，通常は，彼らの問題行動の一例として見た方が良いであろ

う。強迫的な人はしばしば，非機能的思考記録表を使うにあたって，典型的な優柔不断や反芻を露呈する。彼らは，自動思考と合理的反応のコラムの間を行ったり来たりして，決して，バランスの取れた結論に至らないかもしれない。これは，彼らが普段行っている思考過程の一例とみなされるだろう。そのため，このことは，彼らの認知の内容だけでなく，その過程に取り組む機会をも提供している。

　強迫的な人に頻繁に見られる問題は，不安や心身症的症状を伴っているので，リラクセーション法や瞑想が役に立つことがよくある。強迫的な人は，リラックスすることや瞑想に30分も費やすことに対して時間の浪費だという信念をもっているため，これらの技法を用いることが，最初はしばしば困難なことがある。このような問題を処理するために利用できる認知療法の技法は，特定の行為や信念についての利益と不利益を列挙することである。強迫的な人にとって，リラクセーション法の不利益は時間がかかることであるかもしれない。一方，利益は，気分がさわやかになって不安が軽減するので，実際に前より多くのことができることであろう。

　強迫性パーソナリティ障害の患者に行動実験を行うことはしばしば有益である。たとえば，強迫的な人がもっている信念について直接反論しようとする代わりに，治療者はそれに対して中立的で実験的な態度をとることができる。そこで，もし強迫的な人が日中にリラクセーションを試みる時間がないと訴えるなら，治療者は患者にこの訴えを確かめてみるための実験を提案することができる。患者はリラクセーション法を試し，それをしなかった日とそれをした日の生産性を比較するかもしれない。強迫的な人は，生産性ほどには楽しみに価値を置かない傾向がある。彼らがこのことに気づくように援助し，生活の中で楽しみの占める位置について，彼らの価値体系の背後にある前提といっしょに評価することがしばしば治療的である。

　いくつかの認知的・行動的技法は，強迫的な患者が慢性の心配や悩みに対処できるように援助する際に，役に立つ可能性がある。いったんそれが非機能的であることに患者が同意すれば，彼らの思考過程を別の方向へ向け直すために，思考停止法や注意をそらせる技法を教えることができる。たとえ悩むことがいくらか役に立ち生産的であると信じ続けるとしても，1日のうちで一定の時間内だけにそれを制限することに彼らは同意するかもしれない。そうすれば，1日の残りの時間は，少なくとも悩みから解放されることになる。段階的課題設

定法は，目標や課題が特定の定義可能な段階に分解されているので，しばしば役に立つ。この技法は患者の二分法的思考や完全主義を論駁するのに役に立つ。それは，多くの事柄は完全に行われたり，まったく始めから直ちに成し遂げられるというよりは，順を追って段階的に成し遂げられるものだ，ということが明示されるからである。

　S氏がさらにきちんと痛みをモニターできるようになると，3種類の状況が筋緊張と関係があることが明らかになった。それは，①なすべき仕事や割当てがある時，②ぐずぐずと物事を先延ばししていて，そのために多くのことが成し遂げられないまま残っている時，③初対面の人との社交の場に参加することが期待されている時，である。1番目の状況は，3番目の状況よりもずっと頻繁に起こるし，2番目の状況を引き起こす要因にもなっているので，S氏と治療者はまず1番目の状況に取り組むことを決めた。たとえば，ある時，食器洗い器に入れる前に立ったままで皿をゆすいでいる間，中等度の背部痛を感じていることに，彼は気づいた。彼は食器洗い器の中に入れる前に皿を完全にきれいにしておく必要があると考えていた。そのせいで，その作業はストレスの多いものになり，また仕上げるのに通常よりも相当長い時間がかかった。彼は多くの同じような例を集めた。そのおかげでS氏は，彼の完全主義が日中の多くの仕事をストレスの原因としてしまい，それがついには痛みとして現れることが理解できた。それから彼は，自動思考の基礎となっている一般的な前提とかスキーマを探し始めた。S氏は自分の行動のモデルとして，図14.1に示されている図式を展開した。

　治療者とS氏は，それからさらに，この思考・行動様式の意味を議論した。

治療者：それで，あなたはどんなにそれを上手くやっても，受け入れられないだろうと信じているので，何かをしなければならない時には，たいてい大きなストレスを感じるというわけですね？
患者：はい。それで，そうした感情を処理しなくてもいいように，私がいつも決心しなかったり，ぐずぐず物事を引き延ばす傾向があるのだと思います。
治療者：ストレスを減らすために回避したりぐずぐずと引き延ばしたりするのですね？
患者：はい，そうだと思います。
治療者：あなたにとって，それはストレスを減らす方法として役に立っていま

第 14 章　強迫性パーソナリティ障害

「たとえ私が何をしようとも、それは受け入れられないだろう」

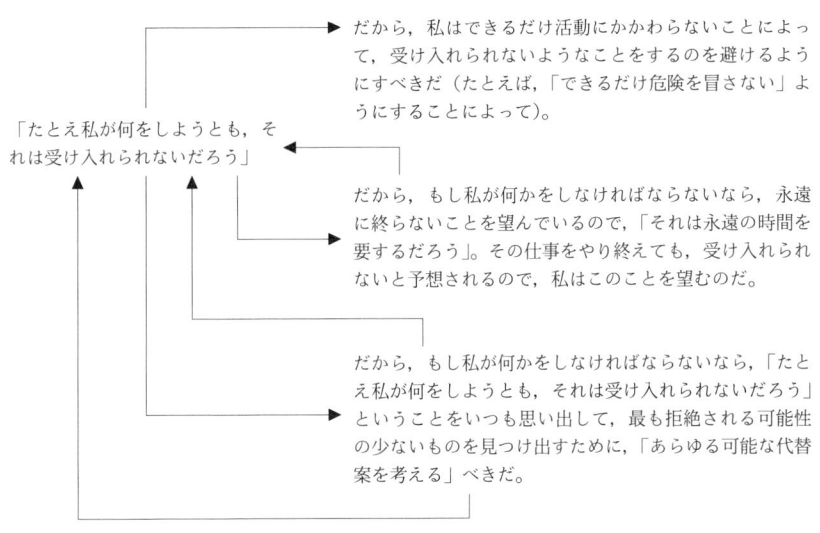

→ だから、私はできるだけ活動にかかわらないことによって、受け入れられないようなことをするのを避けるようにすべきだ（たとえば、「できるだけ危険を冒さない」ようにすることによって）。

→ だから、もし私が何かをしなければならないなら、永遠に終らないことを望んでいるので、「それは永遠の時間を要するだろう」。その仕事をやり終えても、受け入れられないと予想されるので、私はこのことを望むのだ。

→ だから、もし私が何かをしなければならないなら、「たとえ私が何をしようとも、それは受け入れられないだろう」ということをいつも思い出して、最も拒絶される可能性の少ないものを見つけ出すために、「あらゆる可能な代替案を考える」べきだ。

図 14.1　S 氏の行動モデル

すか？
患者：いいえ。物事を延期することによって、いつも状況はさらに悪くなってしまいます。私は自分がとても責任感のある人間だと思いたいのです。物事を完了していないということは、本当に私を悩ませるんです。ずいぶんぐずぐずと引き延ばした後で、最悪の背中の痛みを何度か経験したことがありました。
治療者：自分がすることは受け入れられないと信じているとあなたは図式に記録していますね。もしあなたが、他の人の意に適わないことをしたとしたら、どうなるのでしょう？　あなたの気持ちを動揺させるのは何なのでしょうか？
患者：どういう意味ですか？
治療者：人によっては、他の人が容認できないと思うようなことをして、それでも動揺したりしないこともあると思いませんか？
患者：はい。そのような人たちを何人か知っています。でも、私の場合は、時にはそこまでするのは不可能なことのように思うこともありますが、ある程度のところまで上手くできていないとしたら、自分は受け入れられないとか、不十分であると感じてしまうのです。

このように，Ｓ氏の中核的スキーマあるいは信念は，もし必ずしも完全に機能すると限らないなら，そして，完全に機能していなければ，自分は受け入れられない，というものであった。許容できる程度に十分に上手くやれる可能性はほとんどなかったので，彼の主要な症状は不安の一形態（すなわち，背中に現れた身体的なストレス）をとっていた。しかし，時には，Ｓ氏は諦めてしまって，たとえどんなことをしたとしても自分は受け入れられないのだと結論づけるだろう。そういう時には，彼は，大学時代のように絶望し，抑うつ的になるだろう。

Ｓ氏の中核的信念を明らかにした後は，その信念がＳ氏の現在の症状および強迫性パーソナリティ障害の主要な原因であったため，治療の主な焦点はそれを変えることに向けられた。治療者とＳ氏は，次の数セッションをかけて，彼の信念について話し合った。そのうち彼は，母親が彼に課したと思われる非常に高い基準を，自分がいかにして内在化していったかをよりよく理解するようになった。加えて，母親の期待に応えられなかった時には彼女は批判的であったと感じていたので，彼は非常に自己批判的になった。彼はまた，他の人も自分に対してひどく批判的であると考えるようになった。

治療者とＳ氏は彼の信念の妥当性を検討し始めた。最初に，そうした信念が過去の出来事に対する正確な解釈であるかどうかが検討された。ホームワークの１つとして，Ｓ氏は，他人が彼に対して非常に批判的であったような過去の出来事で，思い出すことができるものをすべて列挙するとともに，彼らがそんなふうに振舞った理由について，他に考えられそうな見方を挙げてみた。Ｓ氏は，おそらく多くの場合，他の人は自分のことを不十分だと思っていたが，それを口にしなかっただけだ，という考えを持っていた。そこで治療者とＳ氏は，この信念についてどのようなことができるかを話し合った。

治療者：そうすると，それが本当だという確実な証拠となる過去の経験を，ほんの数例しか思い出せないのに，それでもまだあなたは，他の人があなたのことを不十分だと思っていると考えるのですか？

患者：はい。他の人は私のしていることを気に入っていないのだと，私はやはり，しばしばそう考えます。それで，彼らのそばにいるととても気がやすまらないのです。

治療者：あなたが抱いている信念が正しいものかどうか，もし確かめることが

できるとしたら，どのようにすればよいと思いますか？
患者：分かりません。
治療者：他の人が考えていることを知りたいと思ったら，普通はどういうふうにしますか？
患者：そのことについて尋ねると思います。
治療者：あなたにそれができますか？　今度，他の人があなたのことを不十分だと思っていると考えた時に，フィードバックしてもらうために，その人に尋ねることができますか？
患者：何とも言えません。私が尋ねることを彼らは好まないかもしれませんし，本当のことを私に言わない可能性もあります。
治療者：そういう可能性もあるでしょう。後でそのことをはっきりさせる方法について考えることにしましょう。とりあえずは，とても正直で受容的だと思える人に尋ねることから始めてみませんか？　そのような人を誰か思いつきますか？
患者：私の上司がそのような人です。実際のところ，彼がずっと私を評価しているということを気にしなくてもすむようになりたいのです。
治療者：上司があなたやあなたの仕事ぶりについてどんなふうに感じているかを，比較的安全なやり方でその上司に尋ねるにはどうすればいいでしょうか？
患者：こんなふうに言えるだろうと思います。「ジャック，何か気がかりなことがあるようね。私のプロジェクトの進み具合で何か困っていることがあるの？」
治療者：とてもいい感じですね。次週のホームワークとして，それをやってみるのはいかがですか？　彼があなたのことを不十分だと感じているとあなたが思った時に，今週にでも，一度，彼の考えを尋ねてみませんか，そして，予想される返答と，実際に彼が言ったことを記録してみましょう。
患者：ええ，やってみます。

　これは，特定の非機能的信念を徹底的に検討するために，行動実験を設定した例であった。それからの数週間，他の人が自分のことを批判的に評価していると思った時，Ｓ氏は実際に何回か，その人たちがどう考えているかを尋ねてみた。1回を除いてその他はすべて，他の人が彼について考えていることを誤解していたことが分かった。その1回とは，職場の上司の1人がＳ氏に少し

ばかりいらいらしていた時のことだが，これは，彼がある仕事を上司に持っていくのが遅れたためであった。このことから，患者は，彼の問題や不満を引き起こすのは，仕事の出来具合よりも，多くは物事を引き延ばす傾向であるということをはっきりと理解することができた。

多くの強迫的な人と同じように，S氏は，物事を延期することで仕事がもっとできるようになるので，そうすることはしばしば実用的であるという信念を持っていた。治療者は，様々な仕事の達成度を1〜10の数値で評価するホームワークを用いて，彼にこの信念を査定してもらった。それから彼は，引き延ばしてきた仕事の平均的な達成度と，与えられた後でできるだけ早く仕上げた場合の仕事の達成度を比較した。平均的な達成度は，即座にした仕事の方がわずかに高いことに彼は気づいた。S氏はそのことについて，彼がするのを避けてきた仕事では，自分自身が感じるストレスが増大するためであるとした。

S氏について役に立ったもう1つの技法は，彼が自分自身に対してもっていた価値や基準を，他の人に対してもっていたものと比べてもらうことであった。彼は，自分が他の人に対してよりも，自分自身に対して，ずっと批判的で要求が多いことを理解するようになった。そして，2つの異なった価値基準をもっているのは，あまり理にかなっていないということに同意した。それから治療者は，この理解を利用して，彼がどんな時に自己批判的であるかを書き留めてもらい，他の誰かがした仕事が同じような出来である場合に，どう考えるかを自問してもらった。S氏は，この技法が理解を深め，自分に対する批判的な考えを和らげるのに役立つことが分かった。しかし，強迫的な患者はしばしば，自分自身に対するのと同じように，他の人に対しても批判的で要求的なので，この技法は多くの強迫的な患者では上手くいかない。

治療者とS氏はまた，S氏がよく用いる主要な認知の歪みと不適応的な思考様式を同定した。それらには，以下のようなものが含まれていた。

① 二分法的思考（「もしこの仕事を完全にできなければ，ひどい出来になってしまう」）
② 拡大視（「もし私がこれを上手くやらないなら，それは実にひどいことだ」）
③ 過度の一般化（「もし私が何かを上手くできないなら，それは私が受け入れられない人間であることを意味している」）
④「すべし」表現（「私はこれを完全にやるべきだ」）

S氏は思考記録表を用いて，これらの思考様式の使用状況をモニターし，そして，それがいかに彼のストレス・レベルを増大させ，しばしば彼の達成度を低下させていたかを確認した。

6. 進歩の維持

慣れ親しんではいるが非機能的である認知・行動様式へと逆戻りすることは，大部分の患者にとって，容易に起こり得ることである。パーソナリティ障害患者の場合，その問題の根は非常に深いので，このことがとくにあてはまる。認知療法は，他のいくつかの治療形態よりも，この点に対処するのに有利である。患者は自分の問題の性質についてよく意識できるようになっており，効果的に対処する方法を習得している。また，患者は，治療場面以外で問題領域に取り組む際に使用できる，思考記録表のようなツールの使い方を学んでいる。

治療の終結が近づいた時，再燃の可能性について患者に警告すること，そして，受診理由となった問題のわずかな再発に対しても患者に細心の注意を払ってもらうことは，非常に重要である。これらは，患者が治療で学んだ方法を用いて，1人で，あるいは治療者とともに，さらにいっそうの作業をする必要があることを示している。時折，ブースター・セッションが必要になるのはごく普通のことであるということを患者が理解することは重要なことである。そうすれば，問題が再燃した時に援助を求めることを患者は恥ずかしいとは思わないだろう。治療の主要な部分が終了した後で，ほとんどの認知療法の治療者は，定期的なブースター・セッションを計画し，それを治療に組み込んでいる。

自分の思考過程の歪みを認識し，理解できるようになるにつれ，S氏は自動思考に対して合理的な反応がますます効果的にできるようになった。その結果，S氏は筋肉痛をもたらす習慣的な認知・行動様式を打ち破れるようになった。受け入れられないという恐れと完全主義に関連した彼の社交不安に取り組むために，数回のセッションがもたれた。これらの領域においてすでにみられていた進歩の結果として，S氏は社交不安をあまり感じなくなっていることに気づいた。彼はまた，これまで仕事をすることの不安に対処するために学んできた技法を使うことによって，進歩を維持することができるということを見出した。

6カ月にわたる15回のセッションの後，S氏は背中の痛みをほとんど感じ

なくなり，痛みを覚えた場合でも，ストレスの原因と自分の非機能的自動思考を理解し，次いでそれらを修正することが概ねできるようになった。6ヵ月後のフォローアップ・セッションで，S氏は比較的痛みのない状態を保っていることを報告した。やらなければならないスピーチを控えてつらい週末を迎えたこともあったが，彼はこれに手際よく対処して，スピーチの準備をすることができたので，その発表は上手くいった。

結　語

多くの臨床的経験といくつかの研究に基づけば，認知療法は，強迫性パーソナリティ障害の有効かつ効率的な治療法であるように思われる。強迫的な人は，認知療法のある特徴に対して，しばしば特によく反応する。これらには，問題に焦点を合わせる特徴，ホームワークを用いること，思考過程の重要性を強調することなどが含まれる。強迫性パーソナリティ障害をもつ人は，変化の手段として，治療過程や転移関係に主に焦点をあてるアプローチよりも，より構造化され問題に焦点化されたアプローチを好むように思われる（Juni & Semel, 1982）。

第 15 章　受動攻撃性パーソナリティ障害
（拒絶性パーソナリティ障害）

　　　　　　　　　……彼らは白銀色の雲の中にも暗い部分を見る。MILLON（1969, p.288）

はじめに

　現在の受動攻撃性パーソナリティ障害の診断基準は，権威者に向かう対立的な行動の集合体から，より次元論的なパーソナリティ構成概念である拒絶性パーソナリティを包含する方向へ進んでいる（DSM-IV-TR, 2000; Millon, 1969, 1981）[原注1]。受動攻撃性パーソナリティ障害の特異的な特徴は，その人に適切な社会的・職業的行動を求める外的要請に相反して，それをすることを怠ってしまう広範なパターンを作り出す。この消極的な抵抗と対立的なスタイルの根拠として，繰り返し故意に物事を遅らせること，権威者への抵抗，議論好き，異議申し立て，妨害，が挙げられる。締め切りに間に合わせることはほぼ不可能で，それができなかった原因をしばしば外部に求め，締め切りに間に合わなかったことを「忘れっぽさ」や要求の不合理さ，非現実的な期待をする「権威者」のせいにしたり，さらには，そもそも最初の締め切りの設定に「公正さ」が欠けていたせいにしてしまう（Ottaviani, 1990）。これらの抵抗的な行動の大いに受動的な性質は，他者に多大な欲求不満を引き起こし，その結果，個人的，社会的，職業的な関係に緊張が生じる。義務や期待されたことが履行されないので，このような人と向き合う人たちがいらいらしてしまうという問題がしばしば生じる。状況が悪くなると，受動攻撃性パーソナリティ障害をもつ人

　原注1）この障害の診断分類と配置が，DSM-III-R から DSM-IV-TR への改訂において変更された。受動攻撃性パーソナリティは，DSM-III-R ではパーソナリティ障害として本文に掲載されていた。DSM-IV-TR では，受動攻撃性パーソナリティ障害（拒絶性パーソナリティ障害）に変更され，今後の研究を要する提案中の診断として付録の章に入れられた。簡潔にするために，本章ではこの診断を単純に受動攻撃性パーソナリティ障害と表記する。

は，他者の援助や指導を求めるかもしれないが，その間もずっと，与えられた提案を邪魔したり，妨害したりするのである。

　拒絶性パーソナリティについての Millon の概念は，現象学的，精神内界的，生物物理学的な領域をその診断に加えたものである。これらの追加された臨床領域は，受動攻撃性パーソナリティ障害と典型的に関連した特徴をよりいっそう明確に示しており，怒りの感情，対人関係における対立姿勢，認知的に懐疑的な見方，不満のある自己像，不安定な対象，乏しい置き換えのメカニズム，混乱の拡散，いらいらした気分，を含んでいる。また，誤解されることや極端な葛藤，不機嫌さに関係した感情が，これらの領域と関連している（Millon & Davis, 1996）（**表 15.1**）。この障害に対する次元論的なアプローチは，より正確な診断や全体的な評価を可能にし，臨床的には，詳しい情報に基づいた治療計画の鍵となるものである。

　顕著な社会的機能障害があることは，受動攻撃性パーソナリティ障害患者の特権的で，一貫性がなく，怒りっぽく，対立的な対人関係スタイルから明らかである。彼らは他人との付き合いを求めるかもしれないが，その極端な葛藤のために，まさにその自分が求めている付き合いを拒絶し，遠ざけてしまうだろう。彼らは消極的，あるいは積極的な方法で怒りを示すだろう。たとえば，会議に 1 時間遅れて現れるかもしれない。あるいは，もっと微妙なやり方で，いつも仕事に 15 分遅れてくるかもしれない。彼らは，遅れた時間を埋め合わせるために 15 分間の居残りを申し出るだろう。そして，問題は，他の人がその「妥協」を受け入れないことだと考えるのである。受動攻撃性パーソナリティ障害患者は，治療過程においても葛藤を示すかもしれず，それは，妨害，反抗，遅延，口論，治療の不遵守といった形で現れる。

　臨床家は，期待される責務を遂行することを慢性的に不本意だと感じる受動攻撃性パーソナリティ障害の中核的特徴を容易に認識することができる（Wetzler & Morey, 1999）のだが，それは人生の一場面おける単なる怒りの範囲を超えてしまっている（Ottaviani, 1990）。その診断名が暗に示すように，受動攻撃性とは，密かな，あるいは，受動的な手段による敵意の表れなのであって，それは，理屈っぽさ，不機嫌さ，従うことの拒絶，怒りっぽさとして表れる。また，受動攻撃性パーソナリティ障害患者は，むっつりしていて，不機嫌で，アンビバレントでもある（Millon, 1969）。「受動攻撃性という用語それ自体がアンビバレントであり，逆説的であることを暗示している」と Malinow

第 15 章 受動攻撃性パーソナリティ障害（拒絶性パーソナリティ障害） 417

表 15.1 拒絶性（受動攻撃性）プロトタイプの臨床領域

行動レベル
 （F）怒りの感情の表出：他者から期待される責務の遂行に対して抵抗する。それは，引きのばし，非効率，頑固さといった形で頻繁に表されるもので，反対する行動や厄介な行動も同様に認められる。他人の志気をくじき，他人の喜び願望をひそかに傷つけることに満足を示す。
 （F）対人関係上の対立：社会的関係において，対立することや役割を変えることを当然だと思う。それは，とくに依存的で不本意な黙従と主張的で敵対的な自立として表れる。より幸運な人に対して，妬みを述べたり，憤慨したりする。同様に，同時に，あるいはそれに続いて，他人を妨害したり，不寛容になり，否定的な態度や相容れない態度を示す。

現象学的レベル
 （F）懐疑的な認知：皮肉を言ったり，疑ったり，不信感を抱いたり，肯定的な出来事を懐疑的にみたり，悲観的にあるいは怒りや恐怖をもって将来の可能性を考えたりする。厭世的な人生観をもっていたり，愚痴を言ったり，不平を言ったり，軽蔑するようなことを言ったり，幸運な人に対して辛辣なコメントを述べる。
 （S）自己像に対する不満：自分自身のことを，誤解されている，不幸である，不運である，評価されていない，他人に陥れられている，とみなす。特徴としては，苦々しい思いをしたり，不機嫌になったり，人生に対して幻滅していることを認める。
 （S）不安定な対象：過去についての内在化されたイメージは，関係を埋め合わせること，相反する感情を発動させること，相反する好み，相容れない記憶，の集まりからなる。これらは，必ずしもそのようにみえるわけでないが，他人の業績や喜びを落としめたいという願望によって駆り立てられる。

精神内界レベル
 （F）置き換えのメカニズム：怒りや他の不快な感情を発散するために，急激に，あるいは，無意識的な操作によって，感情を煽り立てるものから，あまり重要でない状況や人物へとそれらの感情を移し替える。替わりとなるものや受動的な方法，たとえば，不適切なあるいは困惑するような行動をしたり，忘れっぽく怠惰な行為をすることによって，不満をぶちまける。
 （S）分裂した構造：形態学的構造パターンの明らかな分裂があり，対処行動と防衛操作は，しばしば矛盾した目標へと向かう。大きな葛藤が未解決のまま残され，たくさんの精神的問題が手に負えない状態で残されている。なぜなら，1つの本能的欲求やニードが成就すると，必然的に，もう1つの別のものを破棄したり，取り消したりすることになるからである。

生物物理学的レベル
 （S）いらいらした気分：頻繁に，短気で，気まぐれで，気難しい状態となり，それに続いて，不機嫌な撤退が起こる。しばしば，いらいらしており，我慢できなくなり，権威者を不当に軽蔑し，容易に困惑したり，多くのことで挫折していると述べる。

注）（F）機能領域（functional domain），（S）構造領域（structural domain）。Millon と Davis（1996, p.550）より引用。著作権は John Wiley & Sons, Inc.が所有（1996）。許可を得て転載。

(1981, p.121) は述べている。Millon (1981; Millon & Davis, 1996) は，能動的な葛藤について記述し，受動攻撃性パーソナリティ障害患者の煮え切らない性質を具体的に明らかにした。一方で，患者は，誰かが自分の世話をしてくれ

て，生活を満足させて欲しいと願う。その一方で，患者は，自立性や自由を失いたくないと思い，権威者の持つ権力や自分が依存している人からの指示に腹を立てる。受動攻撃性パーソナリティ障害の患者は，この強い依存心と自立への欲求の狭間に閉じ込められて，決して満足しない，満足を感じることができない，といった強烈な苦悩を体験する。この絶えず存在する満足感の欠如は，Schneider（1958）が定義した不機嫌抑うつの症状に匹敵しうるものである。受動攻撃性パーソナリティ障害の広範な懐疑主義は自己愛的な傾向をもっており，人生の不幸や否定的な変化はどういうわけか受動攻撃性パーソナリティ障害患者と結びつけられ，予想通り，外部からの要求は個人への侮辱とみなされ，それゆえ不快に感じられるのである。受動攻撃性パーソナリティ障害の広範にわたる拒絶は自滅的なものであるが，まさにその性質のために，自らそのとおりになってしまうのである（Stone, 1993a）。

　強固に保持された強力なスキーマは，直接的な主張は潜在的に破滅的なものだ，という指令を出すだろう。これは，他者からの不賛同や拒絶，拒否によって，自立性の喪失がもたらされる恐れがあると信じているためである。したがって，支配されたり権威に対して絶えず憤慨したりするのを避けるために，受動攻撃性パーソナリティ障害患者は，外部の要望に対して，受動的，挑発的，間接的な方法で反応する。これまで自己主張をすることと対立することに悲観的であり，それらを恐れていたために，受動攻撃性パーソナリティ障害患者は1つの自滅的なパターンの中に閉じ込められたままなのである。このパターンが始まると「未完の作品」という道を生みだす人生を行き詰まらせることになる（Wetzler & Morey, 1999, p.57）。「彼らは働くことを拒絶し，袋小路に入り込み，何らかの指示によって前に進むことを頑固に拒むといったことをするだろう。これは，最終的には，自分自身の心に抱いているすべての希望や野心を挫折させる」と Stone（1993a, p.362）は述べている。受動的な行動に対して直接立ち向かうと，一般に，患者は懐疑的な憤慨でもって反応し，その間中ずっと，自分が無実であることや正当であることを明らかにしようとする。困難について自分にもある程度の責任があることが明らかであったとしても，患者は前向きな提案や提言を無効にするような反論を組み立てようとするため，長く続く有益な変化は起こらない（Stone, 1993a）。

　一般に受動攻撃性パーソナリティ障害患者が治療に訪れるのは，仕事を完了することができず，課題を完成することができず，期待を実現できないことに

対して他人が不満を訴えた結果としてである（Freeman, 2002.; Ottaviani, 1990）。職場の上司や管理者は，締め切りを守らない，指示に従わない，他の従業員の士気を下げるといった理由で，従業員援助プログラムを通じてその人を治療に紹介をしてもらうようにするだろう。恋人や配偶者もまた，家事や育児，それどころかふたりの関係の維持にすら貢献しないため，その人に治療を受けさせようとするだろう。患者本人の要望としては，仕事を得たい，講義を受けたい，責任をもって子どもの世話をしたい，家で何かをしたいといったものであるかもしれない（Stone, 1993a）。勘定を支払う，追加の情報提供に応じる，権威ある立場の人たち（たとえば，医師，治療者，教授）との問題に対応するといった日々の責務が現在の問題を引き起こす。たとえば，ある受動攻撃性パーソナリティ障害患者は，毎日降圧薬を服用しなければならないことに腹を立てて，「私はこんな薬は持ち歩きたくないし，本当に，こんなことに縛られたくない」と言った。薬の服用を拒否しただけでなく，治療者が主治医の内科医と協力することも拒否し，その後の受診を断ってきた。別のケースでは，患者が治療を受けないのなら別れると言って，妻が迫ったのであった。この患者は，博士課程を修了するのに11年以上もかけていたが，そのうち少なくとも5年間は大学の方針や手続きに関して大学側と争っていた。

1. 歴史的視点

直接的，あるいは間接的に敵意を表現するというスタイルが，初期のDSMで確定されていた受動攻撃性パーソナリティ障害の特徴であったが，Millonが提唱するより現代的な拒絶性パーソナリティ障害の全体的な臨床領域を捉えた文献は，第二次世界大戦以前のものだけであった（Millon & Davis, 1996）。当時の文献には，診断の先駆的記述がなされており，DSMの初期のバージョンでは無視されていた認知，対人関係，自己像，および感情面の構成要素が含まれていた。これらの初期のフォーミュレーションは，後方視的に，循環気質，不機嫌抑うつ，口唇サディズム的メランコリーとマゾヒスト，高度の神経質，低い誠実性（忠実），社会不適応パーソナリティと定義されていた（Millon & Davis, 1996 より引用）。

歴史的にみると，受動攻撃性パーソナリティ障害の診断は，最初のDSM-I（アメリカ精神医学会, 1952）からDSM-III-R（アメリカ精神医学会, 1987）ま

では，その本文中に含まれていた。受動依存性あるいは受動攻撃性の性格やスタイルといった用語は，初期の精神分析の著作中でも述べられていたが，その正式な起源は第二次世界大戦まで遡る。当時の**時代風潮**として，軍関係者が，標準的な手順やルールに従うことが困難な新兵を見極め，分類することを求めていたのである（Malinow, 1981）。新兵は，「様々な文化的，社会的状況に順応し，実行を求められた多くの任務に適応する」（Malinow, 1981, p.122）必要があったのであり，とくに戦闘場面ではそうであった。軍は，新兵が指示や命令を受けてそれに従い，お互いに協力することの必要性について全員が共通認識をもつことを求めていた。旧陸軍省は，第二次世界大戦直後の技術告示において，当時広まっていた精神分析の用語をつなぎ合わせ，これらの行動と関連したパーソナリティのパターンを定式化した（Millon & Davis, 1996）。受動攻撃性の症候を示す集団は，軍隊でのストレスに対する未熟（神経症）反応として分類された。このストレスは，無力さ，妨害性，怒りと攻撃性の突発，受動性，不適切な行動と関連していた。これがその後の受動攻撃性パーソナリティの診断基準や定義のひな型となった（Malinow, 1981）。受動攻撃性の分類は，標準退役軍人管理局分類（Standard Veterans Administration Classification）において，1951年まで用いられていた（Millon & Davis, 1996）。軍は，軍関係施設での全精神科入院の6.1%がこの診断によるものであるということに注目した。その後間もなく，DSM-Ⅰ（アメリカ精神医学会, 1952）にパーソナリティ障害および症候群として，受動攻撃性の診断が含まれるようになった（Malinow, 1981）。

DSMの改訂の検討作業に際し，研究者は，個別のカテゴリーだとされていた受動攻撃性パーソナリティ障害の診断の妥当性について疑念を表明し続け，このためDSM-Ⅲの最初の草案には含まれなかった。幾人かの理論家が考えたことは，この種の行動は相対的に弱い立場にある時に，ある種の人に生じる単なる防衛反応にすぎず，それは軍隊といった特殊な状況で生じるのであって，パーソナリティ症候群というほどのものではないということであった（Malinow, 1981）。精神医学的評価を実施される精神科病院の入院患者についても同じことが当てはまり，彼らは相対的に弱い立場にあることから，受動攻撃的なスタイルをとるのだろうと考えられた（Frances, 1980）。提唱者たちからの求めによって，DSM-Ⅲのタスクフォースは，後にその診断を採用した。

Millonは，受動攻撃性パーソナリティ障害を，より包括的な概念である拒

絶性パーソナリティ障害へと拡張することを主張したが，これは権威に抵抗するというような限られた行動に主に焦点を当てるのではなく，いくつかの関連する特徴を加えたものであった。Millon は，より包括的な概念であり，新しく提案した障害である拒絶性パーソナリティ障害に，いらいらした感情，認知面の葛藤，不満のある自己像，対人関係の揺らぎという4つの新しい側面を含めた（Millon & Davis, 1996）。Millon は，受動的な攻撃性だけでなく，受動攻撃性パーソナリティ障害患者がしばしば主観的に体験する能動的な葛藤をも含めようと試みた。依存したいという考えと自己主張の必要性の間の強い葛藤が，衝動的で非現実的な情動性に影響を与えているのである。個々の関係は口論や失望を伴うものとなるが，それは，その独特の気難しさや不平不満，拒絶的行動がしばしば他人を刺激するためである（Millon & Davis, 1996）。

DSM-IV では，診断分類システムを保つために，受動攻撃性パーソナリティ障害（拒絶性パーソナリティ障害）の診断は，今後の研究と確認を待つものとして付録の章に置かれた。DSM-IV の第Ⅱ軸ワークグループは，1975年にMillon が草案したオリジナルの診断基準とパーソナリティ障害について再評価することに合意した。タスクグループは，抜本的な変更を行う必要性があると考え，付録の章に含めるに際し，再定式化した拒絶性パーソナリティ障害という診断名を含めることを決めた。受動攻撃性（拒絶性）パーソナリティ障害と分類されるこの障害は，オリジナルの受動攻撃性パーソナリティ障害の診断から極端な変更が行われた印象を持たれないようにして，リストに載せられている。DSM-IV-TR（アメリカ精神医学会，2000）では，受動攻撃性パーソナリティ障害（拒絶性パーソナリティ障害）の診断は，パーソナリティ障害としての診断の妥当性や識別性を裏付けるための今後の研究を待っているのである。

2. 研究と経験的事実

主として受動攻撃性パーソナリティ障害に焦点を当てた実証的な研究は，ほとんど行われていない。しかし，McCann（1988）と Millon（1993）によると，これはオリジナルの受動攻撃性パーソナリティ障害の診断基準の制限的性質によるところが大きい。ごく最近まで，受動攻撃性パーソナリティ障害患者を主な対象とした研究は2つしかなかった。

受動攻撃性パーソナリティ障害を主な対象とした最初の研究報告は，

Whitman, Trosman と Koenig（1954）によるものである。彼らは，精神科クリニックにおいて，当時新しい診断カテゴリーであった受動攻撃性パーソナリティ障害に関して，操作的な診断を行い，潜在的な併存疾患について研究した。彼らは，DSM-Ⅰ（アメリカ精神医学会，1952）の診断基準を用いて，精神療法を受けるためにクリニックを訪れた計 400 名の外来患者を調査した。受動攻撃性パーソナリティ障害は，パーソナリティ障害の中では最も高頻度に認められ，92 名の患者が受動攻撃性または受動依存性パーソナリティをもっているとされた。さらに，受動攻撃性パーソナリティ障害の患者は，他のパーソナリティ障害よりもずっと高頻度に，治療を中断したり，1 回再来しただけで治療を終えていた。

　精神障害患者の縦断的研究によって，受動攻撃性パーソナリティ障害の特徴が評価された（Small, Small, Alig, & Moore, 1970）。100 人の発端者の属する家系についての調査では，受動攻撃性パーソナリティ障害は男性に多く，全体（3682 名の被験者）の 3％が該当していた。7 年後と 15 年後の追跡調査では，他の様々な精神障害をもつ 50 名の対照群と比較してみると，受動攻撃性パーソナリティ障害群は「教育課程にあり，未だ資格を得ておらず，臨時の仕事以外は何もしていない」（p.975）状況に留まっていた。Small ら（1970）は，追跡調査時にみられた受動攻撃性パーソナリティ障害患者に共通する以下の特徴に注目している。それは，アルコール乱用，対人関係上の争い，言葉による攻撃，感情の嵐，衝動性，対人操作的行動である。

　ここ数年の間に，受動攻撃性パーソナリティ障害の診断の妥当性と特徴を調べるために，追加研究が行われている。Fossati ら（2000）の報告では，受動攻撃性パーソナリティ障害の発症率は先行研究よりも高いことが示された。ミラノ・サン・ラファエル病院科学研究所の医学心理学・心理療法部門の入院及び外来患者 379 名の中の 47 名（12.4％）が受動攻撃性パーソナリティ障害の診断（DSM-Ⅳ）を受けた。そのうちの 89.4％に他のパーソナリティ障害が併存していた。とくに，自己愛性パーソナリティ障害が有意な相関を示しており，受動攻撃性パーソナリティ障害と高率に併存するパーソナリティ障害はこれのみであった。誇大性および利己的対人関係といった特徴が，受動攻撃性パーソナリティ障害と最も強く関連することが示された。彼らは，受動攻撃性パーソナリティ障害は，独立したパーソナリティ障害というよりも，むしろ自己愛性パーソナリティ障害のサブタイプなのだろうと結論づけている。

表 15.2 DSM-IV-TR による受動攻撃性パーソナリティ障害（拒絶性パーソナリティ障害）の診断基準

A. 適切な行為を求める要求に対する拒絶的な態度と受動的な抵抗の広範な様式で，成人期早期までに始まり，種々の状況で明らかになる。以下のうち4項目（またはそれ以上）によって示される。
(1) 日常的な社会的および職業的課題を達成することに受動的に抵抗する。
(2) 他人から誤解されており適切に評価されていないと不満を述べる。
(3) 不機嫌で論争をふっかける。
(4) 権威のある人物を不当に批判し軽蔑する。
(5) 明らかに自分より幸運な人に対して，羨望と怒りを表現する。
(6) 個人的な不運に対する愚痴を誇張して口にし続ける。
(7) 敵意に満ちた反抗と悔恨の間を揺れ動く。
B. 大うつ病エピソードの期間中にのみ起こるものではなく，気分変調性障害では上手く説明されない。

注）アメリカ精神医学会（2000, p.791）より引用。著作権はアメリカ精神医学会が所有（2000）。許可を得て転載。

Vereycken, Vertommen と Corveleyn（2002）は，ミロン臨床多軸目録-I（Millon Clinical Multiaxial Inventory-I）（Millon, 1983）を用いて，慢性的に権威と衝突している若者の性格傾向を調査した。彼らは，慢性および急性に権威との衝突がみられた若者と正常対照群の診断を比較した。慢性に権威と衝突している若者は，受動攻撃性パーソナリティ障害と強い関連があり（41名の患者の中の28名），一方で，他のパーソナリティ障害とはあまり関連がなく，このことから，受動攻撃性パーソナリティ障害が独立した診断であるという若干のエビデンスが示された。

3. 鑑別診断

現在のところ，患者が受動攻撃性パーソナリティ障害の診断基準を満たすなら，形式上，その診断は特定不能のパーソナリティ障害に分類される（表15.2を参照）。多くの患者において受動攻撃的と考えられる行動（たとえば，遅刻，治療不遵守，憤慨）が認められるが，受動攻撃性パーソナリティ障害患者は，生活上の全ての場面でこのパターンを示す。その特徴は反応性の一時的なものではなく，むしろ慢性的で，強固かつ非適応的なものである。

紛らわしい，あいまいな返事をするため，受動攻撃性パーソナリティ障害患者の診断面接を上手く終わらせるのは難しい。たとえば，「空は青いですか？」

というような直接的な質問にも「私が座っている所からは見えません」というような，間違ってはいないがへそ曲がりなやり方で答える。仕事上の身分について尋ねると「仕事とはいったい何を指すのですか？」と返してくる。このように，特定の言葉や構成要素の定義に関する議論へと脱線していくのである。アセスメントを行おうとすれば，不必要に細部にこだわる不完全な返答をされて，難解なパズルを解くようないらいら感が生じるだろう。一般的なアセスメントを行おうとすれば，すぐさま論戦になるに違いない。患者に答えを求めると（外部からの要望），「なぜそれが重要なのですか？」，「評価するためにそれがどれくらい重要なのですか？」といった相手の怒りを買うような質問を加えてくるからである。従属的あるいは依存的な立場を克服しようとして，受動攻撃性パーソナリティ障害患者は，直接的な返答を避けることによって自立性を保ち，それゆえ，権威者に黙って従うということはないのだ。

　うつ病患者が自責的思考に傾いていくのに対し，受動攻撃性パーソナリティ障害患者にみられる抑うつでは，責任を自分自身の不運のせいにしがちであり，将来に対して否定的な見解を示す。受動攻撃性パーソナリティ障害患者にもうつ病は生じるので，自殺傾向，他害傾向，物質乱用といったそれに関連するハイリスク行動は，見逃さず，評価すべきである。第Ⅰ軸診断として追加されるものとしては，不安障害が挙げられるだろう。不安症状は，患者が直接的に主張したり，外部からの要望に応じようとしたり，具体的な行動指針の選択を迫られたりした時に，生じる傾向がある。

　自己愛性パーソナリティと境界性パーソナリティは相当似通っており，受動攻撃性パーソナリティ障害とも多分に重なっている。自己愛性パーソナリティでは，自分自身の苦境や不幸への多大な関心，誇大的なあるいは権利を主張するような態度，他者への共感性の欠如が存在することが示されている。自己愛性と受動攻撃性パーソナリティ障害の違いは，一般的には，自己愛性の方がより積極的かつ直接的な攻撃性を示し，権威者の指示や外部からの要望と自分の意見が異なった場合には自分の優位性を主張することをためらわない点である。自己愛的な人は自分こそが権威者であると信じているが，一方で，受動攻撃的な人は自分は権威者の犠牲になっていると信じている。MillonとDavis（1996）の記述によると，境界性パーソナリティの患者も高度な葛藤と動揺性を示すが，境界性パーソナリティ障害の方が，認知面の極端さ，情動の変わりやすさ，行動面での衝動性がより重症である。

4. 概念化

受動攻撃性パーソナリティ障害患者の認知プロフィールは，拒絶，葛藤，抵抗，他者の期待に添うことへの不本意さ，自立性を保持することに関する全体的な目標と一致した中核的信念，条件的前提，代償的方略を包含している。自動思考は絶えず持続する懐疑性と悲観性を反映したものになる。これは，彼らが自分自身のこと，他人のこと，そして世の中とそこで起こる全ての困難をどう見るかということに広く影響を及ぼす。権力者に気に入られたいという願望（依存と容認）は，ルールや期待を避けるか無視して自立してやって行きたいという彼らの信念とは，全く正反対なものである。この葛藤を上手く取り扱う方法として，直接的に権威者と対立したり対決したりせず，受動的な行動をとることによって，自立性を維持しようとする。葛藤の回避や潜在的な不同意によって，彼らはコントロールと自立性を保っているのである。

●臨床例

アレン氏は47歳の銀行員で，銀行業務データの締め切りに間に合わない，上級職員の監督者に抵抗する，さらに悪いことに顧客に対して拒絶的であるといった理由で，管理者から紹介されてやってきた。彼の行動から示唆された症状は，抑うつ，不安，重度の焦燥感であった。彼が言うには，銀行の経営陣はひどく不公平で，彼らは自分の意図を誤解しているということであった。彼は，データ記録をより効率的に行う方法を自分が考案したのだと信じており，何度も銀行の処理手続きを変えようとしたが，ほとんど無視されたことで落胆していた。自分の考えの正しさを証明するために，自分なりの方法で銀行業務データを処理している間は，彼は表面上は期待に応えていた。ただ，銀行の方針や手続きに従うことを拒否し続けることが命令違反だとみなされるという事を，彼は全く理解していなかった。アレン氏は，管理者が自分を治療に差し向けたことに対して怒っていた。最終的には，経理手順に関する自分の素晴らしい考えを管理者が理解する時が来るだろうと彼は夢想していた。

現在の問題と一致して，アレン氏はこれまで，権威者や管理者，一般的なルールに関して，慢性的な問題を抱えてきていた。彼はだいたいにおいて「一匹狼」であり，友人は少なく，社会的関係は乏しく，仕事以外の関心事はほとんどな

かった。人の気持ちを逆なでしたり，反対のことをしたり，辛辣なやり方でもって他人を遠ざける傾向があったが，彼は自分のそういった行動が他人に与える影響について考えることはあまりなかった。彼は，自分なりに長期目標や計画を立てはしたが，いつも途中で挫折していた。当然のようにそうなったのは，計画に多数の気づかぬ落とし穴があったり，関係するメンバーと論争したり，彼の作った恣意的なルールや規定について激論が生じたりしたからであった。

　精神療法を受け始めるにあたって，他に取り組みたい問題はないかと尋ねられた時，アレン氏は，「人生の方向性を見つけること」，「自分とはいったい何者なのかを見つけること」などと，全体的で曖昧な目標を述べた。彼は頻回の引越や転居のために孤独であった幼年期について語った。彼の両親は離婚し母親が彼の世話をした。父親と会うことは全くなかった。彼の記憶の中での感情は，怒りや憤り，苛立ちに関するものばかりであった。ホームワークを終わらせるのが難しかったのを覚えているが，何とかすべての試験に合格した。社会的な状況は悲惨なものであった。彼が言うには，誰も本当の自分を理解してくれず，女性は，彼にとってはいささかミステリアスなものだったようだ。デートをしたことはほとんどないし，結婚はもちろんしていない。最近，母親が亡くなり，自分の進むべき人生の道筋は何なのだろうかという疑問がわいてきた。彼は70歳を過ぎるまで，母親の世話をして過ごすものだと思っていた。しかし今や，母親の世話役を外れて，これからいったいどうすればいいのか全く分からなくなったと彼は述べた。

1）中核的信念

　患者の中核的信念とそれに関連した自動思考は，支配と抵抗というテーマから生じている（たとえば，「誰も私を支配すべきでない」，「従うということは支配権をなくすということだ」）。遵守することは支配権や自由，自律性をなくすことと同義であり，患者にとってはとうてい許容できないことである。このような他者からの影響を受容することの困難さや葛藤は，社会的な機能不全を引き起こす強烈な葛藤の根本的な部分である。受動的な行動や表面的な遵守は，他人や自分を取り巻く状況から求められる要望から距離を置くための方法である。彼らはしばしば，自分自身のことを辛抱強い存在であり，独特な貢献の仕方をするせいで認められないのだと考えている。**表15.3**は典型的な中核的信念を示している。

第15章　受動攻撃性パーソナリティ障害（拒絶性パーソナリティ障害）　427

表 15.3　中核的信念，条件的信念，代償的信念

中核的信念
「何をすべきかなんて，誰も私に言うべきじゃない！」
「私は誰にも頼ることができない」
「従うということは，コントロールを失うということだ」
「怒りを表に出すことで，困難が引き起こされるだろう」
「ルールとは制限することだ」
「人々は私のことを理解していない」
「人は私を疑うべきではない」
「好きにさせていれば，人は私を利用するだろう」

条件的信念
「要求に抵抗することで，私は自立したままでいられる」
「もしルールに従えば，自由をなくす」
「もし誰かが私のことを知ったなら，私は傷つく」
「もし私が誰かに頼るとすれば，発言権がなくなる」
「もし私が正しいと思うことをするなら，人はそれが正しいことだと納得するだろう」
「直接的に自己主張しないことで，私は人に気に入られる」

代償的信念
「自由であり続けるために，ルールを回避しなければならない」
「人の歩んだ道を辿ってはならない」
「対立を避けるため，表面上は他人に従う」
「拒絶されることがないように，間接的に自己主張しなければならない」
「他人が私を認めることができないので，私は当然得るべき信用を得ていない」
「私は，何かをするのに，ほとんど知られていないユニークな方法を用いる」

　アレン氏の支配に関する中核的信念は，自身の独立性を守るために彼にルールを妨害させるように作用した。しかし，経営陣に気に入られるための，また，対決を避けるための方法として，彼は表面的にはルール（銀行側の手続き）に従うことにしたが，実際には独自のやり方で仕事を続けていた。彼の信念体系の普遍的なテーマは，自分は犠牲者であるというものであり，利用されている，誤解されている，権威者も含めて誰も何をしたらよいか教えてくれないといったものであった。彼は同僚に対して経営のやり方の悪口を言い，自分のアイデアに賛同するように迫った。彼は同僚の意見を求め，もしそれが自分の考えと一致していなければ，論争して摩擦を起こした。

2）条件的信念

　受動攻撃性パーソナリティ障害の条件的信念は，表面的な遵守を支持するが，

一方で，明らかに最善かつ最高にユニークなやり方でもって状況に対処するという彼らの個性的な側面を拡大させる。このように，状況を上手く管理するには，表面的にはおとなしく従い，「より優れた」受動攻撃性パーソナリティ障害のアプローチをひそかに実施する必要があるのだ。表15.3に典型的な条件的信念を示す。

正反対のフィードバックがなされていたにもかかわらず，最も効率的だと信じる自分のやり方でデータ処理を続けていれば，いつかは自分のやり方が唯一の正しい方法であることが経営陣に分かる日が来るだろうとアレン氏はずっと確信していた。さらに，もし，自分は指示に従うと同僚や管理者に言ったとしたら，当面は衝突が回避され，やがては自分のやり方の賢明な点が認められて評価される日が来るだろうという信念を彼はもち続けていたのだ。アレン氏は，表面的な服従が本当は不誠実なやり方であるということを理解しておらず，同僚が驚いたことには，彼は自分の行動の結果にまったく気づいていない様子であった。

3）代償的信念

受動攻撃性パーソナリティ障害患者の代償的信念は，主として，表面的に従うことによって権威者に気に入られるようにするというテーマを含んでいる。しかし，表面的な服従が問題として挙げられるような状況になってくると，受動攻撃性パーソナリティ障害患者は，極端な不公平が生じたのだという信念をもつようになる。彼らは，自分が成し遂げた他に類をみない独特の貢献は，理解されたり認められたりすることはないのだと確信しており，また，他人には自分のことを理解するだけの能力がないとも思っている。これは，代償的方略の自己愛的な特徴であり，たいていは拒絶を避けたり防いだりする保護的な機制として現れてくるものである。しかし，これらの信念に伴った激しい怒りは，その信念が自分の機能を保護するという考えとは矛盾しており，むしろ，自己愛的な傷つきを負うという結果になる。表15.3に典型的な代償的信念を示す。

アレン氏の代償的信念は，管理者からの拒絶に対する彼の知覚と関連した歪んだ考えから成っていた。しかし，彼の心の中では，拒絶は自分の不服従によって生じたものではなく，むしろ，自分の独特なアイデアを理解し認めることのできない管理者の無能によるものであった。「既成概念にとらわれず」に考えることのできない「体制」に対して，彼は激しい怒りと失望，不満を示した。

ルール遵守についての管理者の圧力が大きくなるにつれて、彼は手続きを変えなければならないという確信を強めていった。彼は激しく憤り、時には自分の考えを受け入れてくれる同僚さえも攻撃した。他の人が銀行内で昇進した時、アレン氏は、自分が見落とされ無視されているとよりいっそう強く確信するようになった。

5. 治　療

　Beck, Freeman と共同研究者たち（1990）は、受動攻撃性パーソナリティ障害の認知行動療法について、共同的アプローチが、非機能的行動および不適切な怒りの感情の表出と関連した自動思考やスキーマを特定する手段になることを示唆している。治療の主な焦点は、基礎にある信念や自分自身、他者、世間を認識する思考パターンに挑んでいくことであって、これらの不合理な信念を修正することによって、気分や感情の状態の変化が生じ、行動変容が可能となる。

1）共同的戦略

　共同作業を行うということが、受動攻撃性パーソナリティ障害患者の治療においては必須であるが、治療における協力的なやり取りに際して、中核的信念が特有な困難を引き起こすだろう。受動攻撃性パーソナリティ障害患者の主要な中核的信念は、権威者の命令に抵抗するというものであるが、治療過程はまさにこのテーマに関係しているため難しいものとなる。患者は、変えるべき事柄やその方法について、治療者が自分に命令しようとしていると思うかもしれない。そのため、患者が治療の過程に関与することで、積極的に治療の進展に関われるようにすることが必須である。このためには、治療の中で患者がある程度コントロールを保てることを保障できるように、治療者が絶えず努力する必要がある。治療者の求めによって「強要された」と患者が感じることのないようにするためには、患者の反応を頻回に確認して、フィードバックを求めることが重要である。もしも、治療者がセッションをコントロールしようとしたり、遵守を求めようとしていると患者が感じたなら、ホームワークをすることを「忘れた」り、セッションを欠席したり、キャンセルしたり、といった受動的な方法で患者は抵抗するだろう。受動攻撃性パーソナリティ障害患者は、典

型的には「肯定的な変化が起こる前に治療をやめる（それ自体が受動攻撃的な行為）」ことで治療に抵抗する（Stone, 1993b, p.308）。

　自動思考は，セッションの中でみられるものもセッション外で生じるものも，いずれも一貫して特定すべきであって，とくに感情の変化がみられた際にはそれが重要なことになる。治療者は，治療過程を通して患者は共同的にかかわってきたのであり，何かをするように求められたり命じられたりしたことはなかったという根拠を提示することによって，コントロールされるということに関連した患者の歪んだ信念に挑戦することができなくてはならない。治療者と患者は，課題の遂行を止めたり妨げたりするような認知を特定する作業を，共同で行わなければならないのである（Ottaviani, 1990）。

　アレン氏のアセスメント過程を終了するのは，彼の不完全であいまいな応答のために，時間がかかり，困難なものとなった。アレン氏は，具体的な治療目標についてはっきりと述べることができなかった。治療期間を通じてずっと，治療者から提案されることに対して抵抗感があり，多くの機会があったにもかかわらず，彼は設定された計画以上に先へ進もうとはしなかった。複数の解釈ができるような質問（たとえば，「私は誰？」）をされた場合は，治療者にその意味を教えてもらうように求めている間にその質問に対する答えを探そうとした。治療者が何らかの提案をすれば，彼は怒りつつも落胆した様子で応答した。共同関係を確立しようとして，治療者は，治療の目標や治療の方向性について，彼に意見を求めた。ところが，治療者の受けた返答は以下のようなものであった。「何をすればよいかを私に説明するのがあなたの仕事ではないのですか？」，「どうして私にそれが分かるというのですか，あなたは専門家なんでしょう」。一方で，アレン氏は，提示された治療スケジュールについて話し合う際は，理屈っぽく，いらいらした様子になった。生活の質を高めようとする提案は，どのようなものであっても全て拒否され，異議を唱えられ，たいていは却下されることになった。「援助を拒否する不平家」というYalomの記述が，治療者とアレン氏の関係を上手く言い表している（Yalom, 1985）。

　共同関係を確立するために，治療者は，支配されるということに関する彼の葛藤や歪んだ信念の特定を試みた。治療を開始するにあたって，治療計画の中に含めることができるように，治療者と患者は，いくつかの可能性のある目標を特定していった。その際，アレン氏は，取りかかることに同意できる目標を選択し，正式にリストを作成するように働きかけられた。記入されたこのリス

トに，患者と治療者の双方がサインをして，共同的な治療計画に役立てられた。たとえば，その目標は，仕事上の管理者との関係改善，状況に対する自分自身の貢献度の検討，社会技能の向上，抑うつ症状の原因についての考察，怒りの感情のコントロールとその適切な処理，治療終了後の長期的な目標の特定，といったものであった。自分が取り組みたいものを選択するように患者に働きかけることで，治療者は問題の原因である受動性にまさに取り組んだだけでなく，治療計画や目標の設定を通じて自己主張を促したのである。さらに，その際に，治療者が治療過程をコントロールしようとしているという歪んだ考えについて議論することができた。

治療者：それでは，私たちがリストに挙げた目標に合意されますね？（患者が取り組む3つの具体的な目標を選んだ後で，治療者は尋ねた）
アレン：これが適切な行動指針のように思えます。でも，後で自分の考えを変更するかもしれません。
治療者：そうですね。その変更について話し合うことができて，私たちのセッションの予定にどの程度影響するかを検討できる限りは，それでいいですね。
アレン：それって，セッションについてのあなたの予定という意味ですか？
治療者：ちょっと待って下さい。混乱してきました。私は，あなたの同意の上でこのリストを作ったと思っていたのですが？
アレン：それはそうです。
治療者：あなたは，このリストについて再検討してみたいということでしょうか？ それとも何か不確かな感じがするのでしょうか？

（1）対立を取り扱う

先に述べた状況の中で，治療者は患者の抵抗について特定することができたが，重要なことは，その間，激しい対立によって患者を圧倒しなかったことである。Beckら（1990）によると，治療者は，非機能的な信念や行動に挑む際には，攻撃的になったり，時期尚早に介入することを避けなければならない。なぜなら，直接的な対立は，権威者と関連した中核的スキーマを有無を言わせず活性化させ，支配権と自律性を維持するために，自動的に権威に対する抵抗を引き起こす可能性があるからである。治療者は後になってから，アレン氏の葛藤と彼の攻撃的な言葉による応答や軽蔑を結びつけることができた。たとえ

ば，彼が治療計画の中の自分自身が選択した事項に賛成しなかった場合は，たとえそれが患者自身の提案によるものであったとしても，治療者は，この葛藤をルールに従う能力が不足しているということの証拠になるものだと認識することができたのである。

　受動攻撃性パーソナリティ障害の中核的な特徴と信念は「他者への服従と自分自身の欲求の充足」の間の葛藤である（Millon & Davis, 1996, p.570）。アレン氏は，依存心と反抗心の間の根底にある葛藤を，あらゆるコミュニケーション場面において示していた。彼は依存的な態度で治療者に全ての事柄に対する答えを求めようとした。自分に必要なことは自分で調べて発見するように促し，より具体的な目標についてよく考えてみるようにしていく試みとして，これらの質問が再び自分に向けなおされた時，アレン氏の後悔の念やいら立ちはよりいっそう強くなった。依存心が増大することに対して腹を立てながら，彼は正反対の方法で応じたのである。彼は受動攻撃的なコミュニケーションの仕方で，全ての提案，選択肢，忠告を却下した。それは，たとえば，くどくて細部にこだわった文言や大声で話すこと，屁理屈，無愛想，攻撃的な発言といったやり方であった。治療の場において，アレン氏は，適切に自分自身を表現する能力が不足していることを示した。彼の敵意と関連した冗長さは直接的なコミュニケーションを妨げた。具体的な目標に到達するのが困難であったので，まとまりがなく細部にこだわった言葉を洗練する働きかけを行い，方向修正する作業を一貫して行う必要があった。アレン氏は，自分の性格は時として他人に対して攻撃的になり，人を遠ざけてしまうことがあるということに気づいた。しかし，対人関係のスタイルを変化させることが自分にとって利益になるということが分かっていても，それでも彼はその変化に対する葛藤を示し続けた。このような状況の中で，治療者は，依存（治療者とともに新しい対人関係のスタイルを学ぶこと）と強固に持続する変化に対する抵抗の間の中間地帯を創造することによって，その葛藤を拡げようと試みた。ソクラテス的質問法は変わることに利益があるという根拠を提供し，費用対効果を分析することは依存と抵抗の両極の間でバランスをとるために必要な中間地帯を提供した。

治療者：人と付き合う他の方法について，もっと話し合いたいということでしょうか？
アレン：はい。そのことと，他にもたくさんあります。

治療者：でも，一度に１つのことをするのが，何かに集中するには一番の方法ですよ。そう思いませんか？

アレン：ええ，私もそう思いますが，私は本当に変わることを望んでいるのだろうか，という考えが頭に浮かんだのです。

治療者：あなたはどのような部分について検討したいのですか？

アレン：他人との関係を改善すると思われる部分についてです。

治療者：他人との関係について，あなた自身はどんなふうでありたいと思っているのですか？

アレン：私は，できる限り最高の人間になりたいのです。でも，自分がそうなりたいと思うような人を見つけるのが難しいのです。私はそれに取り組みたいし，あなたが手助けしようとしてくれているのも分かっています。でも，私は逃げ腰になっているように思います。わざとではないんです。

治療者：逃げ腰とは，どういう意味なのですか？

アレン：あなたが私のことを理解するのに苦労していると思うので。

治療者：どうして私があなたのことを理解するのに苦労しているのでしょうか？

アレン：なぜだか分かりませんが，そう思うんです。私は変わりたいと思っていると言いましたが，本当は変化を望んでいないのかもしれない。

治療者：対人関係の問題に話を戻しましょう。いいですね？　人とのかかわりについてですが，よろしいですか？

アレン：はい。

治療者：あなたが人とのかかわり方を変えたとしたら，どんなメリットがあるでしょう？

アレン：とても愉快な新しい付き合いが始まることでしょう。たぶんそれで，生きていくのが多少は楽になると思います。

治療者：どのようにすれば，皆がより楽しく過ごせるでしょうか？

アレン：そうですね。私たちの社会では，普通は，マナーを身につけて友好的であれば，人ともっと上手く付き合っていけると思います。争いを求めていつもくどくど言ったり，とげとげしい態度を取るよりは，礼儀正しくしていれば，生きて行くのがほんの少しだけ楽になるでしょう。

治療者：そのように変化していくことで，直接的あるいは間接的にあなたにどのような利益があるのでしょうか？

アレン：それが，直接私の利益にならないという理由が見当たりません。

治療者：それでは，どうして私があなたを理解するのに苦労していることになるのでしょう？

（2）権力闘争を回避する

　治療における隠れた抵抗の表現には以下のようなものがある。沈黙すること，治療上の勧めに応じられなかったことを正当化すること，恥や屈辱，憤り，非難を感じてますます対決しようとすること，治療や変化に対する受動的な抵抗——それには，反対の行動をとる，意図的に失敗する，症状の訴えが増えるといったことが含まれる——が増大すること，治療者や治療者の支援能力の乏しさについて不満や怒りを抱き支援を拒否する回数が増えること，他の治療法や別の治療者への相談について言及したりほのめかしたりすること（アメリカ精神医学会，1989）。Stone（1993b）は「このような態度はすぐに明白になるが，それは一般に，治療者の無能力を証明するために必要なものとして現れてくる」（p.308）と述べている。治療料金の支払いを忘れたことに関して，患者との争いを避けるという意味で，スケジュール調整や請求方法，時間枠について，治療上のルールの概要を明確に書面に記しておくべきである（Reid, 1988）。これは治療の初期に完了しておくべきものであって，最も重要なことは，治療者は設定した制限を一貫して遵守して行く必要があるということである。また，この制限のリストを作成する過程は，共同作業として行われるべきものであり，治療の構造と制限について患者が理解し同意しているかどうかを各項目ごとにチェックすべきである。セッションに遅れて現れるといった受動攻撃的な行動は，「何時に来て，何をしたらよいか，誰も私に教えてくれない」というような自動思考に起因するものであって，そのような行動は，思考の歪みを取り扱い，それに挑戦し，検討するための絶好の機会を提供してくれる。たとえば，治療者は，患者が反抗心をより直接的に表現できるように（たとえば，セッションの時間の変更を求めること），共同で取り組むことができる（Ottaviani, 1990）。

（3）一貫性と共感性

　治療期間を通して，治療者は，受動攻撃性パーソナリティ障害患者に対して，一貫性，客観性，共感性を保たなければならない。「私を助けて／お前を翻弄してやる」といったパターンの行動を示す患者の中で起こっている，ほとんど

手に負えない争いに巻き込まれることは，簡単に起こりうることである。そのようなイライラさせられるかかわり合いは疲れるものであり，しばしば不愉快なものである。患者の持続する葛藤によって，治療の中断と再開が繰り返される。患者が徐々に治療者からの提案を快適なものと感じるようになるにつれて（依存），基底にある葛藤は奇妙な変化を引き起こし，治療に対する拒絶や治療過程の逆行へとつながる（反抗）。治療者は一貫して，この変化と関連した非機能的思考を特定し，その思考の歪みに挑みながら前進して行く必要がある。そのような患者は，悲惨さを楽しんでいるかのように見えるかもしれないが，彼らにとってもその苦境はひどく不快なものであり，不安で，悲しいものなのである。治療者は，患者の拒絶を個人的なものと捉えて気分を害するのではなく，これらの行動を学習された不適応行動として概念化すべきだということを忘れてはならない。

2）具体的な介入
（1）主張訓練

主張訓練は，受動攻撃性パーソナリティ障害患者の隠れた怒りの感情を表に出させて，より機能的なものに変えて行くのに役立つだろう（Hollandsworth & Cooley, 1978; Perry & Flannery, 1982）。アレン氏の場合の主張訓練は，彼が，社会的に容認されるやり方で銀行経営陣に対する不満を表現する（たとえば，隠れて妨害するのではなく，概要を説明し，正式な手続きを経て発表すること）のを手助けする手段として用いられた。治療者は，治療セッションの中で，治療が向かっている方向についてフィードバックするための時間を必ず割き，患者が必要だと感じたいかなる変化をも歓迎するようにした。これによって，アレン氏が構造化された方法で，積極的に治療についての意見の違いを適切に主張するための十分な機会が提供された。それに応じて，治療者は，一貫した治療上の制限（たとえば，セッションの長さ）とアレン氏の要求を受容すること（たとえば，話題の設定）のバランスを保ったのであった。

（2）セルフ・モニタリングとその他のモニタリング

受動攻撃性パーソナリティ障害患者は，一般に，敵対的で，辛辣で，不満の多いスタイルを示す。そして，時として彼らは意地悪な陰謀家のように振る舞うが，それは彼らが治療者に世界全体をけなすような評価をさせようとするか

らである。自分自身の慢性の攻撃的な不満に気づかないため,患者は周りの人たちを疲れ果てさせてしまい,近づこうとしたり,承認を求めようとしてくる人たちを遠ざけてしまうことになる。他人とのかかわりの中で体験する感情の変化に気づけるようになることで(セルフ・モニタリング),自分は利用されている,誤解されている,支配されようとしている,といった考えと関連した自動思考が同定されやすくなり,それゆえ,それらに挑みやすくなる。怒りや失望やその他の感情状態が実際にどのように感じられるのかを認識すること(たとえば,生理学的反応)が,その感情と関連する自動思考や根本にある中核的信念についての貴重な手がかりを与えてくれる。ホームワークには,自動思考を記述し収集する作業が含められるべきであるが,とくに強い感情体験をした時の自動思考が重要である。ホームワークを遵守することを促すため,非機能的思考の記録は「失敗しない」ような課題を出すべきである(Ottaviani, 1990)。課題を実行することで,彼らの思考内容と彼らがどのように感じたのかを関連づけることが可能になるだけでなく,抑うつや不安の原因となる部分を特定することができる。

　受動攻撃性パーソナリティ障害患者は自己主張の問題をもっているという点に留意すると,怒りの自己表現を適切に観察することが役に立つ。これには,かかわりの際の姿勢,声の抑揚(例:大声で叫ぶ),身振り(例:指差し行為),アイコンタクト(睨む,目をそらす),辛辣な言葉の使用(Prout & Platt, 1983)といったものを観察することが含まれる。他のモニタリングとしては,患者が自分自身の体験を超えて,他人が自分の大声や毒舌,攻撃的姿勢についてどのように思っているかということを理解することを手助けするような内容が含まれるだろう。これには,他人の発する攻撃や無関心の合図(視線がそれる,姿勢が変化する,合図になるような言葉を口にする,など)を観察することが含まれる。他人の個人的な権利を尊重することは自己主張における重要な要素であり,そのことは明確に患者と話し合われなければならない。これには,他人は,感情を害するような患者の行動に対して(予想されるように)いらいらしたり,怒ったりする権利,また,それを避けたり,身を守ったりする権利をもっているということが含まれる。

(3) 社会技能訓練とコミュニケーション訓練

　社会技能とコミュニケーション能力の障害は,受動攻撃性パーソナリティ障

害の重要な治療標的である。受動攻撃性パーソナリティ障害患者の対人関係は，拒絶や境界の乏しさ，いらいらしたやりとり，あるいは，多弁さと今にも爆発しそうな沈黙との間で揺れ動くスタイルを伴っている。一方で，受動攻撃性パーソナリティ障害患者は，人の話を傾聴する技能や，会話のやりとり，他人の反応，他人に与える影響を感じ取る能力が高頻度に欠けている。アレン氏にとって，社会的なつながりのなさや対人関係の困難さは，社会的制限や対人関係上の手掛かりに対する彼の認識の乏しさに起因する部分があった。たとえば，彼は隣人と交わした激しい議論について語ったことがあった。アレン氏は，隣家の16歳になる娘のことやその娘の将来の進学計画について，多大な時間を費やして隣人に質問した。最初は適切な質問をしていたが，すぐに彼はその娘を指導するといった個人的なテーマへと話題をエスカレートさせた。彼は，自分が教育委員会の扱いについて優れた知識をもっているのだと主張し，彼の言うところによると，教育委員会は概して偏っていて，まとまりの悪い組織だということであった。今後の計画について議論するために，その娘を夕食に招待しようとした時点で，自分が重大な境界違反を犯してしまったということにアレン氏は気づいていなかった。

　社会技能訓練は，対人関係上の境界が人によって異なっているということや，自分がその境界を越えてしまった時に他人から発せられる警告のサイン，そして，礼儀正しい態度で自分を表現するにはどうすればよいかといったことについて，アレン氏がより良く理解できるようになるのに役立った。良い対人関係スキルにはどのようなものが含まれ，その中のどの分野を伸ばして行きたいのかということを特定しながら，共同してリストが作成された。攻撃的にならないような適切な方法で，意見の相違を他人に伝える方法を学ぶ必要があるということに，彼は同意した。コミュニケーション・スキルによって，もっと「私は」という言葉から話し始め，返答を待つために話しを止め，適度に視線を合わせるようにし，長ったらしい細部にこだわった応答をしない，ということができるようにアレン氏は援助された。ホームワークには，同僚との会話に参加する，声を荒げないように練習する，返答する前に立ち止まって自分の話そうとしていることが相手の気分を害するものと受け止められないかどうかを考えてみる，相手の応答を待つために話しを止めてみる，といった課題が含まれていた。効果的にコミュニケーションができるのは聞き上手な人だということが分かったので，アレン氏は，会話の後で相手が話した内容を書き留めることで，

自分が本当に人の話を聞いているかどうかをテストした。セッションの中で，その他の応答の可能性が検討され，その後，ロールプレイが行われた。

（4）怒りのコントロール

受動攻撃性パーソナリティ障害患者の最も根本的な感情面の問題は，怒りや敵意の感情，とくに激しい怒りによって不適応的な反応がみられることである。これらの感情面の問題の治療において，治療者は，受動攻撃性パーソナリティ障害患者が，不公平な評価と正当性を享受してきたとみなしている人に対する「もっともな報復」だとする彼らの考えや報復計画の手段を，上手く処理し検証することを手助けする必要がある。「彼らは罰せられるべきである」あるいは「誰も本当に理解してくれない」といった関連するテーマが同定され，検証されるべきである（Ottaviani, 1990）。支配に関連した中核的信念が探索されなければならない。そのためには，患者は，他人から受けたと感じるひどい扱いについてではなく，自分自身の行動に焦点を当てることが求められるため，このことは難しいことかもしれない。さらに，彼らは，現実的な期待を明らかにするために，他人についての判断を検討するように求められる。この過程はおそらく，それらの中核的信念の自己愛的な性質に接近するものになるため，受動攻撃性パーソナリティ障害患者のスキーマと関連した，優越感や特権意識を傷つける可能性がある。自己愛性パーソナリティ障害に対する治療戦略が同じように役立つことが分かるだろう。

他人が自分を支配しようとしている，自分の有用性や価値を下げようとしているという中核的信念に関連した怒りの感情反応が，受動攻撃性パーソナリティ障害患者の状況に対する行動上の反応をしばしば引き起こす。状況についての認知的な解釈は起こらないかもしれない。むしろ，即時的かつ本能的な応答によって，様々な反応が引き起こされる。この過程は，感情的理由づけと名づけることができ（Ottaviani, 1990），それは，通俗的な見解としては，人は「感じるままに行動する」ものであるにもかかわらず，しばしば誤りと歪んだ結果をもたらすというものである。費用対効果の分析は，衝動的な反応の利益と不利益や，中核的信念とそれに関連した感情反応の関係を検討することの利点を明らかにする際に役立つ。

第 15 章　受動攻撃性パーソナリティ障害（拒絶性パーソナリティ障害）

6. 進歩の維持

　受動攻撃性パーソナリティ障害患者では，他人の提案に従った計画や治療構造の全般的遵守についての支配と抵抗に関する中核的信念が，容易に再活性化されうる。権威者の監督下に患者を置くという状況は，支配／抵抗に関するスキーマを誘発し，これまでの治療で得られたものをすぐに妨害する。治療終結に先がけて，古いスキーマを活性化させることが予想されるリスク状況を特定し，そのリストを作成しておくことは，患者が健全な方法によって前向きにその状況に向き合い対処するのに役立つ。行動や問題領域を振り返るためのフォローアップ・セッションを設けることは，困難な状況に上手く対処するための生産的な代替方法を維持するのに役立つに違いない。グループ療法のような他の手段によって，新しいスキルを強化する働きかけを続けることは，進歩を維持しスキーマの修正を支援するのに役立つ可能性がある。

結　語

　拒絶，葛藤，抵抗，他人の期待に添うことに気乗りがしないこと，自律性を保持することを中心的な目標とすること，といったような受動攻撃性パーソナリティ障害の特徴は，治療上の大きな困難を生みだす。治療者は，受動攻撃性パーソナリティ障害患者の確固たる懐疑主義や悲観主義に立ち向かわなければならないが，一方で，患者が治療過程に対して，ある程度のコントロールを保持するのを許容しなければならない。主張訓練やコミュニケーション訓練，セルフ・モニタリングやその他のモニタリング，怒りのコントロールといった様々な具体的なテクニックによって，支配と抵抗に関する中核的信念が引き出され，修正されることが可能になるのである。

第16章　将来の統合と展望

はじめに

　パーソナリティ障害の概念は進化し続けている。アメリカ精神医学会の『精神障害の診断・統計マニュアル』（Diagnostic and Statistical Manual of Mental Disorders, DSM）の改訂が行われる度に，理論的な観点から，そして，問題とされる範囲とパーソナリティ障害を表す用語における，大きな変化が生じた。マニュアルから除外されるものがあると，一方で，新しい障害が新たに加えられている。たとえば，DSM-Ⅱにおける不適切パーソナリティ（301.82）と無力性パーソナリティ（301.7）はDSM-Ⅲでは採用されなかった。自己愛性パーソナリティ障害（301.81）はDSM-Ⅲで初めて採用された。受動攻撃性パーソナリティ障害は正式な診断から外され，DSM-Ⅳ-TRで暫定的な診断として位置づけられ，おそらく次の改定では再び採用されるだろうと考えられている。障害を表す用語も変わってきた。たとえば，DSM-Ⅰにおける情緒不安定性パーソナリティ障害（51.0）は，DSM-Ⅱではヒステリー性パーソナリティ障害（301.5），そして，DSM-ⅢとDSM-Ⅳ-TRにおいては，演技性パーソナリティ障害（301.5）という名称になっている。BlashfieldとBreen（1989）は，パーソナリティ障害の分類の妥当性の低さといくつかのパーソナリティ障害の間での重複診断の多さを指摘している。

　DSM-Ⅳ-TRのパーソナリティ障害の診断基準とICD-10（International Classification of Disease, World Health Organization,1998）のパーソナリティ障害の診断基準の違いに目を向けると，余計に混乱が増してしまう。現在行われている研究によって，第Ⅱ軸障害の重複の多いカテゴリーを正確に突き止め，鑑別診断に役立つ要素を同定することが不可欠である。さらに，効果的な治療介入に役立つように，診断分類は妥当性があり，有用な概念枠組みを提供することが重要である。

1. アセスメント

有効な治療ができるかどうかは,アセスメントとケースの定式化がきちんとできているかどうかにかかっている。アセスメントの際の一般的によく知られている考え方は,長く続いている傾向と環境や精神症状に起因する一過性の状態とをきちんと区別することであり,不適応的な行動を文化的な観点から検討することである。認知療法家は,診断面接や副次的な情報,行動観察,自己記入式質問票を含め,多方面からの情報を総合して判断しようとする傾向がある。患者の活性化している信念を詳細に記述することは,パーソナリティと信念に関する質問票(Personality Belief Questionnaire)(Beck & Beck, 1991)やスキーマ質問票(Schema Questionnaire)(Young, 2002b)などのスケールを用いて,正確な情報が得られることによって可能となり,パーソナリティの特徴が関連したいくつかの次元軸によって描かれることになる。

2. 臨床的な問題

これまでの章で示されたように,パーソナリティ障害の治療に認知療法を適用することにおいて,かなりの進歩が認められる。しかしながら,臨床家は信頼性の高い妥当な治療手段をもたないまま複雑な障害の治療を行わなければならないという困難に直面している。さらに,これまでの多くの研究では,それぞれのパーソナリティ障害の治療が個別に検討されてきた。しかし,治療を求めてやってくる患者が,たった1つの診断に分類されるということは稀なことである。パーソナリティ障害の患者が治療を求める時は,どれか1つのパーソナリティ障害の基準を完全に満たすことなく複数のパーソナリティ障害の特徴を呈している可能性もあるし,2つ以上のパーソナリティ障害の基準を満たしている場合もあるだろう。さらに,通常は,彼らは第Ⅰ軸障害を同時に併せもっていることが多いのである。

臨床場面で出会う患者は複雑な問題を抱えているため,効果的な治療を行うのは簡単なことではない。幸いなことに,治療者がパーソナリティ障害の患者を治療する際に,治療計画を最初からひとりで考え出す必要はない。この本で述べられている実証的な臨床研究に関する記述は,パーソナリティ障害の患者

に認知療法を行う際の一般的なガイドラインを提供している。これらを総括すると以下のようになる。

1）患者の問題を個別に概念化してから介入すると最も効果的である。

　パーソナリティ障害の患者は複雑で，治療者は複数の標的の中から実際に介入を行う標的を定めたり，介入技法を選んだりしなければならない。その際に，治療者が明確な治療計画をもっていないなら，容易に治療の混乱が生じるし，簡単なテストの結果有効だと思われた介入が実際は無効であったり，逆効果になったりする場合もありうる。Turkatと彼の同僚たち（Turkat & Maisto, 1985）は，きめ細かなアセスメントに基づくケースの概念化を行い，さらに，データを集めることと介入の効果を観察することにより，概念化の妥当性を検証することの重要性を示した。

　この本で提示された概念化は出発点となるだろうが，重要なことは，特定の章における「標準的な」概念化が，特定の障害をもつ患者のすべてに当てはまるだろうと考えるよりは，そのケースに固有の概念化を行って介入の仕方を決めることである。複雑な問題をもつ患者についての理解を深めることは簡単なことではないが，認知療法は自己修正の過程でもあるので，治療過程を通じて概念化は洗練されることになる。治療者が最初の評価に基づいて概念化を始め，その概念化に基づいて介入法を決める時は，採用した介入の結果に基づいてその概念化を再検討し，修正することができる。概念化の「リトマス試験紙」となるものは，その概念化によって過去と現在の行動を説明でき，これからの行動を予測できるかどうかである。その介入が期待されたとおりに有効であったなら，それは，さしあたってはその概念化が正しかったということを示している。その介入が有効でなく，期待外れの結果に終わったなら，それは，その概念化が十分なものではなかったということを示している。さらに，介入によって呼び起こされた思考や感情を調べることは，概念化と治療計画をより良いものにしていくための価値ある情報を提供してくれるだろう。

2）治療者と患者が明確に共有された目標に到達するためには，共同して治療を進めることが重要である。

　パーソナリティ障害をもつ難しい患者では，進歩のないまま次々と別の問題へと注意がそれるのを防ぐために，明確で一貫した治療目標が必要である。し

かしながら、パーソナリティ障害患者の治療でしばしばみられる治療への消極的な姿勢や治療場面での論争を少なくするために、これらの目標はお互いに同意できるものであることが大切である。治療における目標を共有することが難しいことがしばしばある。なぜなら患者はあいまいな訴えを繰り返し、治療者が問題だと考えている行動を修正しようとしない可能性があるからである。お互いが受け入れられる目標が定まるまで、じっくり時間をかけて頑張ってみる価値はあるだろう。患者が現状を変えることへの動機づけを高め、抵抗を最小限にし、治療に集中できるようにすることが大切である。

3）治療関係にとくに注意を払うことが重要である。

良好な治療関係を維持することは、他の治療法の場合と同様に、認知療法においても効果的な介入を行うために必要なことである。行動療法と認知行動療法の治療者は、一般に、治療開始時点からすぐに共同治療の関係を確立できて、治療関係にそれほど注意を払わずに治療を進めていくことに慣れてしまっている。しかしながら、パーソナリティ障害の患者の治療の際には、すんなりといかないことが多い。他者を歪んで認識することに関連した非機能的スキーマ、信念、そして前提のために、治療者をも歪んで認識するということが起こるのであり、普段の生活場面での対人関係における非機能的な振る舞いが、治療者との関係においても同じように起こるのである。治療関係が上手く構築できないという問題があり、それが上手く処理されないなら、治療を破壊してしまう可能性がある。しかし、治療関係における困難はまた、単に患者が普段の生活で生じた問題を報告するのを聞くことよりも、患者の問題を直接観察して介入できる機会となるものである（Freeman, Pretzer, Fleming, & Simon, 1990; Linehan, 1987a; Mays, 1985; Padesky, 1986）。

認知療法において、他の障害をもつ患者の場合よりもパーソナリティ障害の患者の場合により広く認められる治療者－患者間に生じる現象の1つの形式は、伝統的な用語を使うと「転移」と呼ばれる現象である。この用語は伝統的には、現在の治療者の振る舞いそのものではなく、過去の重要他者との関係に影響されて、治療者について現実にそぐわない想いを抱く時に用いられてきた。この現象は、認知療法の用語を使うと、重要な人との関係の中で学習して身につけた信念や予測が広く使われるようになった結果であると理解することができる。パーソナリティ障害の患者は、通常は自らの恐怖心を気づかれないように用心

しているし,治療者の振る舞いから自分の予測が間違いないように思える時は,非常に強烈に反応する傾向がある。このような非常に強い感情反応が起こった時は,治療者は何が起こっているのかを理解し,患者が考えていることを素早く察知し,面接の中でこの間違いを直接かつ慎重に取り上げることが重要である。このような反応は,問題を引き起こすやっかいなものだが,一方で,患者の問題の中心となる信念や予測,対人関係上の振る舞いの様式を同定する機会を提供してくれるものである。これはまた,治療者が患者の非機能的信念や予測の反証となる形で振る舞う機会ともなりうる。

4） 自分のことを曝け出すことを過度に要求しないような介入から始めることを考える。

多くのパーソナリティ障害の患者は,最初のうちは,精神療法の中で自分のことをあれこれ話すことを不快に感じる。それには,彼らは治療者を信用していないのかもしれないし,ちょっとした親密さであっても心地よく感じないのかもしれず,拒絶されることを恐れているのかもしれない,といった理由が考えられる。患者の考えや感情について話し合うことから治療介入を始める必要がしばしばあるが,自分のことを少しずつ話させるという行動的な介入で治療が始まることも時にはある。このような介入によって患者はしだいに治療を心地良く思うようになり,治療者は,患者の信頼を得て,自分のことを話すことに伴う不安の理由を探索することができるようになる。

5） 患者の自己効力感を増大させる介入は,しばしば患者の症状を軽減させ,他の介入を行いやすくする。

パーソナリティ障害の患者にみられる感情面と行動面での反応の強さは,ひとつには,問題に上手く対処できる能力が自分にはないのではないかという疑念と関連している。自分には上手く対処できる能力がないのではないかという疑念は,感情的な反応を増大させるだけでなく,強烈なものにしてしまうのである。問題が生じた時に,その問題を何とかできるという自信を強めることができれば,不安が軽減し,症状が和らぎ,より慎重に反応することが可能となり,他の介入が容易になる。大げさな反応や自分の能力を過小評価することを抑制するやり方や対処スキルを向上させるやり方,あるいはその両方を用いることによって,特別な問題が生じた時に,自分で何とか上手く対処できるとい

う自信や自己効力感を増強させることができる (Freeman et al., 1990; Pretzer, Beck, & Newman, 1989)。

6) 言葉による介入に頼りすぎないようにする。

患者の問題が深刻であればあるほど,行動面での変化だけでなく認知的な変化を成し遂げるために,行動的な介入を用いることが重要となる (Freeman et al, 1990)。面接でのロールプレイと普段の生活で「行動実験」をするための階層表は,脱感作の機会を提供し,患者が新しいスキルを身に付けるのを助け,非現実的な信念と期待に取り組む際にとても有用である。純粋に言語的な介入に頼る必要がある時には,抽象的で哲学的なことを話すよりも,具体的な実生活上の事柄を取り上げる方がより効果的である。

7) 変化に向けた働きかけを行う前に,患者の恐れを同定し,取り扱うようにする。

パーソナリティ障害の患者は,変わることに対して,あるいは治療において変わることを求められることに対して,自分からは言わないが,強い恐れをもっていることがしばしばある。このような恐れを取り上げることなく,単に患者に変わるように勧めると上手くいかないことがよくある (Mays, 1985)。行動変容へと試行する前に,患者の期待や懸念について話し合うようにすれば,治療に関する患者の不安を軽減でき,治療に前向きに取り組んでもらいやすくなるように思える。

8) 患者が嫌悪している感情を,適応的に取り扱えるように支援する。

パーソナリティ障害の患者は,ある特別な状況で,とても嫌悪している感情が生じるのをしばしば体験する。このような強い感情の生起は,彼らなりの理由によって重大な問題となりうるが,そのうえ,そのような感情を体験することを回避し免れようとする試みと,そういった感情に対する彼らの認知的・行動的反応は,患者の問題において重要な役割を担っているのである。患者は嫌悪している感情に耐えようとはしたがらないため,そのような感情を適応的に取り扱うことがしばしばできなくなり,そういった感情を体験した場合に起こりうる結果を恐れ続けることになる。これが本当であるなら,患者が強烈な感情に耐えて効果的に対処する能力を向上させることができるように,系統的な

治療を行うことが重要であると考えられる（Farrell & Shaw, 1994）。

9）治療介入によって誘発される嫌悪すべき感情に対処することを支援する。

患者が，日々の生活で体験する強烈な感情に加えて，治療行為そのものが強い感情を引き起こす。治療において患者の恐怖を取り扱い，生活の主要な個所で変化を起こし，自分のことを曝け出すリスクを含んだ胸が痛むような過去の記憶を取り扱うといったことをするなら，様々な程度の感情反応が引き起こされるだろう。治療者が，治療によって喚起された苦痛な感情に気づき，患者がそれを理解し上手く対処するのを手助けすることが重要である。そうしないと，そのような感情のせいで患者が治療を中断するリスクがある。もし，治療者が，定期的に患者からフィードバックしてもらう習慣をもっており，面接中の非言語的な感情反応の兆候に注意しているなら，問題を引き起こしている感情反応に気づくのは難しくない。このような反応が起こった時に，治療者が患者の考えや気持ちを理解し，患者が自分自身の反応に気づけるように手助けすることが重要である。患者の強烈な反応は，治療のペースや取り組み方を話し合っていっしょに決めることにより，しばしば和らげることができる。治療を受けることによる利益が不利益を上回るように，治療の進み具合を調整し，患者がそのことに気づけるようにすることが重要である。

10）ホームワークを行う際の問題を予想しておく。

パーソナリティ障害の患者がホームワークをしてこない確率は高いが，これには多くの要因が関係している。治療者と患者の関係の複雑さと先に述べた変化に対する恐れに加え，パーソナリティ障害患者の非機能的な行動は生得的な要素もあり，しばしば環境要因によって強化される。しかしながら，ホームワークをしてこないことは，単に治療の障害というよりはむしろ，有効な介入を考える機会ととらえることができる。最も重要な対応は，共同的な関係を構築することであり，共同治療の取り組みを妨害している問題を評価することである。共同で取り組む過程を通して，治療の進展を阻害しているその他の問題を取り扱うことができる。患者がホームワークをしようとしたが結局はしないことに決めた時に生じている考えに注目することは，克服すべき最も重要な障害がどういったものであるかをしばしば明らかにする。

11）患者がまともな環境にいると思わないようにする。

　たとえば，自分の意見をはっきりと述べたりするような行為は適応的なことが多いため，常に良いことだと考えてしまいがちになる。しかし，パーソナリティ障害の患者は，しっかりした家庭で生まれ育っていないことがしばしばあり，不十分な環境の中で生きていることがある。変化を起こそうとする時，周囲の人が適切に反応してくれるだろうと考えないで，患者の周囲の重要他者の反応を予測し評価することが重要である。まず初めに，患者にリスクの少ない状況で新しい行動を実験してもらうことがしばしば有益である。このようなやり方だと不安が少なく，もっと困難な状況に立ち向かう前にスキルを磨く機会が得られる。

12）限界設定は，治療プログラム全体を通して不可欠であることが多い。

　安定していて理にかなった限界設定を行い，それを変えずに維持することは，第Ⅱ軸障害をもつ患者の治療において，いくつかの点で役に立つことが多い。まず第1に，患者がより適応的なやり方で生活を送るのに役立ち，彼ら自身と周囲の人々にとって問題となる行動化を防ぐことになる。第2に，治療者が問題解決に向けた体系的で道理に基づいたアプローチを行う機会を提供してくれることになる。第3に，長期にわたり嵐のように荒れる恐れのある治療関係を維持するための治療構造を提供してくれることになる。そして，第4に，適切な限界設定は，治療者がつけこまれていると感じて怒りが生じるリスクを最小限にしてくれる。

　非常に調子が悪い患者を救うためには，治療者は寛大であり一生懸命に治療に取り組むことが良いように思えるが，そのような「寛大さ」は，容易に裏目に出てしまうものでもある。特別扱いをして治療するのは短期的には容認されうるようにみえても，患者の方が特別扱いをして欲しいと繰り返し要求するようになると，治療者には怒りが生じるだろう。治療者の方が，患者が怒りを感じるような状況を作ってしまうと，有効な治療を行う前に大きな障害物が生じたことになる。疾病利得を促進するような対応をうっかりしてしまい，非機能的な行動を強化しないようにすることがとくに大切である。

13）治療期間中の自分自身の感情反応に注意を払う。

　パーソナリティ障害患者との交流により，治療者には，うつに対する同情心

のようなものから，強い怒り，失望，恐れ，性的な興奮に至るまで，様々な感情がわき起こってくる。治療者はそのような感情に気をつけておき，患者を理解するための有益な情報になるかもしれないと考えて，それを活用することが重要である。治療者が認知療法の技法を用いること（たとえば，非機能的思考記録表；Beck, Rush, Shaw, & Emery, 1979）や概念化を行ってみること，そして／あるいは，客観的な立場で観察できる同僚に相談してアドバイスを求めることが役に立つ。治療者に生じる感情は，治療がどのあたりにさしかかっているかを教えてくれる当然の反応だと考えるべきであり，そのような反応については，それ自体がいけないことであるとか何かの間違いだなどと考えるべきではない。感情反応を避けたり抑え込もうとしたりすると，治療的な交流を損ねるリスクが高まる可能性がある。

　感情反応は，でたらめに生じるわけではない。治療者自身の問題や臨床経験の少なさといったより明らかな要因が存在するかもしれないが，治療者側に生じる普段は経験しないような強い感情反応は，患者の行動に対する反応として生じることがしばしばである。知的に理解できるまでは，治療者は患者の行動の中にあるパターンに感情的に反応してしまうということが続くかもしれないので，自分の反応を正確に理解することによって，こういったパターンに早く気づくことができる。

　このような反応を患者に知らせるかどうか，また，知らせるとすればどのようにして知らせるべきかについては，慎重に考える必要がある。それは，ひとつには，パーソナリティ障害の患者は治療者の自己開示に対して強烈に反応するかもしれないし，容易に意図を曲解してしまうかもしれないからである。一方，治療者の態度から明白であったり，これまでの対人関係における経験から患者にとってそう思えるような感情反応を治療者が隠そうとするなら，すぐに誤解が生じたり，信用をなくしたりするだろう。どのようにするかは，ケースの概念化に基づいて考えながら，患者の現在の問題，治療関係の質，治療者の興奮度合いや対処能力をも考慮に入れて，慎重に検討されるべきである。

14）治療期間や治療目標，治療者の自己評価について現実的に考える。

　行動療法や認知行動療法を行っている多くの治療者は，かなり短期間に目に見える結果を出すことに慣れてしまっている。治療がゆっくりとしか進まなかったりすると，「抵抗の強い」患者に対して欲求不満に陥ったり，怒りが生じた

りする。また，治療が良い方向に向かわない場合は，自分自身を責めたり失望したりすることが容易に起こりうる。治療が失敗した場合は，多くの要因がその結果に関係しており，治療者の能力は多くの要因の中の1つに過ぎないということを忘れないようにすることが大切である。治療がゆっくりと進んでいる時は，早まって諦めてしまわないようにすること，また，上手く行かない方法で介入を続けることがないようにすることが重要である。行動療法的または認知行動療法的な介入で，かなり長続きする成果を上げることができるパーソナリティ障害患者もいるが，それほど良い成果が得られない患者や，少なくとも当面は何の成果も認められない患者もいる。

結　語

この10年間で，パーソナリティ障害の特異的な認知的特徴が，かなり急速に分かってきた。第Ⅱ軸障害に対する認知療法の臨床的有効性を確立することだけでなく，おそらく将来の研究で最も期待されることは，パーソナリティ障害の変化の過程を明らかにすることであろう。私たちは，21世紀の最初の10年にさしかかっている今，治療介入に抵抗すると一般に考えられているパーソナリティ障害が，気分障害や不安障害と同じようなやり方で，少しは緩和されうるということが明らかになることを期待している。

参考文献

Abraham, K. (1927). The influence of oral eroticism on character formation. In *Selected papers on psychoanalysis*. London: Hogarth Press. (Original work published 1924)

Abraham, K. (1949). Manifestations of the female castration complex. In *Selected papers of Karl Abraham*. London: Hogarth Press. (Original work published 1920)

Abraham, K. (1953). Contributions to the theory of the anal character. In *Selected papers of Karl Abraham* (D. Bryan & A. Strachey, Trans.). New York: Basic Books. (Original work published 1921)

Adams, P. (1973). *Obsessive children: A sociopsychiatric study*. New York: Brunner/Mazel.

Adams, H. E., Bernat, J. A., & Luscher, K. A. (2001). Borderline personality disorder: An overview. In P. B. Sutker & H. E. Adams (Eds.), *Comprehensive handbook of psychopathology* (pp. 491–507). New York: Kluwer Academic/Plenum Press.

Adler, A. (1991). *The practice and theory of individual psychology*. Birmingham, AL: Classics of Psychiatry & Behavioral Sciences Library. (Original work published 1929)

American Psychiatric Association. (1952). *Diagnostic and statistical manual of mental disorders* (1st ed.). Washington, DC: Author.

American Psychiatric Association. (1968). *Diagnostic and statistical manual of mental disorders* (2nd ed.). Washington, DC: Author.

American Psychiatric Association. (1980). *Diagnostic and statistical manual of mental disorders* (3rd ed.). Washington, DC: Author.

American Psychiatric Association. (1987). *Diagnostic and statistical manual of mental disorders* (3rd ed., rev.). Washington, DC: Author.

American Psychiatric Association. (1989). Passive-aggressive personality disorder. In *Treatments of psychiatric disorders: A task force report of the American Psychiatric Association* (pp. 2783–2789). Washington, DC: Author.

American Psychiatric Association. (1994). *Diagnostic and statistical manual of mental disorders* (4th ed.). Washington, DC: Author.

American Psychiatric Association. (2000). *Diagnostic and statistical manual of mental disorders* (4th ed., text rev.). Washington, DC: Author.

American Psychological Association. (2002). *Ethical principles of psychologists and code of conduct*. Washington, DC: Author.

Anderson, R. (1966). *Neuropsychiatry in World War II* (Vol 1). Washington, DC: Office of the Surgeon General, Department of the Army.
Angyal, A. (1965). *Neurosis and treatment: A holistic theory.* New York: Viking Press.
Arntz, A. (1994). Treatment of borderline personality disorder: A challenge for cognitive-behavioural therapy. *Behaviour Research and Therapy, 32,* 419–430.
Arntz, A. (1999a). Do personality disorders exist?: On the validity of the concept and its cognitive-behavioural formulation and treatment. *Behaviour Research and Therapy, 37,* S97–S134.
Arntz, A. (1999b). *Borderline personality disorder.* Invited lecture presented at the 29th annual Congress of the European Association for Behavioural and Cognitive Therapies, Dresden, Germany.
Arntz, A., Appels, C., & Sieswerda, S. (2000). Hypervigilance in borderline personality disorder: A test with the emotional Stroop paradigm. *Journal of Personality Disorders, 14,* 366–373.
Arntz, A., Dietzel, R., & Dreessen, L. (1999). Assumptions in borderline personality disorder: Specificity, stability, and relationship with etiological factors. *Behaviour Research and Therapy, 37,* 545–557.
Arntz, A., Dreessen, L., Schouten, E., & Weertman, A. (in press). Beliefs in personality disorders: A test with the Personality Disorder Belief Questionnaire. *Behavior Research and Therapy.*
Arntz, A., Klokman, J., & Sieswerda, S. (2003). An experimental test of the Schema Mode Model of borderline personality disorder. *Journal of Behavior Therapy and Experimental Psychiatry.* Manuscript accepted pending revision.
Arntz, A., & Veen, G. (2001). Evaluations of others by borderline patients. *Journal of Nervous and Mental Disease, 189,* 513–521.
Arntz, A., & Weertman, A. (1999). Treatment of childhood memories: Theory and practice. *Behaviour Research and Therapy, 37,* 715–740.
Baker, J. D., Capron, E. W., & Azorlosa, J. (1996). Family environment characteristics of persons with histrionic and dependent personality disorders. *Journal of Personality Disorders, 10,* 82–87.
Baker, L., Silk, K. R., Westen, D., Nigg, J. T., & Lohr, N. E. (1992). Malevolence, splitting, and parental ratings by borderlines. *Journal of Nervous and Mental Disease, 180,* 258–264.
Bandura, A. (1977). *Social learning theory.* Englewood Cliffs, NJ: Prentice-Hall.
Barber, J. P., & Muenz, L. R. (1996). The role of avoidance and obsessiveness in matching patients to cognitive and interpersonal psychotherapy: Empirical findings from the Treatment for Depression Collaborative Research Program. *Journal of Consulting and Clinical Psychology, 64*(5), 951–958.
Bartlett, F. C. (1932). *Remembering.* New York: Columbia University Press.
Bartlett, F. C. (1958). *Thinking: An experimental and social study.* New York: Basic Books.
Baumbacher, G., & Amini, F. (1980–1981). The hysterical personality disorder: A proposed clarification of a diagnostic dilemma. *International Journal of Psychoanalytic Psychotherapy, 8,* 501–532.
Baumeister, R. (2001, April). Violent pride. *Scientific American, 284*(4), 96–101.
Baumeister, R., Bushman, B., & Campbell, W. K (2000). Self-esteem, narcissism, and aggression: Does violence result from low self-esteem or from threatened egotism? *Current Directions in Psychological Science, 9,* 26–29.
Baumeister, R., Smart, L., & Boden, J. (1996). Relation of threatened egotism to violence and aggression: The dark side of high self-esteem. *Psychological Review, 103,* 5–33.
Beck, A. T. (1963). Thinking and depression: I. Idiosyncratic content and cognitive distortions. *Archives of General Psychiatry, 9,* 324–344.
Beck, A. T. (1964). Thinking and depression: II. Theory and therapy. *Archives of General Psychiatry, 10,* 561–571.

Beck, A. T. (1967). Depression: Clinical, experimental and theoretical aspects. New York: Harper & Row. (Republished as *Depression: Causes and treatment*. Philadelphia: University of Pennsylvania Press, 1972)

Beck, A. T. (1976). *Cognitive therapy and the emotional disorders*. New York: International Universities Press.

Beck, A. T. (1983). Cognitive therapy of depression: New perspectives. In P. J. Clayton & J. E. Barrett (Eds.), *Treatment of depression: Old controversies and new approaches*. New York: Raven Press.

Beck, A. T. (1988). *Love is never enough*. New York: Harper & Row.

Beck, A. T. (2002, December). *Cognitive therapy of borderline personality disorder and attempted suicide*. Paper presented at the 1st annual conference of the Treatment and Research Advancements Association for Personality Disorders, Bethesda, MD.

Beck, A. T., & Beck, J. S. (1991). *The Personality Belief Questionnaire*. Bala Cynwyd, PA: Beck Institute for Cognitive Therapy and Research.

Beck, A. T., Butler, A. C., Brown, G. K., Dahlsgaard, K. K., Newman, C. F., & Beck, J. S. (2001). Dysfunctional beliefs discriminate personality disorders. *Behaviour Research and Therapy, 39*(10), 1213–1225.

Beck, A. T., & Emery, G., with Greenberg, R. L. (1985). *Anxiety disorders and phobias: A cognitive perspective*. New York: Basic Books.

Beck, A. T., Freeman, A., & Associates. (1990). *Cognitive therapy of personality disorders*. New York: Guilford Press.

Beck, A. T., Rush, A. J., Shaw, B. F., & Emery, G. (1979). *Cognitive therapy of depression*. New York: Guilford Press.

Beck, J. S. (1995). *Cognitive therapy: Basics and beyond*. New York: Guilford Press.

Bentall, R. P., & Kaney, S. (1989). Content-specific information processing and persecutory delusions: An investigation using the emotional Stroop test. *British Journal of Medical Psychology 62*, 355–364.

Bentall, R. P., Kinderman, P., & Kaney, S. (1994). The self, attributional processes and abnormal beliefs: Towards a model of persecutory delusions. *Behaviour Research and Therapy, 32*, 331–341.

Berk, M. S., Forman, E. M., Henriques, G. R., Brown, G. K., & Beck, A. T., (2002, August). *Characteristics of suicide attempters with borderline personality disorder*. Paper presented at the annual conference of the American Psychological Association, Chicago.

Bernstein, D. A., & Borkovec, T. D. (1976). *Progressive relaxation training: A manual for the helping professionals*. Champaign, IL: Research Press.

Bijttebier, P., & Vertommen, H. (1999). Coping strategies in relation to personality disorders. *Personality and Individual Differences, 26*, 847–856.

Bird, J. (1979). The behavioural treatment of hysteria. *British Journal of Psychiatry, 134*, 129–137.

Birtchnell, J. (1984). Dependence and its relationship to depression. *British Journal of Medical Psychology, 57*, 215–225.

Black, D. W., Monahan, P., Wesner, R., Gabel, J., & Bowers, W. (1996). The effect of fluvoxamine, cognitive therapy, and placebo on abnormal personality traits in 44 patients with panic disorder. *Journal of Personality Disorders, 10*(2), 185–194.

Blackburn, R., & Lee-Evans, J. M. (1985). Reactions of primary and secondary psychopaths to anger-evoking situations. *British Journal of Clinical Psychology, 24*, 93—100.

Blashfield, R. K., & Breen, M. J. (1989). Face validity of the DSM-III-R personality disorders. *American Journal of Psychiatry, 146*, 1575–1579.

Bohus, M., Limberger, M., Ebner, U., Glocker, F. X., Schwarz, B., Wernz, M., & Lieb, K. (2000). Pain perception during self-reported distress and calmness in patients with borderline personality disorder and self-mutilating behavior. *Psychiatric Research, 95*, 251–260.

Bornstein, R. F. (1996). Sex differences in dependent personality disorder prevalence rates. *Clinical Psychology: Science and Practice, 3,* 1–12.
Bornstein, R. F. (1999). Histrionic personality disorder, physical attractiveness, and social adjustment. *Journal of Psychopathology and Behavioral Assessment, 21,* 79–94.
Bourne, E. J. (1995). *The anxiety and phobia workbook* (2nd ed.). Oakland, CA: New Harbinger.
Bowlby, J. (1969). *Attachment and loss: Vol. 1. Attachment.* New York: Basic Books.
Bowlby, J. (1977). The making and breaking of affectional bonds. *British Journal of Psychiatry, 130,* 201–210.
Breier, A., & Strauss, J. S. (1983). Self control in psychotic disorders. *Archives of General Psychiatry, 130,* 201–210.
Breuer, J., & Freud, S. (1955). Studies on hysteria. In J. Strachey (Ed. and Trans.), *The standard edition of the complete psychological works of Sigmund Freud* (Vol. 2, pp. 1–311). London: Hogarth Press. (Original work published 1893–1895)
Brown, E. J., Heimberg, R. G., & Juster, H. R. (1995). Social phobia subtype and avoidant personality disorder: Effect on severity of social phobia, impairment, and outcome of cognitive-behavioral treatment. *Behavior Therapy, 26,* 467–486.
Brown, G. K., Newman, C. F., Charlesworth, S., & Crits-Cristoph, P. (in press). An open clinical trial of cognitive therapy for borderline personality disorder. *Journal of Personality Disorders.*
Bushman, B., & Baumeister, R. (1998). Threatened egotism, narcissism, self-esteem, and direct and displaced aggression: Does self-love or self-hate lead to violence? *Journal of Personality and Social Psychology, 75,* 219–229.
Buss, A. H. (1987). Personality: Primitive heritage and human distinctiveness. In J. Aronoff, A. I. Robin, & R. A. Zucker (Eds.), *The emergence of personality* (pp. 13–48). New York: Springer.
Butler, A. C., & Beck, A. T. (2002). *Parallel forms of the Personality Belief Questionnaire.* Manuscript in preparation.
Butler, A. C., Brown, G. K., Beck, A. T., & Grisham, J. R. (2002). Assessment of dysfunctional beliefs in borderline personality disorder. *Behaviour Research and Therapy, 40*(1), 1231–1240.
Cadenhead, K. S., Perry, W., Shafer, K., & Braff, D. L. (1999). Cognitive functions in schizotypal personality disorder. *Schizophrenia Research 37,* 123–132.
Cale, E. M., & Lilienfeld, S. O. (2002). Histrionic Personality Disorder and Antisocial Personality Disorder: Sex-differentiated manifestations of psychopathy? *Journal of Personality Disorders, 16,* 52–72.
Cameron, N. (1963). *Personality development and psychopathology: A dynamic approach.* Boston: Houghton-Mifflin.
Cameron, N. (1974). Paranoid conditions and paranoia. In S. Arieti & E. Brody (Eds.), *American handbook of psychiatry* (Vol. 3, pp. 676–693). New York: Basic Books.
Campbell, R. J. (1981). *Psychiatric dictionary* (5th ed.). New York: Oxford University Press.
Chadwick, P., & Lowe, C. F. (1990). The measurement and modification of delusional beliefs. *Journal of Consulting and Clinical Psychology, 58,* 225–232.
Chambless, D. L., & Hope, D. A. (1996). Cognitive approaches to the psychopathology and treatment of social phobia. In P. M. Salkovskis (Ed.), *Frontiers of cognitive therapy* (pp. 345–382). New York: Guilford Press.
Chambless, D. L., Renneberg, B., Goldstein, A., & Gracely, E. J. (1992). MCMI-diagnosed personality disorders among agoraphobic outpatients: Prevalence and relationship to severity and treatment outcome. *Journal of Anxiety Disorders, 6*(3), 193–211.
Chatham, P. M. (1985). *Treatment of the borderline personality.* New York: Jason Aronson.

Clark, D. A., & Beck, A. T., with Alford, B. A. (1999). *Scientific foundations of cognitive theory and therapy of depression.* New York: Wiley.

Clark, D. M. (1999). Anxiety disorders: Why they persist and how to treat them. *Behaviour Research and Therapy, 37*(Suppl.), 5–27.

Clark, L. A. (1993). *Manual for the Schedule for Nonadaptive and Adaptive Personality.* Minneapolis: University of Minnesota Press.

Clark, L. A. (1999). Dimensional approaches to personality disorder assessment and diagnosis. In C. R. Cloninger (Ed.), *Personality and psychopathology* (pp. 219–244). Washington, DC: American Psychiatric Press.

Clarkin, J. F., Koenigsberg, H., Yeomans, F., Selzer, M., Kernberg, P., & Kernberg, O. F. (1994). Psychodynamische psychotherapie bij de borderline patiënt. (Psychodynamic psychotherapy with borderline patients.) In J. J. L. Derksen & H. Groen (Eds.), *Handboek voor de behandeling van borderline patiënten, (Handbook of treatment of borderline patients)* (pp. 69–82). Utrecht: De Tijdstroom.

Cleckley, H. (1976). *The mask of sanity* (5th ed.). St. Louis: Mosby.

Clifford, C. A., Murray, R. M., & Fulker, D. W. (1984). Genetic and environmental influences on obsessional traits and symptoms. *Psychological Medicine, 14*(4), 791–800.

Colby, K. M. (1981) Modeling a paranoid mind. *Behavioral and Brain Sciences, 4,* 515–560.

Colby, K. M., Faught, W. S., & Parkinson, R. C. (1979). Cognitive therapy of paranoid conditions: Heuristic suggestions based on a computer simulation model. *Cognitive Therapy and Research, 3,* 55–60.

Colvin, C. R., Block, J., & Funder, D. C. (1995). Overly positive self-evaluations and personality: Negative implications for mental health. *Journal of Personality and Social Psychology, 68,* 1152–1162.

Coolidge, F. L., Thede, L. L., & Jang, K. L. (2001). Heritability of personality disorders in childhood: A preliminary investigation. *Journal of Personality Disorders, 15,* 33–40.

Costa, P. T., & McCrae, R. R. (1992). The five-factor model of personality and its relevance to personality disorders. *Journal of Personality Disorders, 6,* 343–359.

Cowdry, R. W., & Gardner, D. (1988). Pharmacotherapy of borderline personality disorder: alprazolam, carmabazepine, trifluoperazine and tranylcypromine. *Archives of General Psychiatry, 45,* 111–119.

Cowdry, R. W., Gardner, D., O'Leary, K., Leibenluft, E., & Rubinow, D. (1991). Mood variability: A study of four groups. *American Journal of Psychiatry, 148,* 1505–1511.

Dattilio, F. M., & Padesky, C. A. (1990). *Cognitive therapy with couples.* Sarasota, FL: Professional Resource Exchange.

Davidson, K. M., & Tyrer, P. (1996). Cognitive therapy for antisocial and borderline personality disorders: Single case study series. *British Journal of Clinical Psychology, 35,* 413–429.

Davis, D., & Hollon, S. (1999). Reframing resistance and noncompliance in cognitive therapy. *Journal of Psychotherapy Integration, 9*(1), 33–55.

Delphin, M. E. (2002, August). Gender and ethnic bias in the diagnosis of antisocial and borderline personality disorders. *Dissertation Abstracts International, Humanities and Social Sciences, 63,* 767A.

Diaferia, G., Sciuto, G., Perna, G., Bernardeschi, L., Battaglia, M., Rusmini, S., & Bellodi, L. (1993). DSM-III-R personality disorders in panic disorder. *Journal of Anxiety Disorders, 7,* 153–161.

DiGiuseppe, R. (1986). The implication of the philosophy of science for rational-emotive theory and therapy. *Psychotherapy, 23*(4), 634–639.

DiGiuseppe, R. (1989). Cognitive therapy with children. In A. Freeman, K. M. Simon, L. Beutler, & H. Arkowitz (Eds.), *Comprehensive handbook of cognitive therapy* (pp. 515–533). New York: Plenum Press.

DiGiuseppe, R. (2001). *Redirecting anger toward self change.* World Rounds Video. New York: AABT.
Dimeff, L. A., McDavid, J., & Linehan, M. M. (1999). Pharmacotherapy for borderline personality disorder: A review of the literature and recommendations for treatment. *Journal of Clinical Psychology in Medical Settings, 6,* 113–138.
Dlugos, R. F., & Friedlander, M. L. (2001). Passionately committed psychotherapists: A qualitative study of their experience. *Professional Psychology: Research and Practice, 32*(3), 298–304.
Dobson, K. S., & Pusch, D. (1993). Towards a definition of the conceptual and empirical boundaries of cognitive therapy. *Australian Psychologist, 28,* 137–144.
Dowd, E. T. (2000). *Cognitive hypnotherapy.* Northvale, NJ: Jason Aronson.
Dowrick, P. W. (Ed.). (1991) *Practical guide to using video in the behavioural sciences.* New York: Wiley.
Dreessen, L., & Arntz, A. (1998). The impact of personality disorders on treatment outcome of anxiety disorders: Best-evidence synthesis. *Behaviour Research and Therapy, 36,* 483–504.
Dreessen, L., Arntz, A., Luttels, C., & Sallaerts, S. (1994). Personality disorders do not influence the results of cognitive behavior therapies for anxiety disorders. *Comprehensive Psychiatry, 35,* 265–274.
Dumas, P., Souad, M., Bouafia, S., Gutknecht, C., Ecochard, R., Dalery, J., Rochet, T., & d'Amato, T. (2002). Cannabis use correlates with schizotypal personality traits in healthy students. *Psychiatry Research, 109,* 27–35.
Dutton, D. G., & Hart, S. D. (1992). Risk markers for family violence in a federally incarcerated population. *International Journal of Law and Psychiatry, 15,* 101–112.
D'Zurilla, T. J., & Goldfried, M. R. (1971). Problem solving and behavior modification. *Journal of Abnormal Psychology, 78,* 107–126.
Easser, B. R., & Lesser, S. R. (1965). Hysterical personality: A reevaluation. *Psychoanalytic Quarterly, 34,* 390–415.
Eisely, L. (1961). *Darwin's century.* Garden City, NY: Doubleday/Anchor.
Ellis, A. (1962). *Reason and emotion in psychotherapy.* New York: Lyle Stuart.
Ellis, A. (1985). *Overcoming resistance: Rational-emotive therapy with difficult clients.* New York: Springer.
Ellis, H. (1898). Auto-eroticism: A psychological study. *Alienist and Neurologist, 19,* 260–299.
Erikson, E. (1950). *Childhood and society.* New York: Norton.
Esman, A. H. (1986). Dependent and passive–aggressive personality disorders. In A. M. Cooper, A. J. Frances, & M. H. Sacks (Eds.), *The personality disorders and neuroses* (pp. 283–289). New York: Basic Books.
Fagan, T. J., & Lira, F. T. (1980). The primary and secondary sociopathic personality: Differences in frequency and severity of antisocial behavior. *Journal of Abnormal Psychology, 89*(3), 493–496.
Fahy, T. A., Eisler, I., & Russell, G. F. (1993). Personality disorder and treatment response in bulimia nervosa. *British Journal of Psychiatry, 162,* 765–770.
Farrell, J. M., & Shaw, I. A. (1994). Emotion awareness training: A prerequisite to effective cognitive-behavioral treatment of borderline personality disorder. *Cognitive and Behavioral Practice, 1,* 71–91.
Felske, U., Perry, K. J., Chambless, D. L., Renneberg, B., & Goldstein, A. J. (1996). Avoidant personality disorder as a predictor for treatment outcome among generalized social phobics. *Journal of Personality Disorders, 10,* 174–184.
Fenichel, O. (1945). *The psychoanalytic theory of neuroses.* New York: Norton.
First, M. B., Spitzer, R. L., Gibbon, M., & Williams, J. B. W. (1995). The Structured Clinical Interview for DSM-III-R Personality Disorders (SCID-II): Part I. Description. *Journal of Personality Disorders, 9,* 83–91.

Fleming, B., & Pretzer, J. (1990). Cognitive-behavioral approaches to personality disorders. In M. Hersen, R. M. Eisler, & P. M. Miller (Eds.), *Progress in behavior modification* (Vol. 25, pp. 119–151). Newbury Park, CA: Sage.

Fonagy, P., Leigh, T., Steele, M., Steele, H., Kennedy, R., Mattoon, G., et al. (1996). The relation of attachment status, psychiatric classification, and response to psychotherapy. *Journal of Consulting and Clinical Psychology, 64*, 22–31.

Fossati, A., Madeddu, F., & Maffei, C. (1999). Borderline personality disorder and childhood sexual abuse: A meta-analytic study. *Journal of Personality Disorders, 13*, 268–280.

Fossati, A., Maffei, C., Bagnato, M., Donati, D., Donini, M., Fiorelli, M., & Norella, L. (2000). A psychometric study of DSM-IV passive–aggressive (negativistic) personality disorder criteria. *Journal of Personality Disorders, 14*(1), 72–83.

Frances, A. (1980). The DSM-III personality disorders section: A commentary. *American Journal of Psychiatry, 137*(9), 1050–1054.

Frances, A. (1988). Dependency and attachment. *Journal of Personality Disorders, 2*, 125.

Freeman, A. (1987). Understanding personal, cultural, and religious schema in psychotherapy. In A. Freeman, N. Epstein, & K. Simon (Eds.), *Depression in the family* (pp. 79–99). New York: Haworth Press.

Freeman, A. (1988) Cognitive therapy of personality disorders. In C. Perris & M. Eismann (Eds.), *Cognitive psychotherapy: An update* (pp. 49–52). Umea: DOPW Press.

Freeman, A. (1990). *Clinical applications of cognitive therapy*. New York: Plenum Press.

Freeman, A. (2002). *Cognitive-behavioral therapy for severe personality disorders*. In S. G. Hofmann & M. C. Thompson (Eds.), *Treating chronic and severe mental disorders* (pp. 382–402). New York: Guilford Press.

Freeman, A., & Datillio, F. M. (Eds.). (1992). *Comprehensive casebook of clinical psychology*. New York: Plenum Press.

Freeman, A., & Dolan, M. (2001). Revisiting Prochaska and DiClemente's stages of change theory: An expansion and specification to aid in treatment planning and outcome evaluation. *Cognitive and Behavioral Practice, 8*(3), 224–234.

Freeman, A., & Leaf, R. (1989). Cognitive therapy applied to personality disorders. In A. Freeman, K. Simon, L. Beutler, & H. Arkowitz (Eds.), *Comprehensive handbook of cognitive therapy* (pp. 403–433). New York: Plenum Press.

Freeman, A., Pretzer, J., Fleming, B., & Simon, K. M. (1990). *Clinical applications of cognitive therapy*. New York: Plenum Press.

Freeston, M. H., Rheaume, J., & Ladoucer, R. (1996). Correcting faulty appraisals of obsessional thoughts. *Behaviour Research and Therapy, 34*, 433–446.

Freud, S. (1953). Three essays on the theory of sexuality. In J. Strachey (Ed. and Trans.), *The standard edition of the complete psychological works of Sigmund Freud* (Vol. 7, pp, 255–268). London: Hogarth Press. (Original work published 1905)

Freud, S. (1955). Notes upon a case of obsessional neurosis. In J. Strachey (Ed. and Trans.), *The standard edition of the complete psychological works of Sigmund Freud* (Vol. 10, pp. 151–320). London: Hogarth Press. (Original work published 1909)

Freud, S. (1957). On narcissism: An introduction. In J. Strachey (Ed. and Trans.), *The standard edition of the complete psychological works of Sigmund Freud* (Vol. 14, pp. 67–102). London: Hogarth Press. (Original work published 1914)

Freud, S. (1989). Character and anal eroticism. In P. Gay (Ed.), *The Freud Reader* (pp. 293–297). New York: Norton. (Original work published 1908)

Gardner, D. L., & Cowdry, R. W. (1985). Alprazolam-induced dyscontrol in borderline personality disorder. *American Journal of Psychiatry, 142*, 98–100.

Gasperini, M., Provenza, M., Ronchi, P., Scherillo, P., Bellodi, L., & Smeraldi, E. (1989). Cognitive processes and personality disorders in affective patients. *Journal of Personality Disorders, 3*, 63–71.

Giesen-Bloo, J., & Arntz, A. (2003). World assumptions and the role of trauma in border-

line personality disorder. *Journal of Behavior Therapy and Experimental Psychiatry.* Manuscript accepted pending revision.
Giesen-Bloo, J., Arntz, A., van Dyck, R., Spinhoven, P., & van Tilburg, W. (2001, July). *Outpatient treatment of borderline personality disorder: Analytical psychotherapy versus cognitive behavior therapy.* Paper presented at the World Congress of Behavioral and Cognitive Therapies, Vancouver.
Giesen-Bloo, J., Arntz, A., van Dyck, R., Spinhoven, P., & van Tilburg, W. (2002, November). *Outpatient treatment of borderline personality disorder: Schema focused therapy vs. transference focused psychotherapy, preliminary results of an ongoing multicenter trial.* Paper presented at the symposium on "Transference Focused Psychotherapy for Borderline Personality," New York.
Gilbert, P. (1989). *Human nature and suffering.* Hillsdale, NJ: Erlbaum.
Gilligan, C. (1982). *In a different voice.* Cambridge, MA: Harvard University Press.
Gilson, M. L. (1983). Depression as measured by perceptual bias in binocular rivalry. *Dissertation Abstracts International, 44*(8B), 2555 (University Microfilms No. AAD83–27351)
Goldstein, A. P., Martens, J., Hubben, J., Van Belle, H. A., Schaaf, W., Wirsma, H., & Goedhart, A. (1973). The use of modeling to increase independent behavior. *Behaviour Research and Therapy, 11,* 31–42.
Goldstein, W. (1985). *An introduction to the borderline conditions.* Northvale, NJ: Jason Aronson.
Gradman, T. J., Thompson, L. W., & Gallagher-Thompson, D. (1999). Personality disorders and treatment outcome. In E. Rosowsky, R. C. Abrams, & R. A. Zweig (Eds.), *Personality disorders in older adults: Emerging issues in diagnosis and treatment* (pp. 69–94). Mahwah, NJ: Erlbaum.
Greenberg, D., & Stravynski, A. (1985). Patients who complain of social dysfunction: I. Clinical and demographic features. *Canadian Journal of Psychiatry, 30,* 206–211.
Greenberg, R. P., & Bornstein, R. F. (1988). The dependent personality: I. Risk for physical disorders. *Journal of Personality Disorders, 2,* 126–135.
Greenberg, R. P., & Dattore, P. J. (1981). The relationship between dependency and the development of cancer. *Psychosomatic Medicine, 43,* 35–43.
Greenberger, D., & Padesky, C. A. (1995). *Mind over mood: Change how you feel by changing the way you think.* New York: Guilford Press.
Gresham, F. M., MacMillan, D. L., Bocian, K. M., Ward, S. L., & Forness, S. R. (1998). Comorbidity of hyperactivity–impulsivity–inattention and conduct problems: Risk factors in social, affective, and academic domains. *Journal of Abnormal Child Psychology, 26,* 393–406.
Guidano, V. F., & Liotti, G. (1983). *Cognitive processes and emotional disorders.* New York: Guilford Press.
Gunderson, J. G. (1996). The borderline patient's intolerance of aloneness: Insecure attachments and therapist availability. *American Journal of Psychiatry, 153,* 752–758.
Gunderson, J. G., Frank, A. F., Ronningstam, E. F., Wachter, S., Lynch, V. J., & Wolf, P. J. (1989). Early discontinuance of borderline patients from psychotherapy. *Journal of Nervous and Mental Disease, 177,* 38–42.
Gunderson, J. G., & Singer, M. (1975). Defining borderline patients: An overview. *American Journal of Psychiatry, 132,* 1–9.
Gunderson, J. G., Triebwasser, J., Phillips, K. A., & Sullivan, C. N. (1999). Personality and vulnerability to affective disorders. In C. Robert Cloninger (Ed.), *Personality and psychopathology* (pp. 3–32). Washington, DC: American Psychiatric Press.
Habel, U., Kuehn, E., Salloum, J. B., Devos, H., & Schneider, F. (2002). Emotional processing in the psychopathic personality. *Aggressive Behavior, 28*(5), 394–400.
Hardy, G. E., Barkham, M., Shapiro, D. A., Stiles, W. B., Rees, A., & Reynolds, S. (1995). Impact of Cluster C personality disorders on outcomes of contrasting brief psycho-

therapies for depression. *Journal of Consulting and Clinical Psychology, 63*(6), 997–1004.

Hare, R. (1985). A checklist for the assessment of psychopathy. In M. H. Ben-Aron, S. J. Hucker, & C. Webster (Eds.), *Clinical criminology* (pp. 157–167). Toronto: M. & M. Graphics.

Hare, R. (1986). Twenty years of experience with the Cleckley psychopath. In W. Reid, D. Dorr, J. Walker, & J. Bonner (Eds.), *Unmasking the psychopath* (pp. 3–27). New York: Norton.

Hawton, K., & Kirk, J. (1989). Problem-solving. In K. Hawton, P. Salkovskis, J. Kirk, & D. Clark (Eds.), *Cognitive behavior therapy for psychiatric problems* (pp. 406–449). Oxford, UK: Oxford University Press.

Head, S. B., Baker, J. D., & Williamson, D. A. (1991). *Journal of Personality Disorders, 5,* 256–263.

Heimberg, R. G. (1996). Social phobia, avoidant personality disorder and the multiaxial conceptualization of interpersonal anxiety. In P. M. Salkovskis (Ed.), *Trends in cognitive and behavioural therapies* (pp. 43–61). London: Wiley.

Herbert, J. D., Hope, D. A., & Bellack, A. S. (1992). Validity of the distinction between generalized social phobia and avoidant personality disorder. *Journal of Abnormal Psychology, 101,* 332–339.

Herman, J. L., Perry, J. C., & van der Kolk, B. A. (1989). Childhood trauma in borderline personality disorder. *American Journal of Psychiatry, 146,* 490–495.

Herman, J. L., & van der Kolk, B. A. (1987). Traumatic origins of borderline personality disorder. In B. A. van der Kolk (Ed.), *Psychological trauma*. Washington, DC: American Psychiatric Press.

Herpertz, S. C., Dietrich, T. M., Wenning, B., Krings, T., Erberich, S. G., Willmes, K., et al. (2001). Evidence of abnormal amygdala functioning in borderline personality disorder: A functional MRI study. *Biological Psychiatry, 50,* 292–298.

Herpertz, S. C., Schwenger, U. B., Kunert, H. J.. Lukas, G., Gretzer, U., Nutzmann, J., et al. (2000). Emotional responses in patients with borderline as compared with avoidant personality disorder. *Journal of Personality Disorders, 14,* 328–337.

Herpertz, S. C., Werth, U., Lukas, G., Qunaibi, M., Schuerkens, A., Kunert, H.-J., et al. (2001). Emotion in criminal offenders with psychopathy and borderline personality disorder. *Archives of General Psychiatry, 58,* 737–745.

Heumann, K. A., & Morey, L. C. (1990). Reliability of categorical and dimensional judgments of personality disorder. *American Journal of Psychiatry, 147,* 498–500.

Hill, A. B. (1976). Methodological problems in the use of factor analysis: A critical review of the experimental evidence for the anal character. *British Journal of Medical Psychology, 49,* 145–159.

Hill, D. C. (1970). Outpatient management of passive-dependent women. *Hospital and Community Psychiatry, 21,* 38–41.

Hinkle, L. E. (1961). Ecological observations on the relation of physical illness, mental illness and the social environment. *Psychosomatic Medicine, 23,* 289–296.

Hogan, R. (1987). Personality psychology: Back to basics. In J. Aronoff, A. I Robin, & R. A. Zucker, (Eds.), *The emergence of personality* (pp. 141–188). New York: Springer.

Hollandsworth, J., & Cooley, M. (1978). Provoking anger and gaining compliance with assertive versus aggressive responses. *Behavior Therapy, 9,* 640–646.

Hollon, S. D., Kendall, P. C., & Lumry, A. (1986). Specificity of depressogenic cognitions in clinical depression. *Journal of Abnormal Psychology, 95*(1), 52–59.

Horney, K. (1945). *Our inner conflicts*. New York: Norton.

Horney, K. (1950). *Neurosis and human growth*. New York: Norton.

Horowitz, M. (Ed.). (1977). *Hysterical personality*. New York: Jason Aronson.

Hyler, S. E., & Rieder, R. O. (1987). *PDQ-R: Personality Diagnostic Questionnaire—Revised*. New York: New York State Psychiatric Institute.

Ingram, R. E., & Hollon, S. D. (1986). Cognitive therapy for depression from an information processing perspective. In R. E. Ingram (Ed.), *Information processing approaches to clinical psychology* (pp. 261–284). New York: Academic Press.

Janssen, S. A., & Arntz, A. (2001). Real-life stress and opioid-mediated analgesia in novice parachute jumpers. *Journal of Psychophysiology, 15,* 106–113.

Johnson, J. J., Cohen, P., Smailes, E. M., Skodol, A. E., Brown, J., & Oldham, J. M. (2001). Childhood verbal abuse and risk for personality disorders during adolescence and early adulthood. *Comprehensive Psychiatry, 42,* 16–23.

Johnson, J. J., Smailes, E. M., Cohen, P., Brown, J., & Bernstein, D. P. (2000). Associations between four types of childhood neglect and personality disorder symptoms during adolescence and early adulthood: Findings of a community-based longitudinal study. *Journal of Personality Disorders, 14,* 171–187.

Johnson, S. (1987). *Humanizing the narcissistic style.* New York: Norton.

Jones, E. (1961). Anal erotic character traits. In *Papers on psychoanalysis.* Boston: Beacon Press. (Original work published 1918)

Juni, S., & Semel, S. R. (1982). Person perception as a function or orality and anality. *Journal of Social Psychology, 118,* 99–103.

Kagan, J. (1989). Temperamental contributions to social behavior. *American Psychologist, 44*(4), 668–674.

Kass, D. J., Silvers, F. M., & Abrams, G. M. (1972). Behavioral group treatment of hysteria. *Archives of General Psychiatry, 26,* 42–50.

Kegan, R. (1986). The child behind the mask: Sociopathy as a developmental delay. In W. Reid, D. Dorr, J. Walker, & J. Bonner (Eds.), *Unmasking the psychopath* (pp. 45–77). New York: Norton.

Kelly, G. (1955). *The psychology of personal constructs.* New York: Norton.

Kemperman, I., Russ, M. J., Clark, W. C., Kakuma, T., Zanine, E., & Harrison, K. (1997). Pain assessment in self-injurious patients with borderline personality disorder using signal detection theory. *Psychiatry Research, 70,* 175–183.

Kendler, K. S., & Gruenberg, A. M. (1982). Genetic relationship between Paranoid Personality Disorder and the "schizophrenic spectrum" disorders. *American Journal of Psychiatry, 139,* 1185–1186.

Kernberg, O. F. (1975). *Borderline conditions and pathological narcissism.* New York: Jason Aronson.

Kernberg, O. F. (1976). *Object relations theory and clinical psycho-analysis.* New York: Jason Aronson.

Kernberg, O. F. (1984). *Severe personality disorders: Psychotherapeutic strategies.* New Haven: Yale University Press.

Kernberg, O. F. (1996). A psychoanalytic theory of personality disorders. In J. F. Clarkin & M. F. Lenzeweger (Eds.), *Major theories of personality disorder* (pp. 106–137). New York: Guilford Press.

Kernberg, O. F., Selzer, M. A., Koenigsberg, H. W., Carr, A. C., & Appelbaum, A. H. (1989). *Psychodynamic psychotherapy of borderline patients.* New York: Basic Books.

Kernis, M. H., Grannemann, B. D., & Barclay, L. C. (1989). Stability and level of self-esteem as predictors of anger arousal and hostility. *Journal of Personality and Social Psychology, 56,* 1013–1022.

Kimmerling, R., Zeiss, A., & Zeiss, R. (2000). Therapist emotional responses to patients: Building a learning-based language. *Cognitive and Behavioral Practice, 7,* 312–321.

Kingdon, D. G., & Turkington, D. (1994). *Cognitive-behavioral therapy of schizophrenia.* New York: Guilford Press.

Klein, M. H., Benjamin, L. S., Rosenfeld, R., Treece, C., Husted, J., & Greist, J. H. (1993). The Wisconsin Personality Disorders Inventory: Development, reliability, and validity. *Journal of Personality Disorders, 7,* 285–303.

Klonsky, E. D., Oltmanns, T. F., Turkheimer, E., & Fiedler, E. R. (2000). Recollections of conflict with parents and family support in the personality disorders. *Journal of Personality Disorders, 14,* 327–338.

Kochen, M. (1981). On the generality of PARRY, Colby's paranoia model. *The Behavioral and Brain Sciences, 4,* 540–541.

Koenigsberg, H., Kaplan, R., Gilmore, M., & Cooper, A. (1985). The relationship between syndrome and personality disorder in DSM-III: Experience with 2,462 patients. *American Journal of Psychiatry, 142,* 207–212.

Kohlberg, L. (1984). *The psychology of moral development.* New York: Harper & Row.

Kohut, H. (1971). *The analysis of the self.* New York: International Universities Press.

Kolb, L. C. (1968). *Noyes' clinical psychiatry* (7th ed.). Philadelphia: Saunders.

Koocher, G., & Keith-Spiegel, P. (1998). *Ethics in psychology: Professional standards and cases* (2nd ed.). New York: Oxford University Press.

Koons, C. R., Robbins, C. J., Tweed, J. L., Lynch, T. R., Gonzalez, A. M., Morse, J. Q., et al. (2001). Efficacy of dialectical behavior therapy in women with borderline personality disorder. *Behavior Therapy, 32,* 371–390.

Kraeplin, E. (1913). *Psychiatrie: Ein lehrbuch* (8th ed., Vol. 3). Leipzig: Barth.

Kretschmer, E. (1936). *Physique and character.* London: Routledge & Kegan Paul.

Kuyken, W., Kurzer, N., DeRubeis, R. J., Beck, A. T., & Brown, G. K. (2001). Response to cognitive therapy in depression: The role of maladaptive beliefs and personality disorders. *Journal of Consulting and Clinical Psychology, 69*(3), 560–566

Layden, M. A., Newman, C. F., Freeman, A., & Morse, S. B. (1993). *Cognitive therapy of borderline personality disorder.* Boston: Allyn & Bacon.

Lazare, A., Klerman, G. L., & Armor, D. (1966). Oral, obsessive and hysterical personality patterns. *Archives of General Psychiatry, 14,* 624–630.

Lazare, A., Klerman, G. L., & Armor, D. (1970). Oral, obsessive and hysterical personality patterns: Replication of factor analysis in an independent sample. *Journal of Psychiatric Research, 7,* 275–290.

Lee, C. W., Taylor, G., & Dunn, J. (1999). Factor structure of the Schema Questionnaire in a large clinical sample. *Cognitive Therapy and Research, 23,* 441–451.

Levy, D. (1966). *Maternal overprotection.* New York: Norton.

Liberman, R., De Risis, W., & Mueser, K. (1989). *Social skills training for psychiatric patients.* New York: Pergamon Press.

Like, R., & Zyzanski, S. J. (1987). Patient satisfaction with the clinical encounter: Social psychological determinants. *Social Science in Medicine, 24*(4), 351–357.

Lilienfeld, S. O., VanValkenburg, C., Larntz, K., & Akiskal, H. S. (1986). The relationship of histrionic personality disorder to antisocial personality and somatization disorders. *American Journal of Psychiatry, 143,* 718–722.

Linehan, M. M. (1987a). Dialectical behavior therapy in groups: Treating borderline personality disorders and suicidal behavior. In C. M. Brody (Ed.), *Women in groups.* New York: Springer.

Linehan, M. M. (1987b). Dialectical behavioral therapy: A cognitive behavioral approach to parasuicide. *Journal of Personality Disorders, 1,* 328–333.

Linehan, M. M. (1993). *Cognitive-behavioral treatment of borderline personality disorder.* New York: Guilford Press.

Linehan, M. M., Armstrong, H. E., Suarez, A., Allmon, D., & Heard, H. L. (1991). Cognitive-behavioral treatment of chronically parasuicidal borderline patients. *Archives of General Psychiatry, 48,* 1060–1064.

Linehan, M. M., & Heard, H. L. (1999). Borderline personality disorder: Costs, course, and treatment outcomes. In N. E. Miller & K. M. Magruder (Eds.), *Cost-effectiveness of psychotherapy: A guide for practitioners, researchers, and policymakers* (pp. 291–305). New York: Oxford University Press.

Linehan, M. M., Heard, H. L., & Armstrong, H. E. (1993). Naturalistic follow-up of a behavioral treatment for chronically parasuicidal borderline patients. *Archives of General Psychiatry, 50,* 971–974.

Linehan, M. M., Schmidt, H., Dimeff, L. A., Craft, J. C., Kanter, J., & Comtois, K. (1999). Dialectical behavior therapy for patients with borderline personality disorder and drug-dependence. *American Journal on Addictions, 8,* 279–292.

Linehan, M. M., Tutek, D. A., & Heard, H. L. (1992, November). *Interpersonal and social treatment outcomes in borderline personality disorder.* Paper presented at the 26th annual conference of the Association for Advancement of Behavior Therapy, Boston.

Lion, J. R. (Ed.). (1981). *Personality disorders: Diagnosis and management.* Baltimore: Williams & Wilkens.

Livesley, W. J. (1990). *Dimensional Assessment of Personality Pathology—Basic Questionnaire.* Unpublished manuscript, University of British Columbia.

Livesley, W. J., Jang, K., Schroeder, M. L., & Jackson, D. N. (1993). Genetic and environmental factors in personality dimensions. *American Journal of Psychiatry, 150,* 1826–1831.

Loranger, A. W. (1991). Diagnosis of personality disorders: General considerations. In R. Michels (Ed.), *Psychiatry* (Vol. 1, pp. 1–14). Philadelphia: Lippincott.

Loranger, A. W. (1999). Categorical approaches to assessment and diagnosis of personality disorders. In C. Robert Cloninger (Ed.), *Personality and psychopathology* (pp. 201–217). Washington, DC: American Psychiatric Press.

Loranger, A. W., Lenzenweger, M. F., Gartner, A. F., Lehman, S. V., Herzig, J., Zammit, G. K., et al. (1991). Trait-state artifacts and the diagnosis of personality disorders. *Archives of General Psychiatry, 48,* 720–728.

Loranger, A. W., Susman, V. L., Oldham, J. M., & Russakoff, L. M. (1987). The Personality Disorder Examination: A preliminary report. *Journal of Personality Disorders, 1,* 1–13.

Luborsky, L., McLellan, A. T., Woody, G. E., O'Brien, C. P., & Auerbach, A. (1985). Therapist success and its determinants. *Archives of General Psychiatry, 42,* 602–611.

MacKinnon, R. A., & Michaels, R. (1971). *The psychiatric interview in clinical practice* (pp. 110–146). Philadelphia: Saunders.

Maffei, C., Fossati, A., Agnostoni, I., Barraco, A., Bagnato, M., Deborah, D., et al. (1997). Interrater reliability and internal consistency of the Structured Clinical Interview for DSM-IV Axis II Personality Disorders (SCID-II), version 2.0. *Journal of Personality Disorders, 11*(3), 279–284.

Mahoney, M. (1984). Behaviorism, cognitivism, and human change processes. In M. A. Reda & M. Mahoney (Eds.), *Cognitive psychotherapies: Recent developments in theory, research, and practice* (pp. 3–30). Cambridge, MA: Ballinger.

Malinow, K. (1981). Passive–aggressive personality. In J. Lion (Ed.), *Personality disorders diagnosis and management (revised for DSM III)* (2nd ed., pp. 121–132). Baltimore: Williams & Wilkins.

Malmquist, C. P. (1971). Hysteria in childhood. *Postgraduate Medicine, 50,* 112–117.

Marchand, A., Goyer, L. R., Dupuis, G., & Mainguy, N. (1998). Personality disorders and the outcome of cognitive behavioural treatment of panic disorder with agoraphobia. *Canadian Journal of Behavioural Science, 30,* 14–23.

Marmor, J. (1953). Orality in the hysterical personality. *Journal of the American Psychoanalytic Association, 1,* 656–671.

Martin, J., Martin, W., & Slemon, A. G. (1987). Cognitive mediation in person-centered and rational-emotive therapy. *Journal of Counseling Psychology, 34*(3), 251–260.

Masterson, J. F. (1985). *Treatment of the borderline adolescent: A developmental approach.* New York: Brunner/Mazel.

Mavissakalian, M., & Hamman, M. S. (1987). DSM-III personality disorder in agoraphobia: II. Changes with treatment. *Comprehensive Psychiatry, 28,* 356–361.

Mays, D. T. (1985) Behavior therapy with borderline personality disorders: One clinician's perspective. In D. T. Mays & C. M. Franks (Eds.), *Negative outcome in psychotherapy and what to do about it* (pp. 301–311). New York: Springer.

McCann, J. (1988). Passive–aggressive personality disorder: A review. *Journal of Personality Disorders, 2*(2), 170–179.

McCown, W., Galina, H., Johnson, J., DeSimone, P., & Posa, J., (1993). Borderline personality disorder and laboratory induced cold pressor pain: Evidence of stress-induced analgesia. *Journal of Psychopathology and Behavioral Assessment, 15,* 87–95.

McCreery, C., & Claridge, G. (2002). Healthy schizotypy: The case of out-of-the-body experiences. *Personality and Individual Differences, 32,* 141–154.

McDougall, W. (1921). *An introduction to social psychology* (14th ed.). Boston: John W. Luce.

McGinn, L. K., & Young, J. E. (1996). Schema-focused therapy. In P. M. Salkovskis (Ed.), *Frontiers of cognitive therapy* (pp. 182–207). New York: Guilford Press.

McKay, D., Neziroglu, F., Todaro, J., & Yaryura-Tobias, J. A. (1996). Changes in personality disorders following behavior therapy for obsessive-compulsive disorder. *Journal of Anxiety Disorders, 10*(1), 47–57.

Merbaum, M., & Butcher, J. N. (1982). Therapists' liking of their psychotherapy patients: Some issues related to severity of disorder and treatability. *Psychotherapy: Theory, Research and Practice, 19*(1), 69–76.

Mersch, P. P. A., Jansen, M. A., & Arntz, A. (1995). Social phobia and personality disorder: Severity of complaint and treatment effectiveness. *Journal of Personality Disorders, 9,* 143–159.

Millon, T. (1969). *Modern psychopathology: A biosocial approach to maladaptive learning and functioning.* Philadelphia: Saunders.

Millon, T. (1981). *Disorders of personality: DSM-III, Axis II.* New York: Wiley.

Millon, T. (1983). *Manual for the Millon Clinical Multiaxial Inventory–I (MCMI-I).* Minneapolis: National Computer Systems.

Millon, T. (1985). *Personality and its disorders.* New York: Wiley.

Millon, T. (1993). Negativistic (passive–aggressive) personality disorder. *Journal of Personality Disorders, 7*(1), 78–85.

Millon, T. (1996). *Disorders of personality: DSM-IV and beyond* (2nd ed.). New York: Wiley.

Millon, T., & Davis, R. (1996). Negativistic personality disorders: The vacillating pattern. In T. Millon, *Disorders of personality: DSM-IV and Beyond* (2nd ed., pp. 541–574). New York: Wiley.

Millon, T., Davis, R. D., & Millon, C. (1996). *The Millon Clinical Multiaxial Inventory–III manual.* Minnetonka, MN: National Computer System.

Millon, T., Davis, R., Millon, C., Escovar, L., & Meagher, S. (2000). *Personality disorders in modern life.* New York: Wiley.

Millon, T., Millon, C., & Davis, R. D. (1994). *Millon Clinical Multiaxial Inventory–III.* Minneapolis: National Computer Systems.

Mooney, K. A., & Padesky, C. A. (2000). Applying client creativity to recurrent problems: Constructing possibilities and tolerating doubt. *Journal of Cognitive Psychotherapy: An International Quarterly, 14*(2), 149–161.

Morey, L. C., Waugh, M. H., & Blashfield, R. K. (1985). MMPI scores for the DSM-III personality disorders: Their derivation and correlates. *Journal of Personality Assessment, 49,* 245–251.

Morrison, A. P. (1998). A cognitive analysis of the maintenance of auditory hallucinations: Are voices to schizophrenia what bodily sensations are to panic? *Behavioural and Cognitive Psychotherapy, 26,* 289–302.

Morrison, A. P., & Renton, J. C. (2001). Cognitive therapy for auditory hallucinations: A theory-based approach. *Cognitive and Behavioral Practice, 8,* 147–169.
Najavits, L. (2000). Researching therapist emotions and countertransference. *Cognitive and Behavioral Practice, 7,* 322–328.
Nakao, K., Gunderson, J. G., Phillips, K. A., Tanaka, N., Yorifuji, K., Takaishi, J., & Nishimura, T. (1992). Functional impairment in personality disorders. *Journal of Personality Disorders, 6,* 24–33.
Nelson-Gray, R. O., Johnson, D. Foyle, L. W., Daniel, S. S., & Harmon, R. (1996). The effectiveness of cognitive therapy tailored to depressives with personality disorders. *Journal of Personality Disorders, 10,* 132–152.
Nestadt, G., Romanoski, A. J., Chahal, R., Merchant, A., Folstein, M. F., Gruenberg, E. M., & McHugh, P. R. (1990). An epidemiological study of histrionic personality disorder. *Psychological Medicine, 20,* 413–422.
Newman, C. (1997). Maintaining professionalism in the face of emotional abuse from clients. *Cognitive and Behavioral Practice, 4,* 1–29.
Newman, C. F. (1999). Showing up for your own life: Cognitive therapy of avoidant personality disorder. *In Session: Psychotherapy in Practice, 4*(4), 55–71.
Neziroglu, F., McKay, D., Todaro, J., & Yaryura-Tobias, J. A. (1996). Effect of cognitive behavior therapy on persons with body dysmorphic disorder and comorbid axis II diagnosis. *Behavior Therapy, 27,* 67–77.
Norcross, J. C., Prochaska, J. O., & Gallagher, K. M. (1989). Clinical psychologists in the 1980's: II. Theory, research, and practice. *The Clinical Psychologist, 42*(3), 45–53.
Ogata, S. N., Silk, K. R., Goodrich, S., Lohr, N. E., Westen, D., & Hill, E. M. (1990). Childhood sexual and physical abuse in adult patients with borderline personality disorder. *American Journal of Psychiatry, 147,* 1008–1013.
O'Leary, K. M., Cowdry, R. W., Gardner, D. L., Leibenluft, E., Lucas, P. B., & deJong-Meyer, R. (1991). Dysfunctional attitudes in borderline personality disorder. *Journal of Personality Disorders, 5,* 233–242.
Olin, S. S., Raine, A., Cannon, T. D., & Parnas, J. (1997). Childhood behavior precursors of schizotypal personality disorder. *Schizophrenia Bulletin, 23,* 93–103.
O'Reilly, T., Dunbar, R., & Bentall, R. P. (2001). Schizotypy and creativity: An evolutionary connection? *Personality and Individual Differences, 31,* 1067–1078.
Ottaviani, R. (1990). Passive–aggressive personality disorder. In A. T. Beck, A. Freeman, & Associates, *Cognitive therapy of personality disorders* (pp. 333–349). New York: Guilford Press.
Overholser, J. C. (1987). Facilitating autonomy in passive-dependent persons: An integrative model. *Journal of Contemporary Psychotherapy, 17,* 250–269.
Overholser, J. C. (1991). Categorical assessment of the dependent personality disorder in depressed inpatients. *Journal of Personality Disorders, 5,* 243–255.
Overholser, J. C. (1992). Interpersonal dependency and social loss. *Personality and Individual Differences, 13,* 17–23.
Overholser, J. C., Kabakoff, R., & Norman, W. H. (1989). Personality characteristics in depressed and dependent psychiatric inpatients. *Journal of Personality Assessment, 53,* 40–50.
Padesky, C. A. (1986, September 18–20). *Personality disorders: Cognitive therapy into the 90's.* Paper presented at the Second International Conference on Cognitive Psychotherapy, Umeå, Sweden.
Padesky, C. A. (1993). Schema as self prejudice. *International Cognitive Therapy Newsletter, 5/6,* 16–17.
Padesky, C. A. (1994). Schema change processes in cognitive therapy. *Clinical Psychology and Psychotherapy, 1,* 267–278.
Padesky, C. A., with Greenberger, D. (1995). *Clinician's Guide to Mind Over Mood.* New York: Guilford Press.

Paris, J. (1993). The treatment of borderline personality disorder in light of the research on its long term outcome. *Canadian Journal of Psychiatry, 38*(Suppl. 1), S28–S34.

Patrick, M., Hobson, R. P., Castle, D., Howard, R., & Maughan, B. (1994). Personality disorder and the mental representation of early social experience. *Developmental Psychopathology, 6,* 375–388.

Perez, M., Pettit, J., David, C., Kistner, J., & Joiner, T. (2001). The interpersonal consequences of inflated self-esteem in an inpatient psychiatric youth sample. *Journal of Consulting and Clinical Psychology, 69*(4), 712–716.

Perris, C., & McGorry, P. D. (1998). *Cognitive psychotherapy of psychotic and personality disorders: Handbook of theory and practice.* New York: Wiley.

Perry, J., & Flannery, R. (1982). Passive–aggressive personality disorder treatment implications of a clinical typology. *Journal of Nervous and Mental Disease, 170*(3), 164–173.

Person, E. S. (1986). Manipulativeness in entrepreneurs and psychopaths. In W. Reid, D. Dorr, J. Walker, & J. Bonner (Eds.), *Unmasking the psychopath* (pp. 256–273). New York: Norton.

Persons, J. (1986). The advantages of studying psychological phenomena rather than psychiatric diagnoses. *American Psychologist, 41,* 1252–1260.

Persons, J. B., Burns, B. D., & Perloff, J. M. (1988). Predictors of drop-out and outcome in cognitive therapy for depression in a private practice setting. *Cognitive Therapy and Research, 12,* 557–575.

Peselow, E. D., Sanfilipo, M. P., & Fieve, R. R. (1994). Patients' and informants' reports of personality traits during and after major depression. *Journal of Abnormal Psychology, 103*(4), 819–824.

Peters, E. R., Joseph, S. A., & Garety, P. A. (1999). Measurement of delusional ideation in the normal population: Introducing the PDI (Peters et al. Delusions Inventory). *Schizophrenia Bulletin, 25,* 553–576.

Pfohl, B. (1991). Histrionic personality disorder: A review of available data and recommendations for DSM-IV. *Journal of Personality Disorders, 5*(2), 150–166.

Pfohl, B. (1999). Axis I and Axis II: Comorbidity or confusion? In C. Robert Cloninger (Ed.), *Personality and psychopathology* (pp. 83–98). Washington, DC: American Psychiatric Press.

Pfohl, B., Blum, N., Zimmerman, M., & Stangl, D. (1989). *Structured Interview for DSM-III-R Personality (SIDP-R).* Iowa City: University of Iowa, Department of Psychiatry.

Piaget, J. (1926). *The language and thought of the child.* New York: Harcourt, Brace.

Piaget, J. (1952). *The origin of intelligence in children.* New York: International Universities Press. (Original work published 1936)

Pilkonis, P. (1988). Personality prototypes among depressives: Themes of dependency and autonomy. *Journal of Personality Disorders, 2,* 144–152.

Pilkonis, P. A., Heape, C. L., Proietti, J. M., Clark, S. W., McDavid, J. D., & Pitts, T. E. (1995). The reliability and validity of two structured diagnostic interviews for personality disorders. *Archives of General Psychiatry, 52*(12), 1025–1033.

Pilkonis, P. A., Heape, C. L., Ruddy, J., & Serrao, P. (1991). Validity in the diagnosis of personality disorders: The use of the LEAD standard. *Psychological Assessment, 3*(1), 46–54.

Pitman, R. K., van der Kolk, B. A., Orr, S. P., & Greenberg, M. S. (1990). Naloxone-reversible analgesic response to combat-related stimuli in posttraumatic stress disorder. *Archives of General Psychiatry, 47,* 541–544.

Pollack, J. M. (1979). Obsessive–compulsive personality: A review. *Psychological Bulletin, 86,* 225–241.

Pretzer, J. L. (1985, November). *Paranoid personality disorder: A cognitive view.* Paper

presented at the meeting of the Association for the Advancement of Behavior Therapy, Houston, TX.
Pretzer, J. L. (1988). Paranoid personality disorder: A cognitive view. *International Cognitive Therapy Newsletter,* 4(4), 10–12.
Pretzer, J. (1990). Borderline personality disorder. In A. T. Beck, A. Freeman, & Associates, *Cognitive therapy of personality disorders* (pp. 176–207). New York: Guilford Press.
Pretzer, J. L., & Beck, A. T. (1996). A cognitive theory of personality disorders. In J. F. Clarkin & M. F. Lenzenweger (Eds.), *Major theories of personality disorder* (pp. 36–105). New York: Guilford Press.
Pretzer, J., Beck, A. T., & Newman, C. F. (1989). Stress and stress management: A cognitive view. *Journal of Cognitive Psychotherapy: An International Quarterly,* 3, 163–179.
Pretzer, J., & Hampl, S. (1994). Cognitive behavioural treatment of obsessive compulsive personality disorder. *Clinical Psychology and Psychotherapy,* 1(5), 298–307.
Prochaska, J. O., & DiClemente, C. C. (1982). Transtheoretical therapy: Toward a more integrative model of change. *Psychotherapy: Theory, Research and Practice,* 19(3), 276–288.
Prochaska, J. O., & Norcross, J. C. (2003). *Systems of psychotherapy: A transtheoretical analysis* (5th ed.). Pacific Grove, CA: Brooks/Cole.
Prout, M., & Platt, J. (1983). The development and maintenance of passive-aggressiveness: The behavioral approach. In R. Parsons & R. Wicks (Eds.), *Passive aggressiveness theory and practice* (pp. 25–43). New York: Brunner/Mazel.
Quay, H. C., Routh, D. K., & Shapiro, S. K. (1987). Psychopathology of childhood: From description to validation. *Annual Review of Psychology,* 38, 491–532.
Rabins, P. V., & Slavney, P. R. (1979). Hysterical traits and variability of mood in normal men. *Psychological Medicine,* 9, 301–304.
Rakos, R. F. (1991). *Assertive behavior: Theory, research, and training.* New York: Routledge.
Raskin, R., Novacek, J., & Hogan, R. (1991). Narcissistic self-esteem management. *Journal of Personality and Social Psychology,* 60, 911–918.
Rasmussen, S., & Tsuang, M. (1986). Clinical characteristics and family history in DSM-III obsessive–compulsive disorder. *American Journal of Psychiatry,* 143, 317–322.
Rehm, L. (1977). A self-control model of depression. *Behavior Therapy,* 8, 787–804.
Reich, J. H. (1987). Instruments measuring DSM-III and DSM-III-R personality disorders. *Journal of Personality Disorders,* 1, 220–240.
Reich, W. (1972). *Character analysis.* New York: Farrar, Straus, & Giroux.
Reich, J., & Noyes, R. (1987). A comparison of DSM-III personality disorders in acutely ill panic and depressed patients. *Journal of Anxiety Disorders,* 1, 123–131.
Reich, J., Noyes, R., & Troughton, E. (1987). Dependent personality disorder associated with phobic avoidance in patients with panic disorder. *American Journal of Psychiatry,* 144, 323–326.
Reid, W. H. (Ed.). (1981). *The treatment of the antisocial syndromes.* New York: Van Nostrand.
Reid, W. H. (1988). *The treatment of psychiatric disorders: Revised for the DSM-III-R.* New York: Brunner/Mazel.
Renneberg, B., Heyn, K., Gebhard, R., & Bachmann, S. (in press). Facial expression of emotions in borderline personality disorder and depression. *Journal of Behavior Therapy and Experimental Psychiatry.*
Rhodewalt, F., & Morf, C. (1995). Self and interpersonal correlates of the Narcissistic Personality Inventory: A review and new findings. *Journal of Research in Personality,* 29, 1–23.

Robins, L. N. (1966). *Deviant children grow up: A sociological and psychiatric study of sociopathic personality.* Oxford: Williams & Wilkens.

Rossi, A., & Daneluzzo, E. (2002). Schizotypal dimensions in normals and schizophrenic patients: A comparison with other clinical samples. *Schizophrenia Research, 54,* 67–75.

Russ, M. J., Roth, S. D., Lerman, A., Kakuma, T., Harrison, K., Shindledecker, R. D., Hull, J., & Mattis, S. (1992). Pain perception in self-injurious patients with borderline personality disorder. *Biological Psychiatry, 32,* 501–511.

Russ, M. J., Roth, S. D., Kakuma, T., Harrison, K., Shindledecker, R. D., & Hull, J. W. (1994). Pain perception in self-injurious borderline patients: nalaxone effects. *Biological Psychiatry, 35,* 207–209.

Salkovskis, P. (Ed.). (1996). *Frontiers of cognitive therapy.* New York: Guilford Press.

Sanderson, W. C., Beck, A. T., & McGinn, L. K. (1994). Cognitive therapy for generalized anxiety disorder: Significance of co-morbid personality disorders. *Journal of Cognitive Psychotherapy: An International Quarterly, 8,* 13–18.

Saul, L. J., & Warner, S. L. (1982). *The psychotic personality.* New York: Van Nostrand.

Scarr, S. (1987). Personality and experience: Individual encounters with the world. In J. Aronoff, A. I. Robin, & R. A. Zucker (Eds.), *The emergence of personality* (pp. 66–70). New York: Springer.

Schmidt, N. B., Joiner, T. E., Young, J. E., & Telch, M. J. (1995). The Schema Questionnaire: Investigation of psychometric properties and the hierarchical structure of a measure of maladaptive schemas. *Cognitive Therapy and Research, 19,* 295–321.

Schneider, K. (1958). *Psychopathic personalities* (M. Hamilton, Trans.). Springfield, IL: Charles C. Thomas. (Original work published 1923)

Sciuto, G., Diaferia, G., Battaglia, M., Perna, G. P., Gabriele, A., & Bellodi, L. (1991). DSM-III-R personality disorders in panic and obsessive compulsive disorder: A comparison study. *Comprehensive Psychiatry, 32*(5), 450–457.

Scrimali, T., & Grimaldi, L. (1996). Schizophrenia and Cluster A personality disorders. *Journal of Cognitive Psychotherapy: An International Quarterly, 10*(4), 291–304.

Shapiro, D. (1965). *Neurotic styles.* New York: Basic Books.

Shea, M. T., Pilkonis, P. A., Beckham, E., Collins, J. F., Elkins, I., Sotsky, S. M., & Docherty, J. P. (1990). Personality disorders and treatment outcome in the NIMH Treatment of Depression Collaborative Research Program. *American Journal of Psychiatry, 147,* 711–718.

Shelton, J. L., & Levy, R. L. (1981). *Behavioral assignments and treatment compliance: A handbook of clinical strategies.* Champaign, IL: Research Press.

Sieswerda, S., & Arntz. A. (2001, July 17–21). *Schema-specific emotional STROOP effects in BPD patients.* Paper presented at the World Congress of Behavioral and Cognitive Therapies, Vancouver.

Skodol, A., Buckley, P., & Charles, E. (1983). Is there a characteristic pattern to the treatment history of clinical outpatients with borderline personality disorder? *Journal of Mental and Nervous Disease, 171,* 405–410.

Slavney, P. R. (1978). The diagnosis of hysterical personality disorder: A study of attitudes. *Comprehensive Psychiatry, 19,* 501–507.

Slavney, P. R. (1984). Histrionic personality and antisocial personality: Caricatures of stereotypes? *Comprehensive Psychiatry, 25,* 129–141.

Slavney, P. R., Breitner, J. C. S., & Rabins, P. V. (1977). Variability of mood and hysterical traits in normal women. *Journal of Psychiatric Research, 13,* 155–160.

Slavney, P. R., & McHugh, P. R. (1974). The hysterical personality. *Archives of General Psychiatry, 30,* 325–332.

Slavney, P., & Rich, G. (1980). Variability of mood and the diagnosis of hysterical personality disorder. *British Journal of Psychiatry, 136,* 402–404.

Small, I., Small, J., Alig, V., & Moore, D. (1970). Passive–aggressive personality disorder: A search for a syndrome. *American Journal of Psychiatry, 126*(7), 973–983.

Smokler, I. A., & Shevrin, H. (1979). Cerebral lateralization and personality style. *Archives of General Psychiatry, 36*, 949–954.

Smucker, M. R., Dancu, C., Foa, E. B., & Niederee, J. L. (1995). Imagery rescripting: A new treatment for survivors of childhood sexual abuse suffering from posttraumatic stress. *Journal of Cognitive Psychotherapy, 9*, 3–17.

Soloff, P. H. (1994). Is there any drug treatment of choice for the borderline patient? *Acta Psychiatrica Scandinavica, 379*, 50–55.

Spitzer, R. L. (1983). Psychiatric diagnosis: Are clinicians still necessary? *Comprehensive Psychiatry, 24*, 399–411.

Spivack, G., & Shure, M. B. (1974). *Social adjustment of young children: A cognitive approach to solving real-life problems.* San Francisco: Jossey-Bass.

Springer, T., Lohr, N. E., Buchtel, H. A., & Silk, K. R. (1995). A preliminary report of short-term cognitive-behavioral group therapy for inpatients with personality disorders. *Journal of Psychotherapy Practice and Research, 5*, 57–71.

Standage, K., Bilsbury, C., Jain, S., & Smith, D. (1984). An investigation of role-taking in histrionic personalities. *Canadian Journal of Psychiatry, 29*, 407–411.

Stanley, B., Bundy, E., & Beberman, R. (2001). Skills training as an adjunctive treatment for personality disorders. *Journal of Psychiatric Practice, 7*(5), 324–335. Stein, K. F. (1996). Affect instability in adults with a borderline personality disorder. *Archives of Psychiatric Nursing, 10*, 32–40.

Steiner, J. L., Tebes, J. K., Sledge, W. H., & Walker, M. L. (1995). A comparison of structured clinical interview for DSM-III-R and clinical diagnoses. *Journal of Nervous and Mental Disease, 183*(6), 365–369.

Steiner, J. L., Tebes, J. K., Sledge, W. H., Walker, W. H., & Loukides, M. (1995). A comparison of the Structured Clinical Interview for DSM-III-R and clinical diagnoses. *Journal of Nervous and Mental Disease, 183*(6), 365–369.

Stern, A. (1938). Psychoanalytic investigations of and therapy in the borderline group of neuroses. *Psychoanalytic Quarterly, 7*, 467–489.

Stone, M. (1993a). *Abnormalities of personality: Within and beyond the realm of treatment.* New York: Norton.

Stone, M. (1993b). Long-term outcome in personality disorders. *British Journal of Psychiatry, 162*, 299–313.

Stone, M. H. (2000). Gradations of antisociality and rersponsiveness to psychosocial therapies. In J. G. Gunderson & G. O. Gabbard (Eds.), *Psychotherapy for personality disorders* (pp. 95–130). Washington, DC: American Psychiatric Press.

Stravynski, A., Marks, I., & Yule, W. (1982). Social skills problems in neurotic outpatients: Social skills training with and without cognitive modification. *Archives of General Psychiatry, 39*, 1378–1385.

Sullivan, H. S. (1956). *Clinical studies in psychiatry.* New York: Norton.

Swann, W. B., Jr. (1990). To be known or to be adored: The interplay of self-enhancement and self-verification. In E. T. Higgins & R. M. Sorrentino (Eds.), *Handbook of motivation and cognition* (Vol. 2, pp. 408–448). New York: Guilford Press.

Tellegen, A. (1993). *Multidimensional Personality Questionnaire.* Minneapolis: University of Minnesota Press.

Temoshok, L., & Heller, B. (1983). Hysteria. In R. J. Daitzman (Ed.), *Diagnosis and intervention in behavior therapy and behavioral medicine* (pp. 204–294). New York: Springer.

Torgerson, S. (1980). The oral, obsessive and hysterical personality syndromes. *Archives of General Psychiatry, 37*, 1272–1277.

Trull, T. J. (2001). Structural relations between borderline personality disorder features and putative etiological correlates. *Journal of Abnormal Psychology, 110*, 471–481.
Trull, T. J., Goodwin, A. H., Schopp, L. H., Hillenbrand, T. L., & Schuster, T. (1993). Psychometric properties of a cognitive measure of personality disorders. *Journal of Personality Assessment, 61*(3), 536–546.
Trull, T. J., Widiger, T. A., & Guthrie, P. (1990). Categorical versus dimensional status of borderline personality disorders. *Clinical Psychology Review, 7*, 49–75.
Turkat, I. D. (1985). Formulation of paranoid personality disorder. In I. D. Turkat (Ed.), *Behavioral case formulation* (pp. 157–198). New York: Plenum Press.
Turkat, I. D. (1986). The behavioral interview. In A. R. Ciminero, K. S. Calhoun, & H. E. Adams (Eds.), *Handbook of behavioral assessment* (2nd ed., pp. 109–149). New York: Wiley.
Turkat, I. D. (1987). The initial clinical hypothesis. *Journal of Behavior Therapy and Experimental Psychiatry, 18*, 349–356.
Turkat, I. D. (1990). *The personality disorders: A psychological approach to clinical management*. New York: Pergamon Press.
Turkat, I. D., & Banks, D. S. (1987). Paranoid personality and its disorder. *Journal of Psychopathology and Behavioral Assessment, 9*, 295–304.
Turkat, I. D., & Carlson, C. R. (1984). Data-based versus symptomatic formulation of treatment: The case of a dependent personality. *Journal of Behavioral Therapy and Experimental Psychiatry, 15*, 153–160.
Turkat, I. D., & Maisto, S. A. (1985). Personality disorders: Application of the experimental method to the formulation and modification of personality disorders. In D. H. Barlow (Ed.), *Clinical handbook of psychological disorders: A step-by-step treatment manual* (pp. 503–570). New York: Guilford Press.
Turner, R. M. (1987). The effects of personality disorder diagnosis on the outcome of social anxiety symptom reduction. *Journal of Personality Disorders, 1*, 136–143.
Turner, R. M. (1989). Case study evaluations of a bio-cognitive-behavioral approach for the treatment of borderline personality disorder. *Behavior Therapy, 20*, 477–489.
Vaillant, G. E. (1978). Natural history of male psychological health: IV. What kinds of men do not get psychosomatic illness? *Psychosomatic Medicine, 40*, 420–431.
Van Asselt, A. D. I., Dirksen, C. D., Severens, J. L., & Arntz, A. (2002). *Societal costs of illness in BPD patients: results from bottom-up and top-down estimations*. Manuscript submitted for publication.
van den Bosch, L. M. C., Verheul, R., Schippers, G. M., & van den Brink, W. (2002). Dialectical behavior therapy of borderline patients with and without substance use problems: Implementation and long term effects. *Addictive Behaviors, 900*, 1–13.
Van IJzendoorn, M. H., Schuengel, C., & Bakermans-Kranenburg, M. J. (1999). Disorganized attachment in early childhood: Meta-analysis of precursors, concomitants, and sequelae. *Development and Psychopathology, 11*, 225–249.
van Os, J., Hanssen, M., Bijl, R. V., & Ravelli, A. (2000). Strauss (1969) revisited: A psychosis continuum in the normal population? *Schizophrenia Research, 45*, 11–20.
van Velzen, C. J. M., & Emmelkamp, P. M. G. (1996). The assessment of personality disorders: Implications for cognitive and behavior therapy. *Behaviour Research and Therapy, 34*(8), 655–668.
Veen, G., & Arntz, A. (2000). Multidimensional dichotomous thinking characterizes borderline personality disorder. *Cognitive Therapy and Research, 24*, 23–45.
Ventura, J., Liberman, R. P., Green, M. F., Shaner, A., & Mintz, J. (1998). Training and quality assurance with Structured Clinical Interview for DSM-IV (SCID-I/P). *Psychiatry Research, 79*(2), 163–173.
Vereycken, J., Vertommen, H., & Corveleyn, J. (2002). Authority conflicts and personality disorders. *Journal of Personality Disorders, 16*(1), 41–51.

Veterans Administration. (1951). *Standard classification of diseases.* Washington, DC: Author.
Vieth, I. (1963). *Hysteria: History of a disease.* Chicago: University of Chicago Press.
Wachtel, P. L. (Ed.). (1982). *Resistance: Psychodynamic and behavioral approaches.* New York: Plenum Press.
Waldinger, R. J., & Gunderson, J. C. (1984). Completed psychotherapies with borderline patients. *American Journal of Psychiatry, 38,* 190–202.
Waldinger, R. J., & Gunderson, J. G. (1987). *Effective psychotherapy with borderline patients: Case studies.* New York: Macmillan.
Waller, G., & Button, J. (in press). Processing of threat cues in borderline personality disorder. *Behavioural and Cognitive Psychotherapy.*
Ward, L. G., Freidlander, M. L., & Silverman, W. K. (1987). Children's depressive symptoms, negative self-statements, and causal attributions for success and failure. *Cognitive Therapy and Research, 11*(2), 215–227.
Weaver, T. L., & Clum, G. A. (1993). Early family environment and traumatic experiences associated with borderline personality disorder. *Journal of Consulting and Clinical Psychology, 61,* 1068–1075.
Weertman, A., & Arntz, A. (2001, July 17–21). *Treatment of childhood memories in personality disorders: A controlled study contrasting methods focusing on the present and methods focusing on childhood memories.* Paper presented at the World Congress of Behavioral and Cognitive Therapies, Vancouver.
Weiss, M., Zelkowitz, P., Feldman, R. B., Vogel, J., Heyman, M., & Paris, J. (1996). Psychopathology in offspring of mothers with borderline personality disorder: A pilot study. *Canadian Journal of Psychiatry, 41,* 285–290.
Wellburn, K., Coristine, M., Dagg, P., Pontefract, A., & Jordan, S. (2002). The Schema Questionnaire—Short Form: Factor analysis and relationship between schemas and symptoms. *Cognitive Therapy and Research, 26*(4), 519–530.
Wellburn, K., Dagg, P., Coristine, M., Dagg, P., & Pontefract, A. (2000). Schematic change as a result of an intensive group-therapy day-treatment program. *Psychotherapy, 37*(2), 189–195.
Wells, A. (1997). *Cognitive therapy for anxiety disorders.* London, Wiley.
West, M., & Sheldon, A. E. R. (1988). Classification of pathological attachment patterns in adults. *Journal of Personality Disorders, 2,* 153–159.
Westen, D. (1991). Social cognition and object relations. *Psychological Bulletin, 109,* 429–455.
Wetzler, S., & Morey, L. (1999). Passive–aggressive personality disorder: The demise of a syndrome. *Psychiatry, 62*(1), 49–59.
Whitman, R., Trosman, H., & Koenig, R. (1954). Clinical assessment of passive–aggressive personality. *Archives of Neurology and Psychiatry, 72,* 540–549.
Widiger, T. A. (1992). Categorical versus dimensional classification: Implications from and for research. *Journal of Personality Disorders, 6,* 287–300.
Widiger, T. A., & Frances, A. (1987). Interviews and inventories for the measurement of personality disorders. *Clinical Psychology Review, 7,* 49–75.
Wilkins, S., & Venables, P. H. (1992). Disorder of attention in individuals with schizotypal personality. *Schizophrenia Bulletin, 18,* 717–723.
Wink, P. (1991). Two faces of narcissism. *Journal of Personality and Social Psychology, 61* 590–597.
Woody, G. E., McLellan, A. T., Luborsky, L., & O'Brien, C. P. (1985) Sociopathy and psychotherapy outcome. *Archives of General Psychiatry, 42,* 1081–1086.
Woolson, A. M., & Swanson, M. G. (1972). The second time around: Psychotherapy with the "hysterical woman." *Psychotherapy: Theory, Research and Practice, 9,* 168–175.
World Health Organization. (1998). *International classification of diseases* (9th rev., 5th ed.). Geneva: Author.

Wright, J., & Davis, D. (1994). The therapeutic relationship in cognitive behavioral therapy: Patient perceptions and therapist responses. *Cognitive and Behavioral Practice, 1*, 25–45.
Yalom, I. (1985). *The theory and practice of group psychotherapy* (3rd ed.). New York: Basic Books.
Yeomans, F. E., Selzer, M. A., & Clarkin, J. F. (1993). Studying the treatment contract in intensive psychotherapy with borderline patients. *Psychiatry, 56*, 254–263.
Young, J. E. (1984, November). *Cognitive therapy with difficult patients.* Workshop presented at the meeting of the Association for Advancement of Behavior Therapy, Philadelphia.
Young, J. E. (1990). *Cognitive therapy for personality disorders: A schema-focused approach.* Sarasota, FL: Professional Resource Exchange.
Young, J. E. (1994). *Cognitive therapy for personality disorders: A schema-focused approach* (rev. ed.). Sarasota, FL: Professional Resource Exchange.
Young, J. E. (2002a). *Schema theory.* http://www.schematherapy.com/id30.htm.
Young, J. E. (2002b). *Overview of schema inventories.* http://www.schematherapy.com/id49.htm.
Young, J. E., & Brown, G. (1994). Schema Questionnaire. In J. E. Young (Ed.), *Cognitive therapy for personality disorders: A schema-focused approach* (rev. ed., pp. 63–76). Sarasota, FL: Professional Resource Exchange.
Young, J. E., Klosko, J., & Weishaar, M. E. (2003). *Schema therapy: A practitioner's guide.* New York: Guilford Press.
Zanarini, M.C. (1997). *Role of sexual abuse in the etiology of borderline personality disorder.* Washington, DC: American Psychiatric Press.
Zanarini, M. C. (2000). Childhood experiences associated with the development of borderline personality disorder. *Psychiatric Clinics of North America, 23*, 89–101.
Zetzel, E. (1968). The so-called good hysteric. *International Journal of Psycho-Analysis, 49*, 256–260.
Zimmerman, M. (1994). Diagnosing personality disorders: A review. *Archives of General Psychiatry, 51*, 225–245.
Zimmerman, M., Pfohl, B., Coryell, W., Stangl, D., & Corenthal, C. (1988). Diagnosing personality disorder in depressed patients. *Archives of General Psychiatry, 45*, 733–737.
Zimmerman, M., Pfohl, B., Stangl, D., & Corenthal, C. (1986). Assessment of DSM-III personality disorders: The importance of interviewing an informant. *Journal of Clinical Psychiatry, 47*, 261–263.
Zimmerman, M., Pfohl, B., Stangl, D., & Coryell, W. (1985). The validity of DSM-III Axis IV. *American Journal of Psychiatry, 142*(12), 1437–1441.
Zlotnick, C., Rothschild, L., & Zimmerman, M. (2002). The role of gender in the clinical presentation of patients with borderline personality disorder. *Journal of Personality Disorders, 16*(3), 277–282.
Zuroff, D., & Mongrain, M. (1987). Dependency and self-criticism: Vulnerability factors for depressive affective states. *Journal of Abnormal Psychology, 96*, 14–22.
Zwemer, W. A., & Deffenbacher, J. L. (1984). Irrational beliefs, anger, and anxiety. *Journal of Counseling Psychology, 31*(3), 391–393.

監訳者あとがき

　第1幕の始まりは2006年5月10日であった。Beckらの『人格障害の認知療法』を重版するという知らせが岩崎学術出版社から届いた。この訳書は難産の末1997年7月に出版されたが，原書は1990年のものであった。返信メールの追伸に，「原書2版が刊行され，いささか本訳書が古くなっているかもしれません」と書き，「Beck, A.T., Freeman, A., Davis, D.D. & associates: Cognitive Therapy of Personality Disorders, Second Edition. Guilford Press, New York, 2004.」と記しておいた。同日すぐにメールがあり，重版時に追加対応できる変更か，それとも全面改訂が必要か，との問い合わせであった。6月8日に原書の初版と第2版の対照表を出版社に送ったが，改めて翻訳することについては消極的な返事を添えておいた。1990年版の訳書は重版されることになり，第2版の翻訳は沙汰止みになった。

　第2幕第1場が開いたのは2009年9月10日のメールであった。このたびは私から火をつけた。「徳島大学の有志との勉強会の折，第2版の話が出，もしどなたも翻訳を進めておられないようなら，と話し合ったところです」と送信した。直後にあった出版社からの返信に対し，監訳を勉強会の主宰である友竹正人教授にお願いし，初版の訳書を活かしながら，必要なら新たに翻訳者を募る，という計画を伝えた。

　第2場は翻訳者の決定であった。第9回日本認知療法学会（同年10月，幕張メッセ）で岩崎学術出版社の担当と話し合い，12月14日（赤穂浪士討ち入りの日）までに共訳者を決定することになった。およその工程表が出来上がり，分担部分の翻訳に約6か月，その後に監訳作業が入り，2010年末にはほぼ翻訳が完了するというものであった。

　『人格障害の認知療法』は叡修会（京都府立医科大学精神医学教室同門会）の有志による共訳だったので，第2版の翻訳への参加を依頼するのは簡単と思われた。岩重達也君と河瀬雅紀君の二人とは了解が得られた。南川節子さんは工夫が必要だった。オーストラリアに手紙を出すのも大変だし，と考えながら，

インターネットで検索すると，驚くほどすばやくアドレスが判明した。恐る恐るメールを出すと，間違いなく，南川さんであった。初版の共訳者の参加は確定した。

実は初版の訳書は原書の完全訳ではなかった。いくつかのパーソナリティ障害はそっくり割愛したし，訳出されたパーソナリティ障害についても歴史やら診断やらは省略した。膨大なページ数になることが予測されたからである。ところが，第2版は完全に訳出することが原書の出版社より求められた。友竹教授の提案で，徳島大学医学部神経精神医学教室の同門から複数の共訳者が加わった。井崎ゆみ子先生，武久美奈子先生，谷口隆英先生である。これで陣容は整った。

第3場は台詞のない，長丁場の無言劇のようで，8名の共訳者は黙々と翻訳の作業を続けた。初版の訳書は正月を何回か経験する始末で，監訳者が律速段階となり迷惑をかけてしまった。しかし，このたびは違っていた。ことのほか速かった。2011年1月末日，友竹教授の監訳が終了した。

共訳者による1回の校正，監訳者の2回の校正という第4場がこれに続き，いよいよ公刊の日が間近になった。

第3幕の幕がまもなく上がる。舞台は書斎であり，あるいは診察室である。シテである患者の登場を前に，ワキである諸氏は，おもむろに『改訂第2版パーソナリティ障害の認知療法〔全訳版〕』の表紙を繰り，目次に目をやる。初版で訳出しなかった章に進むもよし，前回からの変更点に留意しながら臨床応用にある各パーソナリティ障害を読むもよし，第Ⅰ部から一気呵成に時間を忘れてみるもよし，お気に召すままである。

『人格障害の認知療法』との比較を試みる諸氏のために，「あとがき」には不似合いな蛇足かもしれないが，新旧の対照表（表）を挙げておく。

認知療法は治療技法の集合体ではなく，a system of psychotherapy である。数ある心理学的治療にあって，精神療法の名に値するためには，いくつかの基準を満たす必要がある。列挙すると，(1) パーソナリティと精神病理に関する理論が存在すること，(2) 理論を裏付ける研究成果が存在すること，(3) 理論との整合性をもった治療技法の選択がなされること，(4) 治療効果が科学的に実証されること，である。

基準の第1である理論について本書では，パーソナリティとその病理がスキーマという観点から論じられる。スキーマは，認知と情動と動因という諸過程が

表　新旧対照表

人格障害の認知療法 初版　1990年	パーソナリティ障害の認知療法 改訂第2版　2004年
第1部　歴史，理論，研究	第1部
第1章　人格障害の認知療法　概観	第1章　初版と同じ
第2章　人格障害の理論	第2章　初版の第2章と第3章に相当
第3章　認知プロフィール	第3章　新規　パーソナリティ障害のアセスメント
第4章　認知療法の一般原則	第4章　初版の第4章と第5章に相当
第5章　特殊な技法	第5章　新規　パーソナリティ障害の認知療法における治療関係
第2部　臨床応用	第2部
第6章　妄想性人格障害（翻訳略）	第6章　初版と同じ著者による改訂
第7章　分裂病質・分裂病性人格障害（翻訳略）	第7章　新しい著者
第8章　反社会性人格障害（翻訳略）	第8章　初版と同じ著者による改訂
第9章　境界性人格障害（翻訳　第6章）	第9章　新しい著者
第10章　演技性人格障害（翻訳　第7章）	第10章　初版と同じ著者による改訂
第11章　自己愛性人格障害（翻訳　第8章）	第11章　初版と同じ著者による改訂
第12章　回避性人格障害（翻訳　第9章）	第12章　依存性パーソナリティ障害 初版と同じ著者による改訂
第13章　依存性人格障害（翻訳　第10章）	第13章　回避性パーソナリティ障害 初版と同じ著者による改訂
第14章　強迫性人格障害（翻訳　第11章）	第14章　初版と同じ著者による改訂
第15章　受動攻撃性人格障害（翻訳略）	第15章　新しい著者
第16章　総括と将来展望（翻訳略）	第16章　新しい著者

依拠する基本構造であり，パーソナリティの基本単位とされる。スキーマには，認知的スキーマだけでなく，情動的スキーマ，動因的スキーマ，道具的スキーマや制御スキーマまでが区別される。しかも構造として横断的に定義されるスキーマが，縦断的な発達過程の中に位置づけられる。基準の第4にある効果研究の成果も，十分とは言えないまでも，着々と蓄積されていることが，本書の第1章に詳しい。

　個々の患者に関する認知的概念化に基づいて，治療技法の選択がなされ，一定の効果が得られていく，決して短くはない過程は，それぞれのパーソナリティ障害への認知療法を論じた第II部に詳しい。読者諸氏は受け持ち患者の臨床像と照合しながら，その治療に多少なりとも資する「何か」を求めて，繰り返し本書を参照されることだろう。本訳書の主題はパーソナリティ障害である。しかし，限られた患者の治療だけでなく，さらに多くの患者に対する認知療法に

も応用できるヒントが発見できるかもしれない。たとえば，スキーマである。パーソナリティの基本構造である以上，スキーマはどのような患者にも認められるはずである。地表につねに露呈した鉱脈のようなスキーマではなく，病期に限って顕在化するスキーマを推測することは，うつ病性障害や不安障害の治療でも重要である。パーソナリティ障害における純度の高いスキーマを希釈するとき，パーソナリティ障害のスキーマと定性的には区別できないスキーマを，いわゆる第I軸の障害にも見出すことになるだろう。

　Aaron T. Beckの著作は枚挙にいとまがないが，監訳者の知る限り，"Cognitive Therapy of Personality Disorders" だけが改訂第2版を公にしている。初版以来およそ15年，パーソナリティ障害に対する認知療法が，固定された完了形ではなく，なおも途上にあり続け，今後さらに進展しうる可能態であることを実感できるだろう。監訳に関わった一人として，そうであることを期待したい。

　最後に，岩崎学術出版社の唐沢礼子氏にお礼を申し上げたい。第1幕の幕開けから囃子のように時を刻んでいただいたおかげで，二つの大学の有志による共同翻訳が実を結んだからである。

2011年6月　梅雨の晴れ間に

監訳者を代表して
井上　和臣

索引

あ行

愛着システム　329
愛着スタイル　242
アイデンティティ　118
アジェンダ　120, 126, 277, 313, 341, 406
アスペルガー障害　169
熱いスキーマ　105
アルコール依存　261
安全確保行動　176, 178, 189
アンビバレント　416
怒り　212
　——のコントロール　438
意思決定　100〜102
依存性パーソナリティ障害
　——の感情　45
　——の脅威　45
　——の自己像　44
　——の条件的信念　45
　——の信念　44
　——の他者像　44
　——の中核的信念　45
　——の道具的信念　45
　——の方略　45
一次性の損失　120
一次性利得　91
イメージ
　——の活用　105
　——の描き直し　253
イメージ法　107
うつ病　13, 17, 32, 63, 100, 225, 390
　深刻な——　236
エリス Ellis, A.　4
演技性パーソナリティ障害
　——の感情　53
　——の自己像　52
　——の条件的信念
　——の信念　52
　——の他者像　52
　——の中核的信念　52
　——の道具的信念　52
　——の方略　53
円グラフ　313, 316

エンプティ・チェア　256

か行

外傷後ストレス障害　225, 236
外傷的出来事　105
階層的アプローチ　247
階段的曝露　351
概念化　442
　ケースの——　82
回避性パーソナリティ障害
　——の感情　44
　——の脅威　43
　——の自己教示的信念　43
　——の自己像　43
　——の条件的信念　43
　——の信念　43
　——の他者像　43
　——の中核的信念　43
　——の道具的信念　43
　——の方略　43
拡大視　412
過剰な警戒　238
家族療法　351
カタルシス　104
活動の計画　103
カテゴリー的アプローチ　61, 62
過度の一般化　93, 274, 412
環境　26
環境要因　229
関係念慮　181, 183
感情
　患者の——　129
　治療者の——　130〜133
感情的理由づけ　274
完全主義　118, 389, 408
期間限定の契約　184
危機対応　248
気質　25, 229
気分循環性障害　270
気分障害　298
　精神病性の——　142
　精神病性の特徴を伴う——　168, 182
気分変調性障害　390

虐待　239
　　言葉による——　141
　　性的・身体的・心理的——　228
逆転移　89, 129
境界例　226
共感的直面化　246, 319
共感的な姿勢　89
共同　88
共同的経験主義　91
強迫観念　391
強迫行為　391
強迫性障害　396
強迫性パーソナリティ障害
　　——の感情　48
　　——の脅威　47
　　——の自己像　46
　　——の条件的信念　47
　　——の他者像　47
　　——の中核的信念　47
　　——の道具的信念　47
　　——の方略　47
グループ療法　281, 352
警戒心　149
軽躁　270, 298
原因帰属　29
限界設定　203, 243, 249, 250, 251, 340, 447
幻覚的体験　181, 183
現実曝露　103
現実場面でのチェック　139
原始的な防衛機制　226
権力　304
行為障害　195
構造化面接　66
肯定的データ日誌　179
行動リハーサル　103
行動実験　176, 189, 281, 350, 411, 445
行動的技法　90, 103, 257
行動的注意拡散法　103
行動様式　20, 21, 22, 24, 25
　　発達しすぎた——　40, 41
　　未発達の——　40, 41
合理的反応　94, 343
声の外在化　280
コーピング・スタイル　78
個人的構成概念　31

コミュニケーション訓練　436
孤立　53

さ 行

猜疑心　183, 184
再帰属法　91, 176, 189
罪責感　240
再接近期　295
再体験
　　児童期の経験の——　104
再発予防　163
「再養育」的アプローチ　242, 243
サリバン　Sullivan, H.S.　3, 391, 393
視覚アナログスケール　252
自我違和的　398
自我親和的　211
弛緩訓練　103
次元論的アプローチ　61, 62
自己愛　296, 297
　　——に対する侮辱　300, 308
自己愛性パーソナリティ障害
　　——の感情　51, 53
　　——の自己像　50
　　——の条件的信念　51, 52
　　——の他者像　50, 52
　　——の中核的信念　51, 52
　　——の道具的信念　51, 52
　　——の方略　51, 53
自己意識　287
思考記録表　279, 344, 403
思考停止法　407
思考様式
　　全体的で印象に基づく——　279
自己開示　448
自己監視　35
自己関連づけ　93
自己帰属　93
自己記入式質問票　64, 65
自己教示　35
自己強大化　50
自己警告　35
自己効力感　145, 152, 444
自己査定　35
自己スキーマの乏しさ　238
自己同一性意識の弱さ　238

索　引　477

自己非難　104
自己評価　35, 296, 297
自殺関連行動　15, 233
自殺企図　234
　　演技的な——　52
自殺念慮　234
支持的・表出的精神療法　14, 16
自傷行為　15, 233
自尊感情　293
下向き矢印法　93, 94
自動思考　35, 279, 343, 403
　　——の再生　92
　　——の同定　92
　　非機能的——　81, 82
自分のことを話すことに伴う不安　444
自閉性障害　169
自律性　45
失敗の可能性　116
疾病利得　447
実地曝露　347
社会学習理論　295
社会技能訓練　436
社会恐怖　11
社会病質　195
社交不安障害　225
シャピロ　Shapiro, D.　270, 271, 392, 393
尺度化　91
主張訓練　103, 435
手段‐目的思考法　284
受動攻撃性パーソナリティ障害
　　——の感情　46
　　——の脅威　46
　　——の自己像　45
　　——の条件的信念　46
　　——の他者像　45
　　——の中核的信念　46
　　——の道具的信念　46
　　——の方略　46
柔軟性のなさ　126
重要他者　110, 115, 117, 160
衝動コントロール　126, 198
情緒的な洞察　108
情動　32, 33
情報処理　28, 29, 31
信念
　　基礎的——　23, 27, 36
　　条件的——　36
　　懲罰的な——　249
　　非機能的——　9, 27, 37, 81, 82, 118
　　妄想的——　181, 187, 189
　　利己的な——　210
信頼感の欠如　139
心気症　327
心身症　390
神経性無食欲症　236, 298
身体化障害　261, 327
身体愁訴　330
診断基準
　　依存性パーソナリティ障害の——　326
　　演技性パーソナリティ障害の——　267
　　回避性パーソナリティ障害の——　359
　　境界性パーソナリティ障害の——　227
　　強迫性パーソナリティ障害の——　396
　　自己愛性パーソナリティ障害の——　298
　　受動攻撃性パーソナリティ障害（拒絶性パーソナリティ障害）の——　423
　　統合失調型パーソナリティ障害の——　180
　　統合失調質パーソナリティ障害の——　166
　　反社会性パーソナリティ障害の——　197
　　妄想性パーソナリティ障害の——　141
スーパービジョン　113, 114, 127
スキーマ　19, 20, 30〜32
　　——の活性化　32
　　——の再解釈　98
　　——の再構成　96
　　——の修正　98
　　——の同定　85
　　——への直面化　95
　　危険——　33
　　基礎的——　29
　　行為——　34
　　高力価の——　31
　　情動的——　31, 33
　　条件的——　29
　　制御——　32, 33
　　中核的——　84, 93
　　動因的——　31, 33
　　道具的——　32, 33

認知的―― 31, 33
非機能的―― 96
スキーマ質問票（Schema Questionnaire, SQ） 76〜78
スキーマ日記 98
スキーマ・フォーカスト・セラピー 69, 295
スキーマモード 78
スキーマモード・モデル 239
スキルの欠陥 112
すべし 46, 393, 412
制御系 34, 35
成功体験 206
精神障害の診断・統計マニュアル 3, 61, 440
精神病質 195
精神病性障害 143
精神病の体験 181
精神分析理論 262, 328
性的な機能障害 390
積極的な不注意 392
摂食障害 63
絶対的予測 93
セルフ・モニタリング 435
選択肢の検討 217, 219, 220
選択的焦点化 93
素質 20, 26, 27
双極性障害 236
早期不適応的スキーマ 295
ソクラテス的質問法 338, 432
ソクラテス的対話 173, 175

た行

第Ⅰ軸障害 11, 12, 13, 36, 63, 235, 236
タイプAパーソナリティ 390
他者視点の獲得 212
体験的技法 90, 239, 253
対処スキルの構築 211
対象関係論 226
対人関係的精神分析 391
対人関係療法 16
第Ⅱ軸障害 11, 12, 13, 36, 63, 235, 236
脱破局視 91, 288
脱落 17, 245
段階的課題設定法 103, 407
チャイルド・モード 78
注意をそらせる技法 407

注意欠陥／多動性障害 236
治療関係 109, 110
治療同盟 121
治療の芸術 90
治療目標 122, 123, 124, 175, 442
定式化
　ケースの―― 83
抵抗 111, 429, 434
敵意 212
転移 89, 129, 443
転移焦点化精神療法 234
転換性障害 261
転帰 12, 14, 17
同一性の拡散 226
投影同一化 226
動機づけ 204, 213
統合失調質パーソナリティ障害
　――の感情 54
　――の自己像 53
　――の条件的信念 53
　――の他者像 53
　――の中核的信念 53
　――の道具的信念 53
　――の方略 53
統合失調症 142, 166, 168, 182
統合失調症スペクトラム 148
特権 304
トラウマ 228, 229

な行

内的なコミュニケーション 35
内的回避 55
二次性利得 91, 120, 327
二重関係 111
二重基準 350
二分法的思考 91, 157, 159, 231, 238, 252, 274, 350, 399, 408, 412
　自立に対する―― 335
日常活動表 404, 406
認知
　非機能的―― 9
　――の歪み 274, 335, 412
認知プロフィール 39, 43, 56
認知再構成法 131, 168
認知的階層 215, 222

認知的回避　44
認知的概念化　9, 129
認知的技法　90, 91, 251
認知的脆弱性　20
認知的探索　91, 92
認知的変換　32, 37
認知様式　54, 55
ネグレクト　141

は行

パーソナリティ　19, 20
　高次の――　63, 64
　低次の――　63, 64
パーソナリティ障害
　クラスターAの――　9, 168
　クラスターBの――　9
　クラスターCの――　9, 229
　――のアセスメント　60, 65
　――の診断　61, 62
パーソナリティと信念に関する質問票（Personality Belief Questionnaire, PBQ）70〜76
破局視　335
パデスキー Padesky, C.A.　176, 190
パニック障害　261, 330
パニック発作　327
パラダイム変換　6
パラノイア　138
反芻慮期　311
反社会性の段階　199
反社会性パーソナリティ障害
　――の感情　50
　――の自己像　49
　――の条件的信念　50
　――の他者像　49
　――の中核的信念　49
　――の道具的信念　50
　――の方略　50
　――の命令的信念　50
　――の臨床分類　200
バンデューラ Bandura, A.　145
ヒステリー　262
非機能的コーピング・モード　78
非機能的思考記録表　132, 150, 406
非共同　111, 112

非構造化面接　68
非遵守　111, 112, 119
表現に富むこと　52
広場恐怖　12
フリーマン Freeman, A.　6, 233, 238, 311, 399, 429
ブレインストーミング　101
フロイト Freud, S.　138, 294, 295, 328, 391
ヘルシーアダルト・モード　78
ベックうつ病評価尺度（Beck depression inventory）　290
ホームワーク　280, 446
不安障害　22, 63, 236, 261
ブースター・セッション　258, 353, 413
夫婦療法　351
不信　48
物質関連障害　298
物質乱用　233, 236
フラストレーション　127
フラッシュカード　253
文化
　患者が所属する――　114
　治療者の所属する――　114
分割　226
分離不安　261, 327
ベック Beck, A.T.　4, 10, 12, 13, 72, 90, 144, 230, 233, 234, 238, 239, 271, 331, 392, 405, 429
偏見　128, 189
弁証法的行動療法　15, 233, 237
方略　19〜24
　自己愛的――　309
　対人的――　21
補償　295
ボウルビィ Bowlby, J.　329
ホーナイ Horney, Karen　3, 39, 357

ま行

魔術的思考　182
マネージド・ケア　121
見捨てられることへの恐れ　239
ミロン Millon, T.　139, 140, 167, 168, 265, 271, 295, 328, 329, 357, 392, 416, 417, 419, 421, 424
無痛覚状態　229
瞑想　407

面接室外の生活　100
面接頻度　151
妄想性障害　142, 168, 182
妄想性パーソナリティ障害
　　——の感情　49
　　——の脅威　48
　　——のサイン　143
　　——の自己像　48
　　——の条件的信念　48
　　——の他者像　48
　　——の中核的信念　48
　　——の道具的信念　48
　　——の方略　49
妄想様観念　181
モチベーション　124, 125, 313
モデリング　103, 352
問題リスト　174, 175, 313
問題解決技法　286, 406

や行

薬物治療　257
薬物乱用　261
ヤング Young, J. E.　76, 77, 78, 230, 234, 239, 240, 241, 251, 295

優柔不断　397, 406
優先順位　100, 406
誘導による発見　88, 91, 338
養育　27
様態　20, 38, 39
　危険——　32
　抑うつ——　32

ら行

ライフ・イベント　7
ラポール　204, 205, 405
LEAD 基準　65
利益と不利益　91, 172, 173, 213, 217, 283, 313, 346, 407
リストカット　233
リネハン Linehan, M.M.　15, 233, 237, 242
リラクセーション法　407
劣等感　299
連続体テクニック　154, 159
連続体モデル　157
ロールプレイ　103, 104, 257
　生活史の——　253
　役割を交代した——　104, 313

著者について

Aaron T. Beck, MD
　ペンシルベニア大学精神医学教授であり，ベック認知療法研究所の所長である。500以上の論文を著し，専門的な科学団体から数多くの栄誉を受けている。その中には「アメリカのノーベル賞」といわれているラスカー臨床医学研究賞も含まれている。Beck博士は長くパーソナリティ障害に取り組んできており，境界性パーソナリティ障害の認知療法に関する2つの研究にかかわっている。

Arthur Freeman, EdD, ABPP, ACT
　イリノイ州ユニバーシィティパークにあるガバナーズ州立大学の客員教授であり，フィラデルフィアのオステオパシー医科大学の臨床教授である。行動療法促進協会と国際認知療法学会の会長を務めている。認知療法アカデミーの名誉創設特別会員であり，臨床心理学，行動心理学，家族心理学の領域で，アメリカ専門心理委員会から認定資格を取得している。Freeman博士は，夫婦療法と家族療法，うつと不安，パーソナリティ障害の認知行動療法に関心をもって，研究と臨床を行っている。

Denis D.Davis, PhD
　認知療法センターの創設会員であり，1984年に学外のポスドク研究員を終了してから，Beck博士やFreeman博士たちと協力して仕事をしてきた。他の多くの著作や出版物，認知療法のワークショップにおける協力をはじめ，この本の初版の出版にも貢献した。Davis博士はCognitive and Behavioral Practice誌の初代編集者でもあった。現在は，ヴァンダービルト大学で心理学領域の臨床トレーニングの副指導者として活躍しており，それとは別に20年にわたって認知療法の治療実践を続けている。

共同執筆者

James Pretzer, PhD　オハイオ州クリーブランドのクリーブランド認知療法センターとケースウエスタンリザーブ大学医学部精神医学分野に所属。
Barbara Fleming, PhD　オハイオ州クリーブランドのクリーブランド認知療法センターとケースウエスタンリザーブ大学医学部精神医学分野に所属。
Arnoud Arntz, PhD　オランダのマーストリヒト大学医学臨床実験心理学分野に所属。
Andrew Butler, PhD　ペンシルベニア州バラシンウィッドのベック認知療法研究所，同州フィラデルフィアのペンシルベニア大学医学部精神医学分野に所属。
Gina Fusco, PsyD　ペンシルベニア州フィラデルフィアのオステオパシー医科大学，同州ヤードレイのオルタナティブ行動サービスに所属。
Karen M. Simon, PhD　カリフォルニア州ニューポートビーチの認知行動療法ニューポートビーチに所属。
Judith S. Beck, PhD　ペンシルベニア州バラシンウィッドのベック認知療法研究所，同州フィラデルフィアのペンシルベニア大学医学部精神医学分野に所属。
Anthony Morrison, ClinPsyD　英国マンチェスター州のマンチェスター大学心理学分野に所属。
Christine A. Padesky, PhD　カリフォルニア州ハンチントンビーチの認知療法センターに所

属(www.padesky.com)。
Julia Renton, ClinPsyD 英国マンチェスター州のボルトン・サルフォード・トラフォード・メンタルヘルス財団に所属。
(共同執筆者は貢献度順に名前を記載した。貢献度が同程度の場合はアルファベット順に記載した。)

監訳者略歴
井上和臣(いのうえ　かずおみ)
1977年　京都府立医科大学卒業
1983年　医学博士(京都府立医科大学)
1980年　京都府立医科大学精神医学教室助手
1986年　京都府立医科大学精神医学教室講師
1988年　ペンシルベニア大学認知療法センター留学
1989年　京都府立精神保健総合センター所長
1990年　鳴門教育大学学校教育学部助教授
現　職　鳴門教育大学学校教育学部教授
担当章　第1章, 第2章, 第4章
著　書　「パーソナリティ障害の認知療法」編著(岩崎学術出版社),「認知療法の世界へようこそ」著(岩波書店),「認知療法への招待」著(金芳堂),「認知療法・西から東へ」編著(星和書店)「認知療法ケースブック」編(星和書店),「心のつぶやきがあなたを変える」著(星和書店)
訳　書　レドリー他「認知行動療法を始める人のために」監訳(星和書店), ベック他「人格障害の認知療法」監訳(岩崎学術出版社)

友竹正人(ともたけ　まさひと)
1993年　徳島大学医学部卒業
1997年　徳島大学大学院医学研究科博士課程修了
2005年　ロンドン大学精神医学研究所留学
2006年　徳島大学大学院ヘルスバイオサイエンス研究部精神医学分野講師
2007年　徳島大学大学院ヘルスバイオサイエンス研究部精神医学分野准教授
現　職　徳島大学大学院ヘルスバイオサイエンス研究部メンタルヘルス支援学分野教授
担当章　序文, 謝辞, 第3章, 第5章, 第6章, 第11章, 第16章
著　書　「コメディカルのための専門基礎分野テキスト　精神医学」「よくわかる精神科治療薬の考え方, 使い方」分担執筆(中外医学社),「チーム医療としての摂食障害診療」分担執筆(診断と治療社),「よくわかる精神科薬物ハンドブック」分担執筆(照林社),「摂食障害の治療」分担執筆(中山書店),「パーソナリティ障害の認知療法」分担執筆(岩崎学術出版社), 他
訳　書　シュミット他「過食症サバイバルキット」共訳(金剛出版), トレジャー他「モーズレイ・モデルによる家族のための摂食障害こころのケア」共訳(新水社)

訳者略歴(五十音順)
井﨑ゆみ子(いざき　ゆみこ)

1968年　徳島に生まれる
1997年　徳島大学大学院神経精神医学専攻博士課程修了
1997年　四国共立病院（現ゆうあいホスピタル）勤務
2000年　鳴門シーガル病院勤務
2004年　徳島大学病院勤務
現　職　徳島大学保健管理センター准教授
担当章　第7章
著　書　「よく分かる精神科治療薬の考え方，使い方」共著（中外医学社）

岩重達也（いわしげ　たつや）
1980年　京都府立医科大学医学部卒業
1989年　医学博士（京都府立医科大学）
1980年　京都府立医科大学精神医学教室
1990年　京都府立精神保健総合センター
1992年　滋賀県立精神医療センター
2008年　第二北山病院
現　職　第二北山病院副院長
担当章　第13章
著　書　「コンサルテーション・リエゾン精神医学」共著（星和書店）
訳　書　ベック他「人格障害の認知療法」共訳（岩崎学術出版社）

河瀬雅紀（かわせ　まさとし）
1958年　大阪に生まれる
1990年　京都府立医科大学大学院医学研究科博士課程修了
1991年　公立南丹病院精神科神経科医長
1994年　オーストラリア・フリンダース大学医学部留学
1999年　京都府立医科大学医学部精神医学教室助教授
2004年　京都女子大学人間文化学部教授
現　職　京都ノートルダム女子大学心理学部教授
担当章　第10章，第14章
著　書　「がん患者グループ療法の実際」編著（金芳堂），「医療心理学」共著（星和書店），「うつ病」編（金芳堂），「ストレスとうまく付き合うQ&A」共著（ミネルヴァ書房），他
訳　書　Chochinov他「緩和医療における精神医学ハンドブック」共訳（星和書店）

武久美奈子（たけひさ　みなこ）
1968年　愛媛県松山市に生まれる
1993年　愛媛大学医学部医学科卒業
1994年　徳島大学精神科神経科勤務
1995年　香川県立丸亀病院勤務
1996年　南海病院勤務
1998年　徳島大学精神科神経科勤務

現　職　たけひさ医院院長
担当章　第9章

谷口隆英（たにぐち　たかひで）
1964年　徳島県生まれ
1989年　徳島大学医学部医学科卒業
1999年　徳島大学病院精神科神経科助手
2006年　徳島県立中央病院精神科医長
現　職　鳴門シーガル病院副院長
担当章　第8章，第15章

南川節子（みなみかわ　せつこ）
1983年　京都府立医科大学卒業
1983年　京都府立医科大学精神神経医学教室
1986年　松下健康管理センター
1993年　東香里病院
1996～2004年　Royal Park Hospital，Epworth Hospital等に勤務（メルボルン）
2003～07年　Melbourne College of Natural Medicineにて中国医学を学ぶ
2007年　Oriental Healing Clinic 開業
現　職　Oriental Healing Clinic 院長
担当章　第12章
訳　書　ルボルスキー「精神分析的精神療法の原則」共訳（岩崎学術出版社）

改訂第2版 パーソナリティ障害の認知療法〔全訳版〕
ISBN978-4-7533-1029-6

監訳者
井上和臣・友竹正人

第1刷 2011年9月1日

印刷 新協印刷㈱／製本 河上製本㈱
発行所 ㈱岩崎学術出版社 〒112-0005 東京都文京区水道1-9-2
発行者 村上 学
電話 03-5805-6623 FAX 03-3816-5123
2011© 岩崎学術出版社
乱丁・落丁本はおとりかえいたします。検印省略

認知療法――精神療法の新しい発展
A. T. ベック著　大野裕訳
読み継がれる認知療法の古典的名著　　　　　　　　　　本体 5,000 円

新版 うつ病の認知療法
A. T. ベックほか著　坂野雄二監訳
「認知療法の原典」待望の新版・復刻　　　　　　　　　本体 5,700 円

パーソナリティ障害の認知療法――ケースから学ぶ臨床の実際
井上和臣編著
難治性とされるパーソナリティ障害にCBTを適用する野心的試み　本体 3,000 円

認知行動療法による子どもの強迫性障害治療プログラム
――OCDをやっつけろ！
J. S. マーチ／K. ミュール著　原井宏明／岡嶋美代訳
治療プログラムを段階に分けてわかりやすく解説　　　　本体 3,600 円

精神科臨床における行動療法――強迫性障害とその関連領域
飯倉康郎著
初心者からベテランまで役立つ，行動療法の治療の実際　本体 3,400 円

対人関係療法総合ガイド
M. M. ワイスマンほか著　水島広子訳
エビデンスに基づく精神療法IPTの正式マニュアル　　　本体 5,000 円

摂食障害の不安に向き合う――対人関係療法によるアプローチ
水島広子著
不安に対処し治療効果につなげる創意工夫を詳述　　　　本体 2,000 円

トラウマの現実に向き合う――ジャッジメントを手放すということ
水島広子著
トラウマに向き合う治療姿勢を詳述　　　　　　　　　　本体 2,000 円

この本体価格に消費税が加算されます。定価は変わることがあります。